Wolfgang Niederlag, Heinz U. Lemke,
Hans Lehrach, Heinz-Otto Peitgen

Der virtuelle Patient

2., erweiterte Auflage

DE GRUYTER

Herausgeber

Prof. Dr. rer. nat. Wolfgang Niederlag
Krankenhaus Dresden-Friedrichstadt
Friedrichstraße 41
01067 Dresden, Germany

Prof. Dr.-Ing. Heinz U. Lemke
University of Southern California
Los Angeles (USA) und IFCARS Office
Im Gut 15
79790 Küssaberg, Germany

Prof. Dr. rer. nat. Hans Lehrach
Max-Planck-Institut für Molekulare Genetik
Ihnestraße 63–73
14195 Berlin, Germany

Prof. Dr. rer. nat. Heinz-Otto Peitgen
Fraunhofer-Institut für Bildgestützte
Medizin MEVIS
Universitätsallee 29
28359 Bremen, Germany

1. Auflage 2012, © Health Academy, Dresden 2012
ISSN 1617-8874, ISBN 978-3-00-040331-6

Das Buch enthält 155 Abbildungen und 7 Tabellen.

ISBN: 978-3-11-055434-2
e-ISBN: 978-3-11-033566-8
ISSN: 2199-2959

Library of Congress Cataloging-in-Publication data
A CIP catalog record for this book has been applied for at the Library of Congress.

Bibliografische Information der Deutschen Nationalbibliothek
Die Deutsche Nationalbibliothek verzeichnet diese Publikation in der Deutschen Nationalbibliographie; detaillierte bibliografische Daten sind im Internet über http://dnb.dnb.de abrufbar.

Der Verlag hat für die Wiedergabe aller in diesem Buch enthaltenen Informationen mit den Autoren große Mühe darauf verwandt, diese Angaben genau entsprechend dem Wissensstand bei Fertigstellung des Werkes abzudrucken. Trotz sorgfältiger Manuskriptherstellung und Korrektur des Satzes können Fehler nicht ganz ausgeschlossen werden. Autoren und Verlag übernehmen infolgedessen keine Verantwortung und keine daraus folgende oder sonstige Haftung, die auf irgendeine Art aus der Benutzung der in dem Werk enthaltenen Informationen oder Teilen davon entsteht.
Die Wiedergabe der Gebrauchsnamen, Handelsnamen, Warenbezeichnungen und dergleichen in diesem Buch berechtigt nicht zu der Annahme, dass solche Namen ohne weiteres von jedermann benutzt werden dürfen. Vielmehr handelt es sich häufig um gesetzlich geschützte, eingetragene Warenzeichen, auch wenn sie nicht eigens als solche gekennzeichnet sind.

© 2017 Walter de Gruyter GmbH, Berlin/Boston
Dieser Band ist text- und seitenidentisch mit der 2014 erschienenen gebundenen Ausgabe.
Satz: Werksatz Schmidt & Schulz GmbH, Gräfenhainichen
ArtConText (Berlin), Christine Knauber
Druck und Bindung: CPI books GmbH, Leck
Einbandabbildung: Tom Barrick, Chris Clark, sghms/science photo library
♾ Gedruckt auf säurefreiem Papier
Printed in Germany

www.degruyter.com

Vorwort der 2. Auflage

Die Buchpublikation „Der virtuelle Patent" wurde sehr wohlwollend in der Fachwelt aufgenommen und war schnell vergriffen. Das zeigt uns, dass wir ein hochinteressantes Thema zum richtigen Zeitpunkt gewählt hatten. Deshalb haben wir uns nun zu einer zweiten, erweiterten Auflage entschlossen. Inhalt und Struktur des Buches wurden weitgehend beibehalten. Aufgenommen wurden zusätzliche Beiträge zur Anwendung von virtuellen Patienten in der Anästhesiologie (Andreas Nowak, Dresden) und zur Beherrschung von elektro-magnetischen Risiken in der Medizin (Norbert Leitgeb, Graz/Österreich). Wir danken den Autoren, dass Sie uns ihre Beiträge kurzfristig zur Verfügung gestellt haben.

Nach 12 Jahren und 17 Ausgaben übergeben wir die Buchserie „Health Academy" nun an den renommierten Berliner Wissenschaftsverlag Walter de Gruyter. Die Serie erscheint zukünftig in einem veränderten Format mit einem neuen Layout und wird mit dieser zweiten Auflage als Band 1 neu gestartet. Die fachliche Ausrichtung, die inhaltliche Struktur und die Herausgeberschaft werden weitgehend beibehalten.

Wir danken Herrn Dr. Till Meinert, Senior Editorial Director Medicine & Life Science, und Frau Dr. Britta Nagl, Project Editor STM, vom Verlag De Gruyter für die konstruktive Zusammenarbeit bei der weiteren inhaltlichen und konzeptionellen Entwicklung dieser Buchserie und insbesondere der Vorbereitung dieses Bandes.

Dresden, im Mai 2014

Wolfgang Niederlag
Im Namen der Herausgeber

Vorwort der 1. Auflage

Virtualität und Virtualisierung des Menschen haben eine lange Geschichte. Das Titelbild auf unserem Buchcover* zeigt einen interessanten Ausschnitt dieser Entwicklung. Es handelt sich um einen Holzschnitt des Malers Albrecht Dürer aus seinem berühmten Traktat „Vier Bücher von menschlicher Proportion", das im Jahr 1528 publiziert wurde und damals in Europa weit verbreitet war. Dürer gehörte zu einer Gruppe von Künstlern und Gelehrten der Renaissance, die bestrebt waren, den Menschen mit seiner Proportion, Anatomie und Physiognomie zu erforschen, um ihn besser zu verstehen. Der Mensch wurde, so gut es mit den damaligen Mitteln und Erkenntnissen möglich war, neu „vermessen" ... zum Wohle der Kunst, aber auch zum Wohle der Wissenschaft und letztlich auch der Medizin.

Bei Dürer gab es nun aber eine (für unser Thema) bemerkenswerte Besonderheit. Er suchte nicht, wie die italienischen Künstler und Gelehrten es taten, nach den „idealen" Maßen des menschlichen Körpers, sondern war bestrebt, gerade seine individuellen Merkmale zu erforschen. So entwickelte er verschiedene Proportionstypen, wie u. a. den „gedrungenen", den „dicken", „den schlanken" und den „überlängten" Menschen. Diese Variationen (auch innerhalb der Proportionstypen) hielt er für erforderlich, um einerseits der tatsächlichen Individualität des Menschen Rechnung zu tragen, andererseits um aus der Vielfalt an Möglichkeiten Rückschlüsse auf Allgemeingültigkeiten schließen zu können. Damit war Dürer seiner Zeit weit voraus.

Das Dürerbild auf unserem Buchcover wurde von unserer Graphikerin etwas verfremdet. Dürers Aufmass einer weiblichen Figur, die in schwarzer Konturzeichnung links von der Seite und rechts von vorn gezeigt wird, verselbstständigt sich, entfernt sich vom Original, ist Abbild und Schatten zugleich. Die virtuelle Form berührt Grenzen und weist mit der Hand aus dem Bild heraus in die Zukunft, die noch nicht klar umrissen ist, die aber neugierig macht, und ... mit der wir uns in diesem Buch auseinanderzusetzen versuchen.

Virtuelle Techniken, virtuelle Modelle und virtuelle Denkweisen in der Medizin sind keineswegs komplettes Neuland. Teilweise gibt es sie schon lange, teilweise sind sie gerade in der Entwicklung, teilweise sind sie noch Vision. Für wieder andere reicht möglicherweise unsere Phantasie heute noch nicht aus.

Auf jeden Fall stoßen die rasanten Entwicklungen insbesondere auf den Gebieten der Medizin- und Informationstechnik sowie der Systembiologie Fenster für ganz neue, innovative medizinische Anwendungen in der Zukunft auf. Welche dieser möglichen Anwendungen haben eine besondere Relevanz? Kann man zukünftig die Entwicklung und Erprobung neuer Medikamente bzw. neuer interventioneller Verfahren am virtuellen Patientenmodell erproben und damit aufwändige klinische Studien verkürzen? Wird der Arzt zukünftig die Therapie erst an einem individuellen virtuellen Patientenmodell auf Wirksamkeit und Verträglichkeit prüfen, bevor er sie am

---

* vgl. S. 288

individuellen Patienten anwendet? Was bedeutet dies für Forschung, Versorgung, Ausbildung und Industrie? Welche gesellschaftlichen Implikationen und welche ethischen Aspekte sind zu beachten?

Diese und ähnliche Fragen haben 170 Experten und interessierte Gäste im Rahmen des 18. Dresdner Palais-Gesprächs am 2. September 2011 im frühbarocken Palais des Großen Gartens zu Dresden diskutiert. Eingeladen dazu hatte das Krankenhaus Dresden-Friedrichstadt und der Fachausschuss Medizintechnik und Gesellschaft der Deutschen Gesellschaft für Biomedizinische Technik im VDE. Sieben Referate dieser Veranstaltung wurden in das Buch aufgenommen und um weitere elf Beiträge mit dem Ziel ergänzt, ein möglichst breites fachliches Spektrum abzudecken.

Kurz vor dem 18. Dresdner Palais-Gespräch fand im Max-Planck-Institut für Molekulare Genetik in Berlin ein von Carsten Könneker (Heidelberg) moderiertes Streitgespräch zwischen dem Molekulargenetiker Hans Lehrach (Berlin) und dem Philosophen Urban Wiesing (Tübingen) zum Thema „Der modellierte Patient" statt. Wir danken der Spektrum der Wissenschaften Verlagsgesellschaft mbH, dass wir diese Diskussion unter der Rubrik „Im Gespräch" aufnehmen konnten. In dieses Streitgespräch haben wir Zeichnungen eingefügt, die der Berliner Künstler Marcel Teske speziell für dieses Buch angefertigt hat.

Im Contra Punctus geht der Berliner Kunsthistoriker Kai Giese der Frage nach, welche Bedeutung dem Künstler Albrecht Dürer für die Entwicklung der Anthropometrie in der Renaissance zukommt.

Die Herausgeber danken allen, die zum Gelingen dieses Buchprojektes beigetragen haben. Der Dank gilt den Autoren für die Mühen und die Zeit, die sie in das Projekt investiert haben; Dank auch an die Gesellschaften und Unternehmen für die ideelle und oft auch materielle Hilfe; Dank an Sonny Thet (Cello), der unser Nachdenken während der Veranstaltung mit seinen Kompositionen und Improvisationen hervorragend unterstützt hat. Einen besonderen Dank an Johanna Roggan und Matthias Härtig von der Trans-Media-Akademie Hellerau, die mit ihrer Tanzperformance „Der Mensch zwischen Realität und Virtualität" die Virtualisierung des Menschen künstlerisch beeindruckend umgesetzt haben. Das Krankenhaus Dresden-Friedrichstadt und die Deutsche Gesellschaft für Biomedizinische Technik haben sowohl die Veranstaltung als auch das Buchprojekt dankenswerterweise gefördert. Ein besonderer Dank geht an Frau Raymonde Figula und Frau Constanze Teschke, die mit großer Einsatzbereitschaft und bewundernswerter Umsicht Veranstaltung und Buchpublikation unterstützt haben. Den Mitarbeitern des Zentralen Klinikservice, insbesondere Herrn Norbert Lutzner und Herrn Krystian Koerner sowie Herrn Michael Pfeffing sei herzlich für die technische Assistenz bei der Veranstaltung gedankt.

Schließlich sei dem Berliner Büro ArtConText gedankt, das auch diese Buchausgabe wieder mit sehr viel Engagement, Geduld und Sinn fürs Detail gestaltet hat.

Dresden, im November 2012
Wolfgang Niederlag
Im Namen der Herausgeber

Inhaltsverzeichnis

Teil I: Einführung

S. Rieger
1 Menschenentwürfe – Zur Geschichte der Virtualität — 3
1.1 Zur Lage der Virtualität — 3
1.2 Virtualität vor der Virtualität — 5
1.3 Modulationen der Virtualität — 9
1.4 Anmerkungen und Literatur — 13

H.-O. Peitgen
2 Modellbildung in der bildbasierten Medizin: Radiologie jenseits des Auges — 16
2.1 Einführung — 16
2.2 Beurteilung des Therapieerfolges bei der Behandlung von Tumorerkrankungen — 20
2.3 Zusammenfassung — 30
2.4 Anmerkungen und Literatur — 31

W. Müller-Wittig
3 Visual Computing in der Medizin — 33
3.1 Einführung — 33
3.2 Medizinische Anwendungsfelder — 33
3.3 Ausblick — 40
3.4 Zusammenfassung — 44
3.5 Literatur — 45

Teil II: Modellierung und Simulation

A. Kühn, H. Lehrach
4 Der virtuelle Patient – Systembiologie als Chance für eine individualisierte Medizin — 49
4.1 Systembiologie: Verstehen komplexer biologischer Systeme — 49
4.2 Molekularbiologische Forschung: Grundlage für die Systembiologie — 51
4.3 Hochdurchsatztechnologien: Durchbruch für die Systembiologie — 53
4.4 Krebs: Störungen im komplexen Netzwerk — 55
4.5 Der virtuelle Patient: Zukunft der Krebstherapie — 57

4.6 Zusammenfassung —— 61
4.7 Literatur —— 62

H. U. Lemke, M. Cypko, L. Berliner
5 Der virtuelle Patient im Rahmen der Therapieplanung am Beispiel des Larynxkarzinoms —— 70
5.1 Einführung —— 70
5.2 Methodik —— 71
5.3 Ergebnisse —— 72
5.4 Zusammenfassung —— 75
5.5 Literatur —— 75

G. Seemann, M. Krueger, M. Wilhelms
6 Elektrophysiologische Modellierung und Virtualisierung für die Kardiologie – Methoden und potenzielle Anwendungen —— 77
6.1 Einführung —— 77
6.2 Methoden —— 78
6.3 Anwendung der Modelle —— 82
6.4 Zusammenfassung —— 90
6.5 Literatur —— 90

T. Schenkel, M.-P. Mühlhausen
7 Modellierung der Hämodynamik und Fluid-Struktur-Interaktion im virtuellen menschlichen Herzen —— 94
7.1 Einführung —— 94
7.2 Modellierung der Strömung im menschlichen Herzen —— 94
7.3 Prescribed-Geometry-Modelle —— 96
7.4 Ergebnisse —— 104
7.5 Zusammenfassung und Ausblick —— 106
7.6 Literatur und Anmerkungen —— 107

K. A. Stroetmann
8 The Virtual Physiological Human (VPH) – Von der europäischen Forschungsinitiative zur klinischen Praxis —— 110
8.1 Systembiologie – Auf dem Weg zur erklärungsbasierten Medizin? —— 110
8.2 Der gesundheitspolitische Kontext —— 112
8.3 Das globale Physiom-Projekt und sein ethischer Impetus —— 112
8.4 Die europäische VPH-Initiative —— 113
8.5 Fallbeispiel: Einsatz in der Osteoporose-Behandlung —— 115
8.6 Förderung der Systembiologie in Deutschland —— 116

8.7	Ausblick —— 117	
8.8	Zusammenfassung —— 117	
8.9	Literatur und Anmerkungen —— 118	

H. Ramm, S. Zachow

9	**Modellgestützte Therapieplanung für die individuelle Implantatversorgung —— 120**	
9.1	Medizinischer Hintergrund —— 120	
9.2	Computergestützte Planung für den individuellen Gelenkersatz —— 121	
9.3	Ergebnisse und Schlussfolgerung —— 128	
9.4	Zusammenfassung —— 129	
9.5	Literatur —— 130	

N. Leitgeb

10	**Virtuelle Patienten zur Beherrschung elektro-magnetischer Risiken in der Medizin —— 132**	
10.1	Einleitung —— 132	
10.2	Numerisch-anatomische Humanmodelle —— 133	
10.3	Berechnungen —— 135	
10.4	Anwendungen —— 136	
10.5	Zusammenfassung —— 138	
10.6	Anmerkungen und Literatur —— 139	

Teil III: Klinische Anwendungen

M. Daumer, C. Lederer

11	**Robust Prognostic Matching – Lösen virtuelle Placebogruppen das Placeboproblem in der Multiple-Sklerose-Forschung? —— 143**	
11.1	Das Placeboproblem bei der Multiplen Sklerose —— 143	
11.2	Virtuelle Placebogruppen und Robust Prognostic Matching —— 144	
11.3	Studieneffekte —— 148	
11.4	Diskussion —— 149	
11.5	Ausblick —— 150	
11.6	Zusammenfassung —— 150	
11.7	Literatur —— 150	

R. David, Y. Braun, H. Stenzhorn, N. Graf

12 Der Einfluss des virtuellen Patienten auf das Design von klinischen Studien —— 152

12.1 Bedeutung klinischer Studien —— 152
12.2 Richtlinien zur Durchführung klinischer Studien —— 152
12.3 Einfluss der Molekularbiologie und Biomarker auf klinische Studien —— 153
12.4 Entwicklung im Bereich des virtuellen Patienten —— 154
12.5 Design zukünftiger klinischer Studien —— 160
12.6 Zusammenfassung —— 161
12.7 Literatur —— 162

W. Voelker, G. Ertl

13 Qualitätsverbesserung von Koronardiagnostik und Koronarinterventionen durch „Virtual Reality"-Simulation —— 163

13.1 Einführung —— 163
13.2 VR-Simulation in der Kardiologie —— 164
13.3 Simulation komplexer klinischer Szenarien —— 167
13.4 Voraussetzungen für ein erfolgreiches simulationsbasiertes Training —— 169
13.5 Schlussfolgerungen —— 169
13.6 Zusammenfassung —— 170
13.7 Literatur —— 170

H. Tümmler, S. Pensold

14 Der virtuelle Patient in der Strahlentherapie —— 172

14.1 Einführung —— 172
14.2 Virtualität und Modellbildung —— 172
14.3 Ein Blick zurück —— 174
14.4 Modellbildung in der Strahlentherapie —— 175
14.5 Über die Rolle der Technologie —— 184
14.6 Zusammenfassung und Ausblick —— 185
14.7 Literatur —— 187

A. Rieger, H. Friess, M. E. Martignoni

15 Augmented Reality – Realität und Virtualität in der Medizin —— 190

15.1 Einführung —— 190
15.2 Grundlagen der Augmented Reality —— 192
15.3 Anwendungen der Augmented Reality —— 196
15.4 Schlussfolgerungen —— 200
15.5 Literatur —— 201

Teil IV: Ausbildung und Training

S. Huwendiek, M. Haag
16 Der virtuelle Patient im Rahmen der medizinischen Ausbildung — 207
16.1   Einführung — 207
16.2   Typologie virtueller Patienten — 208
16.3   Entwicklung virtueller Patienten — 209
16.4   Aufbau virtueller Patienten — 209
16.5   Kooperation bei der Entwicklung virtueller Patienten — 211
16.6   Design virtueller Patienten — 212
16.7   Curriculare Einbindung virtueller Patienten — 212
16.8   Einsatz virtueller Patienten in Prüfungen — 212
16.9   Evaluation des Designs und der curricularen Einbindung virtueller Patienten — 213
16.10   Perspektiven und künftige Herausforderungen — 213
16.11   Zusammenfassung — 214
16.12   Literatur — 214

A. Nowak
17 Der virtuelle Patient – Simulation in der Anästhesiologie — 217
17.1   Einführung — 217
17.2   Was kann an Patientensimulatoren trainiert werden? – Möglichkeiten und Grenzen — 218
17.3   Bio-Simulation in der Anästhesiologie — 220
17.4   Numerische Simulation in der Anästhesiologie — 221
17.5   Simulation als Brücke interdisziplinärer Zusammenarbeit — 224
17.6   Zusammenfassung — 225
17.7   Literatur — 225

A. Schmeling, R. Schulz, A. Schulz, H. Pfeiffer
18 Die virtuelle Leichenschau mit dem INMEDEA-Simulator — 226
18.1   Einführung — 226
18.2   Das E-Learning-Programm — 227
18.3   Diskussion — 233
18.4   Zusammenfassung — 235
18.5   Literatur — 235

S. Nestler
19 Gestenbasierte Interaktion mit virtuellen Patienten — 237
19.1   Motivation — 237
19.2   Verwandte Arbeiten — 239

19.3	Gestenbasierte Mensch-Patienten-Interaktionen —— 241	
19.4	Implementierung —— 245	
19.5	Evaluation und Validierung —— 247	
19.6	Zusammenfassung und Ausblick —— 250	
19.7	Literatur —— 253	

Teil V: **Ethische Aspekte**

C. Rehmann-Sutter
20 **Genomik als spezielle Form von Virtualität – Ethische und gesellschaftliche Aspekte —— 257**
20.1	Einführung —— 257
20.2	Der Senator und die Genom-Diskette —— 257
20.3	Der Begriff „virtuell" —— 259
20.4	Deklination von Virtualitätsverhältnissen —— 261
20.5	Wie deuten genomische Modelle den menschlichen Körper? —— 267
20.6	Zusammenfassung —— 268
20.7	Literatur —— 269

Teil VI: **Im Gespräch**

H. Lehrach, U. Wiesing, C. Könneker
21 **Der modellierte Patient – Ein kritischer Dialog —— 273**

Teil VII: **Contra Punctus**

K. Giese
22 **Von der Vermessung des Menschen in der Renaissance – Dürers Suche nach einer maßgerechten Proportion —— 289**
22.1	Einführung —— 289
22.2	Die vitruvianische Verheißung —— 291
22.3	Dürers Suche nach Antworten in Italien —— 294
22.4	Erste Annäherungen —— 295
22.5	Die fieberhafte Vermessung des Menschen —— 298
22.6	„zu nutz allen denen, so zu diser kunst lieb tragen" —— 301
22.7	Literatur und Anmerkungen —— 302

Teil VIII: **Anhang**

23 Autorenverzeichnis —— 307
24 Reminiszenzen zum 18. Dresdner Palais-Gespräch —— 325
25 Schriftenreihe Health Academy —— 329
26 Farbanhang —— 331

Teil I: **Einführung**

S. Rieger

1 Menschenentwürfe – Zur Geschichte der Virtualität

Dieses hohe Ziel der jungen und jüngsten KL-Forschung, komplexe Zustände zu produzieren, die selbstorganisierende Geschöpfe entstehen lassen, verfolgen die Kunstfrösche zur Zeit noch nicht. Würde ihr Algorithmus schließlich aber auch virtuelle Schmerzen simulieren, um das Echtweltszenario auf den komplexen Höhepunkt realer Kreatürlichkeit zu treiben, würden sich vielleicht die mit Maus und Monitor ausgetriebenen ethischen Probleme wieder stellen. Die Frage lautet dann nicht: „Do androids dream of electronic sheep?" (Philip K. Dick), sondern: „Darf man elektronische Frösche zum Wohl der Wissenschaft, kurzum der Menschheit, peinigen?" [1]

1.1 Zur Lage der Virtualität

Eine Geschichte der Virtualität gibt es ebenso wenig wie eine disziplinäre Zuständigkeit für das, was unter ihrem Begriff verhandelt wird. Auch wenn die Medienwissenschaft sich diese Zuständigkeit gerne auf ihre Fahnen schreibt, sollen deren zum Teil doch sehr spezifischen Verhandlungen hier außen vor bleiben – im Interesse der besseren Erreichbarkeit eines breiteren Publikums. Es soll also im Folgenden nicht um einen innerakademischen Terminus Technicus gehen, um den heute viel theoretisches Aufhebens gemacht wird, sondern vielmehr darum, in welchem Verhältnis dieser Begriff zum Menschen steht. Zu der hier gestellten Ausgangsfrage, ob der virtuelle Mensch gar als zukünftige Basis für Diagnose und Therapie in der Medizin taugt, kann eine solche Aufklärung auf direktem Weg nur wenig beitragen. Stattdessen möchte sie zu einer medienanthropologischen Reflexion darüber ansetzen, wie sich Mensch und Virtualität zueinander verhalten, anders gesagt, was der Mensch im Modus der Virtualität überhaupt sein soll [2].

Der Begriff der Virtualität tritt in der jüngsten Gegenwart vorrangig als gesellschaftspolitischer Kampfbegriff in Erscheinung [3]. Als Gegenentwurf zum Realen wird er häufig dann ins Spiel gebracht, wenn dieses Reale bedroht scheint, wofür in der Regel Medien verantwortlich gemacht werden. Holzschnittartig zeichnen sich dabei zwei Positionen ab: Während die eine Position die Virtualität und ihre technischen Umsetzungen vom Computer bis zum Internet als einen Raum neuer Erfahrungs-, Wahrnehmungs- und Handlungsmöglichkeiten feiert, verdichtet sich für die andere im Begriff der Virtualität ein doch sehr grundsätzliches Unbehagen gegenüber einer mediatisierten Welt, in der das Reale, also das, was als unvermittelt, natürlich, authentisch und individuell gilt, kaum mehr eine Rolle spielt [4]. Virtualität wird dann als Verlust von scheinbar fest verbürgten anthropologischen Grundbeständen bilanziert, wobei vor allem die Verabschiedung des realen Körpers als ausgemachte Sache gilt [5]. Im Gegenzug wird der Verbleib in virtuellen Welten als Flucht vor der Realität beargwöhnt und das wirkliche Leben als uneinholbarer Garant für die Komplexität des Individuellen nachgerade verklärt. In dieser Form erreichen die Vorbehalte gegenüber der Virtualität auch Fachdisziplinen wie die Medizin, etwa in der Frage, ob das Etablieren eines virtuellen Patienten und der Abgleich möglicher Symptomatiken mit aufwendig geführten Datenbanken an die Komplexität persönlicher Arzt-Patienten-Gespräche heranreichen kann, welche Rolle der Simulation und der Modellbildung gegenüber dem realen Leben zukommt und nicht zuletzt welche Chancen und Risiken mit einer so betriebenen Virtualisierung des Menschen einhergehen – ob etwa der ökonomische Nutzen groß genug sei, um sie zu rechtfertigen.

Man kennt die Auswirkungen entsprechender Diskussionen aus dem Feuilleton, oft reduziert auf pädagogische Scharmützel etwa darüber, ob Fernsehen dumm, Computerspiele gewaltbereit oder Chatten dick und einsam macht. Sie werden immer wieder gerne versehen mit einem nostalgischen Rückblick auf das sprichwörtlich gewordene gute Buch und auf Zeiten, die noch keine Amokläufe an Schulen kannten. Festzuhalten bleibt allerdings das enorme Potenzial sowohl für Verunsicherung als auch für Verklärung, die unsere Kultur der Virtualität zuschreibt. Als das technische Andere, als das durch Medien und mittels aufwendiger Datenverarbeitung Gemachte, als das Konstruierte, steht es einer Ursprünglichkeit, einer scheinbar interventionsfreien Natur diametral entgegen [6]. Lässt man Wertung und Selbstpositionierung außen vor, so bietet sich vor dem Hintergrund behaupteter Aktualität an, diese Konstellation von Mensch, Medium und Virtualität ein Stück weit historisch nachzuzeichnen – und zwar auch bis dorthin, wo man sie nicht erwartet: in eine computerferne und vordigitale Vergangenheit zu Beginn des 20. Jahrhunderts. Jenseits der Grenze digital-virtueller Welten geraten so Menschenentwürfe in den Blick, zu denen technische Medien konstitutiv gehören und immer schon gehörten. Medien, die sich im historischen Verlauf wandeln, sind und waren an der Konstitution des Menschen immer schon beteiligt.

Dieser hier bewusst sehr allgemein gehaltene Befund gilt nicht nur als Spezifikum unserer Gegenwart, sondern er hat seine Gültigkeit auch für andere Epochen und deren mediale Umwelten. Das trägt zu einer gewissen Relativierung und Entdramatisierung bei – auch derart, dass das gute Buch der Goethezeit in seinem Suchtpotenzial genauso Gegenstand einer Medienschelte war, wie die virtuellen Computerspielwelten unserer Tage. Beide Phänomene münden bei allen Unterschieden in der technischen Realisierung in das, was als Immersion für eine gewisse Aufregung sorgt (und auf seine Weise dazu beiträgt, den Körper wieder entsprechend neu zu positionieren) [7]. Selbst die Beschreibungssprachen und die häufig liquide Bildlichkeit, die das Eintauchen, das Versinken und das Verschlungenwerden in den Fluten buchstaben- oder pixelvermittelter Scheinwelten behandeln, sind weitgehend gleich geblieben. Zu dem, was den Menschen und das Denken über ihn ausmacht, sind in der Theoriegeschichte des 19. und 20. Jahrhunderts vor allem drei Punkte ausschlaggebend: Erstens die Entdeckung des Menschen als ein Lebewesen, für dessen Beschreibung die Physiologie mitsamt ihren technischen Apparaten auf den Weg gebracht wird [8]. Dieses technisch erfassbar und beschreibbar gemachte Lebewesen ist eines, und das ist der zweite Punkt, das sich selbst steuert – ein Aspekt, den gerade die Regelungslehren und allen voran die Kybernetik in den Mittelpunkt stellen wird [9]. Der dritte Punkt ist seine Umweltoffenheit, also die Tatsache, dass es sich wie andere Organismen auch aus der Spezifik seiner jeweiligen Umwelt definiert – und dass es damit auf eine gewisse Weise als relativ zu bestimmen ist. Die Welten eines Hundes, einer Schnecke, eines Fisches oder eines Menschen sind nicht dieselben. Das theoretisch ausgearbeitet zu haben, ist eine der großen Leistungen zu Beginn des 20. Jahrhunderts, wie sie die frühen Systemtheorien, allen voran die theoretische Biologie eines Jakob von Uexküll auf den Weg brachte [10].

1.2 Virtualität vor der Virtualität

Die hier im Folgenden vorgestellte Variante der Virtualität hat mit den virtuellen Bildwelten moderner Computertechnik also denkbar wenig zu tun. Vielmehr handelt sie von einer Diskussion um das innere Bild, die zu Beginn des 20. Jahrhunderts geführt wurde und die Eingang fand etwa in die philosophische Anthropologie. Damit das Interesse am virtuellen Bild leitend werden konnte für anthropologische Aussageformen, musste das Bild von ästhetischen Sonderveranstaltungen gelöst und stattdessen dem Sein von Organismen überhaupt unterstellt werden – und zwar als dessen Möglichkeitsgrund. Das Bild wird kurzerhand zum Mittel der Steuerung erklärt – und zwar für alles, was Organismen tun. Ob Tanzen oder Gehen, ob Greifen oder Halten, ob Spielen oder Kämpfen, ob Sehen oder Hören als Modi der schieren Sinneswahrnehmung – all diese unterschiedlichen Tätigkeiten des Menschen fallen im Rahmen einer entsprechenden Theoriebildung unter ein Prinzip, nämlich das der Virtualität.

Beteiligt an seiner Konturierung ist ein Verbundsystem aus verschiedenen und weit verstreuten Wissenschaften und Disziplinen, Interessen und Einzelanliegen, die sich allesamt einem solchen Konzept von Virtualität als Steuerungsinstanz verschrieben haben. Was sie als gemeinsames Moment verbindet, ist, was man den Entwurfs-

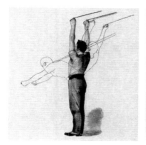 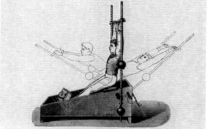

Abb. 1.1: Gymnastikphantome nach Hermann Krukenberg
(Quelle: Lehrbuch der mechanischen Heilmethoden, Stuttgart 1896).

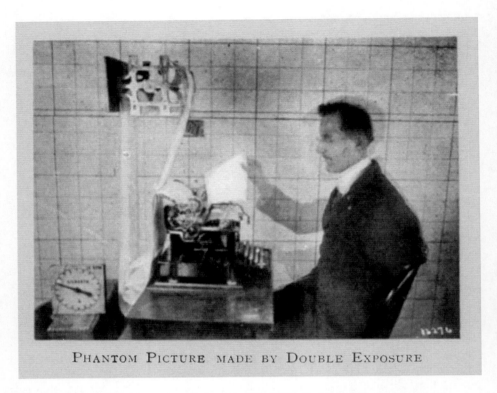

Abb. 1.2: Phantome der Ökonomie nach Frank B. Gilbreth (Quelle: Motion Study for the Handicapped, London 1920, 12–13).

charakter des menschlichen Seins nennen könnte, also die Behauptung, Menschen seien im Zeichen dieser Auffassung von Virtualität nie nur bei sich, festgelegt auf die Aktualität eines Moments, sondern immer schon verschoben in die Zukunft. Diese Form des Sich-vorweg-Seins (Prolepsis), das diese Form der Virtualität ausmacht, verlagert den Fokus von der Aktualität der Gegenwart in die Potentionalität der Zukunft. Der Entwurfscharakter des Menschen, diese Thematisierung von Zeitlichkeit, braucht scheinbar systemnotwendig Medien des Entwurfes, also innere Bilder, die das Lebewesen steuern. Terminologisch treten diese häufig als Phantome in Erscheinung (Abb. 1.1 und Abb. 1.2).

Die bloße Bewegung, die eine Hand ausführt, um etwa einen Stift zu ergreifen, ist nach diesem Konzept ebenso einem Bewegungsbild, einem Bewegungsplan, einem Bewegungsschema, kurz einem im weitesten Sinne virtuellen Konstrukt geschuldet und von diesem gesteuert wie die komplexe Choreographie von Bewegungsabläufen bei der Arbeit oder im Sport, im Kampf oder im Spiel [11]. Leben ist für diese Theorieschule in all seinen unterschiedlichen Aspekten auf Medien des Entwurfs gegründet. Damit greifen Medien auf eine sehr grundsätzliche Weise in jenen Vorgang ein, den man Leben nennt. Sie tun es nicht gelegentlich, etwa dann, wenn man, womöglich auch noch intentional, ein bestimmtes Medium nutzt, Fernsehen sieht, Computer spielt oder gar das gute Buch liest, sondern sie tun es gleichermaßen konstitutiv wie unterschwellig und kontinuierlich [12]. Unabhängig vom jeweiligen Kontext und der jeweils gewählten Terminologie eröffnen sie damit einen Raum, dessen Zeitlichkeit als Virtualität beschrieben wird. Virtualität tritt dabei nicht im Sinne einer von außen – also etwa von der Medienwissenschaft – herangetragenen Beschreibungsgröße in Erscheinung, sondern als etwas, das in dieser und durch diese Diskussion seine eigene Genealogie betreibt.

Einer der Hauptprotagonisten dieser Form von Virtualität und selbst eine sehr schillernde Figur in der Theorielandschaft der Moderne ist der ungarische Mathematiker und Physiker, Literatur- und Erkenntnistheoretiker Melchior Palágyi (1858–1924). Seine Theorie der Virtualität wird bei Arnold Gehlen, Helmuth Plessner und Max Scheler rezipiert und dient somit der Führungsspitze der philosophischen Anthropologie als Bezugspunkt. Zieht man zu einer ersten Information einen beliebigen Lexikoneintrag zu Rate, so gerät der umtriebige Ungar in die Nähe von viel diskutierten physikalischen und anthropologischen Theorien seiner Zeit, die er mit seinem Konzept einer vitalen Phantasie erklären will [13]. Nach den autobiographischen Grenzmarken eines solchen Eintrags heißt es: „... entwickelte eine ,Neue Theorie des Raumes und der Zeit' (1901), die zur philosoph. Grundlage der Relativitätstheorie wurde; wirkte mit seiner vitalist. Psychologie v. a. auf M. Scheler und L. Klages." [14].

Wie Palágyi rezeptionsgeschichtlich folgenreich behauptet, ist in der Bewegung und ihrer Wiedergabe im Bewegungsbild auf der Grundlage eines Vermögens mit dem Titel „Vitale Phantasie" nicht weniger als die Bestimmung des Menschen überhaupt zu sehen. Nicht gelegentlich und kasuistisch, sondern konstitutiv und unablässig ist der Mensch durch die Struktur seiner vitalen Phantasie gekennzeichnet, wird durch diese prozessiert – in der Totalität sämtlicher Lebensbezüge und nicht nur in den Höhen künstlerischer Phantasieproduktion. Im Zuge dieser Universalisierung ist es gleichgültig, ob Menschen Bewegung organisieren, nach Stiften oder nach Sternen greifen, ob sie Pläne schmieden oder ganz einfach nur wahrnehmen, ob sie sich etwas vorstellen, veranschaulichen oder im Bild plausibilisieren. Die Vollzugsweise menschlichen (und zum Teil auch des tierischen) Seins ist der Entwurf, das Virtuelle wird zur Modalität und die Phantasie zur alles steuernden Instanz. Damit sind für den Herausgeber Ludwig Klages die beiden großen und unterschiedlich rezipierten Teile von Palágyis Theoriegebäude benannt. Da ist zum einen seine Auffassung von den Bewusstseinsimpulsen. Palágyi führt eine Pulsfrequenz des Bewusstseins ein, die, wie etwa im Wachen und im Schlafen offensichtlich, periodischen Veränderungen unterliegt und die Fragen nach ihrer Abzählbarkeit aufwirft: „Es meldet sich das fundamentale Problem der Zählbarkeit der geistigen Akte, und mit ihm leuchten Fragen nach Art der folgenden auf: wie viele Akte mindestens pro Sekunde im Wachzustande stattfinden müssen, wie viele höchstens in eine Sekunde sich drängen lassen; in welchem Grade der Bewusstseinsimpuls im Einzelleben Schwankungen unterliegt, insbesondere beim Wechsel der Lebensalter." [15]. In ihrer Verabsolutierung erklärt Palágyi diese Zeitlichkeit in seinem Werk „Naturphilosophische Vorlesungen. Über die Grundprobleme des Bewusstseins und des Lebens" zum genuinen Beschäftigungsfeld aller Psychologie: „Die Untersuchung der geistigen Pulse bildet die eigentliche Aufgabe der wissenschaftlichen Psychologie. Sie ist eine Pulslehre des menschlichen Bewußtseins." [16]. Zum anderen verweist Klages auf die Virtualität und die sie ermöglichende Phantasie als zweite tragende Säule im Gedankengebäude des ungarischen Metageometers: „Bildet Palágyis Entdeckung der Punktualität des geistigen Aktes und eine dadurch erst möglich gewordene Allgemeinkennzeichnung des Lebensvorganges den einen Eckpfeiler seiner Wahrnehmungslehre, so bildet den anderen seine gleichermaßen bahnbrechende Findung der 'virtuellen' oder 'eingebildeten' Bewegung." [15]. Mit ihr leitet Klages zu Palágyis „Theorie der Phantasie" als jenem Zentrum über, in der „wir das Haupt- und Kernstück des ganzen Nachlaßbandes zu erblicken haben" [15]. Auch hier redet Palágyi einem gewichtigen Fundamentalismus das Wort. Ohne die theoretische Phantasie gäbe es weder Geistes- noch Naturwissenschaften, weder Geist noch Natur, ohne sie gäbe es überhaupt keinen Weltbezug.

> „Mit andren Worten, es gibt ohne Phantasie gar keine Erkenntnis: weder eine mathematisch-naturwissenschaftliche noch auch eine solche, die in das Gebiet der Logik, der Ethik oder der sogenannten Geisteswissenschaften gehört. Ja, es gibt ohne Phantasie – und dies soll besonders betont werden –, auch keine Kenntnisnahme von dem, was uns in Wirklichkeit umgibt, also kein Sehen von Farben und Gestalten, kein Hören von Tönen und Melodien, keine Beobachtung körperlicher Dinge durch Tasten und Greifen, mit einem Worte: keine sinnliche Wahrnehmung und keine Art irgendeiner niederen oder auch höheren geistigen Tätigkeit." [17]

Arnold Gehlen macht diesen Befund für sein Hauptwerk „Der Mensch. Seine Natur und seine Stellung in der Welt" aus dem Jahr 1940 geltend. Damit wird das virtuelle Bewegungsbild, das motorische Phantasma aus den fachwissenschaftlichen Kasuistiken gelöst und die virtuelle Bewegung endlich auch philosophisch satisfaktionsfähig, nicht zuletzt, um den Menschen in den Aspekten seiner Steuerung beschreiben zu können: „Die Entdeckung der virtuellen Bewegung oder einer besonderen Klasse motorischer Phantasmen durch Palágyi ist von großer theoretischer Bedeutung." [18]. Diese Einschätzung Gehlens meint nicht weniger als eine Biologisierung des Bildes und eine Biologisierung der Phantasie – mit dem Ergebnis, dass die Phantasie neben allen ästhetischen Sonderveranstaltungen, gegen die Gehlen sie explizit abzugrenzen weiß, „doch zuerst ein sehr reelles und vitales Geschehen ist." [18]. Es ist eine der eigentümlichen Pointen dieser und ähnlicher Ansätze, dass sie eine Theorie des Menschen unter den Begriff der Virtualität stellen, dass es ihnen gelingt, den aktuellen Kampfbegriff für Lebensferne, für ein Übermaß an Mediatisierung, ausgerechnet wieder an das Leben, an seine Vitalität und Realität zurückzubinden.

1.3 Modulationen der Virtualität

Nach diesen hier vielleicht etwas fremden und ungewohnten Überlegungen soll ein praktisches Beispiel das Verhältnis von Entwurf und technischem Medium selbst sichtbar machen. Die Geschichte spielt im Hinterland jener Pulsfrequenz des Bewusstseins, die Palágyi im Zuge seiner Wahrnehmungslehre so sehr herausstrich, und sie greift zurück auf einen Autor namens Karl Ernst von Baer, ein russischer Arzt und Biologe (1792–1876), und einen Text mit dem Titel „Die Abhängigkeit unseres Weltbilds von der Länge des Moments" [19].

Was sich dort abzeichnet, ist eine Theorie des Menschen unter Einsatz von technischen Medien – und es ist eine der besonderen Pointen, dass von Baer seine Überlegungen zwar in der gedanklichen Vorwegnahme der Kinematographie erhob, aber zu einem Zeitpunkt, wo die Apparatur selbst, datiert auf die Vorführungen der Brüder Lumière im Jahr 1895, noch auf sich warten ließ.

> „In seinen „Vorlesungen" erinnert Palágyi an eine 1860 gehaltene Rede des berühmten Biologen Karl Ernst von Baer über das Thema „Welche Auffassung der lebendigen Natur ist die richtige?", worin unter Zugrundelegung häufigkeitsverschiedener „Lebensmomente" weittragende Betrachtungen über die Unterschiede des Weltbewußtseins von „Minutenmenschen", „Monatemenschen" usw. angestellt werden. Gleichartige Überlegungen, wie wir hinzufügen möchten, finden sich – teilweise unter Anlehnung an Baer – bei Sigwart in seiner heute noch lesenswerten Abhandlung „Über die Natur unseres Bewußtseins von räumlichen und zeitlichen Größen". Ohne freilich den punktuellen Charakter des Aktes erkannt zu haben, erörtert er in ebenso unterhaltender wie lehrreicher Art, welche Wandlungen das Weltbild bei plötzlicher Veränderung des Unterscheidungsvermögens für kleine Zeitdifferenzen erführe." [15]

Erhöht man die Frequenz auf das Zehnfache ihres normalen Wertes, „so würde der Eindruck der Geschwindigkeit der Bewegungen um ebensoviel vermindert; mit unerträglicher Langsamkeit würden die lebenden Wesen sich bewegen, vieles, was wir jetzt in Bewegung sehen, würde stillzustehen scheinen wie der Stundenzeiger einer Uhr, weil wir in einer langen Reihe von Zeitmomenten keinen merklichen Fortschritt beobachten könnten" [15]. Die Konsequenzen eröffnen eine Wahrnehmungswelt, die in ihrem Grundanliegen nachgerade phantastische Züge aufweist und ausbuchstabiert, was die kinematographische Technik später realisiert – Effekte der Zeitmanipulation. Auf diese Formel jedenfalls bringt es Klages, um dann gleich noch ein Stück phantastischer Literatur zur Demonstration nachzuschieben: „In feierlicher Prozession schwebten die Regentropfen und die Hagelkörner vom Himmel herunter, bedächtig senkten sich die Fluten eines Wasserfalls und ließen uns Zeit, die Tropfen zu zählen, die er verspritzt. Den Schwingungen einer Saite vermöchten wir jetzt zu folgen wie dem Hin- und Hergang eines Uhrpendels, und das Schwirren der Flügel eines Insekts würde langsamer zu erfolgen scheinen als die seltenen Schläge, mit denen ein kreisender Falke sich in der Höhe schwebend hält." [15].

Klages treibt den Gedanken weiter und erhöht die Frequenzen in das Tausend- und Millionenfache mit dem Effekt, dass die Eindrucksqualitäten sich zersetzten und sich eine Welt neuer Erscheinungen auftäte: „der Ton wäre nicht Ton, die Farbe nicht Farbe mehr." [15].

Wohin die Möglichkeiten der Zeitmanipulation führen, also der Raffung und Dehnung, zeigt ein Fachbeitrag aus der Medizin des Jahres 1934. Der Text „Über eine Zeitrafferwirkung bei homonymer linksseitiger Hemianopsie" der beiden Psychiater Hans Hoff und Otto Pötzl, die sich mit Zeitsinnstörungen beschäftigen, schlägt den Bogen in die Gegenwart und ihre realen Medien – und macht dabei das Grundsätzliche solcher Überlegungen sichtbar.

> „Uexküll hat auf Zeitraffer-, bzw. Zeitlupenmechanismen hingewiesen, die bei der Gestaltung der Umwelt und der Innenwelt der Tiere mitwirken. So vermag z. B. die Schnecke eine Folge von Tastreizen, die den Fuß treffen, schon bei einer sehr langsamen Frequenz derselben mit einer Reaktion zu beantworten, die sonst die Antwort auf eine kontinuierliche Reizfolge ist. [...] Wir sehen in der Analogie unserer Befunde mit diesem biologischen Beispiel einen Hinweis darauf, daß Zeitraffer- und Zeitlupenmechanismen in der Wahrnehmungswelt der Organismen eine wichtige Rolle spielen und daß es sich in den Eigenschaften des Zentralnervensystems, die diesen Effekten zuzuordnen sind, um eine allgemeine Gesetzmäßigkeit handeln muß." [20]

Besagte Schnecke, es handelt sich um eine Weinbergschnecke, die Gerhard A. Brecher, ein Doktorand von Uexkülls am Hamburger Institut für Umweltforschung, experimentell untersuchte und zu diesem Zwecke auf eine entsprechende Vorrichtung verbrachte, reagiert bei einer Frequenz von 3 Hz auf einen ihr hingehaltenen Stock, den sie erst ab dieser Frequenz als stabil und damit bekriechbar wahrnimmt [21].

Auf der Suche nach weiteren Zeitmomenten hält sich von Uexküll nicht nur an Hypothesen – wie die Sekunden-, Minuten- oder Stundenmenschen bei von Baer und Palágyis. Er nimmt andere Lebewesen in den Blick und versucht für diese ihren jeweiligen Moment experimentell festzumachen. Beim Menschen liegt dieser beim Zeitmoment von 1/18 Sekunde – jener Moment, ab dem Einzelbilder als Bewegungsbild erscheinen und so die wahrnehmungsphysiologische Grundlage der Kinematographie bilden (Abb. 1.3). Als Probanden dienen neben der schon erwähnten Schnecke schnellsehende Kampffische: „So hat sich experimentell zeigen lassen, daß der Kampffisch auf sein Spiegelbild erst reagiert, wenn es ihm mindestens 30mal in der Sekunde dargeboten wird. Der 1/18-Sekunden-Rhythmus des Menschen ist ihm viel zu langsam." [21] (Abb. 1.4 und Abb. 1.5). Diese Möglichkeiten der Zeitmanipulation gedanklich für die Modellierung von Menschenentwürfen vorweggenommen zu haben, ist die besondere Leistung von Autoren wie von Baer, Palágyi oder von Uexküll. Indem sie Zeitregime der Taktung, vergleichbar denen eines noch nicht erfundenen Mediums wie der Kinematographie nutzen, leisten sie einer Theorie des Menschen Vorschub, die immer schon von Momenten der Mediatisierung und einer Virtualisierung erfasst ist – konstitutiv und von kulturkritischen Anfechtungen unbe-

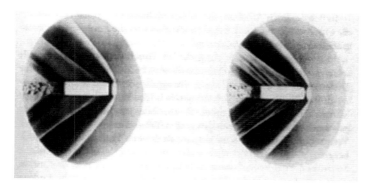

Abb. 1.3: Geschossfotografien nach Christoph Hoffmann (Quelle: Peter Berz (Hrsg.): Über Schall. Ernst Machs und Peter Salchers Geschossfotografien. Göttingen 2001, S. 33.)

schadet. Und dass solche Konzeptualisierungen, ob taktil wie bei der Schnecke oder visuell wie beim Fisch, neben und mit ihrer theoretischen Kraft die Ästhetik des zeitgenössischen Kinos prägen – etwa im Phänomen der „Bullet Time" in der neueren Kinoästhetik und in Filmen wie „Matrix", zeigt einen Zusammenhang der Dinge, der von Technikentwicklungsgeschichten ebenso unerreicht bliebe wie von bloßen Ästhetikgeschichten (Abb. 1.6).

Aber über solche Modalitäten der Wahrnehmungsformung hinaus bleibt auf einen anderen Aspekt hinzuweisen, der die Gewichtigkeit der Virtualität und ihr Verhältnis zur Realität betrifft. Dieser Aspekt hat zu tun mit semantischen Traditionen und terminologischen Hartnäckigkeiten [22]. Ein Strang sowohl in der öffentlichen Wahrnehmung als auch in der wissenschaftlichen Aufarbeitung hat das Verhältnis von Realität und Virtualität als eines der schleichenden Annäherung gefasst und so, wie eingangs erwähnt, Bedrohungsszenarien errichtet. Deren Verfechter gehen davon aus, dass

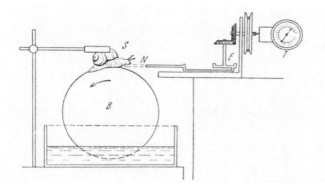

Abb. 1.4: Versuchsanordnung zur Messung des Schneckenmomentes mit Ball (B), Excenter (E), Nadel (N), Schnecke (S) und Tachometer (T) [21].

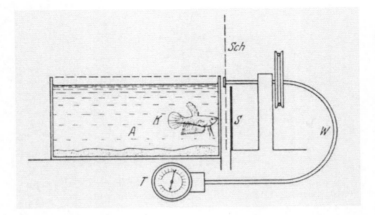

Abb. 1.5: Versuchsanordnung zur Messung des Kampffischmomentes mit Aquarium (A), ampffisch (K), Spiegel (S), Stroboskopische Scheibe (Sch), Tachometer (T), biegsame Welle (W) [21].

die Simulationen, dass Modelle und ihre mediatisierten Realisierungen an das reale Leben eben nicht heranreichten: Gegenüber der Komplexität des Lebens galten die Versuche der Virtualisierung als unterkomplex, womit umgekehrt die alte Semantik und die damit einhergehende Hochschätzung von Individualität, von Einmaligkeit und Unverwechselbarkeit als gesichert gelten konnte.

Die Diskussion innerhalb der Medizin, wie sie unter dem Stichwort einer „Personalisierung" geführt wird, verläuft dazu in erfrischender Weise konträr. Scheinbar unbelastet von den Bürden einer historischen Semantik des Individuellen, setzt die Medizin mit großer Vehemenz und informationstechnischem Weitblick auf Datenakkumulation, auf Strategien der Datenrepräsentation und Datenverarbeitung [23]. Technik ist nicht die andere Seite des Lebens, vielmehr sollen umgekehrt Informationstechnologien (etwa in Form elektronischer Patientenkarteien) dem Menschen gerade in seiner Individualität und seiner Komplexität gerecht werden [24]. Die Personalisierte Medizin lässt sich dabei längst nicht mehr auf die molekulare Ebene, also auf die Ebene der Pharmakogenomik, beschränken [25, 26]. Deren Befund, Patienten reagierten auf gleiche Medikamentierung aufgrund ihrer erbbiologischen Diversität unterschiedlich, worüber die Genetik mit dem Behufe informiert, Therapieformen auf dem Weg der Individualisierung zu optimieren, ist zu einer breit angelegten Bewegung geworden [27, 28]. Aber wo auch immer eingesetzt: Individualisierung und Personalisierung sind nur mittels eines enormen Aufwandes an Datenverarbeitung zu haben.

Der virtuelle Patient der Medizin ist daher kein Phantom, er ist vielmehr Akkumulationspunkt einer gigantischen Datenerhebung und einer Datenpolitik, die sich längst über ihre Modalitäten verständigt hat. So zeichnet sich anlässlich der Entwicklung in der radiologischen Diagnostik ein Trend ab, der vor dem Hintergrund

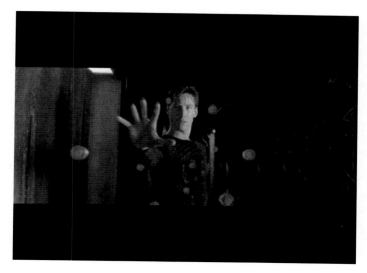

Abb. 1.6: Screenshot aus Matrix.

erwartbarer Datenexplosionen gar einer eigenen Datenhygiene bedarf. „Die Speicherinfrastrukturen in der Diagnostik werden so vor völlig neue Herausforderungen gestellt. Schon reagieren die ersten Universitätskliniken mit Archivierungsplanungen von bis zu 100 Petabyte für den laufenden Betrieb." [29]. Während die Diskussion um die Virtualität häufig als Konkurrenzveranstaltungen zum Leben geführt wird, macht sich die Medizin für eine Parallelaktion stark. Der Rückgewinn des Persönlichen (des Individuellen, wie das nachgerade synonym heißt), erfolgt hier durch Technik: Das ist der semantische Trick und das ist ihr Versprechen [30]. Technik – die der Band „Personalisierte Medizin und Informationstechnologie" [28] in ihrem ganzen Facettenreichtum behandelt – setzt die alte Semantik in ihr Recht und restituiert sie. Jene Komplexität, mit der die Sonder- und Alleinstellung des Lebens begründet werden sollte, gilt als datentechnisch lösbar. Der virtuelle Patient war ob der Datenfülle nie näher am Leben und in der öffentlichen Wahrnehmung das Leben nie weiter von ihm entfernt.

1.4 Anmerkungen und Literatur

[1] Palm G: Das Tamagotchi wird viviseziert. Virtuelles Lernen ersetzt die Tierfolterkammer. In: Heise Online Telepolis vom 11.06.2001, http://www.heise.de/tp/r4/artikel/7/7853/1.html (03.04.2012).

[2] Rieger S: Kybernetische Anthropologie. Eine Geschichte der Virtualität. Suhrkamp Verlag, Frankfurt am Main 2003.

[3] Um stellvertretend wenigstens eine bibliographische Referenz zu nennen vgl. Münker S: Virtualität. In: Roesler A, Stiegler B (Hrsg.): Grundbegriffe der Medientheorie. Wilhelm Fink Verlag, Paderborn 2005, 244–250.
[4] Im Zuge posthumanistischer Affirmation soll Virtualität gar die letzten biologischen Beschränkungen umgehen. Vgl. dazu: Krüger O: Virtualität und Unsterblichkeit. Die Visionen des Posthumanismus. Rombach Verlag, Freiburg im Breisgau 2004.
[5] Kamper D: Corpus absconditum. Das Virtuelle als Spielart der Absenz. In: Maresch R, Werber N (Hrsg.): Kommunikation – Medien – Macht. Suhrkamp Verlag, Frankfurt am Main 1999, 445–446.
[6] Für deren Demontage steht eine eindrucksvolle Liste von Theoretikern der klassischen Moderne, allen voran Walter Benjamin.
[7] Sachdienlich dafür sind Annäherungen an die Immersion aus dem Umfeld der neuen Phänomenologie. Vgl. etwa Schmitz H: Wahrnehmung als leibliche Kommunikation. In: Institut für Immersive Medien (Hrsg.): Jahrbuch immersiver Medien – Immersion, Abgrenzung, Annäherung, Erkundung. Fachhochschule Kiel, 2011.
[8] Rieger S: Schall und Rauch. Eine Mediengeschichte der Kurve. Suhrkamp Verlag, Frankfurt am Main 2009.
[9] Zur Programmatik vgl. Wiener N: Kybernetik. Regelung und Nachrichtenübertragung in Lebewesen und Maschine. Rowohlt-Verlag, Reinbek bei Hamburg 1968. Für die Streuung der Kybernetik über die Belange ingenieurwissenschaftlicher Verwendungen hinaus sind die Macy-Konferenzen deutlicher Beleg. Vgl. dazu: Pias C (Hrsg.): Cybernetics – Kybernetik. The Macy-Conferences 1946–1953, Volume I Transactions/Protokolle, sowie Band II, Essays und Dokumente. Diaphanes Zürich, Berlin 2003 bzw. 2004.
[10] von Uexküll J: Theoretische Biologie. Verlag von Gebrüder Paetel, Berlin 1920, sowie von Uexküll J: Streifzüge durch die Umwelten von Tieren und Menschen. Ein Bilderbuch unsichtbarer Welten. Rowohlt-Verlag, Hamburg 1956. Vgl. dazu exemplarisch: Bühler B: „Hund" bzw. „Zecke", in: ders./Rieger S, Bühler B: Vom Übertier. Ein Bestiarium des Wissens. Suhrkamp Verlag, Frankfurt am Main 2006, 126–142 bzw. 250–264.
[11] Für die ästhetische Ausgestaltung dieses Befundes vgl. Plügge H: Grazie und Anmut. Ein biologischer Exkurs über das Marionettentheater von Heinrich von Kleist. In: Buytendijk FJJ, Christian P, Plügge H: Über die menschliche Bewegung als Einheit von Natur und Geist. Beiträge zur Lehre und Forschung der Leibeserziehung, Bd. 14. Hofmann-Verlag, Schorndorf bei Stuttgart 1963, 45–77.
[12] Damit liegt eine Ähnlichkeit zum Konzept der seeminglessness vor, wie es im Umfeld von Mark Weiser ubiquitous computing diskutiert wird.
[13] Palágyi M: Neue Theorie des Raumes und der Zeit. Die Grundbegriffe einer Metageometrie. Verlag Wilhelm Engelmann, Leipzig 1901.
[14] Dtv-Brockhaus-Lexikon in 20 Bänden; Wiesbaden, München, Bd. 17, s. v. Palágyi.
[15] Klages L: Einführendes Vorwort zu Melchior Palágyi, Wahrnehmungslehre. Leipzig 1924.
[16] Palágyi M: Naturphilosophische Vorlesungen. Über die Grundprobleme des Bewußtseins und des Lebens. In: Palágyi M: Ausgewählte Werke, Bd. 1, Leipzig 1924, 260.
[17] Palágyi M: Wahrnehmungslehre. Verlag J. A. Barth, Leipzig 1925, 69.
[18] Gehlen A: Der Mensch. Seine Natur und seine Stellung in der Welt. Wiesbaden 1997, 185.
[19] von Baer KE: Die Abhängigkeit unseres Weltbilds von der Länge des Moments. In: Grundlagenstudien aus Kybernetik und Geisteswissenschaft, 3. Bd., Verlag Schnelle, 1962, 251–275. Zu Baer vgl. auch Heidegger, Sein und Zeit, 15. an Hand der Gesamtausgabe durchgesehene Auflage mit den Randbemerkungen aus dem Handexemplar des Autors im Anhang, Tübingen 1984, 58.
[20] Pötzl O, Hoff H: Über eine Zeitrafferwirkung bei homonymer linksseitiger Hemianopsie. Z Ges Neurol 151 (1934), 599–641.

[21] Brecher HA: Die Entstehung und biologische Bedeutung der subjektiven Zeiteinheit – des Moments. Institut für Umweltforschung, Kiel 1932.
[22] Luhmann N: Individuum, Individualität, Individualismus. In: Luhmann N (Hrsg.): Gesellschaftsstruktur und Semantik. Studien zur Wissenssoziologie der modernen Gesellschaft, Bd. 3. Suhrkamp Verlag, Frankfurt am Main 1993, 149–258.
[23] Vgl. dazu stellvertretend: Gök M, Rienhoff O: Anforderungen an die Daten-präsentation in der Personalisierten Medizin. In: Niederlag W, Lemke HU, Golubnitschaja O, Rienhoff O (Hrsg.): Personalisierte Medizin. Sind wir auf dem Weg zu einer individualisierten Gesundheitsversorgung? Health Academy, Bd. 14, Dresden 2010, 46–57.
[24] Krüger-Brand HE: Personalisierte Medizin II: Die Komplexität ist ohne IT nicht beherrschbar. Deutsches Ärzteblatt 106 (2009), A-2072.
[25] Lange BM: Der virtuelle Patient – Systembiologie ist die Chance für individuelle Medizin. Genomexpress 1/2010, 6–8.
[26] Niederlag W, Lemke HU, Rienhoff O: Personalisierte Medizin und individuelle Gesundheitsversorgung – Medizin- und Informationstechnische Aspekte. Bundesgesundheitsbl – Gesundheitsforsch – Gesundheitsschutz 53 (2010), 776–782.
[27] Niederlag W, Lemke HU, Golubnitschaja O, Rienhoff O (Hrsg.): Personalisierte Medizin. Sind wir auf dem Weg zu einer individualisierten Gesundheitsversorgung? Health Academy, Bd. 14, Dresden 2010.
[28] Niederlag W, Lemke HU, Rienhoff O (Hrsg.): Personalisierte Medizin & Informationstechnologie. Health Academy, Bd. 15, Dresden 2010.
[29] Rienhoff O, Rakebrandt F: Bilddiagnostik und personalisierte Medizin. In: Niederlag W, Lemke HU, Golubnitschaja O, Rienhoff O (Hrsg.): Personalisierte Medizin. Sind wir auf dem Weg zu einer individualisierten Gesundheitsversorgung? Health Academy, Bd. 14, Dresden 2010, 76–85.
[30] Das gilt auch für Virtualisierung im Rahmen von Großforschungsprojekten, vgl. Virtual Physiological Human. Dazu http://ec.europa.eu/information_society/activities/health/docs/projects/vph/step-vph_roadmap.pdf (03.04.2012).

H.-O. Peitgen
2 Modellbildung in der bildbasierten Medizin: Radiologie jenseits des Auges

2.1 Einführung

2.1.1 Vorbemerkungen

In der langen Geschichte der medizinischen Wissenschaften nimmt die Radiologie, die Führungsdisziplin der bildbasierten Medizin, eine Sonderstellung ein. Sie ist noch relativ jung und hat ein exaktes Geburtsdatum mit der epochalen Entdeckung der Röntgenstrahlen durch Wilhelm Conrad Röntgen im November 1895. Während das Auge als Beobachtungsinstrument in vielen anderen Wissenschaften mittlerweile eine eher untergeordnete Rolle spielt, steht es in der Radiologie noch immer ganz im Vordergrund. 100 Jahre lang, von 1895 bis etwa 1995, erfolgte die Beurteilung radiologischer Information streng filmbasiert, und auch heute ist es noch üblich, von radiologischen Bildern anstatt Bilddaten oder Bildinformation zu sprechen, was den qualitativ betrachtenden Charakter unterstreicht. Selbst wenn sich die Radiologie mit der modernen CT- und MRT-Bildgebung einer absoluten Hoch- und Spitzentechnologie bedient, ist die Auswertung der entstehenden, teilweise immensen Datenmengen doch noch weitgehend an die individuelle Erfahrung und das Wissen eines hochspezialisierten Experten gebunden und durch dessen Auge und Erkennungsvermögen geleitet. Schon deshalb darf man vermuten, dass die Ergebnisqualität radiologischer Arbeit eine erhebliche Streuung hat, nur schwer objektiv zu beurteilen und noch schwerer zu quantifizieren ist.

2.1.2 Mathematisierung als Gradmesser von Wissenschaftlichkeit?

Die Geschichte der Radiologie lässt sich noch von einer weiteren Seite betrachten. Während nahezu alle naturnahen wissenschaftlichen Disziplinen in ihrer historischen Entwicklung konsequent den Weg immer raffinierterer quantitativer Messverfahren sowie einer akribischen Verfeinerung ihrer spezifischen Informationsquellen gegangen sind, hat die Radiologie diesen Weg gerade erst begonnen. So ist auch zu verstehen, dass eine Modellbildung im naturwissenschaftlichen Sinn in der Tätigkeit des Radiologen praktisch nicht vorkommt, während Quantifizierung, Fehlerbeurteilung und Modellierung der zugrunde liegenden Mechanismen die selbstverständlichen, eng verzahnten und sich wechselseitig beflügelnden Methoden der Naturwissenschaft seit Galileo wurden.

Der Vater des modernen mathematisch-naturwissenschaftlichen Weltbilds, Galileo Galilei, verschafft uns ungewollt tiefe Einblicke in die Besonderheit der Radiologie in der Moderne: „Philosophie ist geschrieben in diesem großem Buch, ich meine das Universum. Man kann es nicht lesen, ohne seine Sprache zu verstehen. Es ist geschrieben in der Sprache der Mathematik, und seine Buchstaben sind Dreiecke, Kreise und andere geometrische Figuren. Ohne diese kann man nicht ein einziges Wort verstehen. Ohne diese irrt man umher wie in einem dunklen Labyrinth." [1]. Und Kant geht noch weiter. Für ihn ist die Mathematisierung geradezu der Gradmesser der Wissenschaftlichkeit schlechthin: „Eine reine Naturlehre über bestimmte Naturdinge (Körperlehre und Seelenlehre) ist nur mittels der Mathematik möglich, und da in jeder Naturlehre nur so viel eigentliche Wissenschaft angetroffen wird, als sich darin Erkenntnis a priori befindet, so wird Naturlehre nur so viel eigentliche Wissenschaft enthalten, als Mathematik in ihr angewandt werden kann." [2].

Während die Wissenschaften des 18. und 19. Jahrhunderts diesem Anspruch kaum gewachsen waren – wenn man von Physik und Astronomie absieht – hat die umfassende Computerisierung aller Wissenschaften in der zweiten Hälfte des 20. Jahrhunderts die Mathematisierung weit vorangetrieben und ist heute gleichsam Motor und Getriebe zwischen den Knotenpunkten Messung, Quantifizierung, Modellbildung und Vorhersage. Zusammengefasst lässt sich also sagen: Die Mathematisierung der modernen Naturwissenschaften ist die Grundlage für die Vergleichbarkeit von Aussagen samt Feststellung und Prüfung ihrer Validität, für Vorhersagen samt Beurteilung ihrer Qualität und nicht zuletzt auch für die inner- und interdisziplinäre Kommunikation. Gemessen an diesen Maßstäben nimmt die geringe Mathematisierung in der Radiologie eine bemerkenswerte Sonderstellung ein, und man darf gespannt sein, wie die Radiologie ihre Rolle jenseits des Auges entdecken und entwickeln wird und welche bisher verborgenen Erkenntnisse und Anwendungsmöglichkeiten dadurch zu Tage treten.

Ein kurzer Blick auf die Geschichte der Radiologie hilft uns, diesen Aspekt zu präzisieren. Es ist kaum bekannt und umso erstaunlicher wahrzunehmen, dass schon im Jahr nach Röntgens Entdeckung 1896 die neue Durchleuchtung praktisch alle wesentlichen Organe aus dem Körperdunkel hervorgezaubert hatte und die medizinische Diagnostik unvorstellbar bereicherte oder sogar erst ermöglichte. Der Siegeszug und die Entwicklung der radiologischen Methoden sind in den ersten Jahrzehnten bis etwa 1940 durch heroische Personen markiert, denen die schädliche Wirkung der Röntgenstrahlung noch unbekannt war. Später, in den 70er und 80er Jahren nimmt die radiologische Entwicklung auf der Geräteseite durch die Computertomografie (CT) und Magnetresonanztomographie (MRT) weiter rasante Fahrt auf und erlaubt die Grenzüberschreitung von der morphologischen zur funktionellen Bildgebung. So lässt sich heute das schlagende Herz im CT sehen und die Diffusion von Wasser in Nervenfasern des Gehirns im MRT abbilden, oder die Sauerstoffanreicherung in Tumoren darstellen.

Und natürlich liegen diesen Methoden der Bilderzeugung raffinierteste Methoden der Messung, Quantifizierung und Modellierung und ein wahrhaft gigantischer mathematischer Apparat und Aufwand zugrunde. Aber in der eigentlichen Beurteilung steht nach wie vor das Auge des Radiologen im Mittelpunkt.

2.1.3 Digitalisierung schafft Voraussetzung für Mathematisierung

Erst durch die vollständige Digitalisierung der Bildinformation ab Mitte der 90er Jahre erhält die Auswertung radiologischer Bilder Anschluss an die modernen Naturwissenschaften. Eine neue Disziplin – Medical Image Computing – entsteht, die sich seither darauf konzentriert hat, für den Radiologen die Bildinformation zu bearbeiten und für spezielle Anwendungen aufzubereiten. Stichworte wie Image Enhancement, Computer Aided Detection and Diagnosis (CAD) und Medical Visualization beschreiben den Weg der letzten Jahre. Allerdings ist die Gemeinschaft der Radiologen scheinbar mehrheitlich noch immer der Gerätetechnik zugewandt und erkennt erst langsam, welche vielversprechende, umwälzende und strategische Öffnung Medical Image Computing für die Radiologie bedeuten wird. Die neue Disziplin ist zudem Motor einer längst überfälligen und besseren Nutzung der diagnostischen Bildinformation im klinischen Planungs- und Steuerungsprozess für nahezu alle komplexen Therapien. Doch bei der Anwendung des bisher verfügbaren Methodenschatzes des Medical Image Computing steht überwiegend noch das Auge als erste und letzte beurteilende Instanz im Vordergrund.

Was also ist für die Radiologie jenseits des Auges zu erwarten? Ein umfassender und weitreichender radiologischer Paradigmenwechsel kündigt sich an und adressiert eine weitere Kernfrage: Welche Wirkung hat die unvermeidbare Unvollständigkeit und Fehlerbehaftung von Information auf eine bestimmte Diagnose und Prognose?! Offenbar ist radiologische Bildinformation nur ein Schnappschuss einer komplexen anatomisch-pathologischen Wirklichkeit, die der Radiologe bisher in begrenzter Reichweite durch Erfahrungswissen ergänzt, um eine Zustandsbeschreibung und Prognose abzugeben.

Mit anderen Worten, unvollkommene Information und bestehende Unsicherheit über die umfassende Zustandscharakterisierung wird durch Erfahrungswissen überbrückt. Das neue Paradigma der Radiologie jenseits des Auges setzt genau an dieser Stelle an. Natur- und Informationswissenschaften ergänzen die Bildinformation auf Basis fundierten Wissens durch angemessene mathematisch-naturwissenschaftliche Modellbildung, erzeugen fehlerreduzierte sowie patientenindividuellere Prozesse und werden die Entscheidungsposition des Radiologen stärken.

2.1.4 Messen statt Interpretieren

Betrachtet man die großen wissenschaftlichen Errungenschaften von Galileo bis heute im Vogelflug, so fällt auf, dass fast jede mit einer originären Messung oder Verbesserung einer Messmethode einhergeht. Es ist nicht übertrieben zu behaupten, dass eine immer genauer werdende Messung der eigentliche Motor des Fortschritts der modernen Naturwissenschaften war und ist.

Die oberflächliche historische Berichterstattung hebt häufig die heroisch kühne Gedankenleistung hervor und ignoriert die Mühsal der vorausgegangenen Arbeit in einer Vielzahl von Einzelmessungen und der Sammlung von Messwerten. So steht Kepler mit seinem revolutionären Weltbild der elliptischen Planetenbahnen von 1609 auf den Schultern von Generationen messender Astronomen, die über Jahrzehnte akribisch Nacht für Nacht wertvolles Material zusammengetragen haben. Einstein erfindet seine Relativitätstheorie nicht einfach, sondern sein geniales Werk ist ohne die Messung der Lichtgeschwindigkeit durch Albert Michelson von 1887 kaum denkbar. Die Entdeckung der Doppelhelix durch Francis Crick und James Watson aus dem Jahre 1953 verdanken wir der messenden Röntgen-Diffraktionsbildgebung. Die Revolution der Nanotechnologie wurde durch das Tunnel-Elektronen-Mikroskop von Gerhard Binnig und Heinrich Rohrer aus dem Jahr 1981 erst möglich, und die gemessene Rotverschiebung auf der Grundlage des Dopplereffekts im Spektrum des Lichtes ferner Himmelsobjekte gibt uns Hinweise auf die Natur der Expansion des Universums. Kurz gesagt, es wird außerhalb der Natur- und Ingenieurwissenschaften oft nicht wahrgenommen, wie notwendig und gleichzeitig mächtig der innovatorische Impuls ist, der von der Möglichkeit und der Verbesserung von Messungen für ein Wissensgebiet ausgeht.

Im Vergleich hierzu ist die Radiologie seit ihrer Entstehung bis in die letzten Jahre eine Bildwissenschaft geblieben, der die kontrollierte Messung im Sinne eines naturwissenschaftlichen Experiments eher nicht geschenkt war. Der fortschreitenden Digitalisierung aller radiologischen Modalitäten ist es geschuldet, dass nun neben die interpretatorische Bildbetrachtung die messende Bildauswertung tritt. Damit kann sich endlich auch die Radiologie in das Netz des Wissens und der Methoden der modernen Natur- und Informationswissenschaften integrieren und von dem interdisziplinären Wissenstransfer profitieren, der dort an der Tagesordnung steht.

2.1.5 Fehlerkultur und Standardisierung für die bildbasierte Medizin

Zunächst ist zu erwarten, dass wir eine Flut neuer diagnostischer Methoden erleben werden, die bisher nicht vorstellbar waren. Darüber hinaus werden aber auch tradierte diagnostische Prozesse in völlig neuer Weise Unterstützung erhalten. Man denke an die schon bestehenden CAD-Systeme für Mamma- und Lungenläsionen, bei der verdächtige Strukturen automatisch erkannt und charakterisiert werden, oder an die Möglichkeiten der virtuellen Koloskopie.

Gleichzeitig dürfen wir auf erhebliche Schübe in der Qualitätssteigerung für die Breitenversorgung sowie eine Standardisierung und Vergleichbarkeit diagnostischer Methoden hoffen. Schließlich wird die Durchdringung der bildgebenden Medizin durch messende Prozesse, parallel zur Geschichte der Naturwissenschaften, eine längst überfällige Fehlerkultur erzeugen, wenn nicht gar erzwingen, und der jüngst oft geforderten und dennoch bisher kaum erfolgten evidenzbasierten Medizin Flügel verleihen. Den letzten Punkt wollen wir durch ein Beispiel aus der Verlaufskontrolle von Krebserkrankungen vertiefen.

2.2 Beurteilung des Therapieerfolges bei der Behandlung von Tumorerkrankungen

2.2.1 Vorbemerkungen

Die Beurteilung einer Läsion im Verlauf einer Therapie ist eine der besonders häufigen Leistungen der Radiologie für die Klinik. Sie gilt gleichzeitig als eine der unbeliebtesten Dienstleistungen, die erbracht werden müssen, um z. B. die Onkologie, Chirurgie oder eine klinische Studie in ihrer Therapiebeurteilung zu unterstützen. Obwohl für diese fundamentale Aufgabe ein normiertes Kriterium existiert (Response Evaluation Criteria in Solid Tumors – RECIST, 1999) ist es weltweit eher üblich, sich auf eine Beurteilung mit bloßem Auge zu stützen. Der naturwissenschaftlich erzogene Beobachter fragt sich hier sofort: Welche Fehlerursachen sind dabei möglich, welche Größe und Wirkungen haben diese Fehler und welche Irrtumswahrscheinlichkeiten sind in Folge zu erwarten? Unser Beispiel wird dazu genaue Ergebnisse und Lösungsvorschläge anbieten [3–5].

2.2.2 Die ernüchternde Erasmus-Studie

Im Jahre 2003 veröffentlichte Jeremy Erasmus vom angesehenen MD Anderson Cancer Center der University of Texas in Houston eine bemerkenswerte Studie [6], in der Radiologen, die auf Lungenerkrankungen spezialisiert waren, auf ihre Irrtumswahrscheinlichkeit bei der Beurteilung von Tumorwachstum getestet wurden. Im ersten Teil der Aufgabenstellung mussten sie, wie in der täglichen Routine üblich, die Durchmesser von relativ großen [7] Lungentumoren auf der Grundlage von computertomografischen Schichtaufnahmen in der Erwartung messen, dass ihnen die gleichen Patienten nach einiger Zeit wieder zur Beurteilung vorgelegt würden, um die Veränderung der Tumorgröße nach Behandlung zu beurteilen. Tatsächlich wurden die Experten aber getäuscht: man legte ihnen in der nachfolgenden Beurteilung exakt dieselben Bilder noch einmal vor. Das heißt, die Experten hätten keine Veränderung konstatieren dürfen (RECIST-Klassifikation „stable disease"). Tatsächlich sind die Schwankungen bei der Durchmesserbestimmung aber derart, dass die Messungen in etwa jedem dritten Fall um mehr als 20 % auseinanderklaffen, was nach der internationalen Norm RECIST als „progressive disease" zu klassifizieren wäre. In etwa jedem siebten Fall ist die Differenz sogar so groß, dass eine Durchmesserabnahme von 30 % überschritten wird, so dass nach RECIST trotz der identischen Daten eine Klassifikation als „partial response" erfolgen müsste. Die dadurch nachgewiesene Häufigkeit der resultierenden Fehlklassifikationen, und in der Folge der Fehlbeurteilungen des Behandlungserfolges, sind umso erschreckender, da für diese Studie alle zusätzlichen Unsicherheiten, die sich in Wirklichkeit bei einer erneuten, nachfolgenden radiologischen Bildaufnahme ergeben würden, bewusst eliminiert wurden.

Wie kann man diese ernüchternden Ergebnisse verstehen und welche Rolle können modellbasierte neue Messverfahren spielen, derartige unakzeptable Irrtumswahrscheinlichkeiten zu reduzieren? Vergleicht man den erheblichen Aufwand, den Zulassungsbehörden für neue Pharmazeutika fordern mit der Leichtfertigkeit, Methoden wie RECIST ohne hinterlegte naturwissenschaftliche Fundierung weltweit zu etablieren, wird der große Aufholbedarf in manchen Teilen der Medizin ersichtlich.

2.2.3 Partialvolumeneffekt: Schwierigkeit der Beschreibung kleiner Läsionen

Zunächst versuchen wir nun zu verstehen, wo die Probleme in der Verlaufskontrolle liegen, wozu einige elementare Vorüberlegungen nötig sind, die wir an dieser Stelle so einfach wie möglich gestalten möchten, aber auch nicht zu einfach. Wir stellen uns eine Läsion von 1 ml Volumen vereinfachend als einen Kubus von der Kantenlänge 10 mm vor. Diesen Kubus unterwerfen wir einer radiologischen Modalität wie z. B. CT oder MRT und betrachten das Ergebnis. Wegen der Auflösungsbegrenztheit der Modalität wird der Kubus unscharf abgebildet, ähnlich wie dies bei einer nicht richtig fokussierten Fotografie der Fall wäre. Darüber hinaus unterliegt die Bildrekonstruktion einer Diskretisierung, d. h. statt unendlich vieler Bildpunkte haben wir ein endliches, räumliches Gitter, ähnlich wie dies auch bei handelsüblichen Digitalkameras der Fall ist. Man spricht in der CT und MRT von Voxeln (Abk. für Volumenelemente), d. h. der Raum ist in Minizellen unterteilt, und jede der Zellen enthält nur einen einzigen Inhalt, den zugehörigen Grauwert. Die CT-Bildqualität mit 512 × 512 Bildpunkten pro Schicht, entsprechend einer 0,25-Megapixel-Auslösung ist mit einer einfachen schwarzweißen Digitalkamera vergleichbar. Schlichte Fotohandys erreichen mit 640 × 480 Bildpunkten bereits 0,3-Megapixel.

Vereinfachend stellen wir uns eine Aufteilung des Körperquerschnitts von ca. 50 cm Durchmesser im CT in winzige Kuben der Kantenlänge von 1 mm vor, d. h. ein Voxel hat das Volumen von 1 mm³ = 0,001 ml. Dies entspricht in etwa der Realität moderner CTs und ist für klinische MRT-Bildgebung, abgesehen von der Bildgebung

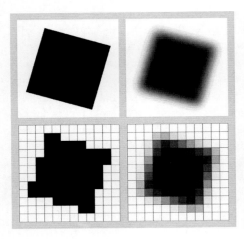

Abb. 2.1: Zur Veranschaulichung des Partialvolumeneffektes in zwei Dimensionen zeigen wir in der oberen Reihe ein 1 cm² großes Quadrat, links ohne Auflösungsbegrenzung (scharf) und rechts mit einer für CT und MRT typischen Auflösungsbegrenzung (unscharf). In der unteren Reihe zeigen wir jeweils das Quadrat in der Diskretisierung auf einem Gitter mit der Maschenweite von 1 mm. Das Bild rechts unten entspricht dem, was der Partialvolumeneffekt bewirken würde. Die Veranschaulichung der Wirkung bildgebender Prozesse zeigt, wie unterschiedlich die visuelle Wirkung ist, wenn man das tatsächliche Objekt oben links mit seiner Repräsentation in einem auflösungsbeschränkten und diskreten Bildgebungsprozess unten rechts vergleicht.

am Gehirn, noch immer eine Herausforderung. Fasst man Unschärfe des bildgebenden Verfahrens und Diskretisierung zusammen, so entsteht am Rand des 1 ml-Kubus ein immenses Unsicherheitsproblem. Das Bild alleine sagt nun nichts mehr darüber aus, ob ein Randvoxel zu dem Volumen zu rechnen ist oder nicht – wir bezeichnen dies als Partialvolumeneffekt.

Genau hier verlässt uns unsere Intuition, denn wir sind geneigt zu sagen, das sind ja nur die Randvoxel und das sollte doch keinen erheblichen, sondern eher einen kaum messbaren Effekt haben. Sofort und intuitiv noch sicher erkannt ist es so, dass der Partialvolumeneffekt bei einer 1 ml-Läsion mehr und bei einer größeren Läsion, sagen wir 10 ml, weniger zu Buche schlägt. Nun reichen elementare Rechenschritte aus: Von den $10 \times 10 \times 10$ Voxeln einer 1 ml-Läsion sind im einfachsten Fall genau $8 \times 8 \times 8$ innere Voxel, d. h. es verbleiben $1.000 - 512 = 488$ Randvoxel. Anders gesagt, haben wir mindestens 48,8 % Voxel, die dem Partialvolumeneffekt in der Bildgebung unterliegen, oder die im Bild nicht sicher zuzuordnen sind; und dies ist eine Tatsache, die durch kein noch so gut geschultes Auge überlistet werden kann. Die Abbildung 2.1 veranschaulicht diesen Effekt. Ermitteln wir den Partialvolumen-Anteil für die 10 ml-Läsion, so erhalten wir noch mindestens 26 % Partialvolumeneffekt und bei einer Läsion mit 100 ml Volumen sinkt der Effekt auf immerhin noch 12 %. Wir sehen also, dass die unvermeidbare Unsicherheit zunächst extrem von der Größe der Läsion abhängt. Die gleichen Bedingungen gelten für eine kugelförmige Läsion.

Zu diesem Problem der Partialvolumeneffekte am Objektrand kommen bei realistischen Läsionen noch einige zusätzliche. So wächst der Partialvolumeneffekt bei einer Läsion mit komplexer Oberfläche gegenüber einer glatten Oberfläche noch einmal stark an. Entscheidend ist hier das Oberflächen-zu-Volumen-Verhältnis, das bei idealen Körpern noch einfach zu berechnen ist und eine relativ einfach durchschaubare Abhängigkeit von der Größe des Objektes zeigt.

Objekte, wie echte Läsionen, die zwischen nahezu idealen Rundherden und Raumforderungen mit sehr komplexer Geometrie, wie etwa stellare Läsionen, variieren können, sind auch mit den Hilfsmitteln der modernen Mathematik nur schwer exakt zu beschreiben. Hier verspricht die fraktale Geometrie als Theorie der Rauheit und ihrer Messung einen besonderen Nutzen.

2.2.4 Tumorvolumetrie und Verlaufskontrolle, oder Wissen statt RECIST?

In Deutschland erkranken 400.000 Menschen, also etwa einer von 200, jedes Jahr neu an Krebs – weltweit sind es ca. 10 Millionen Neuerkrankungen. In etwa zwei Drittel dieser Fälle [8] ist die Krankheit schon bei Diagnose im Körper verbreitet und es haben sich Metastasen gebildet. Die Behandlung von metastasierten Krebserkrankungen erfolgt häufig durch sehr starke Medikamente im Rahmen einer Chemotherapie, welche Vermehrung und Wachstum der Metastasen stoppen oder zumindest bremsen sollen und im Idealfall auch zu einer Rückbildung der Metastasen führt. Die in der Chemotherapie verwendeten Medikamente haben jedoch bekanntermaßen starke Nebenwirkungen auf die Patienten. Die Medikamente können auch lebensbedrohliche Zustände auslösen. Zudem sind viele dieser Medikamente extrem teuer, die Kosten für eine moderne Chemotherapie können 100.000 € pro Patient übersteigen. Die Chemotherapie ist in vielen Fällen jedoch die einzige Chance auf Verzögerung des Krankheitsfortschritts, die dem Patienten bleibt. Leider sprechen die verschiedenen Formen von Chemotherapie abhängig von Krebstyp und genetischer Veranlagung nur bei einem Teil der Patienten an und führen nur selten zu einer vollständigen Heilung. Glückliche Ausnahmen, bei denen eine Heilung oftmals möglich ist, bilden etwa die systemischen Krebsformen der Leukämie oder des Lymphoms oder viele Formen des Hodenkrebses.

2.2.5 Sind eindimensionale Schätzungen des Tumorwachstums ausreichend?

Vor diesem Hintergrund ist die geringe Zuverlässigkeit der Mittel überraschend, die in der klinischen Routine akzeptiert werden, um die Frage möglichst frühzeitig zu beantworten, ob eine Chemotherapie bei einem konkreten Patienten wirklich anspricht. Einer der wichtigsten Parameter bei der Beurteilung des Erfolgs einer Chemotherapie ist das Tumorwachstum. Natürlich spielen auch noch andere Parameter eine Rolle, z. B. das Auftreten neuer Metastasen, die Aggressivität des Tumors, Änderungen von Laborparametern (Tumormarker) oder aber der allgemeine Zustand des Patienten. Wir möchten uns an dieser Stelle auf die Erfassung des Tumorwachstums beschränken. Um dieses zu quantifizieren, messen Radiologen bisher den jeweils größten axialen Durchmesser der fünf größten Metastasen pro Organ (insgesamt maximal zehn) und vergleichen diese Durchmesser mit denen einer Voraufnahme. Es kommt also nicht auf die genaue Erfassung des Volumens, sondern vielmehr auf eine möglichst genaue und Fehler-robuste Erfassung des Wachstums an. Hier können sich sowohl zufällige als auch systematische Fehler in sehr ungünstiger Weise verstärken oder auslöschen. Wie bereits erwähnt, spricht man nach dem RECIST-Kriterium von einem Therapieerfolg („partial response"), wenn die Summe der Durchmesser um mehr als 30 % kleiner geworden ist. Wenn die Durchmessersumme um mehr als 20 % wächst, so klassifiziert man die Therapie als fehlgeschlagen („progressive disease"). Zwischen diesen beiden Grenzwerten spricht man von einer „stable disease". Da es aber beim Tumorwachstum im Grunde genommen um eine Zu- oder Abnahme der Tumormasse geht und der Durchmesser ein Surrogat hiervon ist, wollen wir uns hier kurz überlegen, was die RECIST-Schranken eigentlich für das Tumorvolumen bedeuten. Eine Abnahme des Tumordurchmessers um 30 % entspricht einer Abnahme des Volumens um ca. 66 %, eine Zunahme des Durchmessers um 20 % einer Zunahme des Volumens um ca. 73 % [9].

Die Abbildung 2.2 verdeutlicht die Schwierigkeit der Aufgabe für den Menschen, von Durchmesser-Messungen auf Volumenänderungen zu schließen. Die Abbildung zeigt zwei Schichtbilder einer Leber mit multiplen Metastasen, eine davon wurde im rechten Bild künstlich vergrößert. Man kann relativ deutlich erkennen, dass die Metastase größer geworden ist – aber um wie viel? Man könnte ohne langes Überlegen etwa zu einer geschätzten Volumenzunahme von 20 % oder 50 % gelangen. In beiden Bildern wurden nun per Hand Durchmesser für diese Metastase eingezeichnet. Im linken absichtlich geringfügig zu groß, im rechten geringfügig zu klein, so wie es in der klinischen Routine bei einem gewissen zeitlichen Abstand der Untersuchungen ohne Weiteres denkbar wäre. Im Vergleich der beiden eingezeichneten Durchmesser stellt man nun nur eine unwesentliche Veränderung der Durchmesser (+2 %) fest, obwohl der Durchmesser in Wirklichkeit um 26 % vergrößert wurde und das Volumen damit um 100 %, also auf das Doppelte, anwuchs! Jetzt könnte man einwenden, dass hier absichtlich falsch gemessen wurde und dass dies in der Realität so gar nicht vorkommt. Hierzu muss man aber wissen, dass im klinischen Alltag häufig nicht einmal die Information zur Verfügung steht, in welcher Schicht und Richtung der Durchmesser in der Voruntersuchung, die meist einige Monate zurückliegt, genau gemessen wurde. Vor allem ist auch nicht bekannt, ob in der Voruntersuchung der Durchmesser eher großzügig oder eher knapp gemessen wurde und wie mit dem unscharfen Partialvolumenrand umgegangen wurde.

Da die CT-Bilder verrauscht sind und das Körperinnere mit einer Detailauflösung von ca. 1 mm abbilden, ist die Messgenauigkeit zudem grundsätzlich beschränkt. Hinzu kommt, dass die Herde oft irreguläre Formen und keine scharf erkennbaren Ränder haben und die Schicht, welche den Herd an der Stelle mit dem größten Durchmesser zeigt, nicht sicher zu wählen ist. Ein weiteres Problem stellt die Annahme dar, Metastasen würden grundsätzlich symmetrisch wachsen und gemessene eindimensionale Änderungen der Größe wären repräsentativ für die Änderungen des Volumens der Metastase. In Kombination führt dies dazu, dass bei unabhängigen Wiederholungen der Messungen einige Millimeter Streuung der Messwerte auftreten und die

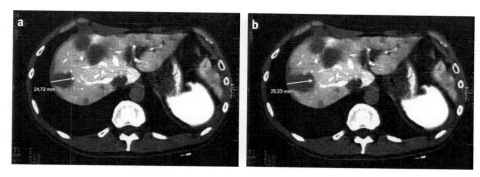

Abb. 2.2: Simuliertes Wachstum und Probleme der Wachstumsabschätzung mittels Durchmesser-Bestimmung (a, b).

Schätzung des Wachstums entsprechend ungenau wird. Eine Studie an der Harvard Medical School fand, dass typische Differenzen zwischen wiederholten Messungen von Durchmessern in CT-Bildern von großen Läsionen im Bereich von 3 mm liegen. Dies lässt sich nun den oben zitierten Ergebnissen der Erasmus-Studie der University of Texas gegenüberstellen.

2.2.6 Nur große Volumenveränderungen sind mit RECIST sicher erkennbar

Nehmen wir trotz dieser Probleme einmal an, man könne Durchmesser auf 1–3 mm bzw. 1–3 Voxel genau messen. Bei einer typischen Läsion mit einem Durchmesser von 20 mm würde dies eine Variabilität der Messung von bis zu 15 % bedeuten. Umgerechnet auf ein daraus geschätztes Volumen wäre das eine Abweichung von ca. 45 %. Wie optimistisch diese Schätzung ist, lehrt uns nun die Erasmus-Studie, aus welcher durch statistische Überlegungen geschlossen werden kann, dass das zu einem spürbaren Anteil aller Fälle (95 %-Quantil) der Fehler bei der Durchmesserbestimmung führt, der sogar im Bereich von ca. 35 % liegt. Ein Fehler von 35 % bei der Bestimmung des Durchmessers entspricht allerdings einem Fehler bei der Volumenbestimmung von 146 %!

Was bedeutet das nun konkret für die Klinik? Man kann sich etwa überlegen, was passiert, wenn man zwei Radiologen dasselbe Paar Verlaufsdaten nach RECIST befunden lässt. Wie wahrscheinlich bzw. unwahrscheinlich ist es, dass die beiden zu derselben Klassifikation kommen? Die Abbildung 2.3 zeigt die Antwort in Abhängigkeit des wahren Tumorwachstums, das wir an dieser Stelle präzise simulieren können. Man erkennt, dass es einer Änderung des Durchmessers von etwa 60 % bedarf (entspricht einer Volumenzunahme auf das Vierfache bzw. einer Volumenverkleinerung auf nur ein Sechzehntel!), damit die Wahrscheinlichkeit unterschiedlicher und damit fehlerhafter Klassifikationen unter 5 % sinkt. Lindernd kann angeführt werden, dass

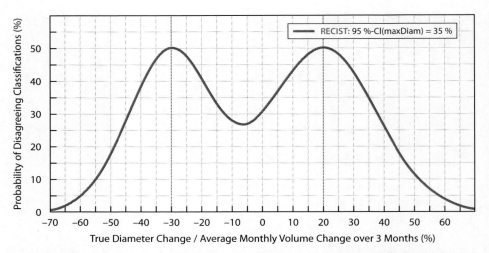

Abb. 2.3: Wahrscheinlichkeit widersprüchlicher RECIST-Klassifizierungen bei wiederholter Messung in Abhängigkeit vom realen Tumorwachstum. Die Größenordnung der Fehler ist in Anlehnung an die Ergebnisse der Erasmus-Studie gewählt. Es ist etwa eine wahre Duchmesseränderung von 60 % nötig, damit die Wahrscheinlichkeit voneinander abweichender Klassifikationen unter 5 % sinkt.

sich die Abbildung auf eine einzelne vermessene Läsion bezieht. Bei der Vermessung von mehreren Läsionen verbessert sich die Übereinstimmung der Klassifikationen dadurch, dass sich die einzelnen zufälligen Messfehler in der Summe bis zu einem gewissen Grad wegmitteln können.

Für wie viele Patienten die insgesamt resultierende Unsicherheit bei der Verlaufsbewertung wirklich eine Auswirkung hat, lässt sich nur schwerlich sagen. Hierzu müsste man z. B. die Verteilung des wahren Tumorwachstums kennen. Würden alle Tumoren unter Chemotherapie etwa deutlich schrumpfen, wäre die Anzahl der Irrtümer nahe bei null. Dass dem nicht so ist, zeigt aber eine Studie der TU München [10], in der RECIST-Messungen durch zwei Radiologen bei Patienten mit Lungenrundherden in 24 % der Fälle zu unterschiedlichen Klassifikationen führten. Von den Durchmessern ausgehend kann daher eine Abschätzung des Wachstums der Herde nur sehr eingeschränkt zuverlässig sein und man hat im Einzelfall, der ja zu entscheiden ist, nicht einmal eine Einsicht oder einen Hinweis über die tatsächlich vorliegende Irrtumswahrscheinlichkeit. Ein Ansprechen oder Nichtansprechen der Therapie wird daher oft nur nach längeren Behandlungszeiten und mit beschränkter Zuverlässigkeit festgestellt.

2.2.7 Fehlerreduzierung um Faktor 5 durch computergestützte Tumorvolumetrie

Mit Hilfe einer bei Fraunhofer MEVIS im Rahmen eines Forschungsverbundes entwickelten Software ist es nun möglich, die Unsicherheit der Beurteilung von Größenän-

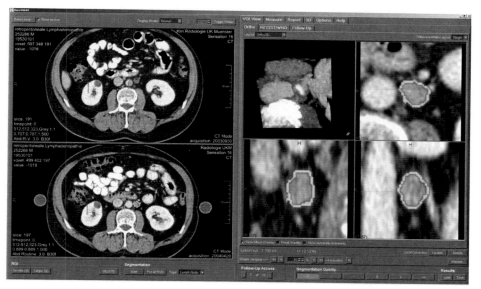

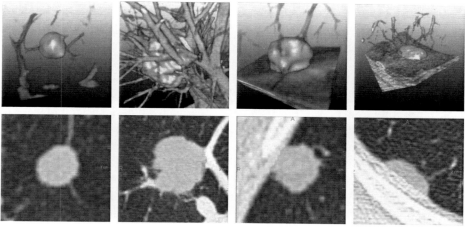

Abb. 2.4: Computergestützte Verlaufskontrolle mit OncoTREAT: (a) Oben in 2.4a sieht der Benutzer die Voraufnahme mit den markierten Läsionen, unten in 4a wird synchron die neue Verlaufsaufnahme dargestellt. Auf der rechten Seite von 2.4a sieht man die gerade ausgewählte Läsion in orthogonalen Ansichten und zusätzlich in einer 3D-Ansicht. Die automatisch berechnete Abgrenzung zum umgebenden Gewebe ist farblich hervorgehoben. (b) In 2.4b sieht man Lungenherde, die von links nach rechts wachsende Herausforderungen an eine korrekte Segmentierung stellen. Die Serie unten zeigt das Ergebnis einer automatischen Segmentierung in einer Schicht, und die Serie oben zeigt die Visualisierung der Segmentierungsergebnisse in 3D. Vgl. Kapitel 26, Farbabbildungen, S. 331–332.

derungen in Metastasen drastisch zu reduzieren. Dies gelingt, indem der Radiologe mit Hilfe der Software das Volumen der Herde direkt dreidimensional unter modellbasierter [11], mathematischer Berücksichtigung der Partialvolumeneffekte bestimmt (Abb. 2.4). Damit kann bereits ab einer Änderung von 10–20 % des Volumens eine sinnvolle Aussage zum Therapieerfolg gemacht werden. Diese Genauigkeit bei der Volumenbestimmung entspricht einem Fehler für den Durchmesser von nur 3–6 % oder, anders ausgedrückt, dem Erkennen einer Änderung des mittleren Durchmessers um die halbe Größe eines Voxels in einem CT-Bild. Betrachtet man die dafür erforderliche Veränderung der Randkontur der Läsion, so beträgt diese im Mittel nur ein Viertel bis ein Drittel einer Voxelgröße. Eine derartige sogenannte Subvoxel-Genauigkeit ist selbst mit einem sehr geschulten radiologischen Blick und dem Lineal keinesfalls erreichbar. Die Überschreitung der in der Onkologie zur Beurteilung des Erfolgs etablierten Schwellwerte von ca. 70 %, bezogen auf das Tumorvolumen, wird damit durch die Software OncoTREAT von Fraunhofer MEVIS mit einer mindestens um den Faktor 3–5 reduzierten Irrtumswahrscheinlichkeit festgestellt. In der Folge sollten Fälle mit wesentlichen Fehlurteilen bei guter CT-Bildgebung und korrekter Bedienung der Software ausgeschlossen sein.

Die Abbildung 2.5 demonstriert die Auswirkung auf das oben genannte Beispiel der unterschiedlichen Klassifizierung des Tumorwachstums bei wiederholter Messung. Man sieht, dass die Wahrscheinlichkeit widersprüchlicher Klassifizierung deutlich reduziert wird. Die eigentlich interessante Frage, in wie vielen Fällen dies nun wirklich einen spürbaren Unterschied macht, beantwortet die Abbildung aber nicht. Hierzu müsste man – wie schon erwähnt – wissen, wie sich das Tumorwachstum im klinischen Alltag wirklich verhält, d. h. wie hoch der Anteil an subtilen Veränderungen im Verlauf wirklich ist.

Allerdings kann man davon ausgehen, dass dieser Anteil (wie groß er auch sein mag) in den nächsten Jahren eher größer werden wird, da es einen gewissen Trend gibt, für Krebserkrankungen, die als nicht heilbar gelten, Therapien zu entwickeln, die zumindest den Prozess verlangsamen. Auch scheint angesichts der hohen Kosten moderner Chemotherapien von bis zu 100.000 € pro Patient eine engmaschigere Kontrolle des Therapieansprechens für einen effizienten Einsatz der Mittel im Gesundheitswesen geboten. Durch Verkürzung von Untersuchungsabständen werden aber die zu beurteilenden Änderungen subtiler und es bedarf erheblich genauerer Messmethoden als es sie bislang im klinischen Alltag gibt, um zu reproduzierbaren und zuverlässigen Aussagen zu kommen.

Bislang waren derart genaue Messungen, wie sie mit OncoTREAT möglich sind, bestenfalls an CT-Daten der Lunge verfügbar, wo sich die Läsionen in den Bildern leicht erkennen und gut abgrenzen lassen. Bisher kommerziell verfügbare Systeme eignen sich jedoch nur für die 3D-Beurteilung von kleinen, eher rundlichen Herden in der Lunge. Diese werden häufig im Rahmen von Früherkennungsuntersuchungen oder der radiologischen Routine zufällig gefunden und stellen in der Regel keinen Krebsherd dar. Ein stets in solchen Fällen bestehender Krebsverdacht kann ohne ope-

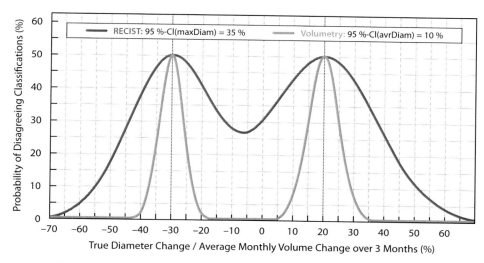

Abb. 2.5: Wahrscheinlichkeit unterschiedlicher RECIST-Klassifizierungen bei wiederholter Messung in Abhängigkeit vom realen Tumorwachstum und der verwendeten Methode. Die helle Kurve zeigt die Wahrscheinlichkeit widersprüchlicher Klassifizierungen für die automatische Volumetrie mittels OncoTREAT. Diese liegt deutlich unter der von RECIST (dunkelgraue Kurve, vgl. Abb. 2.3). Zum Beispiel ist bei einer wahren Änderung des Durchmessers von 30 % die Wahrscheinlichkeit für eine widersprechende Klassifikation mit OncoTREAT weniger als 10 %, während sie für die herkömmliche visuelle Messung nach RECIST mehr als 40 % beträgt.

rative Eingriffe aber nur durch fehlendes Wachstum über längere Zeit sicher ausgeschlossen werden: Dies lieferte den Anlass zur Entwicklung der Tumorvolumetrie.

Bei Chemotherapie-Patienten, wo größere, irregulär geformte Metastasen in der Lunge vorliegen können, versagen die bislang verfügbaren kommerziellen Systeme jedoch regelmäßig und sind nicht in der Lage, Herde in Leber oder Gehirn sowie in krankhaft vergrößerten Lymphknoten sicher zu beurteilen. Die Fraunhofer MEVIS Software ermöglicht Messungen in den genannten Organen, worin sich der Großteil aller Metastasen ansiedelt, und erlaubt zudem die Abgrenzung von Herden in Leber und Gehirn in vielen verschiedenen Erscheinungsformen.

Die Software kann unter den sehr engen zeitlichen Rahmenbedingungen des klinischen Routinebetriebes genutzt werden. Richtig eingesetzt hilft sie sogar Zeit zu sparen, weil sie den Arzt auf Serien von Verlaufsuntersuchungen bei der zuweilen aufwendigen Suche nach den bei der Voruntersuchung vermessenen Herden unterstützt und die Berechnung der mittleren Größenänderung automatisch vornimmt. Ferner kann sie den Arzt von Teilen seiner umfänglichen Dokumentationsaufgaben entlasten und helfen, Fehlerquellen zu reduzieren, indem sie automatisch Teile des Berichts generiert und bei Bedarf auch Bilder zur Verbesserung der Kommunikation zwischen Radiologen und behandelndem Arzt und Patient erzeugt.

Die Software OncoTREAT wurde bei Fraunhofer MEVIS in Kooperation mit dem Deutschen Krebsforschungszentrum und den radiologischen Instituten der Universitäten Berlin, Hannover, Mainz, Marburg, München und Münster im Rahmen des vom BMBF und SIEMENS geförderten Projekts VICORA [12] entwickelt.

2.3 Zusammenfassung

Die medizinische Bildgebung ist heute eine der zentralen Schlüsseltechnologien für die Gesundheitsversorgung. Die zugrunde liegenden Technologien der Computertomographie und Magnetresonanztomographie nebst anderen wichtigen Techniken entwickeln sich mit rasantem Tempo weiter, hin zu höheren Auflösungen, neuen funktionellen Kontrasten und höheren Geschwindigkeiten. Die Beurteilung der immensen entstehenden Datenmengen ist jedoch noch immer weitgehend limitiert durch das Auge des geschulten Radiologen. Von der Kultur der naturwissenschaftlichen Messung, Modellbildung und Fehlerbehandlung scheint die Radiologie noch weitgehend unberührt.

An einem einfachen Beispiel wird illustriert, welche umwälzende und strategische Ausweitung und Verbesserung die bildgebenden Verfahren und deren klinischer Einsatz durch eine konsequente mathematische Modellierung und Quantifizierung erfahren können. Als Beispiel diskutieren wir die Beurteilung des Therapieerfolges bei der Behandlung von Tumorerkrankungen. Die heute verwendeten Verfahren beruhen noch weitestgehend auf einer manuell definierten Größenbestimmung der Tumoren. Die Fehleranfälligkeit dieser Methode kann durch eine computergestützte Volumenbestimmung drastisch reduziert werden, wodurch frühere und sicherere Therapieentscheidungen sowie eine deutliche Verbesserung der Aussagekraft klinischer Studien möglich wird.

Schlüsselwörter: Bildbasierte Medizin, Tumorvolumetrie, OncoTREAT, Partialvolumeneffekt

Danksagung
Die in diesem Artikel präsentierte Forschung ist durch die Zusammenarbeit einer Vielzahl von Wissenschaftlern bei Fraunhofer MEVIS, seinen klinischen Partnern, der Universität Bremen und der Jacobs University Bremen entstanden. Mein Dank gilt insbesondere Lars Bornemann und Volker Dicken.

2.4 Anmerkungen und Literatur

[1] Galilei G: Il Saggiatore (1623). Edition Nationale, Band 6, Florenz 1623.
[2] Kant E: Metaphysische Anfangsgründe der Naturwissenschaft. Verlag Johann Friedrich Hartknoch, Riga 1786.
[3] Fabel M, von Tengg Kobligk H, Giesel FL, Bornemann L, Dicken V, Kopp-Schneider A, Moser C, Delorme S, Kauczor HU: Semi-automated volumetric analysis of lymph node metastases in patients with malignant melanoma stage III/IV-A feasibility study. Eur Radiol 18 (2008), 1114–1122.
[4] Hein PA, Romano VC, Rogalla P, Klessen C, Lembcke A, Dicken V, Bornemann L, Bauknecht HC: Linear and volume measurements of pulmonary nodules at different CT dose levels – intrascan and interscan analysis. Rofo 181 (2009), 24–31.
[5] Bauknecht HC, Romano VC, Rogalla P, Klingebiel R, Wolf C, Bornemann L, Hamm B, Hein PA: Intra- and interobserver variability of linear and volumetric measurements of brain metastases using contrast-enhanced magnetic resonance imaging. Invest Radiol 45 (2010), 49–56.
[6] Erasmus JJ, Gladish GW, Broemeling L, Sabloff BS, Truong MT, Herbst RS, Munden RS: Interobserver and intraobserver variability in measurement of non–small-cell carcinoma lung lesions: Implications for assessment of tumor response. J Clin Oncol 21 (2003), 2574–2582.
[7] Bei kleinen Läsionen amplifizieren sich die Fehlereffekte dramatisch. Siehe hierzu auch die nachfolgende Diskussion über Partialvolumeneffekte.
[8] Stewart BM, Kleihues P: International agency for research on cancer. World Cancer Report. IARCPress, Lyon 2003.
[9] Hier liegt kein Rechenfehler vor, der dazu führt, dass die Durchmesser-Schranken −30 % und +20 % im Volumen −66 % und +73 % entsprechen und damit ihre Größenrelation zu tauschen scheinen! Dies ist vielmehr die Wirkung der dritten Potenz, die bei der Volumenberechnung eingeht und ein kleines Rechenbeispiel soll als Illustration für Interessierte dienen. Angenommen, der Durchmesser einer Läsion beträgt in der Voruntersuchung $d_1 = 1$ cm und im Verlauf $d_2 = 1,2$ cm, entsprechend einer Zunahme von 20 %. Wir berechnen die entsprechenden Volumina wie folgt:

$$v_1 = \frac{\pi d_1^3}{6} = \frac{\pi 1^3}{6} \approx 0{,}524 \quad \text{und} \quad v_2 = \frac{\pi d_2^3}{6} = \frac{\pi (1,2)^3}{6} \approx 0{,}905$$

Das prozentuale Volumen-Wachstum ist dann:

$$\frac{v_1}{v_2} - 1 = \frac{0{,}905}{0{,}524} - 1 = 1{,}727 - 1 = 0{,}727 \approx +73\,\%$$

Analog berechnet sich für die untere RECIST-Schranke mit $d_2 = 0{,}7$, entsprechend einer Abnahme von 30 %:

$$v_2 = \frac{\pi 0{,}7^3}{6} \approx 0{,}185 \quad \text{und} \quad \frac{v_1}{v_2} - 1 = \frac{0{,}18}{0{,}524} - 1 = 0{,}344 - 1 = -0{,}656 \approx -66\,\%$$

[10] Marten K, Auer F, Schmidt S, Kohl G, Rummeny E, Engelke C: Inadequacy of manual measurements compared to automated CT volumetry in assessment of treatment response of pulmonary metastases using RECIST criteria. Eur Radiol 16 (2006), 781–790.

[11] Dem (statistischen) Modell wird eine Empirie über die Verteilung und Wirkung von Partialvolumeneffekten zugrunde gelegt.
[12] Virtuelles Institut für Computerunterstützung in der klinischen Radiologie, www.vicora.de.

W. Müller-Wittig
3 Visual Computing in der Medizin

3.1 Einführung

Visual Computing ist bild- und modellbasierte Informatik und umfasst unter anderem die Graphische Datenverarbeitung, Computer Vision sowie Virtuelle und Erweiterte Realität. Fortschritte auf diesen Forschungsgebieten und rasante Entwicklungen der letzten Jahre in der Gerätetechnologie sowie bei den (Graphik)Prozessor-Architekturen (GPU) haben sich auch auf die Chirurgie ausgewirkt: die Chirurgie wird zunehmend technologiebasiert.

Retrospektiv lassen sich zwei wesentliche Entwicklungen auf diesen unterschiedlichen Gebieten – Visual Computing und Chirurgie – ausmachen. Im Visual Computing bilden Techniken der Virtuellen und Erweiterten Realität eine neue Dimension in der Mensch-Maschine-Interaktion. Virtuelle Realität (Virtual Reality, VR) ermöglicht eine intuitive Interaktion mit dem Computer und eine immersive, realistische Darstellung von dreidimensionalen computergenerierten Welten unter Verwendung neuartiger Ein- und Ausgabegeräte. Die Simulation hat das Ziel, dem Benutzer das Gefühl zu geben, dass er in der realen Welt interagiert. Der Begriff Erweiterte Realität (Augmented Reality, AR) beschreibt die Überlagerung der Realität mit digitalen Informationen in Echtzeit.

In der Chirurgie hat ein Wechsel des Interaktionsparadigmas durch den Übergang von der offenen zur minimalinvasiven Chirurgie (MIC) stattgefunden. Die minimalinvasive Chirurgie hat die Medizin revolutioniert und ihr Einsatz erstreckt sich auf alle operativen Fächer. Hier werden durch auf Millimetergröße geschrumpfte Zugänge Endoskope, mit Optik und Lichtquelle ausgestattet, und andere miniaturisierte chirurgische Instrumente in das Operationsgebiet eingeführt. Während die traditionelle Chirurgie die Führung der Instrumente durch direkte visuelle Kontrolle erlaubt, schaut der Operateur, während er endoskopisch operiert, auf den Videomonitor und kontrolliert die Bewegungen seiner Instrumente. Ein weiteres Merkmal der minimalinvasiven Chirurgie ist, dass der direkte Kontakt zwischen der Hand des Operateurs und dem eigentlichen Operationsgebiet verloren geht. Er berührt nicht mehr direkt die anatomischen Strukturen, sondern manipuliert diese über unterschiedlichste Instrumente. Im Folgenden soll ein Überblick gegeben werden, auf welche Weise Visual Computing speziell in der medizinischen Simulation zum Einsatz kommt.

3.2 Medizinische Anwendungsfelder

Schon zu Beginn der 1990er Jahre sah Satava einen Paradigmenwechsel für die chirurgische Ausbildung aufgrund des Einzugs von VR-basierten medizinischen Simula-

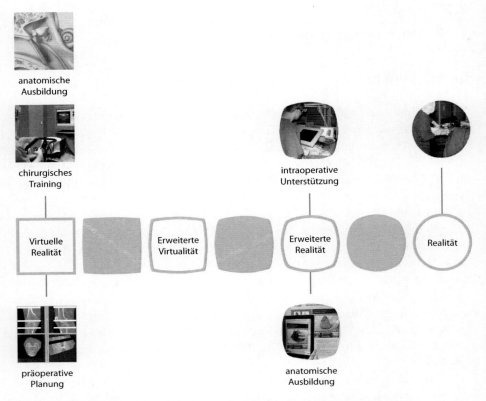

Abb. 3.1: Medizinische Anwendungsfelder entlang des „Reality-Virtuality-Kontinuums" mit den beiden Polen real existierender und virtueller Umgebung.

toren voraus [1, 2]. Er forderte, dass das Training der Chirurgen an definierten Qualitätsgüten gemessen wird. Diesem Ruf nach Qualitätssicherung in der Medizin wurde umso mehr Aufmerksamkeit geschenkt, als das Institute of Health in einer Studie die Todesfälle pro Jahr in den USA aufgrund von Kunstfehlern auf rund 100.000 bezifferte [3]. Dieses Thema hat bis heute nichts an Aktualität verloren. Die Abbildung 3.1 beschreibt anhand des von Paul Milgram und Fumio Kishino eingeführten Reality-Virtuality-Kontinuums die unterschiedlichen Technologien und deren Anwendungsfelder in der Medizin [4], die in den folgenden Abschnitten kurz skizziert werden.

3.2.1 Anatomische Ausbildung

Anfang der 1990er Jahre wurde mit dem Start des Visible Human Projekts der National Library of Medicine und der Bereitstellung multimodaler Bilddaten des menschlichen Körpers die Tür für VR-Technologien zum Einsatz in der anatomischen Ausbildung

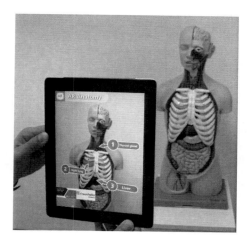

Abb. 3.2: Digital überlagertes Anatomiemodell mit Hilfe der Erweiterten Realität [7].

geöffnet [5]. Computergenerierte 3D-Körperwelten gaben jungen Medizinern neue Einsichten in die Vielfalt und Komplexität der menschlichen Anatomie. Mittlerweile sind zahlreiche 3D-Anatomieatlanten auf dem Markt verfügbar und kommen in der Ausbildung zum Einsatz [6].

Aktuelle Forschungsarbeiten beschäftigen sich nun auch damit, klassische Anatomiemodelle zum Lernen und Lehren der anatomischen Strukturen mit Szenarien der Erweiterten Realität zu verbinden. Hierbei werden erklärende und detaillierte Informationen zu den jeweiligen Anatomieregionen auf einem mobilen Endgerät (z. B. iPad) dazu geblendet (Abb. 3.2).

3.2.2 Präoperative Planung

Auch in der präoperativen Planung kann der Einsatz von VR-Techniken den Chirurgen unterstützen. Bevor der Eingriff an einem realen Patienten durchgeführt wird, ist der Chirurg in der Lage, die einzelnen operativen Schritte an einem virtuellen Patienten zu simulieren. Auf diese Weise ist es möglich, den sichersten und effektivsten operativen Weg zu wählen. Dabei können immer wieder neue Varianten des geplanten Eingriffs simuliert werden, bis z. B. der optimale Zugang zu einem verletzten Gefäß gefunden ist und möglichst wenig gesunde Strukturen beschädigt werden. Neben der Verringerung der Komplikationsrate und der Verbesserung des Operationsergebnisses kann auch eine Kostenersparnis durch Vermeidung von Nachfolgebehandlungen und der damit verbundenen Kosten erreicht werden – z. B. ist die Wahrscheinlichkeit für eine Revision höher im Falle von suboptimal ausgerichteten Knieendoprothesen [8].

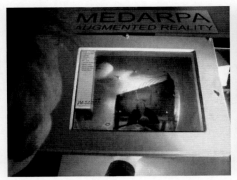 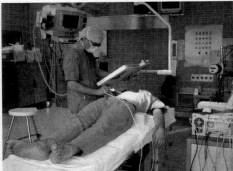

Abb. 3.3: MEDARPA: AR-basiertes intraoperatives Unterstützungssystem.

3.2.3 Intraoperative Unterstützung

Eigentlich hat die Augmented Reality-Technologie schon vor vielen Jahren ihren Weg in den Operationssaal gefunden. Jedoch war dieser Begriff damals noch nicht so weit verbreitet. Denn Operationsmikroskope können schon seit Langem zusätzliche Informationen in das Sehfeld des Operateurs einspielen und die Operationsszene überlagern. Wichtige Daten wie beispielsweise Navigationspfad oder Gewebekonturen sind somit im Blickfeld und realen Kontext. Ungünstige Ablenkungen durch den Blick des Chirurgen weg vom Operationsfeld zum Monitor können vermieden werden. Diese intraoperative Unterstützung sorgt für eine sicherere und bessere Resektion von Tumoren.

Betrachtet man die Forschungsarbeiten, die sich mit dem Einsatz von AR im OP beschäftigen, so erkennt man, dass man von den damals beliebten Head Mounted Displays weggekommen ist und sich mittlerweile zunehmend mit der Integration von beweglichen Displays beschäftigt [9, 10] (Abb. 3.3). Eine sehr hohe Anforderung wird – anders als im Trainingsbereich – an die Genauigkeit gestellt, um eine korrekte Überlagerung der virtuellen Strukturen mit dem realen Objekt dieser AR-basierten intraoperativen Navigationssysteme zu garantieren. Derzeitige Studien beschäftigen sich damit, diese Ansätze unter klinischen Bedingungen im Operationssaal zu evaluieren [11].

3.2.4 Chirurgisches Training

Die Entwicklung von VR-basierten Trainingssimulatoren in der Medizin begann Anfang der Neunziger mit Schwerpunkt auf Knie-Arthroskopie und Laparoskopie [12–15]. Medizinische Simulatoren von heute sind inzwischen auf dem Markt etabliert (z. B. Mentice, Simbionix) und bieten Trainingsumgebungen für zahlreiche operativ

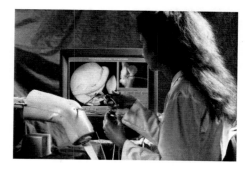

Abb. 3.4: VR-basierter Trainingssimulator.

tätige Disziplinen an. Zunehmend nehmen sie auch weltweit in Trainingszentren und Kliniken einen festen Platz in den Aus- und Weiterbildungsprogrammen ein [16, 17].

Bei minimalinvasiven Eingriffen berührt der Chirurg nicht mehr direkt die anatomischen Strukturen, sondern manipuliert diese mit dem Instrumentarium, wobei er mit Blick auf den Videomonitor – weg vom Patienten – die Bewegungen seiner Instrumente kontrolliert. Zur Echtzeitsimulation dieser operativen Situation stellt ein VR-basiertes Trainingssystem ein Modell (virtuelle Anatomie), die Realisierung chirurgischer Eingriffe (Interaktionen) sowie die chirurgischen Instrumente (Interaktionswerkzeuge) bereit (Abb. 3.4).

Anforderungen an das virtuelle Modell einer anatomischen Region sind neben dem realistischen Aussehen auch die Berücksichtigung von Gewebecharakteristika, die für das haptische Feedback benötigt werden. Es existieren verschiedene Ansätze, um diese digitale 3D-Repräsentation zu generieren.

Kommerziell verfügbare Modellierungssysteme können beispielsweise zum Einsatz kommen, um bei Oberflächenmodellen, die aus einer Vielzahl von Dreiecken bestehen, mit den Texturen ein realistisches Aussehen zu erhalten. Einige Anbieter von digitalen 3D-Bibliotheken haben sich speziell auf Anatomiemodelle spezialisiert.

Ein weiteres Verfahren ist die 3D-Rekonstruktion anatomischer Strukturen basierend auf medizinischen Bilddaten. Hier können patientenspezifische Modelle gewonnen werden, um personalisierte medizinische Fragestellungen in der Simulationsumgebung zu behandeln. Ausgangspunkt des 3D-Rekonstruktionsprozesses bilden Sequenzen von medizinischen Schichtdaten (z. B. vom Computer- oder Magnetresonanztomographen), aus denen Konturen einzelner anatomischer Strukturen in einem Segmentierungsschritt identifiziert werden. Prinzipiell ist dies schwierig, da oft Objektkonturen nur ungenügend oder unvollständig dargestellt werden. Jedoch haben sich die Segmentierungsverfahren weiterentwickelt, so dass eine korrekte Detektierung der anatomischen Strukturen (semi-)automatisch bei minimaler manueller Intervention möglich ist (Abb. 3.5).

Die Konturen benachbarter Schichten werden dann miteinander verbunden, um eine dreidimensionale Gitterstruktur zu generieren. Letztendlich wird dann wie bei der Modellierung durch Projektion von Texturen auf die Oberfläche der Realismus des

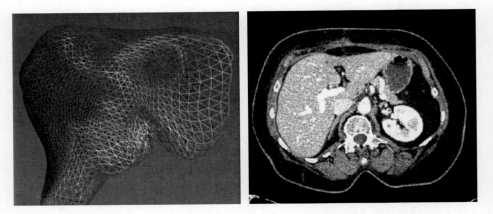

Abb. 3.5: Modellbasierte semi-automatische Segmentierung von Organen [18]. Vgl. Kapitel 26, Farbabbildungen, S. 332.

Modells erhöht. Diese Texturen können beispielsweise aus realen Endoskopiebildern gewonnen werden.

Eine weitere Möglichkeit, virtuelle anatomische Strukturen zu generieren, ist die mit Hilfe eines Streifenlichtscanners. Dieser kann hochauflösende 3D-Scans im Submillimeterbereich realisieren, um beliebige Objekte präzise dreidimensional zu erfassen. Diese 3D-Punktwolken werden dann in 3D-Modelle über eine Gittergenerierung umgesetzt. Das System erlaubt zudem die Texturierung der Geometriemodelle mit Fotografien des Objekts, so dass ein fotorealistisches digitales Modell entsteht. Bei Bedarf können schließlich Varianten mit verschiedenen Detailgenauigkeiten generiert werden.

Mit Hilfe von Modelliersystemen können schließlich auch virtuelle chirurgische Instrumente unter Beachtung von Design und Funktion zur Verfügung gestellt werden. Diese Interaktionswerkzeuge müssen in das medizinische Simulationssystem integriert werden, d. h. sie müssen – als virtuelle Pendants der realen Instrumente – sich auch wie diese verhalten. Somit müssen Bewegungen der Instrumente registriert und diese ohne Verzögerung auf die auf dem Monitor dargestellten virtuellen Modelle übertragen werden, um auf diese Weise dem Operateur das visuelle Feedback zu geben. Zur Bestimmung von Position und Orientierung der Instrumente werden Trackingsysteme eingesetzt, die sich hinsichtlich der ausgenutzten physikalischen Eigenschaften in verschiedene Kategorien einteilen lassen (z. B. mechanische, optische bzw. elektromagnetische Trackingverfahren). Sensoren beispielsweise registrieren die Instrumentbewegungen in Echtzeit und entsprechend dieser Werte wird kontinuierlich die neue Ansicht berechnet und auf dem Monitor des Graphikrechners aktualisiert.

Auch Endoskope mit ihrer Geradeaus- oder Nullgradoptik und verschiedenen Winkelungen der Normaloptik können in der Simulation nachgebildet werden. Die

Lichtquelle auf der Spitze eines Endoskops wird dabei mit Hilfe einer Punktlichtquelle simuliert, wobei nur der entsprechende Ausschnitt der virtuellen Anatomie ausgeleuchtet wird. In Abhängigkeit von der gewählten Optik kann dann das aktuelle Blickfeld neu berechnet und visualisiert werden. Dabei enthält eine graphische Benutzungsoberfläche (Graphical User Interface) einen Ausgabebereich für das Endoskopbild. Darüber hinaus kann über eine graphische Benutzungsoberfläche die Simulationsumgebung konfiguriert werden, wobei zwischen verschiedenen anatomischen Regionen und zwischen unterschiedlichen chirurgischen Instrumenten gewählt werden kann. Zusätzlich werden während der Simulation Statistiken geführt, die zur Evaluierung des Trainingslevels herangezogen werden können. Das Anbieten von Standardtrainingssituationen und die Möglichkeit der objektiven Bewertung sind mit Sicherheit die großen Vorteile gegenüber konventionellen Trainingsmethoden in der Endoskopie.

Ein reichhaltiges „virtuelles" Instrumentenbesteck aus Endoskopen mit verschiedenen Optiken sowie aus Tastinstrumenten und Greif-/Resektionszangen kann von einem medizinischen Trainingssimulator angeboten werden. In diesem Kontext ist neben der Registrierung der Instrumentenbewegungen eine schnelle Kollisionserkennung der verschiedenen Instrumente mit den virtuellen anatomischen Strukturen erforderlich, die als Basis für die Simulation der verschiedenen Manipulationen (z. B. Deformieren oder Schneiden) auf anatomischen Strukturen dient. Zur Echtzeitsimulation von Deformationsvorgängen werden zunehmend Finite-Elemente-Modelle (FEM) eingesetzt. Gewebespezifische Materialeigenschaften können in das FEM integriert werden. Dieser Ansatz erlaubt eine realistischere Simulation, benötigt jedoch komplexe und rechenintensive Berechnungen. Zunehmend werden die Verfahren auf den schon besprochenen, sich rasant entwickelnden Hardwarearchitekturen wie GPU (Graphics Processing Unit) implementiert [19].

Die Ansprache des visuellen und des haptischen Wahrnehmungskanals des Benutzers sind ausschlaggebend für die Qualität des medizinischen Simulationssystems. Dabei müssen die unterschiedlichen wahrnehmungsphysiologischen Reizcharakteristika des Menschen berücksichtigt werden. Für die haptische Ausgabe bedeutet dies, dass hohe Frequenzen von bis zu 1.000 Hz erzeugt werden müssen, während für die graphische Ausgabe 20–40 Hz für die Echtzeitvisualisierung notwendig sind.

Zwei wesentliche Faktoren beeinflussen die haptische Simulation: Zum einen die Hardware – die Gerätetechnologie – und zum anderen die Software der Ansteuerung dieser haptischen Displays zur Erzeugung der künstlichen Widerstände. Bei der minimalinvasiven Chirurgie reduzieren sich die Freiheitsgrade aufgrund der durch den minimalen Zugang bedingten Fixierung der Instrumente. Somit benötigt die haptische Schnittstelle weder große Kraftkapazitäten noch einen großen Arbeitsbereich. Jedoch muss auch der maximale Widerstand bei Berührung der chirurgischen Instrumente mit Knochengewebe berücksichtigt und die entsprechende Steifigkeit als haptisches Feedback geliefert werden. Heutzutage verfügbare haptische Displays, die für den Einsatz in der medizinischen Simulation in Frage kommen, sind bedauerli-

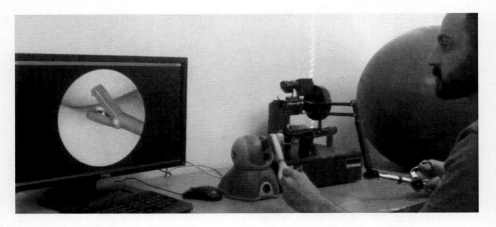

Abb. 3.6: Haptische Simulation [20].

cherweise in der Regel kostspielig und bieten lediglich beschränkte Freiheitsgrade für die Generierung künstlicher Widerstände an.

Die Software realisiert nun das haptische Rendering, d. h. die Umwandlung einer beliebigen Repräsentation eines virtuellen Objekts in eine Darstellung zur Ausgabe über ein haptisches Display (analog zum graphischen Rendering, Abb. 3.6). Zur haptischen Simulation minimalinvasiver chirurgischer Eingriffe müssen auch die gewebespezifischen Eigenschaften anatomischer Strukturen berücksichtigt werden, wie z. B. hartes Knochengewebe und derbelastischer Meniskus. Eine Klassifikation der wichtigsten Gewebetypen mit deren haptischen Eigenschaften ist notwendig. Die Erzeugung dieser objektspezifischen haptischen Stimuli wird durch eine Kombination verschiedener Berechnungsmodelle unter Berücksichtigung der Instrument-Eindringtiefe erreicht. Dieses komplexe und spannende Feld der haptischen Simulation ist weltweit Forschungsgegenstand.

3.3 Ausblick

Fortschritte in der medizinischen Simulation werden auch in Zukunft weiterhin von den dynamischen Entwicklungen auf den Gebieten des Visual Computing und der Chirurgie geprägt sein. Im Visual Computing, speziell in den Bereichen der Virtuellen und Erweiterten Realität, wird die Verfügbarkeit immer leistungsfähigerer Rechnerarchitekturen neue Möglichkeiten in der Echtzeitsimulation unter Einbindung immer präziserer physikalisch basierter Verfahren eröffnen. Die sich rasant entwickelnden Graphikprozessoren werden zunehmend für die Lösung rechenintensiver, nicht graphischer Probleme genutzt werden.

Die Integration des haptischen Feedbacks wird sich weiterentwickeln, wenn auch die Gerätetechnologie haptischer Displays nicht in naher Zukunft den Ansprüchen unseres komplexen haptischen Sinns genügen wird. Neben dem grundlegenden Verständnis der haptischen Wahrnehmung bleibt die Herausforderung bestehen, die auf den Patienten einwirkenden Kräfte realitätsnah zu fühlen. Haptische Systeme der heutigen Zeit sind nicht in der Lage, dieses zu leisten.

Einen weiteren Fokus bildet die Erweiterung und Verfeinerung des anatomischen Modells. Zur Modellbildung werden hier nicht nur morphologische Strukturen, sondern auch physiologische und molekulare Zusammenhänge des Menschen betrachtet. Zunehmend steht die Funktion des menschlichen Körpers als Ganzes im Vordergrund, wobei auch Mikrostrukturen und Wechselwirkungen auf zellulärer Ebene berücksichtigt werden. Initiativen wie beispielsweise „The Virtual Physiological Human Network" auf europäischer Ebene oder das nationale „Netzwerk Virtuelle Leber", welches vom Bundesministerium für Bildung und Forschung (BMBF) unterstützt wird, zeigen den hohen Stellenwert dieser Thematik auf der Forschungsagenda [21, 22]. Andere Forschungsarbeiten konzentrieren sich auf die Erstellung eines umfassenden Patientenmodells mittels bildbasierter Registrierung unter Berücksichtigung zusätzlichen Modellwissens. Auf Basis von hunderten von Patientendaten wird eine statistische Modellierung der Formvariation von anatomischen Strukturen gewonnen [23]. Ziel ist es, die menschliche Physiologie und Pathologie besser zu verstehen, um somit neue Therapien zu entwickeln, die eine verbesserte Diagnostik, Therapie und Prävention im Gesundheitswesen ermöglichen.

Bei der Entwicklung eines derartigen komplexen Modells sieht man sich mit der nächsten Herausforderung konfrontiert: der „Big Data Challenge". Dieses rasche und kontinuierliche Anwachsen sowie die hohe Dynamik von Datenmengen sind auch im medizinischen Bereich vorzufinden. Dies ist vor allem auf die verbesserte Gerätetechnik der bildgebenden Modalitäten zurückzuführen. Während der Scan eines Computertomographen (CT) vergangener Tage 100 Schichten mit einem Datenvolumen von 50 MB aufwies, produziert ein CT-Scanner der heutigen Generation in wenigen Sekunden hochqualitative Datensätze im Terabyte-Bereich. Hinzu kommt, dass die Daten der verschiedenen Modalitäten fusioniert werden, um ein umfassenderes Bild und eine solide Basis für die Modellbildung zu erhalten (beispielsweise Computertomographie, Magnetresonanztomographie, 3D-Ultraschall, Positronen-Emissions-Tomographie etc.). Um diese komplexen Datenmengen zu managen und zu evaluieren, bedarf es einer Bereitstellung maßgeschneiderter Instrumente aus dem Bereich des Visual Computing, die mit einer intelligenten Datenanalyse und geeigneten Visualisierungstechniken den medizinischen Experten bei der Entscheidungsfindung unterstützen.

Darüber hinaus finden bei der Modellbildung Parameter Berücksichtigung, die zur Beschreibung und Simulation der Elastodynamik von organischen Strukturen herangezogen werden. In-vivo-Messungen werden durchgeführt, um hierdurch relevante gewebespezifische Messwerte zu gewinnen. Zahlreiche Arbeiten beschäftigen sich mit der Erhebung empirischer Daten zur Elastodynamik von Weichteilgewebe und Abdominalorganen, um diese dann in dem Simulationsmodell umzusetzen [24, 25]. Insgesamt wird an der realistischen Echtzeitsimulation komplexer minimalinvasiver Eingriffe weiterhin weltweit geforscht. Die Integration komplexer Prozesse wie Blutfluss, Atmung sowie Herzschlag seien an dieser Stelle exemplarisch genannt.

Flugsimulatoren sind längst nicht mehr aus dem Ausbildungsprogramm für Piloten wegzudenken. Medizinische Simulatoren, die VR-Technologie und Computergraphik einsetzen, können eine ähnliche Bedeutung für das chirurgische Training bekommen. Bedingt durch die Problematiken, die konventionelle Trainingsmethoden wie „learning by doing", das Üben an Phantomen und Präparaten beinhalten, haben medizinische Simulatoren die Chance, eine größere Bedeutung in der medizinischen Ausbildung zu bekommen. So zeigen zahlreiche Arbeiten, dass durch VR-basierte Trainingssysteme eine Verbesserung der Lernkurve erreicht wird – und dies ohne Kontakt zum Patienten. Eine erfreuliche Entwicklung ist, dass mehr und mehr Studien der letzten Jahre diesen erfolgreichen Schritt vom VR-basierten Simulator zum Operationssaal belegen [26–28].

Resultat ist, dass heutzutage VR-basierte Trainingssimulatoren zunehmend im Curriculum eingesetzt werden. Im Ausbildungsprogramm von Trainingszentren wie im Queensland Health Skills Development Centre, Minimal Invasive Surgical Centre Singapore oder Wenckebach Institute in Groningen haben sie mittlerweile einen festen Platz eingenommen. Das European Surgical Institute beispielsweise organisiert rund 80 Trainingskurse mit ca. 1.000 Teilnehmern, die an VR-basierten medizinischen Simulatoren üben. Weltweit zeichnen sich Entwicklungen ab, dass die allgemeine Verfügbarkeit von medizinischen Simulatoren starken Einfluss darauf haben wird, wie in Zukunft Medizin gelehrt und praktiziert wird. Das American Board of Surgery verlangt mittlerweile, dass im Bereich der Laparoskopie Trainingssitzungen an VR-basierten Simulatoren nachgewiesen werden [29]. Auch das Imperial College Laparoscopic Cholecystectomy Training Curriculum oder aber das Laparoscopic Surgical Skills (LSS) Curriculum initiiert von der European Association for Endoscopic Surgery (EAES) setzen Simulatoren ein. So beschäftigen sich aktuelle Diskussionen und Studien eher derzeit damit, wie diese Simulatoren am optimalsten in die Trainingsprogramme eingebettet werden können [30, 31].

Mehrere Jahrzehnte waren notwendig, um realistische und qualitativ hochwertige Flugsimulatoren heutigen Standards zur Verfügung zu stellen. In der Entwicklung von computergestützten medizinischen Trainingssimulatoren konnten schon vielversprechende Fortschritte in den letzten Jahren beobachtet werden. Die ständig besser werdende Algorithmik und Graphikleistung im Bereich des Visual Computing werden zu weiteren Verbesserungen in der medizinischen Simulation führen, so dass diese Systeme das Potenzial zeigen, mehr und mehr in der chirurgischen Aus- und Weiterbildung eingesetzt zu werden. Die „Erlaubnis zu versagen" in der Simulationsumgebung ist ein gravierender Vorteil gegenüber dem „Trainieren im Operationssaal" und bedeutet mehr Sicherheit für den Patienten. Momentan zeichnet sich ein Trend ab, der die Grenzen zwischen Training, präoperativer Planung und realem chirurgischen Eingriff zunehmend verschwinden lässt. In der präoperativen Planungsphase wird der bevorstehende Eingriff mit patientenspezifischen Daten am Simulator kurz vor der Durchführung der OP im Operationssaal trainiert (Patient-specific Simulated Rehearsal – PsR). Systeme wie der NeuroTouch-Simulator oder aber beispielsweise Simulatoren von Simbionix und Surgical Science unterstützen schon diese Integration von aktuellen Patientendaten [32, 33].

Es ist unumstritten, dass Transparenz, Qualitätssicherung und Zertifizierung wichtige Aspekte im Gesundheitswesen sind. Dies wird sich schließlich auch grundlegend in der medizinischen Ausbildung widerspiegeln, so dass eines Tages auch computergestützte Trainingssimulatoren mit ihrem Instrumentarium zur objektiven Bewertung eine Daseinsberechtigung haben werden.

Und der nächste Paradigmenwechsel zeichnet sich ab. Der Operateur wird nicht nur auf das historische Bildmaterial zugreifen können, sondern kann über ein „smartes" Instrumentarium mit ausgeklügelter Sensorik gewebespezifische Eigenschaften intraoperativ abfragen, die dann Einfluss auf den weiteren Verlauf des operativen Eingriffs nehmen können. Der Operationsroboter sucht sich selbst den Fräskanal aufgrund des sensorischen Feedbacks. Das Harvard Biorobotics Lab hat mittlerweile einen intelligenten Bohrroboter entwickelt, der Bewegungen registriert und kompensiert. Dieser stoppt beispielsweise den Bohrvorgang, sobald die Schädeldecke durchbohrt wurde und vermeidet auf diese Weise Beschädigungen des darunterliegenden Weichteilgewebes. Bisherige Ergebnisse zeigen, dass Gewebebewegungen mit sehr hoher Genauigkeit festgestellt werden können. Dies eröffnet somit auch die Möglichkeit, diesen Roboter eines Tages bei chirurgischen Eingriffen am schlagenden Herzen einzusetzen [34].

Roboter im Operationssaal hatten zwar vor wenigen Jahren für ein negatives Aufsehen gesorgt, bei der damals kontrovers diskutierten OP-Robotergeneration wurden jedoch herkömmliche Industrieroboter für den medizinischen Bereich eingesetzt. Mittlerweile existieren aber kleine, kostengünstigere OP-Roboter, wie sie beispielsweise in den Systemen Spine Assist® von Mazor Surgical Technologies oder Navio-PFS™ (Precision Freehand Sculpting) von Blue Belt Technologies zu finden sind. Diese „intelligenten" chirurgischen Instrumente mit präzisen Robotersteuerungen kommen hauptsächlich bei orthopädischen Eingriffen zum Einsatz.

Die Vorteile der roboterassistierten Chirurgie werden zunehmend erkannt und auch durch Studien belegt [35]. So stellt der Roboter im Operationssaal für den Chirurgen ein weiteres Hilfsmittel dar, welches selektiv bei bestimmten operativen Schritten eingesetzt werden kann, mit dem Ziel, mit höherer Präzision und Qualität zu arbeiten, um ein besseres postoperatives Ergebnis zu erhalten. Die roboter-assistierte Chirurgie steht momentan noch in ihren Anfängen. Der US-Markt für medizinische Robotik und Navigation betrug im Jahre 2011 knapp eine Milliarde US-Dollar, jedoch wird in einer kürzlich erschienenen Studie ein Anwachsen dieses Sektors auf 2.179 Milliarden bis zum Jahre 2018 prognostiziert [36].

Schließlich wird eine Entwicklung, die schon längst unser tägliches Leben prägt, Einfluss auf das medizinische Umfeld haben: die Mobilität. Es wird vorausgesagt, dass im Jahre 2012 rund 81 % der Ärzte in den USA „neben Stethoskop" mit einem Smartphone ausgestattet sein werden [37]. Insbesondere wurde ein steiler Anstieg von Tablet-PCs festgestellt, so dass mittlerweile im Jahr 2012 62 % der Ärzte diesen einsetzen, im Vergleich zu 35 % im Jahr 2011 [38]. Der Markt für mobile medizinische Applikationen, die dem Mediziner helfen, seine Arbeitsabläufe effizienter zu gestalten, wurde mit 150 Millionen US-Dollar für das Jahr 2011 beziffert; und die Nachfrage wird weiter steigen [39].

Darüber hinaus eröffnet dies auch spannende neue Möglichkeiten, die medizinische Simulation mit mobilen Lernumgebungen zu verschmelzen. Augmented Reality-Applikationen auf permanent leistungsstärker werdenden mobilen Endgeräten mit intuitivem Multi-touch-Interface stellen dem Mediziner zusätzliche Informationen sowie 3D-Visualisierungen im realen medizinischen Kontext zur Verfügung. Neben dem für den Arzt leichteren Zugriff auf relevante Informationen (anywhere anytime) bietet mobiles Computing für Studenten zudem neue Zugänge zum Erlernen medizinischer Lehrinhalte, wie sie beispielsweise in der anatomischen Ausbildung vermittelt werden.

Auch wenn die Benutzung von mobilen Endgeräten bei den Ärzten signifikant zugenommen hat, darf es nicht darüber hinwegtäuschen, dass weitere innovative Konzepte und Lösungen notwendig sind, um einen klaren Mehrwert für den klinischen Alltag zu bieten, so dass eine hohe Akzeptanz bei den Entscheidungsträgern im Gesundheitswesen erreicht werden kann.

3.4 Zusammenfassung

Fortschritte im Visual Computing mit den Forschungsgebieten Graphische Datenverarbeitung, Computer Vision sowie Virtuelle und Erweiterte Realität und des Weiteren die rasanten Entwicklungen in der Gerätetechnologie eröffnen auch neue Möglichkeiten für die Medizin. In der medizinischen Ausbildung helfen virtuelle Patienten oder auch mit digitalen Informationen überlagerte klassische Anatomiemodelle den Studenten, die Anatomie des Menschen besser zu verstehen. VR-basierte Trainingssimulatoren erlauben das Üben von minimalinvasiven Eingriffen fernab bzw. unabhängig vom Patienten.

Darüber hinaus sind präoperative Planungssysteme in der Lage, die einzelnen operativen Schritte an einem virtuellen Patienten zu simulieren. Und schließlich kann der Operateur auch im Operationssaal durch intraoperative Navigationssysteme unterstützt werden, die eine korrekte überlagerte Darstellung von virtuellen Strukturen mit dem realen Patienten zur Verfügung stellen.

Schlüsselwörter: Visual Computing, patientenspezifisches Modell, anatomische Ausbildung, chirurgisches Training, intraoperative Unterstützung

3.5 Literatur

[1] Satava RM: Virtual reality surgical simulator. The first steps. Surg Endosc 7 (1993), 203–205.
[2] Satava RM: Virtual reality, telesurgery, and the new world order of medicine. J Image Guid Surg 1 (1995), 12–16.
[3] Kohn LT, Corrigan JM, Donaldson, MS (eds.): To err is human: building a safer health system. Committee on Quality of Health Care in America, Institute of Medicine. The National Academies, Washington 2000.
[4] Milgram P, Kishino F: Taxonomy of mixed reality visual displays. IEICE Trans Inf Syst E 77-D (1994), 1321–1329.
[5] Spitzer V, Ackerman MJ, Scherzinger AL, Whitlock D: The visible human male: A technical report. J Am Med Inf Assoc 3 (1996), 118–130.
[6] Höhne KH: VOXEL-MAN 3D Navigator: Brain and Skull. Springer Electronic Media, Heidelberg 2009, Version 2.0.
[7] Kumar D, Junming P, Soh A, Gagnon P, Mueller-Wittig W, Partridge MR: Augmented reality for anatomical education. 10th Asia Pacific Medical Education Conference (APMEC) (to be published 2012).
[8] Novak EJ, Silverstein MD, Bozic KJ: The cost-effectiveness of computer-assisted navigation in total knee arthroplasty. J Bone Joint Surg Am 89 (2007), 2389–2397.
[9] Wesarg S, Firle E, Schwald B, Seibert H, Zogal P, Röddiger S: Accuracy of needle implantation in brachytherapy using a medical AR system: A phantom study. Proc. SPIE, Medical Imaging 2004, Bellingham 2004, 341–352.
[10] Stolka PJ, Keil M, Sakas G, McVeigh E, Allaf ME, Taylor RH, Boctor EM: A 3D elastographyguided system for laparoscopic partial nephrectomise. Proc. SPIE, Medical Imaging 2010, Vol. 7625.
[11] Teber D, Guven S, Simpfendörfer T, Baumhauer M, Güven EO, Yencilek F, Gözen AS, Rassweiler R: Augmented reality: A new tool to improve surgical accuracy during laparoscopic partial nephrectomy? Preliminary in vitro and in vivo results. Eur Urol 56 (2009), 332–338.
[12] Müller WK, Ziegler R, Bauer A, Soldner EH: Virtual reality in surgical arthroscopic training. J Image Guid Surg 1 (1995), 288–294.
[13] Kühnapfel UG, Krumm HG, Kuhn C, Hübner M, Neisius B: Endosurgery simulations with KISMET. Proc. Virtual Reality World '95, Stuttgart 1995.
[14] Cotin S, Delingette H, Clément JM, Tassetti V, Marescaux J, Ayache N: Geometric and physical representations for a simulator of hepatic surgery. Stud Health Technol Inf 29 (1996), 139–151.
[15] Meglan AM, Raju R, Merril GL, Merril JR, Nguyen BH, Swamy SN, Higgins GA: The Teleos virtual environment toolkit for simulation-based surgical education. Stud Health Technol Inf 29 (1996), 346–351.
[16] Hackethal A, Immenroth M, Bürger T: Evaluation of target scores and benchmarks for the traversal task scenario of the minimally invasive surgical trainer-virtual reality (MIST-VR) laparoscopy simulator. Surg Endosc 20 (2006), 645–650.
[17] Salkini MW, Doarn CR, Kiehl N, Broderick TJ, Donovan JF, Gaitonde K: The role of haptic feedback in laparoscopic training using the LapMentor II. J Endourol 24 (2010), 99–102.
[18] Erdt M, Steger S, Kirschner M, Wesarg S: Fast automatic liver segmentation combining learned shape priors with observed shape deviation. In: Dillon, Tharam (ed.): IEEE Computer Society Technical Committee on Computational Medicine: Twenty-Third IEEE Symposium on Computer-Based Medical Systems (2010), 249–254.

[19] Courtecuisse H, Jung H, Allard J, Duriez C, Lee DY, Cotin S: GPU-based real-time soft tissue deformation with cutting and haptic feedback. Prog Biophys Mol Biol 103 (2010), 159–168.
[20] Rasool S, Sourin A: Haptic interaction with 2D images. Proc VRCAI 2011, 13–22.
[21] Coveney PV, Diaz V, Hunter P, Kohl P, Viceconti M: The Virtual Physiological Human. Interface Focus 6 (2011), 281–285.
[22] Holzhütter HG, Drasdo D, Preusser T, Lippert J, Henney AM: The virtual liver: a multidisciplinary, multilevel challenge for systems biology. Wiley Interdisciplinary Reviews: Systems Biology and Medicine. 4 (2012), 221–235.
[23] Steger S, Kirschner M, Wesarg S: Articulated atlas for segmentation of the skeleton from head & neck CT datasets. IEEE Engineering in Medicine and Biology Society (EMBS): 2012 IEEE International Symposium on Biomedical Imaging: From Nano to Macro, IEEE Press 2012, 1256–1259.
[24] Peterlik I, Sedef M, Basdogan C, Matyska L: Realtime visio-haptic interaction with static soft tissue models having geometric and material nonlinearity. Comput Graph 34 (2010), 43–54.
[25] Ahn B, Kim J: Measurement and characterization of soft tissue behaviour with surface deformation and force response under large deformations. Med Image Anal 14 (2010), 138–148.
[26] Lipner R, Messenger J, Kangilaski R, Baim D, Holmes Jr. DR, Williams DO, King SB: A technical and cognitive skills evaluation of performance in interventional cardiology procedures using medical simulation. J Soc Simul Healthc 5 (2010), 65–74.
[27] Palter VN, Grantcharov TP: Development and validation of a comprehensive curriculum to teach an advanced minimally invasive procedure: a randomized controlled trial. Ann Surg 256 (2012), 25–32.
[28] Larsen CR, Oestergaard J, Ottesen BS, Soerensen JL: The efficacy of virtual reality simulation training in laparoscopy: a systematic review of randomized trials. Acta Obstet Gynecol Scand (in press 2012).
[29] Satava RM: The revolution in medical education – the role of simulation. J Grad Med Edu 1 (2009), 172–175.
[30] Brinkman WM, Havermans SY, Buzink SN, Botden SM, Jakimowicz JJ, Schoot BC: Single versus multimodality training basic laparoscopic skills. Surg Endosc 26 (2012), 2172–2178.
[31] Buzink S, Soltes M, Radonak J, Fingerhut A, Hanna G, Jakimowicz J: Laparoscopic surgical skills programme: preliminary evaluation of Grade I Level 1 courses by trainees. Videosurgery and Other Minimalinvasive Techniques (in press 2012).
[32] Delorme S, Laroche D, Diraddo R, Del Maestro R: NeuroTouch: A physics-based virtual simulator for cranial microneurosurgery training. Neurosurgery (in press 2012).
[33] Willaert WI, Aggarwal R, Daruwalla F, Van Herzeele I, Darzi AW, Vermassen FE, Cheshire NJ: Simulated procedure rehearsal is more effective than a preoperative generic warm-up for endovascular procedures. Ann Surg 255 (2012), 1184–1189.
[34] Kesner SB, Howe RD: Position control of motion compensation cardiac catheters. IEEE Transactions on Robotics 27 (2011), 1045–1055.
[35] Kantelhardt SR, Martinez R, Baerwinkel S, Burger R, Giese A, Rohde V: Perioperative course and accuracy of screw positioning in conventional, open robotic-guided and percutaneous robotic-guided, pedicle screw placement. Eur Spine J 20 (2011), 860–868.
[36] Frost & Sullivan: 2012 United States Medical Devices Outlook.
[37] Levy M: Physicians in 2012: the outlook for on demand, mobile, and social digital media. Manhattan Research, New York 2010.
[38] Manhattan Research: Taking the Pulse® U.S. (2012).
[39] Kalorama: Mobile Medical Apps a fast growing market. Market Report (2012), http://www.kaloramainformation.com/about/release.asp?id=2841 (28.08.2012).

Teil II: **Modellierung und Simulation**

A. Kühn, H. Lehrach

4 Der virtuelle Patient – Systembiologie als Chance für eine individualisierte Medizin

4.1 Systembiologie: Verstehen komplexer biologischer Systeme

Aufgrund jahrelanger, intensiver Grundlagenforschung ist es heutzutage allgemein akzeptiert, dass praktisch alle Phänotypen eines Organismus durch die molekularen Bestandteile von einzelnen Zellen bestimmt werden. Diese molekularen Bestandteile wachsen in ihrer Komplexität, von der DNA-Sequenz und der chromosomalen Organisation, über die Genregulation, Transkription und RNA-Prozessierung an der DNA/RNA-Schnittstelle, hin zur Proteintranslation. Dieser Weg der Übertragung des klassischen genetischen Codes zu funktionellen Proteinen wird durch Proteinmodifikationen, Protein-Protein-Wechselwirkungen und Protein-chemische (metabolomische) Reaktionen zusätzlich verkompliziert. Darüber hinaus interagieren die Zellen in Form von Geweben, Organen und letztendlich als physiologischer Organismus als Ganzes, d. h. die Phänotypen der einzelnen Zellen sind im hohen Maße abhängig vom Kontext, der sowohl zeitliche als auch räumliche Faktoren umfasst. Ein Organismus ist demnach determiniert durch sein Genom und seine Umgebung: In Abhängigkeit von externen Einflüssen „berechnet" ein Organismus seinen Phänotypen basierend auf seinem Genotypen.

Um diese doch sehr komplexen Systeme der Genotyp-Phänotyp-Beziehungen, also wie die Gene die Eigenschaften, den Stoffwechsel und die Gestalt von Organismen in Wechselwirkung mit ihrer Umwelt prägen, besser zu verstehen, hat sich im Laufe der letzten Jahre die Systembiologie als ein eigener Forschungszweig in der Biologie etabliert. Die Systembiologie ist eine integrative Forschungsstrategie, die versucht, biologische Prozesse auf einer systemischen Ebene zu erforschen, indem sie berücksichtigt, dass alle Vorgänge in einer Zelle, einem Organ und sogar im ganzen Körper auf dynamische Weise mit anderen verknüpft sind. Demnach untersucht sie die Struktur und Dynamik der zellulären Funktionen sowie der Funktionen eines Organismus in ihrer Gesamtheit und nicht die Eigenschaften isolierter Teile einer Zelle oder eines Organismus, bei denen normalerweise zeitliche, räumliche und kontextabhängige Informationen nicht vorhanden sind [1, 2]. Um die zugrunde liegenden molekularen Mechanismen zu verstehen sowie diese umfassenden Netzwerke abbilden und quantitativ beschreiben zu können, bedient sich die Systembiologie der mathematischen Modellierung und verbindet so Methoden aus der Molekularbiologie/Genetik mit dem Wissen aus den Bereichen (Bio-)Informatik, Mathematik und Systemwissenschaften. Damit unterscheidet sich die Systembiologie deutlich von der klassischen molekularbiologischen Forschung der letzten Jahrzehnte, die normalerweise einzelne Gene, Proteine etc. isoliert zu einem bestimmten Zeitpunkt untersucht hat [3–5].

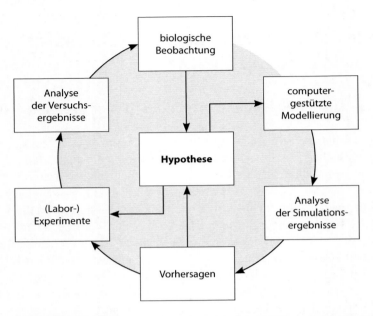

Abb. 4.1: Modellerstellung: Schematische Darstellung des iterativen Prozesses aus Hypothesen, Experimenten und Modellierungen bei der Erstellung von mathematischen Computermodellen.

Die Erstellung von mathematischen Modellen nach einem systembiologischen Ansatz erfolgt durch einen iterativen Prozess sich wiederholender Zyklen von (Labor-)Experimenten und hypothesengetriebener Modellierung im Computer. Zunächst werden die Randbedingungen definiert, d. h. es erfolgt eine möglichst vollständige Charakterisierung aller Moleküle eines Organismus (in der Regel Proteine, Metabolite, Gene etc.) und die Bestimmung ihrer Initialwerte. Anschließend werden Interaktionen zwischen diesen Komponenten festgelegt, d. h. das Reaktionsnetzwerk des Modells bestimmt. Dann erfolgt die Bestimmung der Dynamik des Modells. In diesem Schritt werden die Modellreaktionen mit kinetischen Informationen (mathematische Gesetze und kinetische Parameter) belegt. Entscheidend ist nun eine stetige Verfeinerung und Optimierung des Modells auf Basis neuer Daten und Ergebnisse aus Validierungsexperimenten, in denen z. B. die Reaktionen eines Organismus auf Störungen, wie Stimulation durch Hormone oder Wachstumsfaktoren, Deletion und Überexpression von Genen, analysiert werden. Das Modell wird mit Hilfe von Simulationen, Parameter-Fitting und anderen Methoden solange angepasst, bis es den experimentellen Beobachtungen entspricht (Abb. 4.1, [7–9]). Anhand solcher validierten mathematischen Modelle können anschließend *In-silico*-Experimente durchgeführt werden, die experimentell nicht durchgeführt werden können (bzw. sehr kostenintensiv sind) und somit ansonsten nicht beantwortbare biologische Fragestellungen geklärt werden [10]. So konnte z. B. mit Hilfe mathematischer Modellierung des JAK-STAT-Signalwegs gezeigt werden, dass das STAT5-Protein, eine zentrale Komponente dieses Signalwegs und experimentellen Messungen nicht zugänglich, periodisch zwischen Zellkern und Zytoplasma hin und her transportiert wird [11].

Bei der Erstellung solcher mathematischen Modelle kann man grundsätzlich zwischen zwei sich ergänzenden Ansätzen unterscheiden: dem deduktiven Top-down- und dem induktiven Bottom-up-Ansatz. Der Top-down-Ansatz ist ein datengestützter/-getriebener Prozess, bei dem man ein System von der „Vogelperspektive" aus untersucht. Zunächst werden mit Hilfe von Hochdurchsatzmethoden experimentelle Daten erzeugt und gesammelt, um anschließend in diesen Daten biologische Mechanismen zu entdecken und zu charakterisieren. Ein Vorteil dieses Ansatzes ist, dass er nicht auf Vorkenntnisse über ein System angewiesen ist. Strukturelle und kinetische Eigenschaften der Komponenten im Gesamtnetzwerk können über globale Optimierungen rekonstruiert werden ('reverse engineering'). Andererseits führt der Top-down-Ansatz bei der holistischen Rekonstruktion eines Netzwerkes zu einem enormen Rechenaufwand. Dieser Ansatz hat sich insbesondere in den Omic-Forschungszweigen, wie der Genomik, Transkriptomik, Proteomik etc., durchgesetzt. Im Gegensatz dazu geht der Bottom-up-Ansatz in der Regel von einem kleinen Subsystem aus, für welches biologisches Detailwissen über Einzelkomponenten und molekulare Wechselwirkungen vorliegt. Für dieses Teilsystem wird ein Modell erstellt, welches anschließend analysiert und verifiziert wird. Mehrere einzelne Submodelle können nachfolgend zu einer größeren Einheit verschaltet werden und erlauben so die ganzheitliche Betrachtung eines Systems. Dieser Ansatz birgt jedoch das Risiko, dass bedeutsame Einflussgrößen bei den experimentellen Beobachtungen sowie bei der Rekonstruktion des Modellnetzwerkes übersehen werden, da normalerweise im Vorhinein keine detaillierten Kenntnisse bzgl. der zu berücksichtigenden Komponenten eines Netzwerkes vorhanden sind [4, 8, 9]. Letzten Endes erfolgt die Beschreibung von biologischen Systemen mittels mathematischer Modellierung, unabhängig vom gewählten Ansatz, oft in Form von Differenzialgleichungssystemen, die die Veränderungen von biologischen Phänomenen zu bestimmten Zeitpunkten beschreiben. Darüber hinaus hat sich in den letzten Jahren aber auch die mathematische Modellierung von biologischen Systemen mit Hilfe von Petri-Netzen etabliert [7, 12–15].

4.2 Molekularbiologische Forschung: Grundlage für die Systembiologie

Von unschätzbarem Wert für die Systembiologie sind die von der klassischen molekularbiologischen Forschung gewonnenen Erkenntnisse. Da für die Erstellung mathematischer Modelle von biologischen Systemen eine Vielzahl an Informationen zur Struktur der molekularen Netzwerke, den Kinetiken und kinetischen Parametern der einzelnen Reaktionen sowie den Konzentrationen und Mengen der beteiligten Moleküle benötigt werden, wäre die Systembiologie ohne dieses molekularbiologi-

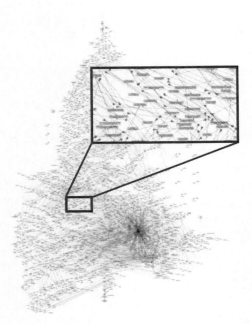

Abb. 4.2: Interaktionsnetzwerk: Ausschnitt aus dem Interaktionsnetzwerk des am Max-Planck-Institut für molekulare Genetik (MPIMG) mittels PyBioS entwickelten Krebsmodells. Es umfasst mehr als 3.000 verschiedene Komponenten (Kästen), die durch über 4.500 Reaktionen (Kreise) miteinander verbunden sind. Vgl. Kapitel 26, Farbabbildungen, S. 333.

sche Wissen undenkbar. So hat die molekularbiologische Forschung dafür gesorgt, dass viele zelluläre Regulations- und Kommunikationsmechanismen bekannt sind, so dass man mittlerweile ein umfassendes Bild vieler zellulärer Signaltransduktionswege und der zugrunde liegenden regulatorischen Prozesse hat, und diese Informationen in umfassenden Datenbanken integriert sind und somit für die Erstellung von Modellen zur Verfügung stehen. BioCyc, Kyoto Encyclopedia of Genes and Genomes (KEGG), MetaCyc und Reactome sind Datenbanken, die Zugriff auf Informationen über eine Vielzahl von Signalwegen in diversen Organismen bieten [16–20]. Die Brenda-Datenbank beinhaltet umfangreiche Informationen über Enzyme sowie deren Kinetiken [21, 22] und die Transfac/Transpath-Datenbank liefert Informationen über Transkriptionsfaktoren und deren DNA-Bindestellen und gibt einem so die Möglichkeit, genregulatorische Netzwerke aufzubauen [23, 24]. Aufgrund der Diversität der Datenbankannotationen, d. h. dass Datenbanken oft nur einen speziellen Datentyp abdecken, wie metabolische Reaktionen, Protein-Protein-Interaktionen oder genregulatorische Netzwerke, biologische Prozesse jedoch üblicherweise mehrere dieser Datentypen umfassen, wurden zudem integrative Datenbanken wie die Consensus-PathDB [25, 26] entwickelt, die verschiedene Datenbanken bündelt und so verschiedene Interaktionstypen integriert und eine umfassende Annotation ermöglicht.

Darüber hinaus gibt es zahlreiche Modellierungs- und Simulationssysteme, wie Gepasi [27, 28], PyBioS [29, 30], Systems Biology Workbench [31] und VCell [32], die die Integration von Informationen über Signaltransduktionswege, Genregulation, Enzymkinetiken etc. ermöglichen, die Integration von biologischen Daten, wie Genexpressionswerte und metabolische Daten zulassen, und die Durchführung von in silico-Experimenten sowie eine Visualisierung der Simulationsergebnisse und die Interpretation von zellulären Interaktionsnetzwerken erlauben [29, 33–35]. Daneben existieren eine Reihe reiner Visualisierungswerkzeuge, die bei der Analyse und Interpretation von komplexen Daten, wie sie bei Hochdurchsatzmethoden generiert werden, helfen [36]. Inzwischen wurde eine Vielzahl von mathematischen Modellen zu einzelnen, individuellen Signalwegen generiert, in Datenbanken, wie BioModels [37], gesammelt und Anstrengungen unternommen, mehrere Signalwege umfassende Modelle zu entwickeln, die auch die Modellierung von 'cross talks' zwischen den einzelnen Signalwegen erlauben (Abb. 4.2) [38, 39].

4.3 Hochdurchsatztechnologien: Durchbruch für die Systembiologie

Ein Meilenstein für die Systembiologie war die erste vollständige Entschlüsselung des humanen Genoms im Zuge des 'Human Genome Projects' [40, 41], die zu einer datengetriebenen Forschung geführt hat und damit die biologische Forschung wesentlich beeinflusst hat [42]. Insbesondere die rasante Entwicklung der Sequenziertechnologie ist ausschlaggebend für die neuen Möglichkeiten in der Systembiologie. Seit dem humanen Genomprojekt hin zu modernen Sequenziertechnologien, dem 'next generation sequencing' (NGS, [43, 44]), hat sich die Geschwindigkeit der Sequenzgenerierung nahezu millionenfach gesteigert [45]. Zeitgleich zum Anstieg des Sequenzierdurchsatzes führten die neuen Sequenziertechnologien zudem zu einer Abnahme der Sequenzierungskosten pro Basenpaar [44, 46, 47]. Die Extrapolation der Trends bei der Sequenzierdauer und den Sequenzierkosten sowie die aktuellsten technologischen Entwicklungen im Sequenzierbereich, dem sogenannten 'third generation sequencing' (TGS, [48, 49]), lassen erwarten, dass die vollständige Genomsequenzierung in absehbarer Zeit innerhalb der Reichweite der Massenmärkte sein wird. Während die Fertigstellung des ersten humanen Genoms etwa zehn Jahre dauerte und mehr als eine Milliarde US-Dollar verschlang, wird es sich in den nächsten Jahren jedermann leisten können, sein Erbgut entziffern zu lassen. Aufgrund der technologischen Entwicklung hat sich nicht nur die Messung von Genomen ungemein beschleunigt. Es haben sich des Weiteren auch Methoden/Technologien entwickelt, die die Messung von Genexpressionen (Transkriptomen), von Proteinexpressionen (Proteomen), inklusive der Bestimmung von Proteinmodifikationen und Protein-Protein-Interaktionen, und Metabolitexpressionen (Metabolomen) sowie der Bestimmung von Epigenomen im Hochdurchsatz erlauben. Seit der Entwicklung der arraybasierten Expressionsanalyse [50, 51] wurden eine Reihe von effizienteren Microarrays konstruiert, die die Expressionsanalyse aller humanen Gene gleichzeitig ermöglichten [52]. Dies führte zu einer Explosion von Genexpressionsstudien. Für diese stehen heutzutage etliche Datenbanken, wie ArrayExpress [53] und Gene

Expression Ominubus (GEO, [54]), zur Verfügung, in denen z. B. Genexpressionsdaten verschiedener humaner Gewebe hinterlegt sind. Neuerdings setzten sich jedoch auch bei der Bestimmung von Transkriptomen die NGS-Technologien durch [55]. Im Gegensatz zur Expressionsbestimmung per Microarray ist die RNA-Sequenzierung (RNAseq) sensitiver und ermöglicht die Detektion von Spleißvarianten, allelspezifischer Expression und RNA-Editing [56–59]. Auch die Messungen von Epigenomen, die seit der Entwicklung der 'methylated DNA immunoprecipitation' (MeDIP)-Methode [60] in Verbindung mit Microarray-Technologien, 'MeDIP and array-based hybridization' (MeDIP-chip, [61]), im großen Maßstab möglich sind, erfolgen verstärkt durch Sequenzierung der zuvor isolierten methylierten DNA-Fragmente, dem sogenannten 'MeDIP and high-throughput sequencing' (MeDIP-seq, [62]). Bei der Bestimmung von Prote-inexpressionsprofilen haben größtenteils massenspektrometrische Verfahren [63, 64] und auf Antikörpern basierende Protein-Assays [64a] die 2D-Gelelektropherese [65] abgelöst und dafür gesorgt, dass umfangreiche Proteinexpressionsdaten vorliegen. Mit Hilfe der Antikörper-basierten Proteomik wurde beispielsweise das menschliche Proteom funktionell untersucht und der Human Protein Atlas (HPA) erstellt, der Informationen über die Expression von mehreren hundert Proteinen in 48 normalen humanen Geweben als auch 20 verschiedenen Krebsarten enthält und daher ein wertvolles Werkzeug für die medizinische und biologische Forschung darstellt [66]. Mit Hilfe der Massenspektrometrie ist zudem die Bestimmung von Protein-Protein-Interaktionen als auch die Identifizierung von posttranslationalen Proteinmodifikationen möglich [67]. Umfassende Informationen sind mittels massenspektrometrischer Verfahren und entsprechenden Analyse-Tools [68–70] auch über Metabolite in humanen Geweben verfügbar und können über Datenbanken, wie die Human Metabolome Database (HMDB, [71]), abgerufen werden.

Diese technologischen Fortschritte bei der Analyse von biologischen Systemen, insbesondere auf dem Gebiet der DNA/RNA-Sequenzierung, haben zu einer noch nie dagewesenen Fülle von Daten in der experimentellen Biologie und zu einem unverkennbaren Missverhältnis zwischen Datengenerierung und Datenverarbeitung geführt. Es ist zu erwarten, dass dieses weiter zunehmen wird, da aufgrund zahlreicher großangelegter Genomsequenzierprojekte, wie dem Personal Genome Project (PGP, [72]), dem 1000 Genomes Project [73] und dem Human Epigenome Project [74], vor allem aber auch wegen der individellen Sequenzierung als Teil der modernen medizinischen Versorgung, mit weiter ansteigenden Datenmengen zu rechnen ist. Hauptaufgabe der Systembiologie wird es daher sein, diese ungeheure Flut an Daten und vor allem die unterschiedliche Art der Daten (Genom-, Proteom-, Metabolomdaten etc.) in mathematische Modelle zu integrieren und damit medizinisch relevante Vorraussagen zu machen und zu testen, um neues biologisches Wissen zu generieren, das z. B. bei der Identifikation neuer Targets bei der Entwicklung von neuen pharmazeutischen Wirkstoffen oder bei der Identifikation neuer Biomarker für diagnostische Zwecke nützlich ist [75, 76].

4.4 Krebs: Störungen im komplexen Netzwerk

Für viele komplexe menschliche Krankheiten, wie beispielsweise Krebs, bleibt es aufgrund der Komplexität der biologischen Netzwerke, die der Entstehung und dem Fortschreiten der Krankheit zugrunde liegen, eine Herausforderung, effektive Behandlungsstrategien zu finden. Bei Krebs sorgen viele verschiedene genomische und epigenomische Veränderungen, Mutationen, Kopienzahl-Veränderungen, chromosomale Änderungen etc. dafür, dass Tumore mit der gleichen pathologischen Klassifikation auf molekularer Ebene sehr verschieden sind (Abb. 4.3, d. h. es gibt viele verschiedene molekulare Mechanismen, die zum selben Phänotypen führen) und daher unterschiedlich auf Medikamente wirken. Deshalb zeigen bei Krebsbehandlungen nur etwa ein Viertel aller Medikamente einen positiven Effekt [77]. Dieser Komplexität ist es geschuldet, dass Krebs mit weltweit ca. acht Millionen Todesfällen pro Jahr noch vor Herz-Kreislauf-Erkrankungen Haupttodesursache ist [78].

Seit der Entdeckung des RAS-Gens, dem ersten humanen Onkogen [78a], sind mittlerweile mehr als 350 Gene identifiziert worden, die durch Mutationen oder andere genetische Änderungen kausal bei der Entstehung und Ausbreitung von Krebs involviert sind und deswegen als Krebsgene bezeichnet werden [79]. Seit erstmals am RAS-Gen gezeigt werden konnte, dass Mutationen in Krebsgenen ursächlich für die Entstehung von Krebs sind (funktionelle Unterschiede im RAS-Protein können durch eine einzige Punktmutation im RAS-Gen verursacht werden [80]), hat sich die molekulare Charakterisierung von Tumoren von der Bestimmung der kodierenden Bereiche einzelner Kandidatengene oder Genfamilien durch Sanger-Sequenzierung hin

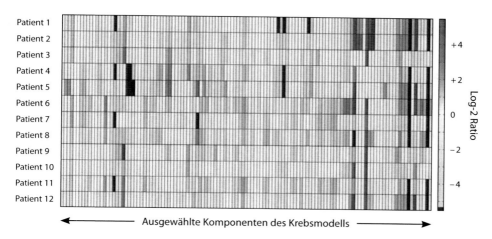

Abb. 4.3: Jeder Tumor ist einzigartig: Darstellung von Tumoren verschiedener Prostatakrebs-Patienten mit Hilfe des am MPIMG entwickelten Krebsmodells. Gezeigt sind die vom Computermodell auf Basis RNAseq-basierten Expressionsprofilen vorhergesagten relativen Proteinkonzentrationen von ausgewählten Markerproteinen. Vgl. Kapitel 26, Farbabbildungen, S. 333.

zur Gesamtgenom-Sequenzierung durch NGS-Technologien weiterentwickelt [81–84]. So sind nunmehr mehrere tausend Mutationen in den verschiedensten Krebsgenen identifiziert worden und können in Datenbanken, wie der COSMIC-Datenbank [85], abgerufen werden.

Aufgrund von großangelegten Krebssequenzierprojekten, wie dem International Cancer Genome Project (ICGC, [86]), ist damit zu rechnen, dass noch weitere potenziell krebsrelevante Mutationen entdeckt werden. Diese Gene (und auch einzelne Mutationen in diesen Genen) eröffnen Ansätze für die Entwicklung von innovativen Medikamenten und neuen Therapien, wie z. B. Imatinib bei BCR-ABL positiver chronisch-myeloischer Leukämie oder Trastuzumab bei HER2-positivem Brustkrebs. Die prinzipielle Wirksamkeit solcher zielgerichteter Therapien konnte zudem bereits eindrucksvoll z. B. bei der Behandlung von malignen Melanomen [87, 88] belegt werden. Nichtsdestotrotz zeigen klinische Versuche meist nur für einen geringen Teil der Patienten eine Wirkung. Das trifft insbesondere für gezielte Therapien zu, die Krebs nur im Kontext von bestimmten genetischen Profilen effizient behandeln können (z. B. sind aktivierende Mutationen im EGFR (epidermaler Wachstumsfaktorrezeptor) ein entscheidender Faktor für bessere Behandlungschancen mit dem Medikament Gefitinib [89]), so dass die nach der Entschlüsselung des humanen Genoms mit Spannung erwartete Explosion von neuen wirksamen Behandlungen bescheidener ausfiel als erwartet [90].

Ein Grund dafür ist, dass Krebs im Gegensatz zu anderen Erkrankungen, wie Mukoviszidose (cystische Fibrose) oder Muskeldystrophie, nicht durch Mutationen in nur einem Gen verursacht wird. Kein einziger Gendefekt ist für sich alleine genommen ursächlich für Krebs, da Zellen mehrere Sicherheitsvorkehrungen besitzen, die sie vor den potenziell lebensbedrohlichen Folgen von Mutationen in Krebsgenen schützen [91]. So führen übermäßige Proliferationssignale in einer Zelle (z. B. hervorgerufen durch ein erhöhtes Level des Oncoproteins MYC) dazu, dass in der entsprechenden Zelle Seneszenz oder Apoptose ausgelöst wird [92]. Erst wenn gleichzeitig Apoptose inhibierende Signale vorhanden sind, z. B. ausgelöst durch Mutationen, die zu einer Aktivierung des PI3K/AKT-Signalwegs führen, kann sich die Zelle unkontrolliert vermehren. Heutzutage geht man davon aus, dass sich eine Zelle in einem mehrstufigen Prozess, bei der sie verschiedene biologische Fähigkeiten ('hallmarks of cancer') erwirbt, die es ihr erlauben, sich unkontrolliert zu vermehren und die unterschiedlichsten Abwehrmechanismen einer Zelle zu umgehen, in einen Tumor verwandelt. Dazu gehört die Fähigkeit der replikativen Unsterblichkeit (unbegrenztes Teilungspotenzial), das Vermögen proliferative Signale aufrechtzuerhalten und Anti-Wachstumssignalen auszuweichen, anhaltende Angiogenese einzuleiten, Apoptosesignale zu umgehen sowie Zellinvasion und Metastasierung zu aktivieren [93]. Neuerdings werden auch die Fähigkeit, den Energiestoffwechsel umzuprogrammieren sowie die Fähigkeit dem Immunsystem des Patienten zu entkommen als besondere Charakteristika einer Tumorzelle aufgeführt [94]. Um Tumorwachstum und Metastasierung im Patienten auch nachhaltig zu verhindern, wird es daher nötig sein, nicht nur einzelne kritische Mutationen zu bestimmen und zu inhibieren, sondern das gesamte Mutationsspektrum zu erfassen (d. h. Veränderungen in möglichst allen Komponenten der relevanten biologischen Netzwerke aufzuspüren) und unter Berücksichtigung der 'cross talks' zwischen verschiedenen Signalwegen an geeigneten Stellen inhibitorisch einzugreifen, um onkogene Signale effizient zu unterbinden [95].

Erschwerend kommt hinzu, dass Tumore aufgrund ihrer Heterogenität eine weitere Dimension der Komplexität besitzen. So besitzen Tumore eine Vielzahl verschiedener Subpopulationen sowie ein Repertoire an rekrutierten, anscheinend normalen Zellen ('tumor microenvironment'), die dazu beitragen, dass der Tumor die zuvor genannten Eigenschaften erhält [94, 96, 97]. Die verschiedenen Subpopulationen können dabei eine sehr unterschiedliche Wirkung auf Medikamente zeigen. Beispielsweise ist die Wirkung der Cytostatika in der Krebstherapie von der Zellzyklusposition der individuellen Zellen im Tumor abhängig [10].

Der Erfolg einer Behandlung hängt zudem auch von einer von Patient zu Patient unterschiedlichen Pharmakodynamik ab, die unter anderem durch eine individuell unterschiedliche Pharmakogenomik beeinflusst ist. Je nach Genotyp eines Patienten kann der Abbau eines Medikaments beschleunigt, verlangsamt oder verhindert werden. Inzwischen sind zahlreiche Polymorphismen in unterschiedlichen Genen identifiziert, die dafür verantwortlich sind, wie gut ein Wirkstoff aufgenommen, abgebaut und vertragen wird. Am besten untersucht sind Variationen in den Genen der Cytochrome P450-Superfamilie (CYP), die für die wohl wichtigsten Enzyme im Arzneimittel-Metabolismus, wo sie in rund 75 % der verschiedenen Stoffwechselreaktionen beteiligt sind [98], kodieren. Daher wurden etliche Modelle entwickelt, die anhand von verschiedenen CYP-Genotypen Vorhersagen machen, ob und wie schnell ein Medikament abgebaut wird [99]. Des Weiteren existieren etliche 'prodrugs', wie Irinotecan, die erst durch enzymatische Reaktionen (meist in der Leber) in ihre aktive Form (SN-38 im Falle von Irinotecan) überführt werden. So konnte gezeigt werden, dass der Genotyp eines Enzyms der CYP-Familie signifikant mit der Pharmakokinetik von Irinotecan assoziiert ist [100].

4.5 Der virtuelle Patient: Zukunft der Krebstherapie

Da erwartet wird, dass im Jahr 2030 jedes Jahr weltweit ca. 30 Millionen neue Fälle von Krebs auftreten werden, Krebs jährlich 17 Millionen Todesopfer fordern wird und 80 Millionen Menschen leben werden, die an Krebs leiden [78], und die Kosten für die Entwicklung neuer Medikamente zur Bekämpfung von Krebs weiter dramatisch zunehmen, während gleichzeitig die Anzahl der Neuzulassungen von Krebsmedikamenten stetig sinkt, stehen sowohl die öffentlichen Gesundheitssysteme als auch die pharmazeutische Industrie vor gravierenden Herausforderungen.

Daher ist es erforderlich, dass Systeme entwickelt werden, die zum einen dabei helfen, individuell für jeden einzelnen Patienten das richtige Medikament bzw. die richtige Medikamentenkombination in der richtigen Dosis zu finden und die es zum anderen ermöglichen, die „richtigen" Patienten (Population) für jedes Arzneimittel zu identifizieren. Dies würde einerseits dazu führen, dass unnötige und teure Krebstherapien, die oftmals schwere Nebenwirkungen zeigen, vermieden werden und andererseits, dass klinische Studien mit kleineren Patientenzahlen durchgeführt werden können und so sowohl die Entwicklungskosten als auch die Entwicklungszeit von neuen Medikamenten verringert werden können. Beides führe letzten Endes zu einer Entlastung des öffentlichen Gesundheitssystems. Die personalisierte Medizin hat das Potenzial für eine verbesserte Patientenversorgung zu sorgen, die dennoch wirtschaftlich und bezahlbar ist. Ansätze der stratifizierten Medizin konnten bereits positive Auswirkungen auf Patientenbehandlung und Wirtschaftlichkeit demonstrieren. Mit Hilfe eines 'hormone receptor' (HR)-response-Modells, einem 21-Gen-Assay für Brustkrebs sowie einer Meta-Analyse verschiedener Studien konnte gezeigt werden, dass der 21-Gen-Test nicht nur Rezidive prognostizieren kann, sondern auch Vorhersagen über die Wirksamkeit einer Chemotherapie ermöglicht. Der Nutzen einer Chemotherapie ist demnach auf Patienten mit einem hohen 'recurrence score' (RS) beschränkt, Patienten mit einem geringen RS hatten hingegen keinen Nutzen aus einer Chemotherapie. Zudem wurde dargelegt, dass unter Verwendung des Modells trotz der Kosten von 7.000 US-Dollar pro Patient für den diagnostischen 21-Gen-Test mit Einsparungen bei den Behandlungskosten zu rechnen ist, da aufgrund des Modells nur noch wenige Patienten (20–35 %) eine teure Chemotherapie erhalten. Eine höhere Gesamtüberlebensrate wurde dadurch erzielt, dass 5 % der Patienten mit hohem RS eine kurative Chemotherapie erhielten, die sie ohne Einsatz des Modells nicht bekommen hätten [101].

Weiteres Einsparpotenzial ist durch die Identifizierung von neuen Biomarkern gegeben. Seit 2004 sind anti-EGFR-Therapien als Zweitbehandlung ('second-line treatment') von kolorektalem Krebs von der US Food and Drug Administration (FDA) zugelassen. Klinische Studien haben jedoch gezeigt, dass nur etwa 8–23 % der unselektierten Kolonkrebs-Patienten mit Metastasen auf diese Antikörper reagieren. Zudem sind diese Therapien mit ca. 70.000 US-Dollar pro Patient extrem teuer und zeigen oftmals Nebenwirkungen (am häufigsten ist ein akneartiger Ausschlag). Aufgrund der hohen Kosten, der potenziellen Toxizität sowie der geringen Ansprechrate wurde verstärkt nach Biomarkern gesucht, die eine Vorhersage über den Therapieverlauf ermöglichen.

Es zeigte sich, dass der Mutationsstatus von KRAS prädiktiv für das Ansprechen eines Patienten auf eine anti-EGFR-Therapie ist. Eine routinemäßige KRAS-Analyse würde ca. 30–40 % der Kolonkrebspatienten von einer anti-EGFR-Therapie ausschließen und würde dazu führen, dass bei ca. 150.000 neuen Fällen von Kolonkrebs pro Jahr [102] jährlich mehrere Milliarden US-Dollar an Therapiekosten gespart werden [103]. Zu beachten ist jedoch, dass auch ein erheblicher Anteil der KRAS-Wildtyp-Tumore nicht auf eine anti-EGFR-Therapie ansprechen und somit zusätzliches Testen anderer Gene oder Proteine im Signalweg erforderlich ist, um Patienten noch besser auswählen zu können. So wurde bereits gezeigt, dass wildtypisches BRAF für ein Ansprechen auf anti-EGFR-Therapien benötigt wird und dass sowohl der Mutationsstatus von PIK3CA als auch das Expressionslevel von PTEN prädiktiv für ein Ansprechen auf diese Therapien sind. Der wachsende Bedarf an breiteren Ansätzen, die auch seltenere Mutationen identifizieren können, hat dazu geführt, dass es mittlerweile Multiplex-Screenings gibt, die einige hundert Mutationen in Dutzenden von Krebsgenen gleichzeitig detektieren können und zukünftig die Einzel-Gen-Tests ablösen werden [104, 105].

Allerdings sind diese Ansätze auf Mutations-'hotspots' beschränkt und bevorzugen aus technischen Gründen Onkogene gegenüber Tumorsuppressorgenen. Daher wird zukünftig bei der Bestimmung von Mutationen bei einer immer größer werdenden Zahl von Genen auf NGS-Technologien zurückgegriffen werden, so dass letztendlich die Frage aufkommt, warum nicht gleich das ganze Genom eines Patienten und seines Tumors bestimmt wird [106].

So konnte aufgrund einer vollständigen Genomsequenzierung eines Leukämiepatienten eine Genfusion entdeckt werden, die eine wesentliche Änderung in der klinischen Behandlung des Patienten zur Folge hatte [107]. Zudem haben RNAseq-Studien an Krebszellen und Tumoren gezeigt, dass neben Genom- auch Transkriptominformationen benötigt werden, um eine akkurate Korrelation zum Phänotypen des Tumors bilden zu können [108, 109]. Daher werden inzwischen 'sequence everything'-Ansätze verfolgt, bei denen neben dem Genom, auch das Exom und das Transkriptom eines Tumors bestimmt wird, um so alle potenziell wichtigen Anomalien des Tumors identifizieren zu können. Dieser Ansatz wurde bereits an mehreren Krebspatienten im fortgeschrittenem Stadium angewendet und so konnte gezeigt werden, dass dieser kostengünstig (ca. 3.600 US-Dollar und damit in etwa so teuer wie einige der Multiplex-Screenings) und zeitgerecht (erste Ergebnisse sind ca. 24 Tagen nach Entnahme der Biopsie verfügbar) durchgeführt werden kann und eine ultimative individuelle Krebsdiagnostik liefert. Ein 'sequencing tumor board', bestehend aus Klinikern, Genetikern, Pathologen, Biologen, Bioinformatikern sowie Bioethikern, analysiert und diskutiert die Ergebnisse, um so gezielte individuelle Behandlungen vorzuschlagen [110, 111].

Um die Auswertung dieser massiven Daten zu erleichtern und um schneller zu klinisch verwendbaren Daten zu kommen, wurden mittlerweile eine Reihe von mathematischen Modellen entwickelt. Ein Modell beispielsweise kann basierend auf Expressionsprofilen ermitteln, welcher Signalweg bzw. welche Signalwege in einem Tumor dereguliert ist/sind und dadurch bei der Wahl des richtigen Medikaments behilflich sein [112].

Noch weiter geht das 'virtual patient'-System. Dieses Modell beinhaltet eine Vielzahl von Informationen über die krebsrelevanten Signalwege, Mutationen und Protein-Medikament-Wechselwirkungen und besitzt die Fähigkeit, die Sequenzinformationen (sowohl Genom- als auch Transkriptom) eines individuellen Tumors zu integrieren. Damit kombiniert es alle Informationen, die über den Tumor eines individuellen Patienten verfügbar sind, mit allen Informationen, die über Krebs im Allgemeinen vorhanden sind, um so eine virtuelle patientenspezifische Krebszelle abzubilden [39]. Mit Hilfe eines Monte-Carlo-Ansatzes, der mathematische Simulationen trotz fehlender Informationen über kinetische Parameter (da diese normalerweise nicht verfügbar sind bzw. bestenfalls unter Laborbedingungen weit von der Situation in der Tumorumgebung ermittelt wurden) ermöglicht [113, 114], kann anhand dieser virtuellen Krebszelle dann der Effekt verschiedener Medikamente bzw. Medikamentenkombinationen in silico getestet werden und somit individuelle Therapien entwickelt werden [39]. Dieses System wurde bereits erfolgreich bei der Identifizierung von neuen Biomarkern für die Diagnose von aggressivem Prostatakrebs eingesetzt [113, 114]. Um der Heterogenität von Tumoren Rechnung zu tragen, wird es zukünftig allerdings nötig sein, die verschiedenen Zelltypen eines Tumors zu sequenzieren [115] und Modelle zu entwickeln, die die komplexen Wechselwirkungen/Interaktionen verschiedener Zelltypen simulieren können. Neben den Daten, die durch moderne Sequenziertechnologien gewonnenen werden können und die wichtige Informationen über die molekularen Charakteristika verschiedener Zellen eines Tumors geben, liefern Daten aus neuartigen bildgebenden Verfahren weitere wichtige Informationen über die Eigenschaften eines Tumors, wie zum Beispiel Proliferations-, Apoptose- und Hypoxiestatus, die bei der individuellen Behandlung von Krebspatienten eingesetzt werden und somit bedeutende Fortschritte bei der Krebstherapie bieten können [116].

Mit Hilfe der Systembiologie und immer leistungsfähigerer Rechner sowie besserer Speichermedien wird es in Zukunft möglich sein, das molekulare Wissen über die Entstehung von Tumoren, deren Wachstum sowie Ausbreitung (Metastasierung), Erkenntnisse über den menschlichen Stoffwechsel (Pharmakodynamik/-genomik) mit allen doch sehr heterogenen patientenspezifischen klinisch relevanten Daten (wie 'omics-Daten, histologische/pathologische Daten, Daten aus modernen Bildgebungsverfahren, Lifestyle-Daten etc.) in ein großes mathematisches Modell zu integrieren. Diese molekularen, physiologischen und anatomischen Daten werden es dann erlauben, am Computer einen virtuellen Zwilling eines Patienten zu erstellen (Abb. 4.4). Dieser virtuelle Patient würde alles, was über die Erkrankung eines Patienten mit Hilfe der verschiedensten Diagnosetechnologien erkannt werden kann, mit allem, was über Krebs als Ganzes bekannt ist, kombinieren. Dies würde es den Ärzten erlauben, verschiedene Therapien individuell an einen Patienten angepasst zu testen und zu entwickeln. Anhand dieses 'Avatars' könnte der Arzt die Wirksamkeit eines Medikamentes bzw. einer Medikamentenkombination ablesen (bzw. den Computer gezielt nach einer optimalen Therapie suchen lassen) sowie die Nebenwirkungen einer Therapie abschätzen, bevor er den Patienten real behandelt. Dies würde dazu führen, dass Behandlungen von Krebspatienten effektiver gestaltet und die Gesundheitskosten durch Vermeidung von unwirksamen Behandlungen gesenkt werden. Aus der bisher stark empirisch ausgerichteten Chemotherapie, deren Wirkungsnachweis in der Regel statistisch an großen Patientengruppen durchgeführt wurde, wird also mit Hilfe mathematischer Modelle und leistungsstarker Informationstechnologie

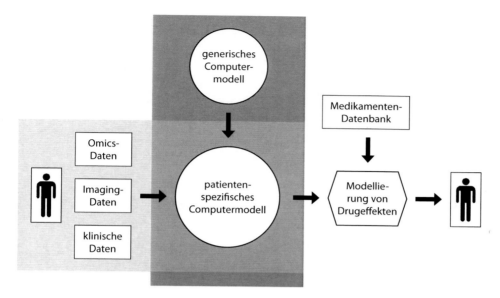

Abb. 4.4: Computermodellgestützte Medizin der Zukunft: Kern der computermodellgestützten Medizin der Zukunft ist ein patientenspezifisches Computermodell. Dieser virtuelle Patient (mittelgrau) kombiniert alles, was über die Erkrankung eines Patienten mit Hilfe verschiedenster Diagnose-Technologien (z. B. NGS) erkannt werden kann (hellgrau), mit allem was über Krankheiten auf molekularer, physiologischer und anatomischer Ebene als Ganzes bekannt ist (dunkelgrau). An diesen patientenspezifischen Modellen können verschiedene Therapieoptionen *in silico* getestet und patientenspezifisch optimiert werden.

(IT) eine evidenzbasierte, daten- und rechenintensive personalisierte Krebsmedizin werden, bei der Patienten mit gezielten Therapien gemäß ihrer individuellen genetischen und physiologischen Eigenschaften behandelt werden. Darüber hinaus könnte der Einsatz von virtuellen Patienten die Entwicklungskosten für neue Medikamente drastisch reduzieren. Das System könnte sicherstellen, dass nur Patienten, bei denen ein zu testendes Medikament wirksam ist, in eine klinische Studie mit einbezogen würden. Die Anzahl der Studienteilnehmer könnte so erheblich reduziert und somit die Kosten deutlich gesenkt werden. Zudem würden Patienten, die nicht für eine klinische Studie geeignet sind, da bei ihnen das Modell vorhersagt, dass sie nicht auf das zu testende Medikament ansprechen bzw. es bei ihnen zu unerwünschten Nebenwirkungen führt, so besser geschützt werden.

4.6 Zusammenfassung

Sowohl auf dem Gebiet der Systembiologie als auch auf dem Gebiet der Hochdurchsatztechnologien wurden in den vergangenen Jahren rasante Entwicklungen gemacht.

Insbesondere die Fortschritte bei der Genom- und Transkriptom-Sequenzierung (bzgl. der Kapazitäten als auch der Kosten) haben dazu geführt, dass in absehbarer Zeit die vollständige Genom- und Transkriptomsequenzierung von Patienten mit komplexen Erkrankungen wie Krebs zur Standarddiagnostik in Kliniken gehören wird. Bereits jetzt existieren mathematische Modelle, die die komplexen Wechselwirkungen von unterschiedlichen Signalwegen abbilden, Informationen über Medikament-Protein-Interaktionen beinhalten sowie patientenspezifische Sequenzinformationen integrieren können.

So sind diese Modelle in der Lage, individuell für jeden Patienten klinisch relevante Vorhersagen zu treffen. Zukünftige Fortschritte bei der Modellierung von komplexen Systemen als auch bei der Integration weiterer patientenspezifischer Daten, wie Proteindaten und Imagingdaten, werden es ermöglichen, virtuelle Avatare eines jeden Patienten zu schaffen, anhand derer Ärzte individuelle Therapien entwickeln und testen können.

Schlüsselwörter: Systembiologie, individualisierte Medizin, virtueller Patient, Krebs, Modellierung

4.7 Literatur

[1] Kitano H: Cancer robustness: tumour tactics. Nature 426 (2003), 125.
[2] Ahn AC, Tewari M, Poon CS, Phillips RS: The clinical applications of a systems approach. PLoS Med 3 (2006), e209.
[3] Nielsen J: Systems biology of lipid metabolism: from yeast to human. FEBS Lett 583 (2009), 3905–3913.
[4] Petranovic D, Nielsen J: Can yeast systems biology contribute to the understanding of human disease? Trends Biotechnol 26 (2008), 584–590.
[5] Petranovic D, Tyo K, Vemuri GN, Nielsen J: Prospects of yeast systems biology for human health: integrating lipid, protein and energy metabolism. FEMS Yeast Res 10 (2010), 1046–1059.
[6] Ideker T, Galitski T, Hood L: A new approach to decoding life: systems biology. Annu Rev Genomics Hum Genet 2 (2001), 343–372.
[7] Klipp E, Herwig R, Kowald A, Wierling C, Lehrach H: Systems biology in practice. Verlag Wiley-VCH, Weinheim 2005.
[8] Bruggeman FJ, Westerhoff HV: The nature of systems biology. Trends Microbiol 15 (2007), 45–50.
[9] Kremling A: Kompendium Systembiologie: Mathematische Modellierung und Modellanalyse. Vieweg+Teubner Verlag, Wiesbaden 2011.
[10] Kitano H: Computational systems biology. Nature 420 (2002), 206–210.
[11] Swameye I, Muller TG, Timmer J, Sandra O, Klingmuller U: Identification of nucleocytoplasmic cycling as a remote sensor in cellular signaling by databased modeling. Proc Natl acad Sci USA 100 (2003), 1028–1033.
[12] Doi A, Fujita S, Matsuno H, Nagasaki M, Miyano S: Constructing biological pathway models with hybrid functional petri nets. In Silico Biology 4 (2004), 271–291.
[13] Klipp E, Liebermeister W, Wierling C, Kowald A, Lehrach H, Herwig R: Systems Biology-A Textbook. Verlag Wiley-VCH, Weinheim 2009.

[14] Koch I, Reisig W, Schreiber F: Modeling in systems biology: the petri net approach. Springer Book Series Computational Biology, Vol. 16. Springer-Verlag, London 2011.
[15] Pandey V, Li J, Kühn A, Lehrach H, Wierling C: Comparative Evaluation of ODE- and Petri Net-Based Monte Carlo Simulation of Cellular Systems (submitted 2012).
[16] Karp PD, Ouzounis CA, Moore-Kochlacs C, Goldovsky L, Kaipa P, Ahrén D, Tsoka S, Darzentas N, Kunin V, López-Bigas N: Expansion of the BioCyc collection of pathway/genome databases to 160 genomes. Nucleic Acids Res 33 (2005), 6083–6089.
[17] Kanehisa M, Goto S, Kawashima S, Okuno Y, Hattori M: The KEGG resource for deciphering the genome. Nucl Acids Res 32 (2004), D277–D280.
[18] Caspi R, Altman T, Dreher K, Fulcher CA, Subhraveti P, Keseler IM, Kothari A, Krummenacker M, Latendresse M, Mueller LA, Ong Q, Paley S, Pujar A, Shearer AG, Travers M, Weerasinghe D, Zhang P, Karp PD: The MetaCyc database of metabolic pathways and enzymes and the BioCyc collection of pathway/genome databases. Nucleic Acids Res 40 (2012), D742–D753.
[19] Joshi-Tope G, Gillespie M, Vastrik I, D'Eustachio P, Schmidt E, de Bono B, Jassal B, Gopinath GR, Wu GR, Matthews L, Lewis S, Birney E, Stein L: Reactome: a knowledge-base of biological pathways. Nucleic Acids Res 33 (2005), D428–D432.
[20] Vastrik I, D'Eustachio P, Schmidt E, Gopinath G, Croft D, de Bono B, Gillespie M, Jassal B, Lewis S, Matthews L, Wu G, Birney E, Stein L: Reactome: a knowledge base of biologic pathways and processes. Genome Biol 8 (2007), R39.
[21] Schomburg I, Chang A, Schomburg D: BRENDA, enzyme data and metabolic information. Nucleic Acids Res 30 (2002), 47–49.
[22] Scheer M, Grote A, Chang A, Schomburg I, Munaretto C, Rother M, Söhngen C, Stelzer M, Thiele J, Schomburg D: BRENDA, the enzyme information system in 2011. Nucleic Acids Res 39 (2011), D670–D676.
[23] Wingender E, Dietze P, Karas H, Knüppel R: TRANSFAC: A Database on Transcription Factors and Their DNA Binding Sites. Nucleic Acids Res 24 (1995), 238–241.
[24] Krull M, Voss N, Choi C, Pistor S, Potapov A, Wingender E: TRANSPATH: an integrated database on signal transduction and a tool for array analysis. Nucleic Acids Res 31 (2003), 97–100.
[25] Kamburov A, Wierling C, Lehrach H, Herwig R: ConsensusPathDB – a database for integrating human functional interaction networks. Nucleic Acids Res 37 (2009), D623–D628.
[26] Kamburov A, Pentchev K, Galicka H, Wierling C, Lehrach H, Herwig R: ConsensusPathDB: toward a more complete picture of cell biology. Nucleic Acids Res 39 (2011), D712–D717.
[27] Mendes P: Gepasi: a software package for modelling the dynamics, steady states and control of biochemical and other systems. Comput Appl Biosci 9 (1993), 563–571.
[28] Mendes P: Biochemistry by numbers: simulation of biochemical pathways with gepasi 3. Trends Biochem Sci 22 (1997), 361–363.
[29] Wierling C, Herwig R, Lehrach H: Resources, standards and tools for systems biology. Briefings in Functional Genomics and Proteomics 6 (2007), 240–251.
[30] Li J, Maschke-Dutz E, Heeger F, Hache H, Pandey V, Kamburov A, Kühn A, Herwig R, Lehrach H, Wierling C: PyBioS: A Web-based Tool for Design, Modeling, Simulation, and Analysis of Cellular Systems. (submitted 2012).
[31] Hucka M, Finney A, Sauro HM, Bolouri H, Doyle J, Kitano H: The ERATO Systems Biology Workbench: enabling interaction and exchange between software tools for computational biology. Pac Symp Biocomput (2002), 450–461.
[32] Moraru II, Schaff JC, Slepchenko BM, Blinov ML, Morgan F, Lakshminarayana A, Gao F, Li Y, Loew LM: Virtual Cell modeling and simulation software environment. IET Syst Biol 2 (2008), 352–362.
[33] Bois FY: GNU MCSim: Bayesian statistical inference for SBML-coded systems biology models. Bioinformatics 25 (2009), 1453–1454.

[34] Chen WW, Schoeberl B, Jasper PJ, Niepel M, Nielsen UB, Lauffenburger DA, Sorger PK: Input-output behavior of ErbB signaling pathways as revealed by a mass action model trained against dynamic data. Mol Syst Biol 5 (2009), 239.

[35] Karnovsky A, Weymouth T, Hull T, Tarcea VG, Scardoni G, Laudanna C, Sartor MA, Stringer KA, Jagadish HV, Burant C, Athey B, Omenn GS: Metscape 2 bioinformatics tool for the analysis and visualization of metabolomics and gene expression data. Bioinformatics 28 (2012), 373–380.

[36] Gehlenborg N, O'Donoghue SI, Baliga NS, Goesmann A, Hibbs MA, Kitano H, Kohlbacher O, Neuweger H, Schneider R, Tenenbaum D, Gavin AC: Visualization of omics data for systems biology. Nat Methods 7 (2010), Suppl. 3, S 56–S68.

[37] Li C, Donizelli M, Rodriguez N, Dharuri H, Endler L, Chelliah V, Li L, He E, Henry A, Stefan MI, Snoep JL, Hucka M, Le Novère N, Laibe C: BioModels Database: An enhanced, curated and annotated resource for published quantitative kinetic models. BMC Syst Biol 4 (2010), 92.

[38] Manolopoulos VG, Dechairo B, Huriez A, Kühn A, Llerena A, van Schaik RH, Yeo KT, Ragia G, Siest G: Pharmacogenomics and personalized medicine in clinical practice. Pharmacogenomics 12 (2011), 597–610.

[39] Kühn A, Lehrach H: The "Virtual Patient" system: modeling cancer using deep sequencing technologies for personalized cancer treatment. J Cons Prot Food Safety 7 (2012), 55–62.

[40] Lander ES, Linton LM, Birren B, Nusbaum C, Zody MC, Baldwin J, Devon K, Dewar K, Doyle M, FitzHugh W, Funke R, Gage D, Harris K, Heaford A, Howland J, Kann L, Lehoczky J, LeVine R, McEwan P, McKernan K, Meldrim J, Mesirov JP, Miranda C, Morris W, Naylor J, Raymond C, Rosetti M, Santos R, Sheridan A, Sougnez C, Stange-Thomann N, Stojanovic N, Subramanian A, Wyman D, Rogers J, Sulston J, Ainscough R, Beck S, Bentley D, Burton J, Clee C, Carter N, Coulson A, Deadman R, Deloukas P, Dunham A, Dunham I, Durbin R, French L, Grafham D, Gregory S, Hubbard T, Humphray S, Hunt A, Jones M, Lloyd C, McMurray A, Matthews L, Mercer S, Milne S, Mullikin JC, Mungall A, Plumb R, Ross M, Shownkeen R, Sims S, Waterston RH, Wilson RK, Hillier LW, McPherson JD, Marra MA, Mardis ER, Fulton LA, Chinwalla AT, Pepin KH, Gish WR, Chissoe SL, Wendl MC, Delehaunty KD, Miner TL, Delehaunty A, Kramer JB, Cook LL, Fulton RS, Johnson DL, Minx PJ, Clifton SW, Hawkins T, Branscomb E, Predki P, Richardson P, Wenning S, Slezak T, Doggett N, Cheng JF, Olsen A, Lucas S, Elkin C, Uberbacher E, Frazier M, Gibbs RA, Muzny DM, Scherer SE, Bouck JB, Sodergren EJ, Worley KC, Rives CM, Gorrell JH, Metzker ML, Naylor SL, Kucherlapati RS, Nelson DL, Weinstock GM, Sakaki Y, Fujiyama A, Hattori M, Yada T, Toyoda A, Itoh T, Kawagoe C, Watanabe H, Totoki Y, Taylor T, Weissenbach J, Heilig R, Saurin W, Artiguenave F, Brottier P, Bruls T, Pelletier E, Robert C, Wincker P, Smith DR, Doucette-Stamm L, Rubenfield M, Weinstock K, Lee HM, Dubois J, Rosenthal A, Platzer M, Nyakatura G, Taudien S, Rump A, Yang H, Yu J, Wang J, Huang G, Gu J, Hood L, Rowen L, Madan A, Qin S, Davis RW, Federspiel NA, Abola AP, Proctor MJ, Myers RM, Schmutz J, Dickson M, Grimwood J, Cox DR, Olson MV, Kaul R, Raymond C, Shimizu N, Kawasaki K, Minoshima S, Evans GA, Athanasiou M, Schultz R, Roe BA, Chen F, Pan H, Ramser J, Lehrach H, Reinhardt R, McCombie WR, de la Bastide M, Dedhia N, Blöcker H, Hornischer K, Nordsiek G, Agarwala R, Aravind L, Bailey JA, Bateman A, Batzoglou S, Birney E, Bork P, Brown DG, Burge CB, Cerutti L, Chen HC, Church D, Clamp M, Copley RR, Doerks T, Eddy SR, Eichler EE, Furey TS, Galagan J, Gilbert JG, Harmon C, Hayashizaki Y, Haussler D, Hermjakob H, Hokamp K, Jang W, Johnson LS, Jones TA, Kasif S, Kaspryzk A, Kennedy S, Kent WJ, Kitts P, Koonin EV, Korf I, Kulp D, Lancet D, Lowe TM, McLysaght A, Mikkelsen T, Moran JV, Mulder N, Pollara VJ, Ponting CP, Schuler G, Schultz J, Slater G, Smit AF, Stupka E, Szustakowski J, Thierry-Mieg D, Thierry-Mieg J, Wagner L, Wallis J, Wheeler R, Williams A, Wolf YI, Wolfe KH, Yang SP, Yeh RF, Collins F, Guyer MS, Peterson J, Felsenfeld A, Wetterstrand KA, Patrinos A, Morgan MJ, de Jong P, Catanese JJ, Osoegawa K, Shizuya H, Choi S,

Chen YJ (International Human Genome Sequencing Consortium): Initial sequencing and analysis of the human genome. Nature 409 (2001), 860–921.

[41] International Human Genome Sequencing Consortium: Finishing the euchromatic sequence of the human genome. Nature 431 (2004), 931–945.

[42] Collins FS, Green ED, Guttmacher AE, Guyer MS: A vision for the future of genomics research. Nature 422 (2003), 835–847.

[43] Mardis ER: Next-generation DNA sequencing methods. Annu Rev Genomics Hum Genet 9 (2008), 387–402.

[44] Schuster SC: Next-generation sequencing transform today's biology. Nat Methods 5 (2008), 16–18.

[45] Stratton MR, Campbell PJ, Futreal PA: The cancer genome. Nature 458 (2009), 719–724.

[46] Brenner S, Johnson M, Bridgham J, Golda G, Lloyd DH, Johnson D, Luo S, McCurdy S, Foy M, Ewan M, Roth R, George D, Eletr S, Albrecht G, Vermaas E, Williams SR, Moon K, Burcham T, Pallas M, DuBridge RB, Kirchner J, Fearon K, Mao J, Corcoran K: Gene expression analysis by massively parallel signature sequencing (MPSS) on micro-bead arrays. Nat Biotechnol 18 (2000), 630–634.

[47] Shendure J, Ji H: Next-generation DNA sequencing. Nat Biotechnol 26 (2008), 1135–1145.

[48] Clarke J, Wu HC, Jayasinghe L, Patel A, Reid S, Bayley H: Continuous base identification for single-molecule nanopore DNA sequencing. Nat Nanotechnol 4 (2009), 265–270.

[49] Schadt EE, Turner S, Kasarskis A: A window into third-generation sequencing. Hum Mol Genet 19 (2010), R227–R240.

[50] Lennon GG, Lehrach H: Hybridization analyses of arrayed cDNA libraries. Trends Genet 7 (1991), 314–317.

[51] Gress TM, Hoheisel JD, Lennon GG, Zehetner G, Lehrach H: Hybridization fingerprinting of high-density cDNA-library arrays with cDNA pools derived from whole tissues. Mamm Genome 3 (1992), 609–619.

[52] Kawasaki ES: The End of the Microarray Tower of Babel: Will Universal Standards Lead the Way? J Biomol Tech 17 (2006), 200–206.

[53] Zheng-Bradley X, Rung J, Parkinson H, Brazma A: Large scale comparison of global gene expression patterns in human and mouse. Genome Biol 11 (2010), R124.

[54] Barrett T, Troup DB, Wilhite SE, Ledoux P, Evangelista C, Kim IF, Tomashevsky M, Marshall KA, Phillippy KH, Sherman PM, Muertter RN, Holko M, Ayanbule O, Yefanov A, Soboleva A: NCBI GEO: archive for functional genomics data sets – 10 years on. Nucleic Acids Res 39 (2011), D1005–D1010.

[55] Wang Z, Gerstein M, Snyder M: RNA-Seq: a revolutionary tool for transcriptomics. Nat Rev Genet 10 (2009), 57–63.

[56] Sultan M, Schulz MH, Richard H, Magen A, Klingenhoff A, Scherf M, Seifert M, Borodina T, Soldatov A, Parkhomchuk D, Schmidt D, O'Keeffe S, Haas S, Vingron M, Lehrach H, Yaspo ML: A global view of gene activity and alternative splicing by deep sequencing of the human transcriptome. Science 321 (2008), 956–960.

[57] Parkhomchuk D, Borodina T, Amstislavskiy V, Banaru M, Hallen L, Krobitsch S, Lehrach H, Soldatov A: Transcriptome analysis by strand-specific sequencing of complementary DNA. Nucleic Acids Res 37 (2009), e123.

[58] Richard H, Schulz MH, Sultan M, Nürnberger A, Schrinner S, Balzereit D, Dagand E, Rasche A, Lehrach H, Vingron M, Haas SA, Yaspo ML: Prediction of alternative isoforms from exon expression levels in RNA-Seq experiments. Nucleic Acids Res 38 (2010), e112.

[59] Malone JH, Oliver B: Microarrays, deep sequencing and the true measure of the transcriptome. BMC Biol 9 (2011), 34.

[60] Weber M, Davies JJ, Wittig D, Oakeley EJ, Haase M, Lam WL, Schübeler D: Chromosome-wide and promoter-specific analyses identify sites of differential DNA methylation in normal and transformed human cells. Nat Genet 37 (2005), 853–862.

[61] Wilson IM, Davies JJ, Weber M, Brown CJ, Alvarez CE, MacAulay C, Schübeler D, Lam WL: Epigenomics: mapping the methylome. Cell Cycle 5 (2006), 155–158.

[62] Down TA, Rakyan VK, Turner DJ, Flicek P, Li H, Kulesha E, Gräf S, Johnson N, Herrero J, Tomazou EM, Thorne NP, Bäckdahl L, Herberth M, Howe KL, Jackson DK, Miretti MM, Marioni JC, Birney E, Hubbard TJ, Durbin R, Tavaré S and Beck S: A Bayesian deconvolution strategy for immunoprecipitation-based DNA methylome analysis. Nat Biotechnol 26 (2008), 779–785.

[63] Gupta N, Tanner S, Jaitly N, Adkins JN, Lipton M, Edwards R, Romine M, Osterman A, Bafna V, Smith RD, Pevzner PA: Whole proteome analysis of post-translational modifications: applications of mass-spectrometry for proteogenomic annotation. Genome Res 17 (2007), 1362–1377.

[64] Mirza SP, Olivier M: Methods and approaches for the comprehensive characterization and quantification of cellular proteomes using mass spectrometry. Physiol Genomics 33 (2008), 3–11.

[64a] Uhlen M, Ponten F: Antibody-based proteomics for human tissue profiling. Mol Cell Proteomics 4 (2005), 384–393.

[65] Wilkins MR, Pasquali C, Appel RD, Ou K, Golaz O, Sanchez JC, Yan JX, Gooley AA, Hughes G, Humphery-Smith I, Williams KL, Hochstrasser DF: From proteins to proteomes: large scale protein identification by two-dimensional electrophoresis and amino acid analysis. Biotechnology 14 (1996), 61–65.

[66] Uhlen M, Björling E, Agaton C, Szigyarto CA, Amini B, Andersen E, Andersson AC, Angelidou P, Asplund A, Asplund C, Berglund L, Bergström K, Brumer H, Cerjan D, Ekström M, Elobeid A, Eriksson C, Fagerberg L, Falk R, Fall J, Forsberg M, Björklund MG, Gumbel K, Halimi A, Hallin I, Hamsten C, Hansson M, Hedhammar M, Hercules G, Kampf C, Larsson K, Lindskog M, Lodewyckx W, Lund J, Lundeberg J, Magnusson K, Malm E, Nilsson P, Odling J, Oksvold P, Olsson I, Oster E, Ottosson J, Paavilainen L, Persson A, Rimini R, Rockberg J, Runeson M, Sivertsson A, Sköllermo A, Steen J, Stenvall M, Sterky F, Strömberg S, Sundberg M, Tegel H, Tourle S, Wahlund E, Waldén A, Wan J, Wernérus H, Westberg J, Wester K, Wrethagen U, Xu LL, Hober S, Pontén F: A human protein atlas for normal and cancer tissues based on antibody proteomics. Mol Cell Proteomics 4 (2005), 1920–1932.

[67] Aebersold R, Mann M: Mass spectrometry-based proteomics. Nature 422 (2003), 198–207.

[68] Soga T, Ohashi Y, Ueno Y, Naraoka H, Tomita M, Nishioka T: Quantitative metabolome analysis using capillary electrophoresis mass spectrometry. J Proteome Res 2 (2003), 488–494.

[69] Strelkov S, von Elstermann M, Schomburg D: Comprehensive analysis of metabolites in Corynebacterium glutamicum by gas chromatography/mass spectrometry. Biol Chem 385 (2004), 853–861.

[70] Bunk B, Kucklick M, Jonas R, Münch R, Schobert M, Jahn D, Hiller K: MetaQuant: a tool for the automatic quantification of GC/MS-based metabolome data. Bioinformatics 22 (2006), 2962–2965.

[71] Wishart DS, Knox C, Guo AC, Eisner R, Young N, Gautam B, Hau DD, Psychogios N, Dong E, Bouatra S, Mandal R, Sinelnikov I, Xia J, Jia L, Cruz JA, Lim E, Sobsey CA, Shrivastava S, Huang P, Liu P, Fang L, Peng J, Fradette R, Cheng D, Tzur D, Clements M, Lewis A, De Souza A, Zuniga A, Dawe M, Xiong Y, Clive D, Greiner R, Nazyrova A, Shaykhutdinov R, Li L, Vogel HJ, Forsythe I: HMDB: a knowledgebase for the human metabolome. Nucleic Acids Res 37 (2009), D603–D610.

[72] Church GM: The personal genome project. Mol Syst Biol 1 (2005), 1–3.

[73] 1000 Genomes Project Consortium: A map of human genome variation from population-scale sequencing. Nature 467 (2010), 1061–1073.
[74] Jones PA, Martienssen R: A blueprint for a Human Epigenome Project: the AACR Human Epigenome Workshop. Cancer Res 65 (2005), 11241–11246.
[75] Ivakhno S: From functional genomics to systems biology. FEBS J 274 (2007), 2439–2448.
[76] Hawkins RD, Hon GC, Ren B: Next-generation genomics: an integrative approach. Nat Rev Genet 11 (2010), 476–486.
[77] Spear BB, Heath-Chiozzi M, Huff J: Clinical application of pharmacogenetics. Trends Mol Med 7 (2001), 201–204.
[78] Boyle P, Levin B: World Cancer Report 2008, International Agency for Research on Cancer.
[78a] Tabin CJ, Bradley SM, Bargmann CI, Weinberg RA, Papageorge AG, Scolnick EM, Dhar R, Lowy DR, Chang EH: Mechanism of activation of a human oncogene. Nature 300 (1982), 143–149.
[79] Greenman C, Stephens P, Smith R, Dalgliesh GL, Hunter C, Bignell G, Davies H, Teague J, Butler A, Stevens C, Edkins S, O'Meara S, Vastrik I, Schmidt EE, Avis T, Barthorpe S, Bhamra G, Buck G, Choudhury B, Clements J, Cole J, Dicks E, Forbes S, Gray K, Halliday K, Harrison R, Hills K, Hinton J, Jenkinson A, Jones D, Menzies A, Mironenko T, Perry J, Raine K, Richardson D, Shepherd R, Small A, Tofts C, Varian J, Webb T, West S, Widaa S, Yates A, Cahill DP, Louis DN, Goldstraw P, Nicholson AG, Brasseur F, Looijenga L, Weber BL, Chiew YE, DeFazio A, Greaves MF, Green AR, Campbell P, Birney E, Easton DF, Chenevix-Trench G, Tan MH, Khoo SK, Teh BT, Yuen ST, Leung SY, Wooster R, Futreal PA, Stratton MR: Patterns of somatic mutation in human cancer genomes. Nature 446 (2007), 153–158.
[80] Reddy EP, Reynolds RK, Santos E, Barbacid M: A point mutation is responsible for the acquisition of transforming properties by the T24 human bladder carcinoma oncogene. Nature 300 (1982), 149–152.
[81] Wood LD, Parsons DW, Jones S, Lin J, Sjöblom T, Leary RJ, Shen D, Boca SM, Barber T, Ptak J, Silliman N, Szabo S, Dezso Z, Ustyanksky V, Nikolskaya T, Nikolsky Y, Karchin R, Wilson PA, Kaminker JS, Zhang Z, Croshaw R, Willis J, Dawson D, Shipitsin M, Willson JK, Sukumar S, Polyak K, Park BH, Pethiyagoda CL, Pant PV, Ballinger DG, Sparks AB, Hartigan J, Smith DR, Suh E, Papadopoulos N, Buckhaults P, Markowitz SD, Parmigiani G, Kinzler KW, Velculescu VE, Vogelstein B: The genomic landscapes of human breast and colorectal cancers. Science 318 (2007), 1108–1113.
[82] Parmigiani G, Boca S, Lin J, Kinzler KW, Velculescu V, Vogelstein B: Design and analysis issues in genome-wide somatic mutation studies of cancer. Genomics 93 (2009), 17–21.
[83] Pleasance ED, Cheetham RK, Stephens PJ, McBride DJ, Humphray SJ, Greenman CD, Varela I, Lin ML, Ordóñez GR, Bignell GR, Ye K, Alipaz J, Bauer MJ, Beare D, Butler A, Carter RJ, Chen L, Cox AJ, Edkins S, Kokko-Gonzales PI, Gormley NA, Grocock RJ, Haudenschild CD, Hims MM, James T, Jia M, Kingsbury Z, Leroy C, Marshall J, Menzies A, Mudie LJ, Ning Z, Royce T, Schulz-Trieglaff OB, Spiridou A, Stebbings LA, Szajkowski L, Teague J, Williamson D, Chin L, Ross MT, Campbell PJ, Bentley DR, Futreal PA, Stratton MR: A comprehensive catalogue of somatic mutations from a human cancer genome. Nature 463 (2010), 191–196.
[84] Pleasance ED, Stephens PJ, O'Meara S, McBride DJ, Meynert A, Jones D, Lin ML, Beare D, Lau KW, Greenman C, Varela I, Nik-Zainal S, Davies HR, Ordoñez GR, Mudie LJ, Latimer C, Edkins S, Stebbings L, Chen L, Jia M, Leroy C, Marshall J, Menzies A, Butler A, Teague JW, Mangion J, Sun YA, McLaughlin SF, Peckham HE, Tsung EF, Costa GL, Lee CC, Minna JD, Gazdar A, Birney E, Rhodes MD, McKernan KJ, Stratton MR, Futreal PA, Campbell PJ: A small-cell lung cancer genome with complex signatures of tobacco exposure. Nature 463 (2010), 184–190.
[85] Forbes S, Clements J, Dawson E, Bamford S, Webb T, Dogan A, Flanagan A, Teague J, Wooster R, Futreal PA and Stratton MR: COSMIC 2005. Br J Cancer 94 (2006): 318–322.

[86] International Cancer Genome Consortium: International network of cancer genome projects. Nature 464 (2010), 993–998.
[87] Bollag G, Hirth P, Tsai J, Zhang J, Ibrahim PN, Cho H, Spevak W, Zhang C, Zhang Y, Habets G, Burton EA, Wong B, Tsang G, West BL, Powell B, Shellooe R, Marimuthu A, Nguyen H, Zhang KY, Artis DR, Schlessinger J, Su F, Higgins B, Iyer R, D'Andrea K, Koehler A, Stumm M, Lin PS, Lee RJ, Grippo J, Puzanov I, Kim KB, Ribas A, McArthur GA, Sosman JA, Chapman PB, Flaherty KT, Xu X, Nathanson KL, Nolop K: Clinical efficacy of a RAF inhibitor needs broad target blockade in BRAF-mutant melanoma. Nature 467 (2010), 596–599.
[88] Flaherty KT, Puzanov I, Kim KB, Ribas A, McArthur GA, Sosman JA, O'Dwyer PJ, Lee RJ, Grippo JF, Nolop K, Chapman PB: Inhibition of mutated, activated BRAF in metastatic melanoma. N Engl J Med 363 (2009), 809–819.
[89] Mok TS, Wu YL, Thongprasert S, Yang CH, Chu DT, Saijo N, Sunpaweravong P, Han B, Margono B, Ichinose Y, Nishiwaki Y, Ohe Y, Yang JJ, Chewaskulyong B, Jiang H, Duffield EL, Watkins CL, Armour AA, Fukuoka M: Gefitinib or carboplatin-paclitaxel in pulmonary adenocarcinoma. N Engl J Med 361 (2009), 947–957.
[90] Dollery CT: Beyond genomics. Clin Pharmacol Ther 82 (2007), 366–370.
[91] Vogelstein B, Kinzler KW: Cancer genes and the pathways they control. Nat Med 10 (2004), 789–799.
[92] Collado M, Serrano M: Senescence in tumours: evidence from mice and humans. Nat Rev Cancer 10 (2010), 51–57.
[93] Hanahan D, Weinberg RA: The hallmarks of cancer. Cell 100 (2000), 57–70.
[94] Hanahan D, Weinberg RA: The hallmarks of cancer: the next generation. Cell 144 (2011), 646–674.
[95] Hölzel M, Huang S, Koster J, Ora I, Lakeman A, Caron H, Nijkamp W, Xie J, Callens T, Asgharzadeh S, Seeger RC, Messiaen L, Versteeg R, Bernards R: NF1 is a tumor suppressor in neuroblastoma that determines retinoic acid response and disease outcome. Cell 142 (2010), 218–229.
[96] Navin N, Kendall J, Troge J, Andrews P, Rodgers L, McIndoo J, Cook K, Stepansky A, Levy D, Esposito D, Muthuswamy L, Krasnitz A, McCombie WR, Hicks J, Wigler M: Tumour evolution inferred by single-cell sequencing. Nature 472 (2011), 90–94.
[97] Gerlinger M, Rowan AJ, Horswell S, Larkin J, Endesfelder D, Gronroos E, Martinez P, Matthews N, Stewart A, Tarpey P, Varela I, Phillimore B, Begum S, McDonald NQ, Butler A, Jones D, Raine K, Latimer C, Santos CR, Nohadani M, Eklund AC, Spencer-Dene B, Clark G, Pickering L, Stamp G, Gore M, Szallasi Z, Downward J, Futreal PA, Swanton C: Intratumor heterogeneity and branched evolution revealed by multiregion sequencing. N Engl J Med 366 (2012), 883–892.
[98] Guengerich FP: Cytochrome p450 and chemical toxicology. Chem Res Toxicol 21 (2008), 70–83.
[99] Mishra NK, Agarwal S, Raghava GP: Prediction of cytochrome P450 isoform responsible for metabolizing a drug molecule. BMC Pharmacol 10 (2010), 8.
[100] Mathijssen RH, de Jong FA, van Schaik RH, Lepper ER, Friberg LE, Rietveld T, de Bruijn P, Graveland WJ, Figg WD, Verweij J, Sparreboom A: Prediction of irinotecan pharmacokinetics by use of cytochrome P450 3A4 phenotyping probes. J Natl Cancer Inst 96 (2004), 1585–1592.
[101] Tsoi DT, Inoue M, Kelly CM, Verma S, Pritchard KI: Cost-effectiveness analysis of recurrence score-guided treatment using a 21-gene assay in early breast cancer. Oncologist 15 (2010), 457–465.
[102] Jemal A, Siegel R, Ward E, Hao Y, Xu J, Thun MJ: Cancer statistics, 2009. CA Cancer J Clin 59 (2009), 225–249.
[103] Patil DT, Fraser CR, Plesec TP: KRAS testing and its importance in colorectal cancer. Curr Oncol Rep 12 (2010), 160–167.

[104] Beadling C, Heinrich MC, Warrick A, Forbes EM, Nelson D, Justusson E, Levine J, Neff TL, Patterson J, Presnell A, McKinley A, Winter LJ, Dewey C, Harlow A, Barney O, Druker BJ, Schuff KG, Corless CL: Multiplex mutation screening by mass spectrometry evaluation of 820 cases from a personalized cancer medicine registry. J Mol Diagn 13 (2011), 504–513.

[105] Su Z, Dias-Santagata D, Duke M, Hutchinson K, Lin YL, Borger DR, Chung CH, Massion PP, Vnencak-Jones CL, Iafrate AJ, Pao W: A platform for rapid detection of multiple oncogenic mutations with relevance to targeted therapy in non-small-cell lung cancer. J Mol Diagn 13 (2011), 74–84.

[106] Corless CL: Personalized Cancer Diagnostics. Science 334 (2011), 1217–1218.

[107] Welch JS, Westervelt P, Ding L, Larson DE, Klco JM, Kulkarni S, Wallis J, Chen K, Payton JE, Fulton RS, Veizer J, Schmidt H, Vickery TL, Heath S, Watson MA, Tomasson MH, Link DC, Graubert TA, DiPersio JF, Mardis ER, Ley TJ, Wilson RK: Use of whole-genome sequencing to diagnose a cryptic fusion oncogene. JAMA 305 (2011), 1577–1584.

[108] Berger MF, Levin JZ, Vijayendran K, Sivachenko A, Adiconis X, Maguire J, Johnson LA, Robinson J, Verhaak RG, Sougnez C, Onofrio RC, Ziaugra L, Cibulskis K, Laine E, Barretina J, Winckler W, Fisher DE, Getz G, Meyerson M, Jaffe DB, Gabriel SB, Lander ES, Dummer R, Gnirke A, Nusbaum C, Garraway LA: Integrative analysis of the melanoma transcriptome. Genome Res 20 (2010), 413–427.

[109] Stark MS, Tyagi S, Nancarrow DJ, Boyle GM, Cook AL, Whiteman DC, Parsons PG, Schmidt C, Sturm RA, Hayward NK: Characterization of the Melanoma miRNAome by Deep Sequencing. PLoS One 5 (2010), e9685.

[110] Gonzalez-Angulo AM, Hennessy BT, Mills GB: Future of personalized medicine in oncology: a systems biology approach. J Clin Oncol 28 (2010), 2777–2783.

[111] Roychowdhury S, Iyer MK, Robinson DR, Lonigro RJ, Wu YM, Cao X, Kalyana-Sundaram S, Sam L, Balbin OA, Quist MJ, Barrette T, Everett J, Siddiqui J, Kunju LP, Navone N, Araujo JC, Troncoso P, Logothetis CJ, Innis JW, Smith DC, Lao CD, Kim SY, Roberts JS, Gruber SB, Pienta KJ, Talpaz M: Chinnaiyan AM: Personalized oncology through integrative high-throughput sequencing: a pilot study. Sci Transl Med 3 (2011), 111–121.

[112] Bild AH, Yao G, Chang JT, Wang Q, Potti A, Chasse D, Joshi MB, Harpole D, Lancaster JM, Berchuck A, Olson JA Jr, Marks JR, Dressman HK, West M, Nevins JR: Oncogenic pathway signatures in human cancers as a guide to targeted therapies. Nature 439 (2006), 353–357.

[113] Wierling C, Kühn A, Hache H, Daskalaki A, Maschke-Dutz E, Peycheva S, Li J, Herwig R, Lehrach H: Prediction in the face of uncertainty: a Monte Carlo-based approach for systems biology of cancer treatment. Mutat Res 746 (2012), 163–170.

[114] Wierling C, Kühn A, Schäfer G, Isau M, Ringer T, Kerick M, Kuner R, Daskalaki A, Bu H, Seifarth C, Stenzel B, Eigenbrod O, Falth M, Polato F, Rainer M, Li J, Hache H, Timmermann B, Bonn G, Sültmann H, Schweiger MR, Klocker H, Herwig R, Lehrach H: Prediction of new molecular markers for prostate cancer based on a systems biology approach (submitted, 2012).

[115] Russnes HG, Navin N, Hicks J, Borresen-Dale AL: Insight into the heterogeneity of breast cancer through next-generation sequencing. J Clin Invest 121 (2011), 3810–3818.

[116] Debergh I, Vanhove C, Ceelen W: Innovation in Cancer Imaging. Eur Surg Res 48 (2012), 121–130.

H. U. Lemke, M. Cypko, L. Berliner
5 Der virtuelle Patient im Rahmen der Therapieplanung am Beispiel des Larynxkarzinoms

„When we try to pick out anything by itself, we find out that it is bound by a thousand invisible cords that cannot be broken to everything in the universe." (John Muir, American environmentalist, 1838–1914)

5.1 Einführung

Patienten werden grundsätzlich entsprechend der medizinischen Richtlinien behandelt, die im Allgemeinen auf statistisch signifikanten Beobachtungen an Patienten und Kontrollen, d. h. Evidence Based Medicine (EBM), basieren. Allerdings gibt es große Unterschiede zwischen einzelnen Patienten, die nicht durch statistisch fundierte Regelwerke in medizinische Entscheidungen eingebracht werden können. Insbesondere ist in dem EBM-Ansatz auch wenig Platz für das gesammelte Erfahrungswissen eines routinierten Arztes.

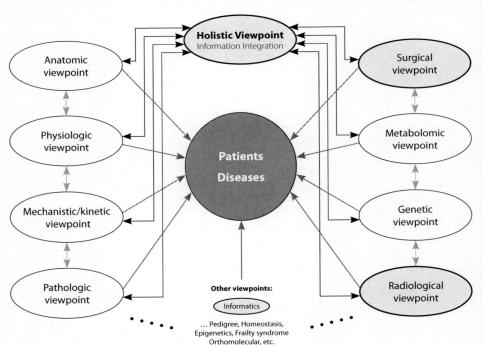

Abb. 5.1: Informationsintegration für die patientenspezifische Modellierung.

In einer realen klinischen Umgebung muss der Arzt mental eine Kombination aller zur Verfügung stehenden medizinischen Daten erstellen, um ein wirklichkeitsnahes Abbild oder „Modell" des Patienten zu erhalten. Eine solche modellhafte Vorstellung dient als Grundlage der Entscheidungsfindung bezüglich des weiteren klinischen Vorgehens. Zur Erweiterung dieses konventionellen Vorgehens schlagen wir eine Strategie zu einer computerassistierten Medizin vor, basierend auf einer ganzheitlichen Präsentation des einzelnen Patienten und den entsprechenden medizinischen Prozessen. Dies sollte innerhalb einer bestimmten klinischen Domäne, wie beispielsweise Herz-Kreislauf-, neurologischen oder onkologischen Erkrankungen, eingebettet sein (Abb. 5.1).

Diese Darstellung des Patienten, durch geeignete IT-Architekturen und mathematische Modellierungswerkzeuge unterstützt, z. B. durch ein Multi Entity Bayesian Network (MEBN), wird im Folgenden als patientenspezifisches Modell (PSM) definiert.

5.2 Methodik

Das patientenspezifische Modell (PSM) ist die zentrale Präsentation eines Patienten und kann als ein wichtiger Teil der modellgestützten oder der personalisierten Medizin [1, 2] angesehen werden. Die Daten des PSMs sind in einer probabilistischen patientenspezifischen Datenbank (PPD) mit einer entsprechenden Struktur für Probabilistische Graphische Modelle (PGM) abgelegt. Die Felder der PSM-Datenstruktur in dieser Datenbank bestehen, neben den herkömmlichen personenbezogenen Daten, aus klinisch relevanten Informationseinheiten zu einem Patienten mit Wahrscheinlichkeitseintragungen bezüglich ihrer Relevanz in einem bestimmten Kontext und ihren Abhängigkeiten zu anderen Informationseinheiten.

Im Allgemeinen kann das PSM als eine Kombination aus statischen und dynamischen Eigenschaften des menschlichen Organismus gesehen werden. Das PSM muss geeignet sein, die Verwaltung einer Konstellation von interagierenden statischen und fluktuierenden Ursachen und Auswirkungen mit unterschiedlicher Unsicherheit, Voraussagbarkeit und Bedeutung zu unterstützen.

Ein Multi Entity Bayesian Network (MEBN) ist ein logisches System, das Prädikatenlogik mit der Bayes'schen Wahrscheinlichkeitstheorie integriert und dabei einen beschreibenden und funktionalen Rahmen für PSMs bietet [3]. Das Wissen über Informationsentitäten (Information Entities) und die zugehörigen Attribute und Beziehungen (als Resident Knoten (RN) ausgedrückt) wird als strukturierte Sammlung von Fragmenten MEBN (MFrags) dargestellt. Diese Informationen werden in einer probabilistischen Datenbank gespeichert. Eine vollständige und strukturierte Ansammlung von MFrags wird als MTheory bezeichnet und definiert das PSM. Die MFrags können auch als Graphen präsentiert werden, um z. B. ein situationsspezifisches Bayes'sches Netzwerk (SSBN) für die Beurteilung hypothetischer Bedingungen zu bilden. Somit stellt das MEBN eine umfassende Methodik für die PSM-Beschreibung sowie Werkzeuge zur Entscheidungsunterstützung zur Verfügung.

5.3 Ergebnisse

Der Entwurf eines MEBN wird durch die Open-Source-Software namens UnBBayes erleichtert. Dies ist ein Softwarewerkzeug für die Erstellung von probabilistischen Graphen mit einem Graphical User Interface (GUI) und einem Application Programming Interface (API) zur Unterstützung von Anwendungen für Inferenzen, Datenextraktion, Lern-, Aus- und Bewertungs- sowie anderen Funktionen.

Um ein MEBN in UnBBayes zu erstellen, z. B. für eine PSM in Bezug auf Karzinome der Kopf-Hals-Region (HNSCC), ist es wichtig, das Interessengebiet (Domain of Discourse) zu definieren und dann die relevanten Informationseinheiten (IE) für diese Domaine auszuwählen, z. B. Art der medizinischen Untersuchungen, relevante medizinische Bildgebungsverfahren, HNSCC-genetischer Hintergrund, Krankheitserreger, persön-

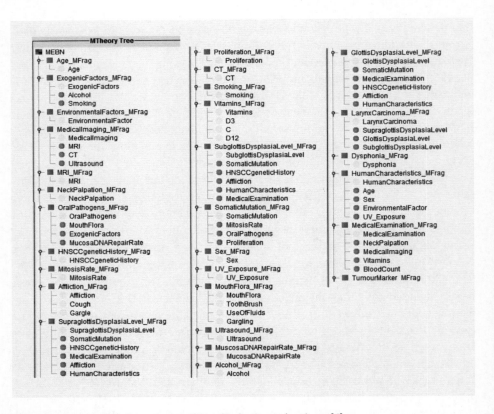

Abb. 5.2: Auswahl von Informationsentitäten für das Larynxkarzinom [6].

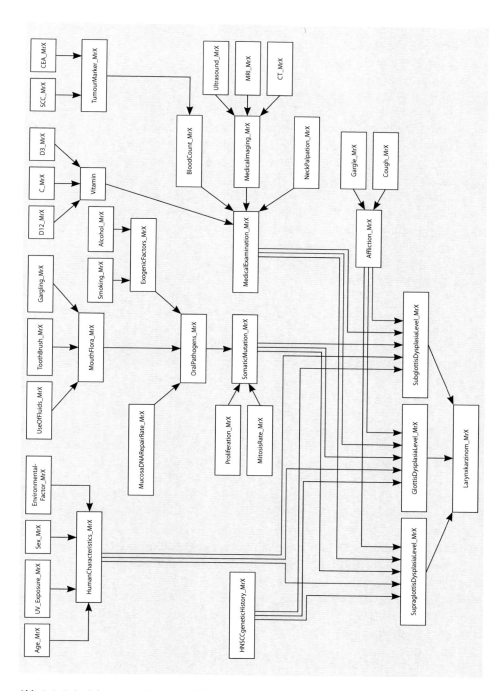

Abb. 5.3: Beispiel eines patientenspezifischen Modells für das Larynxkarzinom in UnBBayes.

liche Charakteristika (z. B. Alter, Geschlecht und UV-Exposition), exogene Faktoren (z. B. Rauchen und Alkoholkonsum) sowie die Kriterien, die eine Klassifizierung der ausgewählten IEs ermöglichen.

Diese Aktivität wird mit der Einbeziehung geeigneter medizinischer Publikationen und Berichte, „angemessenen" statistischen Daten und – am wichtigsten – mit Konsultationen von erfahrenen Ärzten begleitet. Ziel ist es, geeignete Wahrscheinlichkeiten für die Kriterien/Attribute und Wichtigkeiten (Gewichte) für die IEs zu erstellen. Nachdem diese Informationen verfügbar sind, werden Gruppen von IEs gebildet, die als logisch zusammenhängend betrachtet werden können. Anschließend werden unabhängig IEs als Resident Nodes (RN) mit ihren eigenen MFrags gebildet.

Nach der Finalisierung einer MTheory mit einem kompletten Satz von MFrags wird eine Einheit „Patient" erstellt. Diese spezielle und generische Einheit dient als Schablone für Instanzen, die zu einem realen Patienten erstellt werden können. Erkenntnisse über einen speziellen Patienten können somit einer bestimmten Instanz zugewiesen werden und die entsprechende MTheory lässt sich dann als Graph mit den gegebenen IEs, Wahrscheinlichkeiten und Erkenntnissen visualisieren. Eine erste Version von UnBBayes wurde implementiert und getestet.

Die Auswahl und Definition der Informationsentitäten für ein PSM, wie oben beschrieben, ist ein wichtiger Aspekt der Forschung und Entwicklung und ist in der hier vorgestellten Arbeit für onkologische Erkrankungen mit spezifischer Domäne des Kehlkopfkarzinoms exemplifiziert [6] (Abb. 5.2). Beispielhaft wurden zunächst etwa 40 IEs ausgewählt mit bis zu vier Kriterien je IE und den entsprechenden Wahrscheinlichkeiten. Über 30 MFrags wurden von diesen 40 IEs erstellt. Technisch gibt es keine Obergrenze für die Anzahl der MFrags, sie wird durch klinisch vernünftiges Vorgehen bestimmt. Mit den ausgewählten IEs kann ein Graph als situationsspezifisches Bayes'sches Netzwerk (Abb. 5.3) mit entsprechenden Wahrscheinlichkeiten erstellt werden. Es wird hier postuliert, dass dieser Graph einem Äquivalent bzw. einer Annäherung an eine mentale Repräsentation eines Arztes zu einem bestimmten Patienten während eines klinischen Vorgehens nahekommt. Mit der Anwendung der entsprechenden Algorithmen dient das SSBN als Basis für das weitere klinische Vorgehen.

Ein MEBN ist ein dynamisches System, das die Eingabe neuer Patientendaten sowie die Verfeinerung von Entitätsbeziehungen untereinander ermöglicht. Es ist ein Charakteristikum des MEBN-Modells mit der Präzision der Daten und deren Wahrscheinlichkeiten in den MFrags die Genauigkeit zu erhöhen.

Die Erarbeitung des SSBN ist eine laufende Tätigkeit, welche derzeit in Zusammenarbeit mit klinischen Experten in der Onkologie (speziell für Plattenepithelkarzinome) durchgeführt wird.

5.4 Zusammenfassung

„Medicine is a science of uncertainty and an art of „probability." (William Osler, Canadian Physician, 1849–1919)

Das patientenspezifische Modell (PSM) ist eine Annäherung eines Satzes von dynamisch miteinander verbundenen Merkmalen des Patienten mit gemeinsamen Verbundwahrscheinlichkeitsverteilungen über viele Zufallsvariablen. Es ist eine der Aufgaben des PSMs und der zugehörigen Software-Tools, Werte der IEs zu sammeln, zu berechnen, aufzunehmen, zu listen, zu strukturieren, zu pflegen, Werte durch Wechselwirkungen zwischen den Entitäten vorherzusagen und Werte für jede dieser Einheiten zu kommunizieren.

Je nach der Art der medizinischen Fragestellung und Arbeitsabläufe kann die Topologie des MEBN-Graphen angepasst werden, um in dem gegebenen Kontext auf angemessene Weise die patientenspezifischen Informationen zu präsentieren.

Weitere Forschungsaktivitäten sind notwendig, um Klassen von Graph-Topologien für bestimmte diagnostische oder therapeutische Verfahren zu definieren. Dazu gehört auch die Entwicklung von Graphical User Interface (GUI) und Application Programming Interface (API), um MEBN-Modelle zu verwalten und in Echtzeit aus probabilistischen Datenbanksystemen in einem Medizinischen Informations- und Modell-Management-System (MIMMS) zu integrieren [4]. Mit einer ganzheitlichen (holistischen) Darstellung eines spezifischen Patienten, einschließlich einer auf Importance Rating basierenden Liste von Patientendaten sowie geeigneten mathematischen Modelliermethoden (z. B. probabilistische relationale Modelle und Prozessmodelle) und modernen IKT-Werkzeugen, kann in der medizinischen Praxis mit einem Model Based Medical Evidence (MBME) [5] die Transparenz von klinischen Situationen, Prozessen und Entscheidungen für beide, Patient und Arzt, erheblich verbessert werden.

5.5 Literatur

[1] Lemke HU, Berliner L: Model-based patient care with a therapy imaging and model management system. In: Golubnitschaja O (ed.): Predictive diagnostics and personalized treatment: dream or reality? Nova Science Publishers, New York 2009, 131–145.

[2] Lemke HU, Berliner L: Personalized medicine and patient-specific modelling. In: Niederlag W, Lemke HU, Golubnitschaja O, Rienhoff O (Hrsg.): Personalisierte Medizin. Health Academy, Bd. 14, Dresden 2010, 155–164.

[3] http://www.pr-owl.org/mebn/index.php (18.05.2012).

[4] Fritz N, Meyer T, Blum T, Lemke HU, Ilzkovitz M, Nevatia Y, Nolden M, Wegner I, Weinlich M, Breitkreutz R, Wein W, Lazerges M, Angerer O, Navab N: CAMDASS: An Augmented Reality Medical Guidance System for Spaceflights. In: Lemke HU, Vannier MW, Inamura K, Farman AG, Doi K (eds.): International Journal of CARS 4 (2009), Supplement 1, Springer Verlag, Heidelberg, Germany.

[5] Berliner L, Lemke HU: From model guided therapy to model-based evidence: potential impact on medical outcomes, Economics, and Ethics. In: Niederlag W, Lemke HU, Meixensberger J, Baumann M (Hrsg.): Modellgestützte Therapie. Health Academy, Bd. 13, Dresden 2008, 253–270.

[6] Dietz A, Wichmann G: Head and neck cancer: effective prevention in youth and predictive diagnostics for personalised treatment strategies according to biological differences. EPMA Journal 2 (2011), 241–249.

G. Seemann, M. Krueger, M. Wilhelms
6 Elektrophysiologische Modellierung und Virtualisierung für die Kardiologie – Methoden und potenzielle Anwendungen

6.1 Einführung

Das Herz besteht anatomisch aus zwei Vorhöfen (Atrien) und zwei Hauptkammern (Ventrikel). Diese muskulären Strukturen regeln den Blutfluss durch elektromechanische Vorgänge. Das Herz bildet zusammen mit den Blutgefäßen das Herz-Kreislauf-System, dessen Mechanismen äußerst komplex sind. Während eines Herzschlages wird eine elektrische Erregung ausgehend vom Sinusknoten, dem so genannten Schrittmacher, über die beiden Vorhöfe und nach einer kurzen Verzögerung, verursacht durch den Atrioventrikularknoten, über die beiden Ventrikel von der Herzspitze zur Herzbasis geleitet. Dieser spezielle Weg der Erregungsausbreitung kontrolliert die genau abgestimmte mechanische Kontraktion des Herzens im physiologischen Zustand. Eine Herzmuskelzelle kann durch einen Einstrom von Ionen elektrisch erregt werden. Nach Erreichen einer Schwelle folgt die Transmembranspannung einem charakteristischen Verlauf, dem sogenannten Aktionspotenzial (AP). Aufgrund der elektrischen Erregung wird die Kalziumkonzentration im Intrazellulärraum der Zelle erhöht. Dies hat zur Folge, dass die mechanische Kontraktion der Zelle aktiviert wird.

Das Wissen über physiologische und pathologische Herzfunktionen ist von enormer Bedeutung für die Medizin. Dieses Wissen kann durch Tierversuche erworben, aber auch anhand von Simulationen ergänzt werden. Simulationen haben die Vorteile, dass sie reproduzierbar sind, dass sie Einsichten in Parameter gewähren, die bei einem Versuch nicht messbar sind und dass sie zu keinen ethischen Konflikten führen. Der Nachteil ist, dass Modelle die Realität nur bedingt genau wiedergeben und daher die Simulationsergebnisse überprüft werden müssen.

Für die Modellierung der Herzfunktion lassen sich Ansätze mit verschiedenen Genauigkeitsgraden unterscheiden. Vereinfachende Ansätze können die Vorgänge des gesamten Herzens innerhalb kurzer Berechnungszeit nachbilden, sind aber hinsichtlich ihrer Aussagekraft im Detail in Frage zu stellen. Andererseits lassen sich mit komplexen Ansätzen die elektromechanischen Vorgänge in den einzelnen Herzmuskelzellen beschreiben und diese einzelnen Charakterisierungen so miteinander verknüpfen, dass ein realistisches Abbild des Herzens entsteht. Der Nachteil bei dieser Modellierung ist der hohe Zeitaufwand. – Die elektrophysiologische Beschreibung der Zellen basiert auf einer hohen Anzahl von nichtlinear gekoppelten Differenzialgleichungen, die mit aufwendigen numerischen Techniken gelöst werden. Die Gleichungen reproduzieren elektrophysiologische Größen der Zellmembran, z. B. das Öffnungsverhalten von Ionenkanälen. Die mathematischen Parameter der einzelnen Ionenkanäle können derart verändert werden, dass die in klinischen Versuchen gemessenen pathologischen Zustände nachgebildet und die Auswirkungen auf die Herzfunktion untersucht werden können. Sehr gut beschreibbar sind bisher genetische Defekte der Herzmuskelzellen, da hierzu ausreichend klinisches Material vorliegt. Aber auch erworbene Pathologien, die z. B. auf Zivilisationskrankheiten zurückzuführen sind, werden inzwischen detaillierter in Messungen erfasst und somit als Ausgangsbasis für Simulationen zur Verfügung stehen. Auch ist die Leistungsfähigkeit von Supercomputern in den letzten Jahren so gesteigert worden, dass in adäquater Rechenzeit Simulationen von pathologischen Zuständen im gesamten Herzen mit dem komplexen Ansatz durchgeführt werden können. Die Ergebnisse dieser Simulationen haben einen sehr großen Nutzen für die Bewertung der Erkrankungen und deren Auswirkungen auf das Herz-Kreislauf-System, da sich beliebig viele virtuelle Messwerte gleichzeitig erfassen und visualisieren lassen. Die so erhaltenen Erkenntnisse über die physiologische und pathologische Funktion des Herzens können in vielfältiger Weise eingesetzt werden. Sie vermitteln während der Ausbildung von Ärzten ein besseres Verständnis der elektrischen Abläufe und werden so zukünftig bei der Entwicklung von Herzmedikamenten Tierversuchsreihen ergänzen und können sowohl Diagnose als auch Therapie unterstützen.

In dieser Arbeit werden wir auf die methodischen Grundlagen für die anatomische und elektrophysiologische Modellierung des Herzens und des EKGs eingehen und den potenziellen Nutzen anhand von zwei Beispielen verdeutlichen: Beschreibung der Prozesse während kardialer Ischämie und personalisierte Vorhofmodellierung.

6.2 Methoden

6.2.1 Vorbemerkungen

Um die Elektrophysiologie des Herzens in einer adäquaten Art und Weise rekonstruieren zu können, ist ein ausreichend genaues Modell notwendig, welches sowohl anatomisch korrekt als auch elektrophysiologisch detailliert genug ist. Hierzu bieten sich heutzutage sowohl patientenspezifische geometrische Modelle an, die ausgehend von bildgebenden Systemen der Medizin generiert werden, als auch elektrophysiologische Modelle, die komplex genug sind, um die makroskopischen Eigenschaften von Zellen zu rekonstruieren, ohne dabei zu rechenintensiv zu sein. Um die Qualität einer Simulation bewerten zu können, wird inzwischen immer häufiger ein virtuelles EKG zusätzlich simuliert und mit Messdaten verglichen.

6.2.2 Anatomische Modellierung

Der Herzmuskel besteht hauptsächlich aus zylinderförmigen Zellen, den Myozyten, sodass sich anisotrope Gewebeeigenschaften ergeben. Die meisten Myozyten sind Zellen des Arbeitsmyokards, aber es gibt auch schnell leitende Muskelbündel im Herz, wie z. B. das Bachmann-Bündel zwischen den Vorhöfen oder die Tawara-Schenkel in den Ventrikeln, die die Erregung schnell zur Herzspitze leiten. Die Zellen im Herzen sind so strukturiert, dass man makroskopisch eine Muskelfaserorientierung erkennen kann, die teilweise sehr organisiert erscheint. In den Ventrikeln z. B. dreht sich die Faserorientierung von Endokard (Herzinnenseite) nach Epikard (Herzaußenseite) radial kontinuierlich von 55° bis −75° [1]. Die atriale Faserorientierung ist nicht so klar strukturiert, lässt sich aber ebenfalls durch Regeln beschreiben [2].

Realistische patientenspezifische anatomische Modelle werden heutzutage basierend auf medizinischen Bilddaten generiert. Normalerweise werden Magnetresonanztomographieaufnahmen mit einer Auflösung von 1 mm verwendet. Diese Daten müssen mit Hilfe von Methoden der digitalen Bildverarbeitung segmentiert und klassifiziert werden. Besondere Eigenschaften, wie z. B. Bündel und Faserorientierung müssen im Anschluss regelbasiert hinzugefügt werden, da hierfür entweder die Auflösung des bildgebenden Systems zu gering ist, oder diese Eigenschaften noch nicht in ausreichender Genauigkeit in vivo messbar sind. Ein Beispiel für ein patientenspezifisches anatomisches Modell ist in Abbildung 6.4 zu sehen.

6.2.3 Elektrophysiologische Modellierung

Das elektrophysiologische Verhalten von Herzmuskelzellen wird normalerweise mit Hilfe der von Hodgkin und Huxley eingeführten Methode wiedergegeben [3]. Derartige Modelle beschreiben die Zelle mit einer Vielzahl von nichtlinear gekoppelten Differenzialgleichungen, die die Transmembranspannung, Ionenkonzentrationen, die Öffnungseigenschaften – sogenanntes gating – von Ionenkanälen und Ionenströmen rekonstruieren.

Da sich die Zellmembran wie ein Kondensator verhält, in dem die konduktiven leitenden Ionenkanäle integriert sind, lässt sich ein Modell einer Herzmuskelzelle folgendermaßen beschreiben (siehe auch [4, 5]):

$$\frac{dV_m}{dt} = -\frac{1}{C_m} \cdot (\Sigma I_x - I_s) \qquad (6.1)$$

$$I_s = g_{x,max} \cdot \prod p_i \cdot (V_m - E_x([C]_j)) \qquad (6.2)$$

$$\frac{dp_i}{dt} = \alpha(V_m) \cdot (1 - p_i) - \beta(V_m) \cdot p_i \tag{6.3}$$

$$\frac{d[C]_j}{dt} = f(I_x) \tag{6.4}$$

mit der Transmembranspannung V_m, der Membrankapazität C_m, den unterschiedlichen Ionenströmen I_x, dem Stimulationsstrom I_s, der maximalen Kanalleitfähigkeit $g_{x,\max}$, der Nernstspannung E_x und der Ionenkonzentration $[C]_j$. Die gating-Variablen p_i beschreiben die Öffnungswahrscheinlichkeit eines Kanaltores mit V_m-abhängigen Raten α und β. Die unterschiedlichen Ionenkanäle I_x haben unterschiedliche gating-Eigenschaften, was die Grundlage für das charakteristische AP ist (vgl. auch Abb. 6.2).

Moderne elektrophysiologische Modelle können zusätzlich Beschreibungen von intrazellulären Strukturen, dem Metabolismus und Einflüsse von z. B. Ortsabhängigkeit, Pharmakologie oder Deformation beinhalten. Speziell für die Rekonstruktion der menschlichen Elektrophysiologie sind in den letzten Jahren mehr und mehr Modelle publiziert worden [6–9].

Das Herz hat regional unterschiedliche elektrophysiologische Eigenschaften. Im Ventrikel bedeutet das, dass z. B. Zellen von verschiedenen transmuralen oder apikobasalen Regionen unterschiedliche AP-Verläufe und dadurch andere AP-Dauern (APD) haben [10]. Diese Heterogenitäten sind nicht nur für die exakte Modellierung wichtig, sondern auch um realistische EKG-Signale zu simulieren.

6.2.4 Modellierung der Erregungsausbreitung

Herzmuskelzellen sind untereinander über sogenannte „Gap Junctions" elektrisch gekoppelt. Die Gap Junctions befinden sich hauptsächlich an den Zellenden. Die anisotrope Verteilung der Kopplungsproteine im Zusammenhang mit den anisotropen Muskeleigenschaften führt zu einer makroskopisch anisotropen Leitfähigkeitsverteilung. Das sogenannte Bidomain-Modell kann die intra- und extrazellulären Kopplungseigenschaften im Herzmuskel auf Grundlage von zwei Poisson-Gleichungen, die über die Zellmembran miteinander gekoppelt sind, beschreiben [11]. Das Bidomain-Modell ist ein Reaktions-Diffusions-Modell, bei dem die Reaktion den zellulären Prozessen zugeschrieben wird und die Diffusion den Ausgleichsströmen zwischen den Zellen. Das Bidomain-Modell beinhaltet die Lösung einer numerisch aufwendigen elliptischen partiellen Differenzialgleichung, so dass das Modell selten bei praxisnahen Simulationen eingesetzt wird. Eine genauere Betrachtung des Bidomain-Modells inklusive der numerischen Aspekte kann in [12] nachgelesen werden.

Unter der vereinfachenden Annahme, dass die intra- und extrazellulären Leitfähigkeiten die gleiche Anisotropierate haben, differieren die jeweiligen Leitfähig-

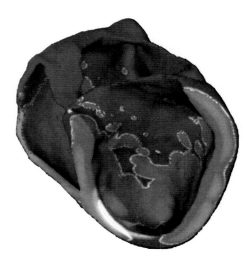

Abb. 6.1: Transmembranspannungsverteilung in einem patienten-spezifischen ventrikulären Modell nach Erregung der Zellen durch das Erregungsleitungssystem. Vgl. Kapitel 26, Farbabbildungen, S. 334.

keitstensoren nur um einen Skalar κ. Damit lässt sich das Bidomain-Modell in das Monodomain-Modell umformulieren, welches heutzutage hauptsächlich Verwendung findet. Hierbei fällt dann der elliptische Teil weg und es bleibt eine parabolische partielle Differenzialgleichung zu lösen:

$$\nabla \cdot (\sigma \nabla V_m) = (\kappa + 1)\beta \left(C_m \frac{dV_m}{dt} + \sum I_x\right) - I_s \qquad (6.5)$$

mit dem gemittelten Leitfähigkeitstensor σ und dem Verhältnis von Zellvolumen zu Oberfläche β. Auch das Monodomain-Modell stellt eine Reaktions-Diffusions-Gleichung dar. Ein Beispiel für eine Erregungsausbreitung ist in Abbildung 6.1 zu finden, in der die Verteilung der Transmembranspannung in einem patientenspezifischen Ventrikelmodell dargestellt ist.

6.2.5 Modellierung elektrischer Felder im Körper

Das EKG ist eines der Standarddiagnosesysteme für Herzerkrankungen. Elektrische Quellstromverteilungen während der Erregung, die durch Transmembranspannungsgradienten entstehen, sorgen dafür, dass sich auf der Körperoberfläche eine elektrische Potenzialverteilung ergibt. Diese Potenziale können an fest definierten Orten abgeleitet werden und die Differenzspannung zwischen zwei Elektroden ergibt dann das EKG-Signal.

Zur Bestimmung der Feldverteilung ist wieder das Lösen einer Poisson-Gleichung notwendig [13]. Hierfür müssen sowohl Transmembranspannungsverteilungen, wie auch ein Leitfähigkeitsmodell des Oberkörpers bekannt sein. Die Spannungsverteilungen lassen sich aus den Simulationen mit z. B. dem Monodomain-Modell generieren und das Torsomodell aus segmentierten medizinischen Bilddaten, bei denen den Gewebeklassen adäquate Leitfähigkeiten zugewiesen werden. Die in der Literatur beschriebenen Leitfähigkeiten der Organe unterscheiden sich teilweise stark, sodass die simulierten EKGs einer Unsicherheit unterliegen [13]. Ein Beispiel für eine Potenzialverteilung auf der Körperoberfläche ausgehend von einem elektrophysiologischen Herzzustand ist in Abbildung 6.3 zu sehen.

6.3 Anwendung der Modelle

6.3.1 Vorbemerkungen

Die vorgestellten Methoden zur Modellierung der Elektrophysiologie des Herzens können in unterschiedlichen Bereichen der Kardiologie genutzt werden, um neues Wissen zu erlangen, bekanntes zu erweitern oder experimentelle Arbeiten zu ergänzen bzw. quantitativere Aussagen treffen zu können. Neben vielen weiteren Anwendungsbereichen, die mit Hilfe der computerbasierten Modellierung untersucht werden können, werden wir im Folgenden auf zwei Themen eingehen: kardiale Ischämie und Personalisierung von Vorhofmodellen.

6.3.2 Kardiale Ischämie

Eine Verengung oder sogar ein Verschluss von Koronargefäßen, beispielsweise durch eine Thrombose oder Arteriosklerose hervorgerufen, führt zu einer unzureichenden Versorgung des Herzmuskels mit Nährstoffen und Sauerstoff. Infolgedessen verändern sich innerhalb weniger Minuten die elektrophysiologischen Eigenschaften des betroffenen Gewebes bei einer solchen akuten kardialen Ischämie. Dadurch können wiederum eine verminderte Pumpleistung des Herzens oder lebensbedrohliche Arrhythmien entstehen. Das akute Auftreten dieser Herzrhythmusstörungen kann in zwei Phasen eingeteilt werden: Phase 1a liegt zwischen 2 und 10 Minuten nach Beginn des Gefäßverschlusses und Phase 1b zwischen 20 und 30 Minuten [14]. Phase 1a wird hauptsächlich durch drei elektrophysiologische Veränderungen charakterisiert: Hypoxie, Azidose und extrazelluläre Hyperkaliämie. Dies hat eine Verminderung der Amplitude des APs und eine Erhöhung der Ruhemembranspannung zur Folge. Weiterhin wird die APD verkürzt. Außerdem werden die Erregbarkeit und die Ausbreitungsgeschwindigkeit im Gewebe vermindert. Bei der darauffolgenden Phase 1b tritt außerdem noch eine Reduktion der Leitfähigkeit der Gap Junctions auf. Das ischämische Gewebe wird dadurch elektrisch vom gesunden entkoppelt [15].

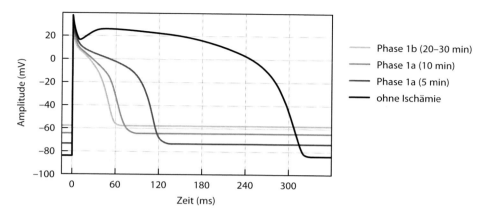

Abb. 6.2: Aktionspotenziale epikardialer Ventrikelzellen während verschiedener Ischämiephasen.

Des Weiteren treten die Ischämieeffekte auch räumlich heterogen auf. Aufgrund höherer metabolischer Aktivität und eines stärker ausgeprägten Blutflusses treten die Veränderungen zunächst im Endokard auf (subendokardiale Ischämie) und breiten sich bei einer Verschlimmerung in Richtung Epikard aus (transmurale Ischämie) [16]. Allerdings haben die Ischämieeffekte im Epikard eine stärkere Intensität, was auf eine höhere Sensitivität von Adenosintriphosphat (ATP)-abhängigen Kaliumkanälen zurückzuführen ist.

Die elektrophysiologischen Veränderungen im betroffenen Herzgewebe wirken sich auch auf das Körperoberflächen-EKG aus. Zur Diagnose akuter Ischämie werden daher die oftmals auftretenden Verschiebungen des ST-Segments im EKG herangezogen. Das ST-Segment, welches im Normalfall ungefähr der Nulllinie entspricht, kann durch sogenannte Verletzungsströme verschoben werden. Diese Ströme fließen vom gesunden oder weniger stark ischämischen zum stark ischämischen Gewebe. Abhängig von der transmuralen Ausdehnung der Ischämieregion und der Ischämiephase kann daher eine Absenkung oder Hebung des ST-Segments in Ableitungen nahe der Ischämieregion beobachtet werden [17]. Allerdings tritt bei einem Teil der Patienten eine sogenannte „elektrisch stille" Ischämie auf, bei der keine Verschiebung des ST-Segments zu erkennen ist [18, 19].

Die Zusammenhänge zwischen den Veränderungen auf zellulärer und Gewebeebene bis hin zum Oberflächen-EKG sind noch nicht vollständig erfasst. Daher lassen sich in Multiskalen-Simulationen der menschlichen Elektrophysiologie die zugrunde liegenden Mechanismen besser nachvollziehen und untersuchen, damit eine frühzeitige Diagnose auch bei solchen Patienten, die keine unmittelbar erkennbaren EKG-Veränderungen zeigen, verbessert werden kann.

6.3.3 Modellierung akuter kardialer Ischämie

Der zeitliche Verlauf der akuten kardialen Ischämie lässt sich auf Basis des heterogenen Modells der ventrikulären Elektrophysiologie von ten Tusscher et al. von 2006 [8] berechnen. Um die verschiedenen Ischämieeffekte zu simulieren, müssen Veränderungen bestimmter Modellparameter und ein ATP-sensitiver K^+-Strom $I_{K,ATP}$ integriert werden, wie in [20] für Phase 1a beschrieben, und in [21] für Phase 1b. Die resultierenden Aktionspotenzialverläufe epikardialer Ventrikelzellen sind in Abbildung 6.2 zu sehen. In diesem Zelltyp sind die Ischämieeffekte besonders stark ausgeprägt, da die Sensitivität von $I_{K,ATP}$ dort am höchsten ist. In endokardialen und M-Zellen lassen sich qualitativ ähnliche aber schwächere Veränderungen beobachten. Im Verlauf der Ischämie nehmen die Auswirkungen auf die elektrophysiologischen Eigenschaften zu: die Ruhemembranspannung steigt an, wohingegen die Amplitude abnimmt und die APD verkürzt wird.

Bei der Simulation von Ischämieeffekten im Gewebe sollten verschiedene Heterogenitäten berücksichtigt werden, die unterschiedliche räumliche Einflüsse widerspiegeln. Zum einen kann die Ventrikelwand in einen endokardialen (40 %), einen midmyokardialen (40 %) und einen epikardialen (20 %) Bereich eingeteilt werden. Dadurch wird die unterschiedliche Sensitivität von $I_{K,ATP}$ bei den jeweiligen Zelltypen unterschieden. Des Weiteren variieren die Ischämieeffekte in Abhängigkeit vom Abstand zum Gefäßverschluss. Zu diesem Zweck kann ein sogenannter Zone-Factor wie in [20] verwendet werden. Dieser Gewichtungsfaktor teilt das Gewebe in eine gesunde normale Zone, eine zentrale Ischämiezone, in der die Effekte am stärksten auftreten, und dazwischen eine Randzone, die einen graduellen Übergang zwischen den beiden anderen Regionen ermöglicht. Damit lassen sich patientenspezifisch Verschlüsse unterschiedlicher Koronargefäße mit individueller Größe und Ausdehnung der Ischämieregion simulieren. Die verschiedenen Ischämieeffekte Hypoxie, Azidose und Hyperkaliämie weisen dabei unterschiedliche Verläufe entlang dieser Randzone auf [20].

Für die in Abbildung 6.3 gezeigten Ergebnisse wurden ellipsoide Ischämieregionen verwendet, die in ihrer transmuralen Ausdehnung von subendokardial bis vollständig transmural variiert wurden. Hierbei wurde ein Verschluss des distalen Ramus interventricularis anterior im aus MR-Daten gewonnenen Ventrikelmodell eines gesunden Probanden simuliert. Weiterhin wurde wie in [22] die Gewebeleitfähigkeit für die Simulation von Phase 1b entlang der Randzone auf ein Achtel des gesunden Wertes reduziert, um die zu diesem Zeitpunkt stattfindende Gap Junction-Entkopplung zu simulieren. Zunächst wurde unter Berücksichtigung der verschiedenen Heterogenitäten und eines endokardialen Stimulationsprofils wie in [13] die Erregungsausbreitung im Herzen berechnet. Die resultierenden vorwärts gerechneten EKGs und die zugehörigen Körperoberflächenpotenziale einer vollständig transmuralen Ischämie 10 min nach Beginn des Gefäßverschlusses sind in Abbildung 6.3 zu sehen. Im Vergleich zum gesunden EKG erkennt man die angehobene ST-Strecke bei der trans-

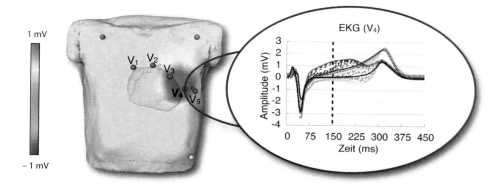

Abb. 6.3: Körperoberflächenpotenziale während des ST-Segments (t = 150 ms) bei einer transmuralen Ischämie 10 min nach Beginn des Gefäßverschlusses. Zugehöriges EKG (schwarz, Strich-Punkte) und EKG ohne Ischämie (schwarz, durchgezogen). EKGs verschiedener Ischämieregionen (hell–dunkel: subendokardial–transmural) und -phasen (kurze Striche: 5 min, lange Striche: 10 min, gepunktet: 20–30 min). Vgl. Kapitel 26, Farbabbildungen, S. 334.

muralen Ischämie in Ableitung V_4, welche direkt über der Ischämieregion liegt. Bei subendokardialer Ischämie erfolgte eine leichte Absenkung des ST-Segments, wohingegen mit zunehmender transmuraler Ausdehnung eine Anhebung resultierte.

Generell konnten im EKG Unterschiede zwischen den einzelnen Ischämiephasen erkannt werden. Nach 10 min waren die Effekte stärker als nach 5 min. In Phase 1b allerdings war die Anhebung der ST-Strecke nicht mehr so deutlich, stattdessen war die Absenkung bei subendokardialer Ischämie besser erkennbar. Zusätzlich wurde die Amplitude der T-Welle in dieser späten Phase erhöht. Schließlich gibt es auch einige Ischämieszenarien, bei denen keine Verschiebung des ST-Segments erkennbar ist. Bei diesen „elektrisch stillen" Fällen waren die Ischämieregionen nicht vollständig transmural. Dadurch entstand auf der Körperoberfläche keine messbare Potenzialdifferenz. Daraus folgt, dass der Zeitpunkt, die transmurale Ausdehnung und der Ort der Ischämieregion individuell einen starken Einfluss auf die Diagnostizierbarkeit akuter kardialer Ischämie mittels EKG haben.

6.3.4 Vorhofphysiologie und Modellierung

Die elektrophysiologische Modellierung der menschlichen Vorhöfe hat sich lange Zeit auf das bessere Verständnis von Mechanismen, die zu Vorhofflimmern führen und dieses aufrechterhalten, konzentriert [23]. Fortschritte in den bildgebenden Verfahren und bei der Aufnahme von elektrischen Signalen auf und im Körper sowie die rapide Leistungssteigerung moderner Computer ermöglichen eine personalisierte Herzmodellierung. Die elektrophysiologische Modellierung der menschlichen Vorhöfe befindet sich dabei momentan in einem Übergang von der reinen Nutzung in der Grundlagenforschung hin zu klinischen Anwendungen [24].

Die Vorhöfe des Menschen sammeln Blut aus dem Körper- und Lungenkreislauf und dienen als Blutreservoir für die Ventrikelbefüllung. Der rechte Vorhof vereint dabei Blut aus der oberen und unteren Hohlvene sowie aus dem Koronarsinus. An den linken Vorhof setzen in der Regel vier Pulmonalvenen an. Beide Vorhöfe sind durch Segelklappen vom jeweiligen Ventrikel getrennt. Die Vorhöfe sind durch das Vorhofseptum getrennt. Dieses beinhaltet eine elektrisch isolierende Gewebeschicht.

Die physiologische Erregungsausbreitung beginnt im Sinusknoten. Dieser liegt zwischen der oberen Hohlvene und dem Ansatz des rechten Herzohrs im rechten Vorhof. Die elektrische Erregung breitet sich von dort entlang schnell leitender Muskelbündel (Crista Terminalis, Pektinatmuskeln) im rechten Vorhof aus. Sie tritt an diskreten Stellen in den linken Vorhof über.

Für gewöhnlich ist dabei der Übertritt durch das Bachmann-Bündel am schnellsten. Die Erregung der Vorhöfe endet im linken Vorhof unter der linken unteren Pulmonalvene. Die Erregungssequenz ist im EKG als P-Welle zu sehen und dauert im gesunden Fall ca. 100 ms. Das Repolarisationssignal der Vorhöfe ist im EKG durch den QRS-Komplex verdeckt.

6.3.5 Modellpersonalisierung

Die patientenspezifische Vorhofmodellierung teilt sich in drei Bereiche auf. Erstens kann die Vorhofgeometrie aus klinischen Bilddaten (CT, MRT) segmentiert werden [25]. In Hinblick auf die Vorhöfe ist es dabei besonders wichtig, die Ansätze der Pulmonalvenen, welche in ihrer Anzahl variieren können, korrekt zu klassifizieren [26, 27]. Des Weiteren ist die Wanddicke der Vorhöfe ein entscheidender Faktor für die spätere klinische Verwendung der Modelle. Die Vorhofwanddicke liegt im Bereich der MRT-Auflösung (1,5–3 mm [28]), was eine verlässliche Segmentierung erschwert. In solchen Fällen können fehlende Informationen durch Literaturwerte aufgefüllt werden [29]. Das Vorhofmyokard besteht anatomisch gesehen aus mehreren sich überlappenden Muskelfaserschichten und -bündeln [30]. Im Gegensatz zu den Ventrikeln kann die Faserrichtung aufgrund der Auflösung nicht aus Diffusionstensor-MRT-Bildern abgeleitet werden. Da die Muskelfaserorientierung jedoch entscheidend die Erregungsausbreitung in den Vorhöfen beeinflusst, ist es notwendig die Patientenmodelle in diesem Punkt regelbasiert zu erweitern [2]. Die Abbildung 6.4 zeigt ein Beispiel für patientenspezifische Vorhofmodelle.

Als zweiter Punkt der patientenspezifischen Modellierung kann die Erregungssequenz an den jeweiligen Patienten angepasst werden. Makroskopisch gesehen kann dabei zum einen die simulierte P-Wellendauer in einem zweischrittigen Prozess an die gemessene P-Wellendauer angepasst werden [31]. Zum anderen kann der Über-

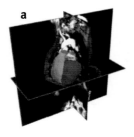 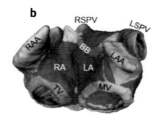 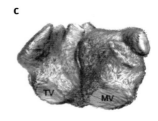

Abb. 6.4: Automatische Segmentierung der Herzkammern aus MRT-Daten [25] (a). Patientenspezifisches Vorhofmodell mit Gewebelabels (b). Regelbasierte Faserorientierung im Patientenmodell (Richtung ist farbkodiert) [2] (c). R/LA: rechtes/linkes Atrium, R/LAA: rechtes/linkes Herzohr, BB: Bachmann Bündel, R/LSPV: rechte/linke obere Pulmonalvene, T/MV: Trikuspidal-/Mitralklappe. Vgl. Kapitel 26, Farbabbildungen, S. 335.

trittpunkt der Erregung vom rechten in den linken Vorhof anhand von intrakardial gemessenen Aktivierungszeitenmaps angepasst werden [31]. Dies könnte in Zukunft auch anhand von nicht-invasiv gemessenen EKG-Daten geschehen [32]. Während einer Herzkatheterintervention kann darüber hinaus die lokale Ausbreitungsgeschwindigkeit an die aktuellen intrakardialen Messdaten angepasst werden [33]. Die Ausbreitungsgeschwindigkeit zeigt dabei ein Restitutionsverhalten. Sie nimmt in der Mehrzahl der Patienten mit steigender Stimulationsrate ab [34, 35]. Die an die jeweiligen Messdaten angepassten Modelle ermöglichen es also, Aussagen über die globalen und lokalen Ausbreitungsgeschwindigkeiten des jeweiligen Patienten zu treffen. Als dritter Teil kann die Zellelektrophysiologie in den Modellen an den jeweiligen Patienten angepasst werden. Dabei können Zellmodelle, z. B. durch Berücksichtigung von Genmutationen in den Modellen [36, 37], individualisiert werden. Für klinische Applikationen ist es jedoch praktikabler, den Patienten einer Krankheitsgruppe zuzuordnen, indem ein bestmöglich passendes Modell einer Krankheitsform oder begleitenden Therapie gewählt wird [38]. In Hinblick auf die personalisierte Vorhofmodellierung ist dabei insbesondere das durch langfristiges Vorhofflimmern hervorgerufene elektrische Remodeling hervorzuheben. Dieses kann im Modell berücksichtigt werden [37, 39], was eine Modellanpassung an Patienten mit persistierendem oder permanenten Vorhofflimmern erlaubt.

6.3.6 Klinische Applikationen der Vorhofmodellierung

Die Anwendung von personalisierten Vorhofmodellen in der klinischen Praxis konzentriert sich momentan auf die Evaluation und Planung von Radio-Frequenz-Ablationstherapie bei Patienten mit paroxysmalem und persistierendem Vorhofflimmern [24]. Bei der Ablationstherapie von Vorhofflimmern werden dem Patienten mehrere

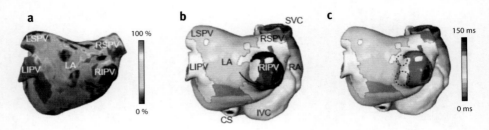

Abb. 6.5: LE-MRI Intensität auf der endokardialen Oberfläche des linken Atriums von einem Vorhofflimmerpatienten <24 h nach Radio-Frequenz-Ablationstherapie (a). Simulation der Erregungsausbreitung (Aktivierungszeiten) auf dem patientenspezifischen Modell. Die RIPV wird durch Lücken in den Ablationsnarben aktiviert (Pfeil) (b). Die Lücken wurden durch zusätzliche virtuelle Ablationsnarben geschlossen (Kreise), so dass die Pulmonalvene isoliert ist (c). Daten aus [31, 42,]. R/LA: rechtes/linkes Atrium, R/LI/SPV: rechte/linke untere/obere Pulmonalvene, I/SVC: untere/obere Vena Cava, CS: Öffnung des Koronarsinus. Vgl. Kapitel 26, Farbabbildungen, S. 335.

Katheter über die Femoralvenen in den rechten und durch das atriale Septum auch in den linken Vorhof eingeführt.

Einige dieser Katheter können dazu genutzt werden, Myokardgewebe durch einen hochfrequenten Strom zu veröden. Dabei werden zunächst die Pulmonalvenen elektrisch vom linken Vorhof isoliert. Im Anschluss daran können weitere lineare oder punktuelle Läsionen gesetzt werden, um eine abnormale Erregungsausbreitung zu unterdrücken und das Substrat für weiteres Vorhofflimmern zu eliminieren [40]. Frühere rechnergestützte Arbeiten in diesem Bereich untersuchten verschiedene generische Ablationsmuster auf deren generelles Vermögen Vorhofflimmern zu terminieren, insbesondere wenn die Läsionen lückenhaft sind [41]. Individuelle Vorhofmodelle ermöglichen nun die personalisierte modellgestützte Untersuchung von Radio-Frequenz-Ablationsprozeduren.

In ersten Studien konnten Informationen aus dem Delayed Gadolinium Enhancement MRT (LE-MRI), welches minderdurchblutetes Gewebe hervorhebt, in Patientenmodelle integriert werden, um die akuten Auswirkungen der Ablationsläsionen zu untersuchen [31, 42] (Abb. 6.5). Die elektrophysiologischen Simulationen tragen dabei zu einem besseren Verständnis der Ablationstherapie bei und können etwaige Schwachstellen in den Ablationsnarben aufzeigen.

6.3.7 Ausblick

Die beiden Anwendungsbeispiele zeigen, dass Modelle des Herzens dazu beitragen können, physiologische und pathologische Mechanismen besser zu verstehen. So ist das Verständnis über die zugrunde liegenden Prozesse bei Ischämie von enormer Bedeutung, wie z. B. die Entstehung von lebensbedrohenden Arrhythmien. Das präsentierte numerische Modell der Ischämie im menschlichen Herzen kann dieses Verständnis unterstützen, indem die unterschiedlichen Ischämieeffekte kombiniert und in einem 3D-Modell evaluiert werden. In Zukunft kann der numerische Ansatz dazu verwendet werden, die Entstehungsmechanismen von Arrhythmien bei Ischämien zu untersuchen und neue Vorschläge für Gegenmaßnahmen zu entwickeln. Hier ist z. B. die Unterstützung bei der Entwicklung von speziellen Medikamenten zur Unterdrückung der Arrhythmieentstehung speziell für Ischämie denkbar. Die Modelle können weiterhin dafür eingesetzt werden, um die Ischämieregion und -größe nicht-invasiv abzuschätzen und Hinweise auf „elektrisch stille" Ischämien zugeben.

Die Vorhofmodellierung bietet eine gute Möglichkeit, die Zusammenhänge bei der Entstehung und Aufrechterhaltung von Vorhofflimmern besser zu verstehen. Die Ansätze der Personalisierung inklusive einer Validierung werden dazu führen, dass Ablationstherapien individuell geplant und damit die beste Ablationslinienführung gefunden werden kann. Weiterhin könnte in Zukunft z. B. auch eine personalisierte Planung von Hämodialysetherapien bei Patienten mit Nierenversagen durchgeführt werden. Dadurch soll das individuelle Risiko, Vorhofflimmern als Folgeerkrankung des Nierenversagens und der Therapie hervorzurufen, verringert werden [38]. Darüber hinaus können Vorhofmodelle ebenfalls in der Entwicklung von neuen Medikamenten beim Vorhofflimmern eingesetzt werden, um die Auswirkungen auf zellulärer Ebene bis hin zum Pumpvolumen zu untersuchen [37].

Um in der Zukunft eine modellgestützte Therapieevaluation und -planung im klinischen Alltag zu ermöglichen, ist es notwendig, die bisher komplexen Modelle der Elektrophysiologie und Erregungsausbreitung auf ein Minimum zu reduzieren. Dabei geht es zum einen darum die Rechenintensität zu verringern, zum anderen sollte aber auch die Anzahl der freien Modellparameter minimiert werden, um eine praktikable Bedienung zu ermöglichen. Es wurde gezeigt, dass vereinfachte elektrophysiologische Modelle weiterhin das Reaktions-Diffusions-Verhalten von gesundem und pathologisch verändertem Myokardgewebe nachbilden können [43]. Es ist zudem auch möglich, die Zellelektrophysiologie vollständig zu vernachlässigen und extrem schnelle Level-Set-Verfahren für die Berechnung der Ausbreitungssequenz zu nutzen [31]. Die Auswahl solcher vereinfachten Modelle muss jedoch stets an die vorliegende Problem- oder Fragestellung angepasst werden, um nicht die Prädikationskraft der Modelle einzuschränken.

Kardiale Krankheiten sind die häufigste Todesursache in der westlichen Welt. Um die Pathologien zu verstehen, ist ein fundierter Einblick in die Elektrophysiologie nötig. Zusätzlich zu klinischen Experimenten werden numerische Modelle des Herzens eingesetzt werden, um das Wissen zu steigern und um Lücken in den Ergebnissen von Messungen zu überbrücken. Nichtsdestotrotz werden derzeit die Modelle fast ausschließlich dazu eingesetzt, um Hypothesen zu validieren und nicht um präzise elektrophysiologisches Verhalten vorherzusagen. Hierfür müssten in Zukunft weitere Daten der menschlichen Elektrophysiologie in die Modelle integriert werden.

6.4 Zusammenfassung

Simulationen des elektrophysiologischen Verhaltens des Herzens fördern das Verständnis über die Mechanismen innerhalb des Herz-Kreislauf-Systems. Darüber hinaus werden diese mathematischen Modelle die Diagnose und Therapie von Patienten, die unter Herzerkrankungen leiden, unterstützen. In dieser Arbeit wird die Vorgehensweise für die Modellierung der elektrischen Funktion des Herzens beschrieben. Hierfür werden die Modellierung der Geometrie, der kardialen Elektrophysiologie, der elektrischen Erregungsausbreitung und der EKG-Berechnung kurz erläutert. Die seit Kurzem mehr und mehr untersuchten Fälle Ischämie und personalisierte Vorhofmodellierung werden beispielhaft beschrieben und zeigen, wie die Modellierung des Herzens dazu benutzt werden kann, um Kardiologen bei der Beantwortung von offenen Fragen zu unterstützen.

Schlüsselwörter: elektrophysiologische Modellierung, Monodomain-Modell, Herzsimulation, Ischämie, Vorhofmodellierung

6.5 Literatur

[1] Streeter DD: Handbook of Physiology. Section 2: The Cardiovascular System, Vol. I. The Heart, ch. Gross morphology and fiber geometry of the heart. Williams and Wilkins, Baltimore 1979, 61–112.
[2] Krueger MW, Schmidt V, Tobón C, Weber FM, Lorenz C, Keller DUJ, Barschdorf H, Burdumy M, Neher P, Plank G, Rhode K, Seemann G, Sanchez-Quintana D, Saiz J, Razavi R, Dössel O: Modeling atrial fiber orientation in patient-specific geometries: a semi-automatic rule-based approach. Lecture Notes in Computer Science 6666, 2011, 223–232.
[3] Hodgkin AL, Huxley AF: A quantitative description of membrane current and its application to conduction and excitation in nerve. J Physiol 117 (1952), 500–544.
[4] Keener J, Sneyd J (eds.): Mathematical physiology. Springer-Verlag, New York 1998.
[5] Fink M, Niederer SA, Cherry EM, Fenton FH, Koivumäki JT, Seemann G, Thul R, Zhang H, Sachse FB, Beard D, Crampin EJ, Smith NP: Cardiac cell modelling: observations from the heart of the cardiac physiome project. Prog Biophys Mol Biol 104 (2011), 2–21.
[6] Courtemanche M, Ramirez RJ, Nattel S: Ionic mechanisms underlying human atrial action potential properties: Insights from a mathematical model. Am J Physiol 275 (1998), H301–H321.
[7] Koivumaeki JT, Korhonen T, Tavi P: Impact of sarcoplasmic reticulum calcium release on calcium dynamics and action potential morphology in human atrial myocytes: a computational study. PLoS Computational Biology 7 (2011), e1001067.
[8] ten Tusscher KH, Panfilov AV: Alternans and spiral breakup in a human ventricular tissue model. Am J Physiol 291 (2006), H1088–1100.
[9] Grandi E, Pasqualini FS, Bers DM: A novel computational model of the human ventricular action potential and Ca transient. J Mol Cell Cardiol 48 (2010), 112–121.
[10] Keller DUJ, Weiss DL, Dössel O, Seemann G: Influence of I(Ks) heterogeneities on the genesis of the T-wave: a computational evaluation. IEEE Trans Biomed Eng 59 (2012), 311–322.

[11] Henriquez CS, Muzikant AL, Smoak CK: Anisotropy, fiber curvature, and bath loading effects on activation in thin and thick cardiac tissue preparations: simulations in a threedimensional bidomain model. J Cardiovasc Electrophysiol 7 (1996), 424–444.

[12] Clayton RH, Bernus O, Cherry EM, Dierckx H, Fenton FH, Mirabella L, Panfilov AV, Sachse FB, Seemann G, Zhang H: Models of cardiac tissue electrophysiology: progress, challenges and open questions. Prog Biophys and Mol Biol 104 (2011), 22–48.

[13] Keller DUJ, Weber FM, Seemann G, Dössel O: Ranking the influence of tissue conductivities on forward-calculated ECGs. IEEE Trans Biomed Eng 57 (2010), 1568–1576.

[14] Carmeliet E: Cardiac ionic currents and acute ischemia: from channels to arrhythmias. Physiol Rev 79 (1999), 917–1017.

[15] Smith RWM, Freeston IL, Brown BH: A real-time electrical impedance tomography system of clinical use – Design and preliminary results. IEEE Trans Biomed Eng 42 (1995), 133–140.

[16] Colonna P, Cadeddu C, Montisci R, Chen L, Meloni L, Iliceto S: Transmural heterogeneity of myocardial contraction and ischemia. Diagnosis and clinical implications. Ital Heart J 1 (2000), 174–183.

[17] Foster DB: Twelve-lead electrocardiography: theory and interpretation. Springer-Verlag, New York 2007.

[18] Owens C, McClelland A, Walsh S, Smith B, Adgey J: Comparison of value of leads from body surface maps to 12-lead electrocardiogram for diagnosis of acute myocardial infarction. Am J Cardiol 102 (2008), 257–265.

[19] Ornato J, Menown I, Peberdy M, Kontos M, Riddell J, Higgins GR, Maynard S, Adgey J: Body surface mapping vs 12-lead electrocardiography to detect ST-elevation myocardial infarction. Am J Emerg Med 27 (2009), 779–784.

[20] Weiss D, Ifland M, Sachse FB, Seemann G, Dössel O: Modeling of cardiac ischemia in human myocytes and tissue including spatiotemporal electrophysiological variations. Biomed Tech 54 (2009), 107–125.

[21] Wilhelms M, Dössel O, Seemann G: In silico investigation of electrically silent acute cardiac ischemia in the human ventricles. IEEE Trans Biomed Eng 58 (2011), 2961–2964.

[22] Ramirez E, Saiz J, Trenor B, Ferrero J, Molto G, Hernandez V: Influence of 1B ischemic ventricular tissue on the automaticity of Purkinje fibers: A simulation study. Computers in Cardiology 34 (2007), 617–620.

[23] Jacquemet V, Kappenberger L, Henriquez CS: Modeling atrial arrhythmias: Impact on clinical diagnosis and therapies. IEEE Rev Biomed Eng 1 (2008), 94–114.

[24] Dössel O, Krueger MW, Weber FM, Wilhelms M, Seemann G: Computational modeling of the human atrial anatomy and electrophysiology. Med Biol Eng Comput 50 (2012), 773–799.

[25] Weese J, Peters J, Waechter I, Kneser R, Lehmann H, Ecabert O, Barschdorf H, Weber FM, Dössel O, Lorenz C: The generation of patient-specific heart models for diagnosis and interventions. Lecture Notes in Computer Science 6364 (2010), 25–35.

[26] Hanna R, Barschdorf H, Klinder T, Weber FM, Krueger MW, Dössel O, Lorenz C: A hybrid method for automatic anatomical variant detection and segmentation. Lecture Notes in Computer Science 6666 (2011), 333–340.

[27] Kutra D, Saalbach A, Lehmann H, Groth A, Dries S, Krueger MW, Dössel O, Weese J: Automatic multi-model-based segmentation of the left atrium in cardiac MRI scans. Lecture Notes in Computer Science 7510 (2012).

[28] Platonov PG, Ivanov V, Ho SY, Mitrofanova L: Left atrial posterior wall thickness in patients with and without atrial fibrillation: data from 298 consecutive autopsies. J Cardiovasc Electrophysiol 19 (2008), 689–692.

[29] Neher P, Barschdorf H, Dries S, Weber FM, Krueger MW, Dössel O, Lorenz C: Automatic segmentation of cardiac CTs – personalized atrial models augmented with electrophysiological

structures. In: Functional imaging and modeling of the heart 2011. Lecture Notes in Computer Science 6666 (2011), 80–87.

[30] Ho SY, Sanchez-Quintana D: The importance of atrial structure and fibers. Clin Anat 22 (2009), 52–63.

[31] Krueger MW, Seemann G, Rhode K, Keller DUJ, Schilling C, Arujuna A, Gill J, O'Neill MD, Razavi R, Dössel O: Personalization of atrial anatomy and electrophysiology as a basis for clinical modeling of radio-frequency-ablation of atrial fibrillation. IEEE Trans Med Imag 31 (2012), im Druck.

[32] Holmqvist F, Husser D, Tapanainen JM, Carlson J, Jurkko R, Xia Y, Havmoller R, Kongstad O, Toivonen L, Olsson SB, Platonov PG: Interatrial conduction can be accurately determined using standard 12-lead electrocardiography: validation of P-wave morphology using electroanatomic mapping in man. Heart Rhythm 5 (2008), 413–418.

[33] Burdumy M, Luik A, Neher P, Hanna R, Krueger MW, Schilling C, Barschdorf H, Lorenz C, Seemann G, Schmitt C, Dössel O, Weber FM: Comparing measured and simulated wave directions in the left atrium – a workflow for model personalization and validation. Biomed Tech 57 (2012), 79–87.

[34] Weber FM, Schilling C, Seemann G, Luik A, Schmitt C, Lorenz C, Dössel O: Wavedirection and conduction-velocity analysis from intracardiac electrograms–a single-shot technique. IEEE Trans Biomed Eng 57 (2010), 2394–2401.

[35] Weber FM, Luik A, Schilling C, Seemann G, Krueger MW, Lorenz C, Schmitt C, Dössel O: Conduction velocity restitution of the human atrium–an efficient measurement protocol for clinical electrophysiological studies. IEEE Trans Biomed Eng 58 (2011), 2648–2655.

[36] Seemann G, Carillo P, Weiss DL, Krueger MW, Dössel O, Scholz EP: Investigating arrhythmogenic effects of the hERG mutation N588K in virtual human atria. Lecture Notes in Computer Science 5528 (2009), 144–153.

[37] Aslanidi OV, Al-Owais M, Benson AP, Colman M, Garratt CJ, Gilbert SH, Greenwood JP, Holden AV, Kharche S, Kinnell E, Pervolaraki E, Plein S, Stott J, Zhang H: Virtual tissue engineering of the human atrium: Modelling pharmacological actions on atrial arrhythmogenesis. Eur J Pharmac Sci 46 (2012), 209–221.

[38] Krueger MW, Severi S, Rhode K, Genovesi S, Weber FM, Vincenti A, Fabbrini P, Seemann G, Razavi R, Dössel O: Alterations of atrial electrophysiology related to hemodialysis session: insights from a multiscale computer model. J Electrocardiol 44 (2011), 176–183.

[39] Seemann G, Carrillo Bustamante P, Ponto S, Wilhelms M, Scholz EP, Dössel O: Atrial fibrillation-based electrical remodeling in a computer model of the human atrium. Proc Comput Cardiol 37 (2010), 417–420.

[40] Calkins H, Kuck KH, Cappato R, Brugada J, Camm AJ, Chen SA, Crijns HJG, Damiano RJJ, Davies DW, DiMarco J, Edgerton J, Ellenbogen K, Ezekowitz MD, Haines DE, Haissaguerre M, Hindricks G, Iesaka Y, Jackman W, Jalife J, Jais P, Kalman J, Keane D, Kim YH, Kirchhof P, Klein G, Kottkamp H, Kumagai K, Lindsay BD, Mansour M, Marchlinski FE, McCarthy PM, Mont JL, Morady F, Nademanee K, Nakagawa H, Natale A, Nattel S, Packer DL, Pappone C, Prystowsky E, Raviele A, Reddy V, Ruskin JN, Shemin RJ, Tsao HM, Wilber D: 2012 HRS/EHRA/ECAS expert consensus statement on catheter and surgical ablation of atrial fibrillation: recommendations for patient selection, procedural techniques, patient management and follow-up, definitions, endpoints, and research trial design. J Intervent Card Electrophysiol 33 (2012), 171–257.

[41] Reumann M, Bohnert J, Seemann G, Osswald B, Dössel O: Preventive ablation strategies in a biophysical model of atrial fibrillation based on realistic anatomical data. IEEE Trans Biomed Eng 55 (2008), 399–406.

[42] Smith N, de Vecchi A, McCormick M, Camara O, Frangi AF, Delingette H, Sermesant M, Ayache N, Krueger MW, Schulze WHW, Hose R, Valverde I, Beerbaum P, Staicu C, Siebes M, Spaan J,

Hunter P, Weese J, Lehmann H, Chapelle D, Rezavi R: euHeart: personalized and integrated cardiac care using patient-specific cardiovascular modelling. J. Roc. Soc. Interface, 2011.

[43] Weber FM, Lurz S, Keller DUJ, Weiss DL, Seemann G, Lorenz C, Dössel O: Adaptation of a minimal four-state cell model for reproducing atrial excitation properties. Computers in Cardiology 35 (2008), 61–64.

T. Schenkel, M.-P. Mühlhausen

7 Modellierung der Hämodynamik und Fluid-Struktur-Interaktion im virtuellen menschlichen Herzen

7.1 Einführung

Die Herzfunktion kann aus ingenieurwissenschaftlicher Sicht als ein komplexes, gekoppeltes System betrachtet werden. Die Abbildung 7.1 zeigt eine vereinfachte Darstellung als Blockschaubild. Ausgehend von der Anregung des Sinusknotens durch das zentrale Nervensystem beginnt die Erregung (Depolarisierung) des Herzens in den Atria und breitet sich von dort durch den Atrioventrikular (AV)-Knoten über die Ventrikel aus. Dieser elektrophysiologische Reiz führt zur Kontraktion des Herzmuskels. Diese mechanische Arbeit erzeugt die Strömung durch das Herz.

Die Klappen als Steuerorgane des Herzens regeln und leiten vergleichbar den Ventilen in einer Kolbenpumpe den Blutstrom durch die Pumpkammern, die Ventrikel des Herzens. Die Strömung wird durch die Vorhöfe (linkes Atrium und rechtes Atrium (Vena Cava)) und durch die Mitralklappe bzw. Trikuspidalklappe in den linken bzw. rechten Ventrikel geleitet, um von dort in die Schlagadern (Aorta bzw. Pulmonalarterie) gefördert zu werden. Durch den Körper- und Lungenkreislauf gelangt das Blut wieder in die Vorhöfe. Das Kreislaufsystem schließt also das System. Dabei führen die mechanischen Eigenschaften der Gefäße zu einer charakteristischen Druckantwort des Kreislaufes auf die Förderung von Blut in den Kreislauf, die selbst wiederum durch einen Regelkreis des zentralen Nervensystems gesteuert wird.

Aus dieser Darstellung der Funktion des Herzens wird klar, dass eine einzelne Disziplin zur Beschreibung der gesamten Funktion nicht ausreichen kann. Es bietet sich daher ein modularer Ansatz zur Modellierung der relevanten Funktionen an, der je nach Fragestellung erweitert werden kann [1]. Die Abbildung 7.1 legt eine Aufteilung der Herzfunktion in drei Bereiche nahe: Strömung (Blutströmung im Herzen und Kreislauf), Struktur (Herzmuskel und Klappen), Elektrophysiologie (Erregung und Nervensystem). Dieser Beitrag befasst sich mit der Modellierung der Hämodynamik und der Struktur des Herzens sowie der Kopplung zwischen diesen beiden Funktionen. Die im vorangegangenen Beitrag beschriebene Modellierung der Elektrophysiologie liefert die notwendige Randbedingung für die Modellierung der Kontraktion [2].

7.2 Modellierung der Strömung im menschlichen Herzen

Betrachtet man die Erzeugung der Blutströmung als primäre Funktion des menschlichen Herzens, so ist die Bewegung des Endokards verantwortlich für die Pumpfunk-

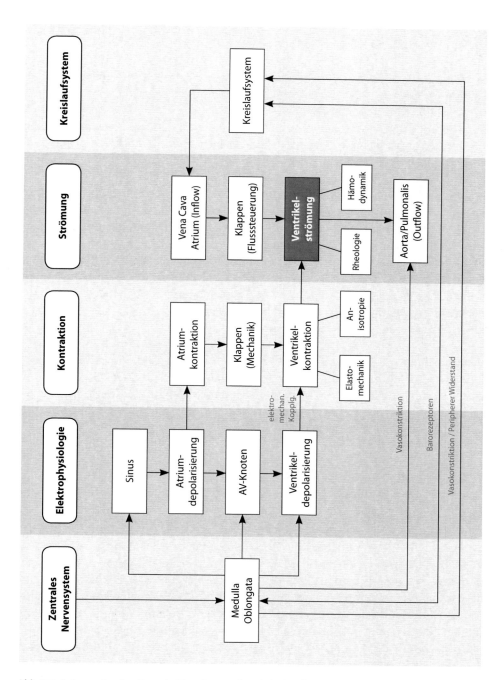

Abb. 7.1: Gekoppeltes kardiovaskuläres System (vereinfachte Übersicht).

tion. Die strömungsmechanischen Modelle des Herzens lassen sich anhand der Darstellung dieser Bewegung in zwei Typen einteilen:

Modelle, welche die Wandbewegung als Randbewegung vorgeben (Prescribed-Geometry-Modelle, PGM): Die Geometrie und Bewegung der Wand kann dabei als generische Form vorgegeben [3, 4] oder aus z. B. MRT- oder CT-Messungen abgeleitet werden [5–8]. Diese Modelle lassen sich sehr stark an die patientenspezifischen Eigenheiten anpassen und eignen sich daher insbesondere für die Analyse eines patientenspezifischen Status quo.

Modelle, welche die Fluid-Struktur-Interaktion berücksichtigen (FSI-Modelle) [9–11]: In diesem Fall wird die Bewegung des Herzmuskels ebenfalls modelliert. Die Deformation des Herzmuskels treibt die Strömung und die durch die Strömung hervorgerufenen Oberflächenkräfte deformieren ihrerseits den Herzmuskel und öffnen und schließen die Klappen. Diese Modelle sind „kompletter" als die PGM und lassen daher flexiblere Fragestellungen, wie z. B. den Einfluss von pathologischen Veränderungen des Herzmuskels wie Infarkte, Dyskinese oder Ischämische Dilatation zu. Auf der anderen Seite sind die notwendigen Modellparameter nicht – wie die Bewegung – direkt aus patientenspezifischen Messungen ableitbar.

Beide Modell-Typen haben also ihre eigenen Anwendungsfälle und Berechtigung und stehen nicht in direkter Konkurrenz, wenngleich vielerorts die FSI-Modelle als eine Weiterentwicklung der PGM dargestellt werden. Aufgrund der höheren Belastung des linken Ventrikels, der gegen den höheren Druck im Körperkreislauf arbeitet, beschränken sich viele Modelle auf diesen Teil des Herzens.

7.3 Prescribed-Geometry-Modelle

7.3.1 Vorbemerkungen

Prescribed-Geometry-Modelle sind reine hämodynamische Modelle, welche die Vorgänge im Herzmuskel nicht berücksichtigen. Die Entspannung und Kontraktion des Herzmuskels wird als Randbedingung vorgegeben. Das bedeutet, dass die Bewegung die Strömung treibt, während die durch die Strömung erzeugten Kräfte keinen Einfluss auf die Bewegung des Herzmuskels haben. Wenn die Simulation die Realität genau genug wiedergibt, stellen sich im Modell dieselben Kräfteverhältnisse ein, wie sie zum Zeitpunkt der Aufnahme herrschten, und die vorgegebene Bewegung passt zur simulierten Strömung. Im Umkehrschluss bedeutet dies, dass die PGM auf die Simulation dieses einen Zustands, des Status quo, begrenzt sind, da jede Änderung der Randbedingungen eine Änderung der Strömung und der Kräfte zur Folge hat.

Da die hämodynamische Modellierung nicht zwischen PG- und FSI-Modellen unterscheidet, gelten die Ausführungen in diesem Abschnitt mit Ausnahme des Abschnitts Wandbewegung auch für FSI-Modelle.

7.3.2 Kontinuumsmechanische Grundlagen

Die Strömung im Herzen wird durch die klassischen Grundgleichungen der Kontinuumsmechanik beschrieben. Für ein inkompressibles Medium sind dies die Erhaltung der Masse (7.1) und des Impulses (7.2). Für isotherme Vorgänge kann auf die Erhaltungsgleichung für die Energie verzichtet werden.

$$\nabla \cdot v = 0 \tag{7.1}$$

$$\rho \left[\frac{\partial v}{\partial t} + ((v - v_g) \cdot \nabla) v \right] = \nabla \cdot \sigma \tag{7.2}$$

$$\sigma_{\text{fluid}} = -p\mathbf{1} + \tau = -p\mathbf{1} + 2\mu_{\text{eff}} \, \mathbf{D} = -p\mathbf{1} + 2\mu_{\text{eff}} (\nabla v + (\nabla v)^T) \tag{7.3}$$

Diese Form der Erhaltungsgleichungen wird als ALE (Arbitrary Lagrange Euler)-Form bezeichnet, da sie die ortsfeste Euler- und die mitbewegte Lagrange-Form vereint. Sie eignet sich daher zur Beschreibung von Strömung in bewegten Geometrien. Die Variable v ist die Strömungsgeschwindigkeit, v_g die Geschwindigkeit der Geometrie bzw. des Rechennetzes, ρ bezeichnet die Dichte des Mediums.

Der Cauchy-Spannungstensor σ kann für Fluide aufgespalten werden in den hydrostatischen Druck p und in den Schubspannungstensor τ, der über die Viskosität μ_{eff} mit dem Scherratentensor D zusammenhängt.

7.3.3 Blutrheologie

Obwohl Blut zu 55 % aus Blutplasma besteht, das als Newton'sches Medium [12] bezeichnet werden kann, so zeigt Blut als Suspension von Blutkörperchen in Plasma pseudoelastisches thixotropes Verhalten, d.h. die Viskosität nimmt bei höheren Scherraten und länger andauernder Belastung ab. Das rheologische Verhalten von Blut hängt auch von der Temperatur und dem Hämatokritwert ab. Die Abbildung 7.2 zeigt die Viskosität in Abhängigkeit der Scherrate unter Vernachlässigung der Zeit- und Temperaturabhängigkeit. Diese Abhängigkeit lässt sich gut durch einfache Korrelationen wie das Cross- oder Carreau-Modell beschreiben [14], wobei die Parameter an die Messungen angepasst werden können:

$$\mu_{\text{eff}} = \mu_\infty + (\mu_0 - \mu_\infty) \left(1 + (\lambda \dot{y})^2\right)^{\frac{n-1}{2}} \tag{7.4}$$

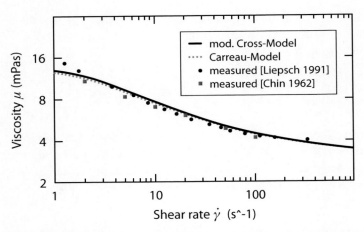

Abb. 7.2: Abhängigkeit der Viskosität von Blut von der Scherrate, Messungen im Vergleich mit Korrelationen [13].

Bei Vernachlässigung des viskoelastischen Anteils bei sehr geringen Scherraten kann der Schubspannungsterm in (7.3) dann in Abhängigkeit dieser lokalen effektiven Viskosität formuliert werden (7.3).

7.3.4 Wandbewegung

Die Basis für eine patientenspezifische Modellierung des Herzens sind zeitlich aufgelöste In-vivo-Aufnahmen der dreidimensionalen Geometrie. Diese können durch MRT- oder CT-Aufnahmen gewonnen werden. Die MRT ist dabei die häufiger angewandte Technik, da sie keine Strahlenbelastung für den Patienten oder Probanden darstellt. Die CT hat dagegen eine höhere Auflösung und kann zur Referenz herangezogen werden. Ebenso stellt die CT eine Alternative dar, wenn bereits Implantate, wie Herzschrittmacher oder künstliche Klappen eingesetzt sind und die MRT wegen der starken Magnetfelder nicht zum Einsatz kommen kann.

Aus den Graustufenbildern muss die zeitabhängige Geometrie segmentiert werden. Für diesen Schritt steht eine Vielzahl an Methoden zur Verfügung. Für die Simulation ist ein glatter Verlauf der Bewegung ohne Rucke notwendig. Aus diesem Grund, und da die Auflösung der Aufnahmen (ca. 20 Aufnahmen pro Zyklus) zu niedrig ist für die Zeitauflösung der Simulation (ca. 1.000 Zeitschritte pro Zyklus), wird die Bewegung der Endokard-Oberfläche interpoliert.

7.3.5 Kreislaufmodelle

Um das Modell zu schließen, werden Randbedingungen für den zeitabhängigen Druck an Ein- und Ausströmrändern benötigt. Während der Vorhofdruck nur eine geringe Amplitude aufweist, variiert der Druck in der Aorta sehr stark. An den Ausströmrändern muss daher ein vereinfachtes Modell den Druckverlauf in Abhängigkeit vom Volumenstrom abbilden. Hierfür kommen null-dimensionale analytische Modelle in Frage, die vom klassischen Windkesselmodell [15, 16] abgeleitet werden. Das 3-Element-Windkessel-Modell [17] hat sich als sehr zuverlässig erwiesen und ist als analoges Modell des Kreislaufsystems verbreitet [18]. Es bildet in einem elektrischen Analogon (Druck – Spannung, Volumenstrom – Stromstärke, Kreislaufwiderstand – elektr. Widerstand, Elastischer Volumenspeicher – Kapazität) die Druckantwort des Kreislaufs als Differenzialgleichung ab (Abb. 7.3), aus der sich eine explizite Bestimmungsgleichung diskretisieren lässt, die als Randbedingung vorgegeben werden kann:

$$p(t_i) = p_c(t_{i-1}) + \frac{\Delta t}{K(p_c(t_{i-1}))}\left(\dot{V}(t_{i-1}) - \frac{p_c(t_{i-1})}{R}\right) + R_c \dot{V}(t_i) \tag{7.5}$$

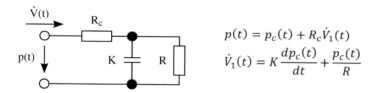

$$p(t) = p_c(t) + R_c \dot{V}_1(t)$$
$$\dot{V}_1(t) = K \frac{dp_c(t)}{dt} + \frac{p_c(t)}{R}$$

Abb. 7.3: Das 3-Element-Windkessel-Modell.

7.3.6 Klappenmodelle

Die Klappen spielen als Steuerorgane eine entscheidende Rolle für die Strömung im Ventrikel. Grundsätzlich kann die dreidimensionale Bewegung der Klappen durch einen FSI-Ansatz modelliert werden [19, 20]. Die Integration eines solchen realistischen Klappenmodells in ein Gesamtmodell des Herzens ist allerdings aufgrund der unterschiedlichen Zeitskalen und der starken Bewegung noch nicht gelungen. Die Immersed-Boundary-Methode (siehe unten) ist ein vielversprechender Ansatz auf dem Weg zu diesem Ziel [21, 22].

In den meisten Modellen [5, 6, 8] werden daher zweidimensionale Modelle für die Klappen eingesetzt. Dabei wird die Klappenöffnung in der Klappenebene projiziert. Der projizierten Fläche wird dann ein zeit- und ortsabhängiger Druckverlustbeiwert zugeordnet, der den Blutfluss durch die Ebene steuert. Ein sanfter Übergang zwi-

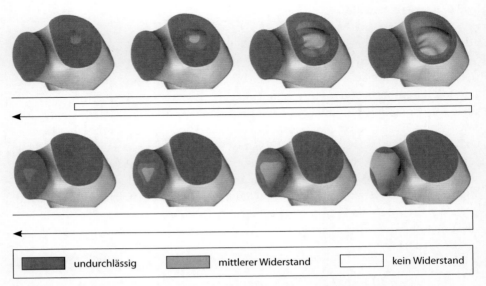

Abb. 7.4: Klappenöffnungs- und -schließvorgang [23]. Vgl. Kapitel 26, Farbabbildungen, S.336.

schen offenen und geschlossenen Bereichen erzeugt ein sanfteres Geschwindigkeitsprofil. Durch Anpassung der simulierten an gemessene Profile können die Parameter optimiert werden.

Die Öffnungszeitpunkte können anhand des vorgegebenen Volumenverlaufs zeitlich vorgegeben oder durch die Druckunterschiede über die Klappe druckgesteuert werden (Abb. 7.4).

7.3.7 Strukturmodelle

Für die Berechnung des gekoppelten Systems ist die kontinuumsmechanische Modellierung des Herzmuskels notwendig. Aus MRT-Aufnahmen lässt sich die Herzmuskelgeometrie rekonstruieren. Der Aufbau des Herzmuskels aus Muskelfasern und Faserlagen mit seinem orthotropen Materialverhalten [24, 25] kann bislang in vivo nicht vermessen werden. Daher werden die Faserorientierungen ausgehend von Anatomiestudien generisch vorgegeben. Die Verknüpfung des Spannungstensors in Gleichung (7.2) mit den Verzerrungen in der Herzwand erfolgt unter Annahme hyperelastischen Werkstoffverhaltens über ein Materialgesetz in Form einer Formänderungsenergie W, welche durch die Ableitung nach einem Verformungsmaß ein Spannungsmaß ergibt:

$$\sigma_{\text{solid}} = -p\mathbf{1} + \frac{1}{J}\mathbf{F}\frac{\partial W}{\partial \mathbf{E}}\mathbf{F}^T \tag{7.6}$$

$$W = W_{passiv} + W_{aktiv} = W_{iso} + W_{aniso} + W_{aktiv} \qquad (7.7)$$

$$\begin{aligned}W =\;& \frac{a}{2b} e^{b(I_1-3)} + \frac{a_f}{2b_f}\left(e^{b_f(I_{4f}-1)^2} - 1\right) \\ &+ \frac{a_s}{2b_s}\left(e^{\frac{b_s}{1+d_3 \text{Akt}(t)^{d_4}}(I_{4s}-1)^2} - 1\right) \\ &+ \frac{a_{fs}}{2b_{fs}}\left(e^{\frac{b_{fs}}{1+d_3 \text{Akt}(t)^{d_4}}(I_{8fs}-1)^2} - 1\right) + d_1 \text{Akt}(t)\, I_{4f}^{d_2}\end{aligned} \qquad (7.8)$$

Die Energie W setzt sich additiv aus Termen zusammen, die die isotropen bzw. anisotropen Eigenschaften getrennt voneinander berücksichtigen [26]. Die anisotrope Energieerzeugung erfolgt dabei über die Abhängigkeit zu den Invarianten der drei unabhängigen Materialrichtungen.

Während die schwarzen Terme der Energiefunktion das passive Verhalten während der Diastole beschreiben, dienen die grauen Terme der aktiven Kontraktion während der Systole. Der Grad der Kontraktion wird dabei über einen zeitlichen Aktivierungsgrad Akt(t) vorgegeben.

7.3.8 Strömung-Struktur-Kopplung

In Anlehnung an die Definition von Zienkiewicz [27] unterscheidet man oberflächen- und volumengekoppelte Problemstellungen. Der Impulsaustausch zwischen Herzmuskel und Blut findet oberflächengekoppelt am Endokard statt, während die Interaktion zwischen elektrischer Muskelerregung und Muskelkontraktion als volumengekoppelt angesehen werden kann. Zur mathematischen Beschreibung der Interaktion stehen Methoden zur Verfügung, die sich darin unterscheiden lassen, in welchem Bezugssystem die Feldgleichungen der Strömungsmechanik formuliert werden. Während sich für die Strukturmechanik die Lagrange'schen Koordinaten etabliert haben, stehen für die Strömungsmechanik von FSI-Fragestellungen Methoden von Euler (Volume-of-Fluid, Immersed-Boundary-Methode), Lagrange und der Mischformulierung ALE zur Verfügung. Während die Lagrange-Methoden aufgrund der oftmals inakzeptablen Netzverzerrung nur geringe Anwendung finden, werden sowohl die Immersed-Boundary-Methode [28] als auch die ALE-Methode sehr erfolgreich für die Simulation der Fluid-Struktur-Interaktion [29, 30] im menschlichen Herzen eingesetzt.

7.3.9 ALE-Methoden

Bei der ALE-Methode ist das numerische Gitter der Strömung an die Innenkontur des Endokards angepasst. Wenn sich die Herzwand im Laufe eines Herzschlages verformt, verformt sich auch das Strömungsnetz. Dieses bewährte Vorgehen gewährleistet eine gute räumliche Auflösung in der Nähe der Herzwand. Die Haftbedingung an der Wand kann durch die Abbildung der Wand an der tatsächlichen Grenze des Rechengebietes direkt als Randbedingung vorgegeben werden. Die Verzerrungen des Strömungsnetzes fernab der Wand können jedoch das Berechnungsergebnis negativ beeinflussen. Des Weiteren ist die Netzverformung ebenfalls mit Rechenaufwand verbunden.

7.3.10 Immersed-Boundary-Methoden

Um diesen beiden Schwierigkeiten zu begegnen, wurden Euler-Methoden entwickelt. Diese werden auch Fixed-Grid-Methods genannt [31]. Einer der bekanntesten Vertreter der Euler-Methoden ist die Immersed-Boundary-Methode (IBM), welche erfolgreich für die Simulation der Herzklappenbewegung eingesetzt wird [21, 22].

Bei der klassischen Berechnung von Strömungsproblemen wird mit dem Verschwinden der Fluidgeschwindigkeit an der Wand (Haftbedingung) über die Randbedingung eine Forderung an das Ergebnis der strömungsmechanischen Feldgleichungen gestellt. Bei der IBM werden bereits vor dem Lösungsprozess die Navier-Stokes-Gleichungen um Terme erweitert, die die Kräfte der Berandung widerspiegeln sollen. Die Kraftterme entfallen an Stellen an denen das Fluidnetz und die Herzwand sich nicht schneiden.

In der Überschneidungsregion sind sie betragsmäßig gerade so gewählt, dass die Relativgeschwindigkeit $v - v_g$ gerade zu Null verschwindet.

$$\rho \left[\frac{\partial v}{\partial t} + v \cdot \nabla v \right] = \nabla \cdot \boldsymbol{\sigma} + \boldsymbol{f} = \nabla \cdot \boldsymbol{\sigma} + \left[\alpha \int_0^T (v - v_g)\, dt + \beta (v - v_g) \right] \boldsymbol{d}(x - X) \quad (7.9)$$

7.3.11 Lösungsverfahren für Fragestellungen der Fluid-Struktur-Interaktion

Die Verfahren zur Kopplung von Strömungs- und Strukturmodellen lassen sich aufteilen in monolithische und partitionierte, wobei bei den partitionierten Verfahren zwischen der expliziten (schwachen) und impliziten (starken) Kopplung unterschieden wird. Löst man die Gleichungen für Struktur und Strömung in einem Schritt in einem gemeinsamen Gleichungssystem, bezeichnet man das Verfahren als monolithisch. Berechnet man Strömung und Struktur getrennt voneinander und tauscht zu festen Zeitpunkten an vorgeschriebenen Orten die Kopplungsinformationen zwischen den

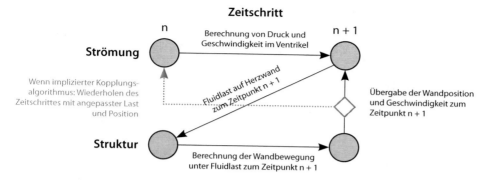

Abb. 7.5: Werteübergabe zwischen Strömungs- und Strukturlöser für expliziten/impliziten Kopplungsalgorithmus.

Domänen aus, so nennt man das Verfahren partitioniert. Monolithische Verfahren besitzen günstigere Stabilitätseigenschaften bezüglich der Kopplung als partitionierte, erfordern allerdings meist spezielle numerische Verfahren zur Gleichungslösung und neigen zur schlechten Konvergenz. Partitionierte Verfahren sind modular und einfacher zu implementieren, neigen aber je nach Ausführung zu Kopplungsinstabilitäten. Für die partitionierte Berechnung der Fluid-Struktur-Interaktion zwischen Myokard und Blut werden der Strömungs- und Strukturlöser über eine kinematische und eine dynamische Kopplungsbedingung miteinander verknüpft (Abb. 7.5).

Beide Bedingungen gemeinsam stellen sicher, dass die Koppelfläche Endokard sich struktur- und strömungsseitig mit der gleichen Kinematik bewegt und das Kräftegleichgewicht herrscht.

$$x_s = x_f; \quad \dot{x}_s = \dot{x}_f; \quad \ddot{x}_s = \ddot{x}_f \tag{7.10}$$

$$t_f = \sigma_f \cdot n = -\sigma_s \cdot n = -t_s \tag{7.11}$$

Kopplungsalgorithmen bei denen die Kopplungsbedingungen in jedem Zeitschritt nur einmal ausgetauscht werden, werden als explizit (schwach) gekoppelt bezeichnet. Da nur ein einmaliger Austausch stattfindet, kann maximal eine der beiden Bedingungen erfüllt sein. Insbesondere bei hydroelastischen Fragestellungen, bei denen aufgrund des kritischen Dichteverhältnisses des strömenden Mediums Instabilitäten wie der *added-mass-effect* an Bedeutung gewinnen, ist die Verwendung eines impliziten (starken) Kopplungsschemas notwendig. Hierbei wird jeder Zeitschritt so lange iteriert bis sowohl die dynamische als auch die kinematische Kopplungsbedingung erfüllt ist. Für die Berechnung der Fluid-Struktur-Interaktion im menschlichen Herzen hat sich eine absolut-implizite Kopplung auf Basis der ALE als zweckmäßig erwiesen [32]. Für die Simulation der Herzklappen erscheint aufgrund der großen und schnellen Bewegungen die Immersed-Boundary-Methode sinnvoll [23].

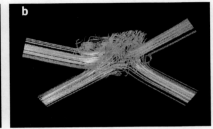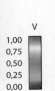

Abb. 7.6: MRT-Aufnahme [33] (a) und Simulation (b) der Vorhofströmung [34]. Vgl. Kapitel 26, Farbabbildungen, S. 337.

7.4 Ergebnisse

7.4.1 Strömung im Vorhof

Der Vorhof spielt eine wesentliche Rolle für die Einströmung in den Ventrikel. Die Einströmung durch die Lungenvenen in den Vorhof erzeugt eine verdrallte Strömung, die mit einer Vorzugsdrehrichtung durch die Mitralklappe in den Ventrikel strömt. Die Abbildung 7.6 zeigt den Vergleich der mittels MRT-Phase-Mapping gemessenen Vorhofströmung mit dem Ergebnis einer Strömungssimulation in Blickrichtung auf die Mitralklappe.

7.4.2 Strömung im linken Ventrikel

Die leicht drallbehaftete Strömung tritt durch die Mitralklappe in den Ventrikel ein. Dabei bildet der Einströmjet einen Ringwirbel aus. Zu Beginn der Diastole ist dieser

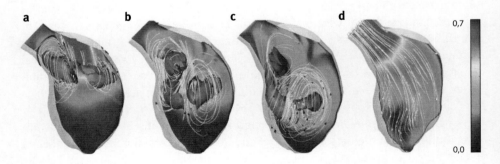

Abb. 7.7: Strömungsstruktur im linken Ventrikel. Isofläche der Wirbel ($\lambda 2 = -1.000$) und 3D-Stromlinien vor Geschwindigkeitsbetrag [7]. Vgl. Kapitel 26, Farbabbildungen, S. 337.

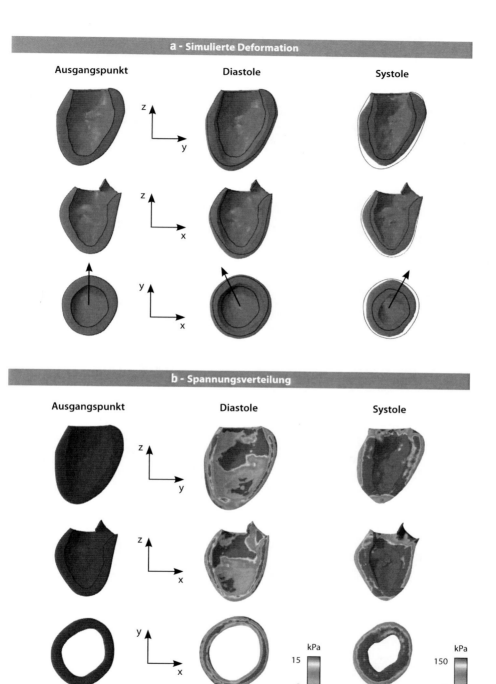

Abb. 7.8: Simulierte Deformation (a) und Spannungsverteilung (b) im Myokard [23]. Vgl. Kapitel 26, Farbabbildungen, S. 338.

Ringwirbel nahezu symmetrisch und entspricht in seiner Form der Mitralklappenöffnung (Abb. 7.7a). Aufgrund der asymmetrischen Geometrie und des Dralls der Einströmung wächst der Wirbel asymmetrisch, kippt und füllt die längliche Form des Ventrikels aus (Abb. 7.7b und 7.7c). Zu Beginn der Systole sind diese Wirbel noch nicht vollständig dissipiert und die Rotation unterstützt den Ausströmvorgang (Abb. 7.7d). Diese Strömungsstruktur stimmt gut mit der gemessenen überein [8] und zeigt sich auch in anderen experimentellen Untersuchungen [35, 36].

Vom physikalischen Standpunkt aus ist sie ein effizienter Weg mit minimalen Verlusten eine gute Durchspülung des Ventrikels sicherzustellen. Die asymmetrische Wirbelausbildung spielt dabei eine entscheidende Rolle: Ein symmetrischer Wirbel kann nicht bis in die sich verjüngende Herzspitze wachsen, so dass sich dort ein Gebiet stagnierender Strömung einstellt, in dem Blut über mehrere Herzzyklen verbleiben und Thromben bilden kann.

7.4.3 Strukturbewegung

Die Abbildung 7.8 zeigt die simulierte enddiastolische und endsystolische Deformation und Spannungsverteilung im Myokard in den drei Hauptschnittebenen durch die Herzachse. Während der Diastole vergrößert sich das Ventrikelvolumen. Zum einen verringert sich während der Entspannung die Wandstärke des Herzmuskels, zum anderen dehnt sich der Ventrikel in Umfang und Länge. Durch die helikale Faserstruktur kommt es dabei zu einer Verdrehung um die Längsachse. In der Systole kontrahiert der Herzmuskel aktiv und baut dabei im Muskelgewebe hohe Spannungen auf. Dabei verdickt sich der Herzmuskel und der Ventrikel verjüngt und verkürzt sich. Für die Reduktion des Innenvolumens zeichnet sich dabei zu einem großen Teil die Verdickung des Herzmuskels verantwortlich. Die Helixstruktur des Herzmuskels sorgt für eine starke Verdrehung im Ventrikel. Diese „Auswring"-Bewegung ermöglicht eine hohe Ejektionsfraktion bei geringer Längskontraktion der einzelnen Muskelfasern.

Das Modell ist in der Lage, die charakteristische Bewegung und realistischen Spannungen im Myokard vorherzusagen. Entscheidend für die korrekte Wiedergabe der Ventrikelbewegung sind dabei die Vorgabe der Faserrichtungen im Myokard sowie die Materialparameter. Diese können allerdings im Gegensatz zur Geometrie nicht *in vivo* bestimmt werden. Die Parametrisierung des Modells muss daher ausgehend von generischen Vorgaben auf die jeweilige – patientenspezifisch gemessene – Myokardbewegung optimiert werden.

7.5 Zusammenfassung und Ausblick

Herzmodelle auf Basis moderner ingenieurwissenschaftlicher Methoden sind mittlerweile auf einem Stand, der es erlaubt, medizinisch relevante Fragestellungen zu beantworten. Modelle mit vorgegebener Bewegung erlauben die Analyse der Strömungsverhältnisse in patientenspezifischen Geometrien und die Ableitung quantitativer Aussagen z. B. zur Quantifizierung von Herzinsuffizienz und der Untersuchung der Wirksamkeit von Operationen. Während die PGM auf die Simulation des Status quo beschränkt sind, erlauben Modelle, die darüber hinaus die Kontraktion im Herzmuskel berücksichtigen, die Beantwortung von Fragen, die einen tieferen Einblick in die Herzfunktion ermöglichen, wie z. B. die Modellierung des Einflusses der veränderten mechanischen Eigenschaften von Infarktbereichen bzw. von Klappendefekten auf die Leistung des Herzens oder die Operationsplanung.

In Zukunft wird die Integration von plastischen Deformationsmodellen z. B. die Vorhersage der ischämischen Dilatation ermöglichen. Die Kopplung der elektrophysiologischen Modelle in ein Gesamtmodell der Herzfunktion erlaubt die Antwort auf die Frage, wie sich pathologische Reizleitungs- und Rhythmusstörungen, aber auch Infarktnarben auf das Kontraktionsverhalten und damit auf das Pumpverhalten des Herzens auswirken.

Wenngleich diese Modelle noch weit entfernt von der Anwendung in der täglichen klinischen Praxis sind, so können sie im Rahmen von Studien einen wichtigen Beitrag leisten und Einblicke gewähren, die in dieser Form in vivo nur selten möglich sind.

Schlüsselwörter: Fluid-Struktur-Interaktion, virtuelles Herz, hämodynamische Modelle, Strukturmodelle

7.6 Literatur und Anmerkungen

[1] Schenkel T, Krittian S, Spiegel K, Höttges S, Perschall SM, Oertel H: The Karlsruhe Heart Model KaHMo: A modular framework for numerical simulation of cardiac hemodynamics. In: World Congress on Medical Physics and Biomedical Engineering, September 7–12, 2009, München, 615–618.
[2] Seemann G, Krueger M, Wilhelms M: Elektrophysiologische Modellierung und Virtualisierung für die Kardiologie – Methoden und potenzielle Anwendungen. In: Niederlag W, Lemke HU, Lehrach H, Peitgen HO (Hrsg.): Der virtuelle Patient – Zukünftige Basis für Diagnose und Therapie? Health Academy, Band 16, Dresden 2012, 98–116.
[3] Baccani B, Domenichini F, Pedrizetti G: Vortex dynamics in a model left ventricle during filling. Eur J Mech B/Fluid 21 (2002), 527–543.
[4] Domenichini F, Pedrizetti G, Baccani B: Three-dimensional filling flow into a model left ventricle. J Fluid Mech 539 (2005), 179–198.
[5] Saber NR, Gosman AD, Wood NB, Kilner PJ, Charrier CL, Firmin DN: Computational flow modeling of the left ventricle based on in vivo MRI data: Initial experience. Ann Biomed Eng 29 (2001), 275–283.
[6] Saber NR, Wood NB, Gosman AD, Merrifield RD, Yang GZ, Charrier CL, Gatehouse PD, Firmin DN: Progress towards patient-specific computational flow modeling of the left heart via combination of magnetic resonance imaging with computational fluid dynamics. Ann Biomed Eng 31 (2003), 42–52.

[7] Long Q, Merrifield RD, Yang GZ, Xu XY, Killner PJ, Firmin DN: The influence of inflow boundary conditions on intra left ventricle flow predictions. J Biomech Eng 125 (2003), 922–927.

[8] Schenkel T, Malve M, Reik M, Markl M, Jung B, Oertel H: MRI-based CFD analysis of flow in a human left ventricle: methodology and application to a healthy heart. Ann Biomed Eng 37 (2009), 503–515.

[9] Chahboune B, Crolet JM: Numerical simulation of the blood-wall interaction in the human left ventricle. The European Physical Journal Applied Physics 2 (1998), 291–297.

[10] Vierendeels JA, Riemslagh K, Dick E: Computer simulation of interventricular flow and pressure gradients during diastole. J Biomech Eng 122 (2000), 667–674.

[11] Watanabe H, Sugiura S, Kafuku H, Hisada T: Multiphysics simulation of left ventricular filling dynamics using fluid-structure interaction finite element method. Biophys J 87 (2004), 2074–2085.

[12] Als Newtonsche Medien bezeichnet man Medien, deren Viskosität nicht von der Scherung abhängt. In diesem Fall ist der Reibungsterm linear, d. h. selbst nicht von der Geschwindigkeit oder dem Geschwindigkeitsgradienten abhängig.

[13] Schenkel T, Krittian S, Mühlhausen MP, Oertel H: Hemodynamics and fluid-structure-interaction in a virtual heart. it – Information Technology 52 (2010), 250–257.

[14] Liepsch D, Moravec S, Baumgart R: Some flow visualization and laser-Doppler-velocity measurements in a true-to-scale elastic model of a human aortic arch – a new model technique. Biorheology 29 (1992), 563–580.

[15] Frank O: Die Grundform des arteriellen Pulses. Zeitschrift für Biologie 37 (1899), 483–526.

[16] Sagawa K, Lie RK, Schaefer J: Translation of Otto Frank's paper „Die Grundform des Arteriellen Pulses". Zeitschrift für Biologie 37: 483 526 (1899). J Mol Cell Cardiol 22 (1990), 253–254.

[17] Westerhof N, Bosman F, De Vries CJ, Noordergraaf A: Analog studies of the human systemic arterial tree. J Biomech 2 (1969), 121–143.

[18] Tsanas A, Goulermas JY, Vartela V, Tsiapras D, Theodorakis G, Fisher AC, Sfirakis P: The Windkessel model revisited: a qualitative analysis of the circulatory system. Med Eng Phys 31 (2009), 581–588.

[19] De Hart J, Peters GWM, Schreurs PJG, Baaijens FPT: A three-dimensional computational analysis of fluid-structure interaction in the aortic valve. J Biomech 36 (2003), 103–112.

[20] De Hart J: Fluid-structure interaction in the aortic heart valve, a three-dimensional computational analysis. Technische Universiteit Eindhoven, 2002.

[21] Watton PN, Luo XY, Wang X, Bernacca GM, Molly P, Wheatley DJ: Dynamic modelling of prosthetic chorded mitral valves using the immersed boundary method. J Biomech 40 (2006), 613–626.

[22] Borazjani I, Ge I, Sotiropoulos F: Curvilinear immersed boundary method for simulating fluid structure interaction with complex 3D rigid bodies. J Comput Phys 227 (2008), 7587–7620.

[23] Mühlhausen MP: Strömung-struktur-gekoppelte Modellierung und Simulation des menschlichen Herzens. Karlsruhe Institute of Technology (KIT), 2012.

[24] LeGrice IJ, Smaill BH, Chai LZ, Edgar SG, Gavon JB, Hunter PJ: Laminar structure of the heart: Ventricular myocyte arrangement and connective tissue architecture in the dog. Am J Physiol 269 (1995), H571–H582.

[25] Dokos S, Smaill BH, Young AA, LeGrice IJ: Shear properties of passive ventricular myocardium. Am J Physiol Heart Circ Physiol 283 (2002), H2650–H2659.

[26] Holzapfel GA, Ogden RW: Constitutive modelling of passive myocardium: a structurally based framework for material characterization. Philos Transact A Math Phys Eng Sci 367 (2009), 3445–3475.

[27] Zienkiewicz OC: Coupled problems and their numerical solution. In: Lewis RW, Bettess P, Hinton E (eds.): Numerical Methods in Coupled Systems. John Wiley & Sons Ltd, Oxford 1984, 35–58.

[28] Peskin CS: Flow patterns around heart valves: A numerical method. J Comput Phys 10 (1972), 252–271.
[29] Nordsletten DA, Niederer SA, Nash MP, Hunter PJ, Smith NP: Coupling multi-physics models to cardiac mechanics. Progress in Biophysics and Molecular Biology, 2009.
[30] Nordsletten DA, McCormick M, Kilner PJ, Hunter PJ, Kay D, Smith NP: Fluid-solid coupling for the investigation of diastolic and systolic human left ventricular function. Int J Numer Meth Biomed Eng 27 (2011), 1017–1039.
[31] Shyy W, Udaykumar HS, Rao MM, Smith RW: Computational Fluid Dynamics with Moving Boundaries. Dover Publications, 2007.
[32] Krittian S: Modellierung der kardialen Strömung-Struktur-Wechselwirkung: Implicit coupling for KaHMo FSI. Universität Karlsruhe (TH), 2009.
[33] Fyrenius A, Wigström L, Ebbers T, Karlsson M, Engvall J, Bolger AF: Three dimensional flow in the human left atrium. Heart 86 (2001), 448–455.
[34] Spiegel K: Strömungsmechanischer Beitrag zur Planung von Herzoperationen. Universität Karlsruhe (TH), 2009.
[35] Kilner PJ, Yang GZ, Wilkers AJ, Mohiaddin RH, Firmin DN, Yacoub MH: Asymmetric redirection of flow through the heart. Nature 404 (2000), 759–761.
[36] Kim WY, Walker PG, Pedersen EM, Poulsen JK, Oyre S, Houlind K, Yoganathan AP: Left ventricular blood flow patterns in normal subjects: A quantitive analysis by three-dimensional magnetic resonance velocity mapping. J Am Coll Cardiol 26 (1995), 224–238.

K. A. Stroetmann
8 The Virtual Physiological Human (VPH) – Von der europäischen Forschungsinitiative zur klinischen Praxis

8.1 Systembiologie – Auf dem Weg zur erklärungsbasierten Medizin?

Obwohl es seit Tausenden von Jahren Ärzte gibt und die moderne medizinische Forschung enorme Fortschritte zu verzeichnen hat, haben wir bis heute oft nur ein rudimentäres Verständnis für die Zusammenhänge biologischer Prozesse im menschlichen Körper. Dies trifft umso mehr auf pathologische Prozesse und die Ursachen von Erkrankungen zu. Die Medizin, lange eher als eine „Kunst" denn als eine Wissenschaft betrachtet, verfügt heute über eine unüberschaubare Menge an Erfahrungswissen – und der Fortschritt zur evidenzinformierten, durch Leitlinien gestützten Behandlungspraxis ist unübersehbar. Evidenz, oft auf Assoziationen und Korrelationen beruhend, bedeutet jedoch nicht, dass die zugrunde liegenden biologischen Prozesse sowie der Einfluss von Umweltfaktoren verstanden und kausal erklärt werden können [1].

Die Suche nach der erklärungsbasierten Medizin – man könnte auch sagen ihrem „Heiligen Gral" – ist ein zentrales Forschungsfeld der Systembiologie, die sich in den letzten 15 Jahren zu einem der am schnellsten, geradezu explosionsartig wachsenden Forschungsgebiete entwickelt hat [2]. Als interdisziplinäre Forschungsrichtung verknüpft sie Daten, Wissen und Methoden aus Biologie, Medizin, Mathematik, Physik, Systemtechnik, Informatik und Ingenieurwissenschaften (Abb. 8.1) und realisiert damit den sogenannten Dreisatz der Systembiologie: „In vivo, in vitro, in silico." Sie versucht, die komplexen, dynamischen Abläufe einer Zelle oder eines Organs – beispielsweise bei der Alterung, pathologischer Veränderung oder Immunabwehr – zu verstehen, zu modellieren und zu erklären [3].

Die enorme und weiterhin stetig wachsende Fülle von Daten über einzelne Zellbestandteile und -funktionen, die auf verschiedenen Ebenen der Lebensprozesse gewonnen wurde (Genom, Proteom, Metabolom), muss in einen sinnvollen Gesamtzusammenhang gebracht und im Computer – in silico – nachgebildet werden, so dass Simulationen und Vorhersagen auch ohne Experimente im Labor möglich werden können [4]. Nicht nur für die moderne Medizin, sondern auch für viele andere Bereiche, wie die Versorgung mit Nahrungsmitteln oder ein besseres Verständnis der Pflege und Erhaltung biologischer Ressourcen, wird sie immer mehr zu einer Querschnittstechnologie, welche über den reinen Wissenschafts- und Forschungsbereich hinaus auch für die Innovationsfähigkeit ganzer Branchen von zunehmender Bedeutung sein dürfte.

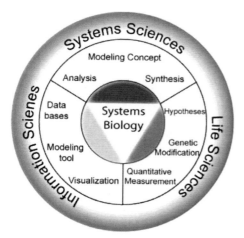

Abb. 8.1: Systembiologie – Ansätze und Methoden (Quelle: http://www.sysbio.de).

Bezogen auf biologisch-medizinische Fragestellungen arbeiten weltweit inzwischen hunderte von Wissenschaftlern daran, die Funktionen und das Zusammenwirken menschlicher Genome, von Zellen, Gewebe und ganzen Organen, letztendlich auch des gesamten menschlichen Organismus, mehr und mehr aber auch ausgewählte Erkrankungen, im Rechner nachzubilden, um damit längerfristig einen signifikanten Beitrag zu ihrer Prävention und Überwindung zu leisten. Was vor 40 Jahren das Spielfeld von vielleicht ein paar „Spinnern" war [5], hat sich inzwischen zu einer weltweiten wissenschaftlich-klinischen Community entwickelt. Der Traum ist die Entwicklung eines komplexen Simulationsmodells des Menschen, eines „virtuellen physiologischen Menschen" (Virtual Physiological Human – VPH).

Sollte dies gelingen, so wird es möglich werden, in silico, d. h. im Computer, dank hochkomplexer Modelle – die derzeit noch die Kapazität von Superrechnern überfordern [6] – den Status und die voraussichtliche Entwicklung, beispielsweise eines bestimmten pathologischen Prozesses, des Organs oder eines physiologischen Systems eines konkreten individuellen Patienten zu simulieren, um den behandelnden Arzt durch neue diagnostische und prognostische Verfahren bei der Voraussage des zu erwartenden Krankheitsverlaufs und einer darauf fußenden Entscheidung über die optimale Therapie zu unterstützen. Ziel ist eine viel stärker auf die Idiosynkrasien des Patienten eingehende, d. h. die spezifischen biologischen Prädispositionen des jeweiligen Patienten berücksichtigende Behandlung.

Ob es sich, wie vor zehn Jahren bei der Genom-Forschung, um einen großen „Hype" mit bisher wenig durchschlagendem Erfolg handelt, oder aber ob der vermutete Nutzen sich mittelfristig realisieren lässt, ist derzeit nicht seriös abschätzbar. Aber die ersten klinisch relevanten Ergebnisse sind zumindest vielversprechend, und weltweit wird diese Forschung hin zur erklärungsbasierten Medizin mit hohem Einsatz vorangetrieben.

8.2 Der gesundheitspolitische Kontext

Neben den faszinierenden Forschungsfragen, der wegweisenden Interdisziplinarität sowie dem Enthusiasmus einer globalen Community wird dieser Forschungsansatz auch von der damit verbundenen Erwartung vorangetrieben, einen substanziellen, nachhaltigen Beitrag zur Lösung aktueller und zukünftiger gesundheitspolitischer Fragestellungen zu leisten. Diese beziehen sich u. a. auf folgende Herausforderungen:
- Verlagerung gesundheitspolitischer Prioritäten in Richtung Gesundheitsvorsorge, nicht Krankenversorgung,
- Berücksichtigung der Idiosynkrasien, insbesondere der individuellen gesundheitsrelevanten Daten des Bürgers im weitestmöglichen Umfang („personalized healthcare"), einschließlich der Berücksichtigung genetischer, psychosozialer und Umweltdaten in ihrem Einfluss auf Krankheitsgenese und -verlauf,
- Berücksichtigung neuer Herausforderungen durch chronisch kranke, multimorbide Bürger, eine alternde Gesellschaft und Palliativmedizin [7],
- Übergang von einer reaktiven zur präventiven und voraussagenden Medizin,
- Unterstützung aller (integrierten) Versorgungsprozesse eines umfassend angelegten Gesundheitssystems durch fokussierte Entscheidungsunterstützung des jeweiligen Prozessschrittes sowie
- durchgreifende Verbesserung der ökonomischen Effizienz aller Versorgungsprozesse im Gesundheitssektor sowie nachhaltige Reduzierung der langfristig nicht tragfähigen Kostensteigerungen im Gesundheits- und Pflegesektor.

Ob aber letztendlich die Systembiologie und die europäische „Virtual Physiological Human"-Initiative einen wesentlichen Beitrag zur Abkehr von dem geradezu fundamentalen Trend eines kostentreibenden medico-technischen Fortschritts [8] leisten wird, kann nur die Zukunft klären.

8.3 Das globale Physiom-Projekt und sein ethischer Impetus

Jenseits einzelner Forschungsprojekte, die seit rund 50 Jahren weltweit durchgeführt wurden und welche bereits das Konzept des „virtuellen physiologischen Menschen" vorwegnahmen, wurde Anfang der 90er Jahre des vorigen Jahrhunderts erstmalig der Versuch unternommen, weltweit solche Aktivitäten in einem gemeinsamen Vorhaben – dem globalen Physiom-Projekt [9] – zu bündeln. Hierbei handelt es sich um eine weltweite Initiative mit dem Ziel, gemeinsam einen integrierten Rahmen für rechnergestützte Modelle von biologischen Organismen zu entwickeln und bereitzustellen.

Während Genom, Proteom oder Morphom „nur" eine unendliche Vielfalt von notwendigen Struktur-Daten zur Verfügung stellen, ist zur Erklärung der Funktionen biologischer Systeme ein weitergehendes Verständnis z. B. ihrer Dynamik, Kinetik und Interaktionen unumgänglich. "We need more than statistical descriptions of associations among physiological variables; we need models that include mechanisms and distinguish mere association from cause and effect." Definiert wurde das Physiom als „the quantitative, integrative description of the physiological dynamics and functions of the intact organism" [1].

Das Konzept des „Physiome Project" wurde zum ersten Mal im Jahre 1993 vorgestellt. Der Ausdruck „physiome" wurde dabei von „physio" (Leben) und „ome" (Gesamtheit oder Gesamtmenge) abgeleitet. Zielsetzung ist eine quantitative Beschreibung der physiologischen Dynamik und des funktionellen Verhaltens intakter Organismen – vom Bakterium bis zum Menschen. Statt „black box"-Modellen, die lediglich statistische Korrelationen zwischen physiologischen Variablen beschreiben, werden „white box"-Modelle angestrebt, die kausale Beziehungen modellieren. Neben rein wissenschaftlichem Erkenntnisinteresse ist die treibende Kraft auch der makro-ethische Impetus, um z. B. im medizinischen Bereich das Risiko für Patienten bei der klinischen Forschung zu minimieren [10].

Es ist allerdings nicht zu erwarten, dass das Endergebnis irgendwann einmal ein komplexes, vollständiges Simulationsmodell bestimmter biologischer „Systeme" oder des gesamten menschlichen Körpers sein wird. Ziel ist vielmehr, kleinere Modelle auf den diversen physiologischen Niveaus je nach spezifischer Fragestellung zu problemorientierten größeren, integrativen Systemen oder Hyper-Modellen zu verknüpfen, die jedoch quasi definitionsgemäß als Modelle nur einen begrenzten, auf einen bestimmten Zweck hin orientierten Ausschnitt der „Realität" abstrahieren und simulieren können.

8.4 Die europäische VPH-Initiative

Die Europäische Kommission (EK) hat seit Beginn dieses Jahrtausends diverse Projekte in diesem Wissenschaftsfeld gefördert, vornehmlich im Kontext der eHealth-Förderung aus dem Informations- und Kommunikationstechnologie-Schwerpunkt. Im Rahmen ihres 6. Forschungsförderprogrammes (FP6) wurde dort im Jahr 2005 die Erstellung einer umfassenden Strategie und Roadmap für eine europäische Physiom-Initiative [11] ausgeschrieben, die im Jahr 2007 vorgelegt wurde. Im Gegensatz zum globalen Physiom-Projekt liegt der Fokus ausschließlich auf der menschlichen Physiologie und entsprechenden medizinischen Fragestellungen. Ergebnis war die VPH Forschungs-Roadmap „Seeding the EuroPhysiome: A Roadmap to the Virtual Physiological Human" [12], die Leitlinien, Ziele, Maßnahmenschwerpunkte und einen Zeitplan für die weitere Entwicklung dieses Förderschwerpunktes vorschlug.

Ab dem Jahr 2008 führten dann Ausschreibungen im Kontext des 7. Forschungsförderprogrammes (FP7) [13] zu einer Vielzahl von Projekten, die sich vornehmlich mit der Simulation spezifischer Aspekte von Organen befassten. Erste konkrete, auch für die klinische Praxis bereits nutzbare Ergebnisse liegen vor, und in den kommenden Jahren sind weitere zu erwarten. Parallel dazu wurde ein sogenanntes „VPH

Network of Excellence" [14] zur Koordinierung dieser Projekte sowie zum Aufbau erster Komponenten einer gemeinsamen europäischen VPH-Forschungsinfrastruktur ins Leben gerufen. Weitere erfolgreiche Projektvorschläge aus der im Jahr 2010 erfolgten Ausschreibung werden seit dem Jahr 2011 realisiert, darunter die großen europäischen VPH-Infrastrukturprojekte „VPH-Share" [15] und „p-medicine" [16], die u. a. Dienstleistungen wie die Bereitstellung von Datensätzen, Datenbanken über und Zugriffsmöglichkeiten auf erprobte Simulationsmodelle, die Forschung und Kooperation unterstützende Werkzeuge usw. bereitstellen werden. Insgesamt hat die EK bisher über 150 Mio. Euro zur Forschungsförderung in diesem Bereich investiert, und eine weitere Ausschreibung im Umfang von ca. 68 Mio. Euro zur Simulation spezifischer Krankheitsbilder und deren Verlauf wird im Moment abgeschlossen, so dass die zu fördernden Projekte voraussichtlich im Jahr 2013 anlaufen können.

Ein zentrales Element der europäischen wie auch globalen Aktivitäten wird das neu gegründete VPH Institute in Bologna/Italien sein. Sein Ziel ist es, nicht nur die VPH-Initiative im forschungspolitischen Raum zu repräsentieren, sondern auch nachhaltige Infrastrukturdienste sowie eine neutrale Plattform für den Austausch zwischen Wissenschaft, Politik, Forschungsförderung, Industrie und Medizin bereitzustellen [17]. Ergänzt werden diese Bemühungen durch flankierende internationale Vereinbarungen und Kooperationen. So wurde im März 2007 die „World Integrative Research Initiative" (WIRI) ins Leben gerufen, die die globale Zusammenarbeit großer Forschungs- und Entwicklungsprojekte koordinieren und zum Austausch von Ergebnissen beitragen will. Auch soll am Aufbau einer gemeinsamen Infrastruktur gearbeitet werden [18]. Im Dezember des gleichen Jahres folgte der Osaka Accord, eine Vereinbarung europäischer, asiatischer, amerikanischer und pazifischer Forschergruppen, die am 8. Dezember 2007 in Osaka/Japan unterschrieben wurde. Damit sind über das National Institute of Biomedical Imaging & Bioengineering – National Institutes of Health in Washington, DC, auch führende Projekte und Initiativen der USA eingebunden [19]. Ziel ist es, die globale Kooperation bei der integrativen, systembiologischen Forschung voranzutreiben.

Der Fokus liegt hierbei im medizinischen Bereich. Zentraler Impetus ist der steigende gesellschaftliche Bedarf an einem „more holistic approach to health and wellness, and for a patient-doctor relationship more and more based on personalised healthcare driven by clinical decisions based on quantitative evidences, that can be explained also through simple deducting reasoning and not only through inductive statistical evidences" [20]. Auch solche Initiativen werden inzwischen von der EK durch spezifische Fördermittel unterstützt, die die Beteiligung nicht-europäischer Partner in europäischen Konsortien und deren Finanzierung gestatten.

8.5 Fallbeispiel: Einsatz in der Osteoporose-Behandlung

Ein konkretes Beispiel bereits kliniknaher VPH-Forschung ist das von der EK geförderte Osteoporotic Virtual Physiological Human (VPHOP)-Projekt [21]. Osteoporose ist eine „Killer"-Krankheit: Dadurch verursachte Brüche führen zu einer Vielzahl von Todesfällen gerade auch bei Frauen, die gleichhoch wie bei Brustkrebs sind. Es wird geschätzt, dass ca. 4 Mio. Brüche pro Jahr in Europa zu gesellschaftlichen Kosten von über 30 Mrd. Euro führen. Es wird erwartet, dass sich aufgrund der kontinuierlich steigenden Lebenserwartung der Bevölkerung die Anzahl der Brüche bis zum Jahr 2050 verdoppelt, es sei denn, die Diagnose und Behandlung können grundlegend verbessert werden.

Und die klinische Praxis in diesem Bereich ist klar verbesserungsbedürftig. Basierend auf gegenwärtig verfügbaren Prognoseinstrumenten liegt die Voraussagewahrscheinlichkeit für einen zukünftigen Bruch bei rund 60 %, d. h. sie ist nicht sehr viel besser als das Werfen einer Münze, und in der Mehrzahl der Fälle bleibt nur eine Behandlung bereits eingetretener Brüche. Zwar ist die Physiologie der Knochen so komplex wie die anderer Organe, aber die Biomechanik eines Knochenbruchs ist ein

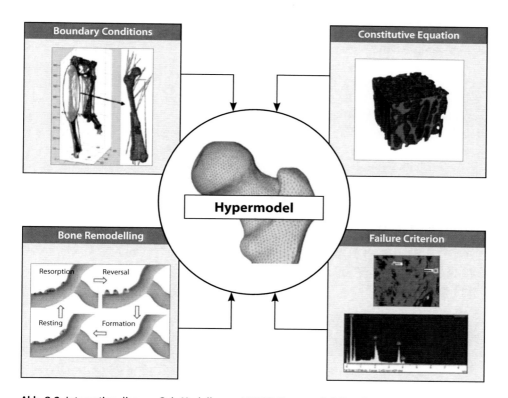

Abb. 8.2: Integration diverser Sub-Modelle zum VPHOP-Hypermodell (Quelle: VPHOP Consortium).

zunächst rein mechanisches Ereignis. Deshalb wird erwartet, dass dank des Einsatzes sehr unterschiedlicher, komplementärer Technologien und Verfahren ein komplexes Hypermodell (Abb. 8.2), in das auch Verhaltensdaten des jeweiligen Patienten eingehen werden, mit einer erheblich höheren Voraussagewahrscheinlichkeit demnächst für erste vorklinische Studien verfügbar sein wird. Weiterhin werden alternative Behandlungsoptionen modelliert. Erste Kosten-Nutzen-Analysen zeigen, dass schon eine relativ geringe Erhöhung der Voraussagewahrscheinlichkeit zu signifikanten Einsparungen auf der Ebene des Gesundheitssystems führen könnte [22].

Dank einer weiteren Zuwendung durch die EK konnte inzwischen eine transatlantische Kooperation mit dem Stanford University Center for Physics-Based Simulation of Biological Structures – SIMBIOS etabliert werden. Damit arbeiten zwei der weltweit größten Forschungsvorhaben im Bereich der personalisierten, integrativen und prädiktiven muskuloskelettalen Medizin zusammen [23].

8.6 Förderung der Systembiologie in Deutschland

Mit der Ausschreibung des Förderschwerpunkts „Systeme des Lebens – Systembiologie" im Jahr 2003 hat das deutsche Bundesministerium für Bildung und Forschung (BMBF) relativ frühzeitig – und früher als viele andere Länder – einen ersten signifikanten Beitrag zum Aufbau der systembiologischen Forschung in Deutschland geleistet [24]. Mittelpunkt der ersten Runde war HepatoSys – ein Kompetenznetzwerk, das mit Beginn des Jahres 2004 in die erste Förderperiode startete. Aufgabe war es, sich mit der Generierung von Standards, Methoden und Wissen auf dem Weg zu einer virtuellen Leberzelle zu befassen. Längerfristiges Ziel war die Modellierung einer virtuellen Zelle, mit der physiologische Prozesse in silico nachgestellt werden können, kurz die „gläserne Leberzelle" [25].

Bereits im Sommer 2006 stellte das Ministerium dann weitere 45 Mio. Euro-Förderung für fünf Jahre in Aussicht, basierend auf der Einsicht: „Die Analyse komplexer biologischer Prozesse auf molekularer Basis verlangt sowohl neue experimentelle als auch konzeptionelle Forschungsansätze. ... Dadurch sind auch neue Methoden aus den Bereichen Informatik, Mathematik, Ingenieurswissenschaften und Physik notwendig, um die Informationen moderner Experimente zu integrieren und zu verarbeiten. Diese Verknüpfung dient auch dazu, neue theoretische Modelle zu entwickeln, die die Design-Prinzipien komplexer biologischer Systeme genau beschreiben und ihr Verhalten auf der patho-physiologischen Ebene vorhersagen." Letztendlich nahm das „Netzwerk Virtuelle Leber" [26] jedoch erst Mitte 2010 seine Mission auf, „Physiologie, Morphologie und Funktion der menschlichen Leber modellhaft abzubilden" [27].

Das so etablierte interdisziplinäre Netzwerk Systembiologie der Leber besteht inzwischen aus über 70 Arbeitsgruppen in mehr als 40 Institutionen aus Wissenschaft und Wirtschaft. Gesundheits- und industriepolitisch wird die Förderung von der Einsicht getrieben, dass „die Systembiologie den Transfer aus der Forschung zum

Patienten beschleunigen und in der Medikamentenentwicklung auch Kosten sparen kann. Sie ist deshalb Schlüsseltechnologie und Innovationsmotor für eine zukünftige individualisierte Medizin." [28].

8.7 Ausblick

Forschungspolitisches Ziel der inzwischen auch national von mehreren Mitgliedsstaaten der Europäischen Union unterstützten VPH-Initiative ist es, nicht nur einen signifikanten Beitrag zum globalen Physiom-Projekt im Bereich der humanmedizinischen Systembiologie zu leisten, sondern die weltweit führende Position Europas bei der Entwicklung solcher Simulationsmodelle zur Erforschung von Ursachen und Zusammenhängen von Erkrankungen weiter auszubauen. Auch die deutsche Wissenschaftsgemeinde, unterstützt vom Bundesministerium für Bildung und Forschung, leistet einen sehr signifikanten Beitrag.

Das finale Ziel all dieser Forschungs- und Entwicklungsbemühungen ist es, unter Nutzung sowohl individueller Patientendaten als auch weltweit elektronisch verfügbarer Patienten- und Populationendateien neue, bahnbrechende diagnostische und prognostische Verfahren für den klinischen Alltag zur Verfügung zu stellen. Die entstehenden klinischen Entscheidungsunterstützungssysteme sollen die Ärzte darin unterstützen, zu einem viel früheren Zeitpunkt und wesentlich präziser auf die jeweilige Bedingtheit einzelner Patienten zugeschnittene Voraussagen, Diagnosen sowie Therapien zu ermöglichen.

Ob und in welchem realistischen Zeitraum eine solche individualisierte Medizin zum routinemäßigen Einsatz, zumindest in Universitäts- und Lehrkrankenhäusern kommen wird, bleibt abzuwarten.

8.8 Zusammenfassung

Die Systembiologie ist eines der am schnellsten wachsenden Forschungsfelder des vergangenen Jahrzehnts. Bei der Suche nach der erklärungsbasierten Medizin spielt sie eine zentrale Rolle. Es sollen komplexe, dynamische Abläufe, z. B. in einer Zelle oder einem menschlichen Organ, in silico so präzise nachgebildet werden, dass Vorhersagen pathologischer Prozesse für einzelne Patienten möglich werden. Vor dem Hintergrund gesundheitspolitischer Forderungen wird zunächst kurz das globale Physiom-Projekt zur Entwicklung rechnergestützter Modelle biologischer Organismen eingeführt, bevor Stoßrichtung und Maßnahmen der EU zur Förderung der Initiative zur Kreierung eines „Virtuellen Physiologischen Menschen" erläutert werden. Hier ist Europa weltweit führend.

Ein konkretes Beispiel bereits kliniknaher Forschung ist das europäische Osteoporotic Virtual Physiological Human (VPHOP)-Projekt, welches ein komplexes Mehrebenen-Modell als Basis für ein klinisches Entscheidungsunterstützungssystem entwickelt und testet. Das deutsche interdisziplinäre Netzwerk Systembiologie der Leber wird mit ähnlicher Zielsetzung seit bald zehn Jahren staatlich unterstützt. Ob und in welchem Zeitraum eine solche individualisierte Medizin zum routinemäßigen Einsatz kommen wird, bleibt abzuwarten.

Schlüsselwörter: virtueller physiologischer Mensch, VPH, Physiom, Systembiologie, Europäische Kommission, klinischer Nutzen, VPHOP

Anmerkung: Die obigen Ausführungen basieren teilweise auf Forschungsarbeiten, die im Rahmen der von der EK unterstützten FP7-Projekte gefördert wurden. Die Aussagen geben lediglich die Meinung des Autors wieder. Die EK ist in keinem Fall hierfür verantwortlich.

8.9 Literatur und Anmerkungen

[1] Fumihiko K: Cardiovascular Physiome. Proceedings of the Symposium on Biological and Physiological Engineering 18 (2003), 149–152.
[2] http://en.citizendium.org/wiki/Systems_biology (30.03.2012).
[3] Kitano H: Systems biology: a brief overview. Science 295 (2002), 1662–1664.
[4] http://www.mtzstiftung.de/die_mtz_awards_projekte/mtz_award_fuer_sys-tembiologie/definition_systembiologie/ (30.03.2012).
[5] Nobel D: The Music of Life – Biology beyond the genome. Oxford University Press, Oxford 2006.
[6] Soweit die mathematischen Prozesse nicht parallelisierbar sind, stellen Grid- oder Cloud-Computing keine Lösung des Kapazitätsproblems dar.
[7] Wobei die tatsächlichen Auswirkungen einer alternden Gesellschaft auf die Kosten des Gesundheitssystems alles andere als eindeutig sind, vgl. z. B. Vaupel JW: Biodemography of human ageing. Nature 464 (2010), 536–542 oder Reinhardt UE: Does the aging of the population really drive the demand for health care? Health Affairs 22 (2003), 27–39.
[8] The Congress of the United States, Congressional Budget Office: Technological Change and the Growth of Health Care Spending. Washington, D.C. 2008.
[9] Hunter P, Nielsen P: A Strategy for Integrative Computational Physiology. Physiology 20 (2005), 316–325. http://www.physiome.org.nz/ (30.03.2012).
[10] Bassingthwaighte JB: The Physiome Project: The macroethics of engineering toward health. Bridge 32 (2002), 24–29.
[11] http://www.europhysiome.org/ (30.03.2012).
[12] http://ec.europa.eu/information_society/activities/health/docs/projects/vph/step-vph_roadmap.pdf (30.03.2012).
[13] http://ec.europa.eu/information_society/activities/health/research/fp7vph/index_en.htm (30.03.2012).
[14] www.vph-noe.eu/ (30.03.2012).
[15] https://www.biomedtown.org/biomed_town/vphshare/reception/website/ (30.03.2012).
[16] http://www.p-medicine.eu/ (30.03.2012).
[17] https://www.biomedtown.org/biomed_town/vphinstitute/reception/news/VPHI_operational/ (30.03.2012).

[18] https://www.biomedtown.org/biomed_town/VPH/wiri/ (30.03.2012).
[19] http://www.nibib.nih.gov/ (30.03.2012).
[20] https://www.biomedtown.org/biomed_town/VPH/wiri/OsakaAccord/?searchterm=osaka accord (30.03.2012).
[21] http://www.vphop.eu/ (30.03.2012).
[22] NMS Physiome/Simbios Webinar: Assessing Clinical and Economic Benefits of Biocomputational Models. http://simbios.stanford.edu/index.html (30.03.2012).
[23] http://www.nmsphysiome.eu/ (30.03.2012).
[24] http://www.bmbf.de/de/1140.php (30.03.2012).
[25] http://www.mtzstiftung.de/die_mtz_awards__projekte/mtz_bioquant_award/definition_systembiologie/ (30.03.2012).
[26] http://www.virtual-liver.de (30.03.2012).
[27] http://www.bmbf.de/de/1140.php (30.03.2012).
[28] http://www.bmbf.de/press/2895.php (30.03.2012).

H. Ramm, S. Zachow
9 Modellgestützte Therapieplanung für die individuelle Implantatversorgung

9.1 Medizinischer Hintergrund

Ein wichtiges Ziel der orthopädischen Chirurgie ist es, Aktivität und Fitness bis ins hohe Alter zu gewährleisten. Hierfür ist es notwendig, körperliche Verschleißerscheinungen wie Arthrose, medizinisch zu behandeln. Arthrose ist eine Gelenkerkrankung, von der ca. 20 % der über 60-Jährigen betroffen sind und führt in Deutschland zu Krankenversorgungskosten in Höhe von jährlich über 7 Millionen Euro [1]. In Europa leiden derzeit schätzungsweise über 15 Millionen Menschen an dieser Krankheit. Jährlich werden in der EU ca. 550.000 künstliche Hüft- und ca. 250.000 Kniegelenke implantiert [2]. Aufgrund der demografischen Entwicklung unserer Gesellschaft geschieht dies mit steigender Tendenz. Fast 20 % der Patienten, die ein künstliches Kniegelenk erhalten, sind mit dem Ergebnis der Operation unzufrieden [3]; ein Umstand, der einen erhöhten Forschungsbedarf auf dem Gebiet der Implantatversorgung notwendig macht.

Im derzeitigen klinischen Alltag basiert die Auswahl und der „Einbau" von Implantaten (Endoprothesen) häufig auf subjektiven Entscheidungen der Operateure, die über die Eingabe einfacher Zielparameter, wie etwa die möglichst genaue Wiederherstellung der Beinachse, durch Navigationssysteme unterstützt werden [4]. Der Planungs- bzw. Entscheidungsprozess findet somit vorwiegend intraoperativ statt und liefert keine Erkenntnisse über die zu erwartende Gelenkfunktion nach der Operation. Wünschenswert wäre jedoch eine Möglichkeit zur objektiven Bewertung der Funktion und Passgenauigkeit eines geplanten Gelenkersatzes vor der Operation, und zwar unter Berücksichtigung relevanter individueller Faktoren. Dazu zählen Größe, Gewicht, Knochenbau, ggf. Geschlecht, aber auch funktionelle Randbedingungen, wie die individuell am Gelenk wirkenden Kräfte oder der Bewegungsspielraum. Computergestützte Planungsmethoden bieten hier die Möglichkeit, diese Faktoren in die Entscheidungsfindung einfließen zu lassen. Um dies zu erreichen, sollte die präoperative Planung eines Gelenkersatzes u. a. folgende Merkmale aufweisen:
- Berücksichtigung der individuellen anatomischen Gegebenheiten,
- Analyse der Gelenkfunktion auf Basis biomechanischer Simulation und
- Schnittstelle zur exakten Umsetzung der geplanten Operation (z. B. mittels Navigation).

Ein Planungsablauf der diese Merkmale widerspiegelt, ist in Abbildung 9.1 gezeigt. Ziel ist es, diesen Ablauf in ein Planungssystem für die orthopädische Chirurgie umzusetzen.

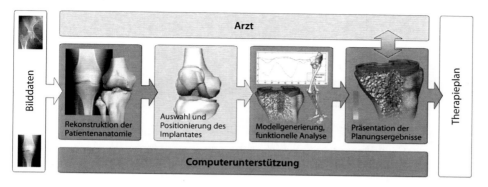

Abb. 9.1: Möglicher Ablaufplan der präoperativen Planung für eine individuell abgestimmte Implantatversorgung. Aus medizinischen Bilddaten muss zunächst die 3D-Gelenkanatomie rekonstruiert werden. Diese wird im nächsten Planungsschritt computergestützt mit einem Implantat versorgt. Anschließend wird für den erstellten Plan eine funktionelle Analyse durchgeführt, für die geeignete Simulationsmodelle erzeugt werden müssen. Nach Präsentation der Resultate kann der Operateur entscheiden, ob Änderungen notwendig sind oder den Plan umsetzen.

9.2 Computergestützte Planung für den individuellen Gelenkersatz

9.2.1 Vorbemerkungen

Aktuelle Ansätze zur präoperativen 3D-Planung eines Gelenkersatzes bilden oft nur einen Teil der vorab genannten Anforderungen an ein chirurgisches Planungssystem ab. So existieren bereits Methoden, um die Positionierung von Implantaten für die wichtigen drei Gelenke Knie [5], Hüfte [6] und Schulter [7] zu planen. Die Prognose der zu erwartenden Gelenkfunktion ist bisher jedoch nur teilweise in die Planung eingeflossen. In den letzten Jahren rückte daher zunehmend der Aspekt der funktionellen Planung ins Zentrum der Forschung [8]. Dick et al. präsentierten z. B. ein Verfahren zur interaktiven Positionierung von Hüftimplantaten mit gleichzeitiger Simulation der Spannungsverteilung im Knochen [9]. Eine Methode zur Bestimmung des Bewegungsausmaßes eines Schultergelenks nach geplanter Versorgung mit einer Endoprothese wurde von Krekel et al. [10] entwickelt. Bei diesen Arbeiten handelt es sich um vielversprechende Machbarkeitsstudien, wobei notwendige Vorverarbeitungsschritte zur Erstellung patientenspezifischer Planungsmodelle und zur funktionellen Analyse noch zu aufwendig sind, um sie im klinischen Alltag nutzen zu können.

Im Folgenden werden computergestützte Methoden vorgestellt, die diese Lücke schließen und zu einem klinisch nutzbaren, integrierten Planungssystem führen. Dazu gehören die automatisierte und verlässliche dreidimensionale (3D-)Rekonstruktion der patientenspezifischen Anatomie aus medizinischen Bilddaten, die Auswahl und die optimale Positionierung von Implantaten sowie die Generierung von Modellen, die für eine biomechanische Analyse und somit zur Vorhersage der zu erwartenden Gelenkfunktion genutzt werden können.

9.2.2 Rekonstruktion der individuellen Gelenkanatomie aus medizinischen Bilddaten

Röntgenbildgebung, wie Computertomographie (CT) und planares Röntgen, ist die wesentliche Grundlage für die Diagnose und Planung in der orthopädischen Chirurgie. Sie erlaubt, den Zustand von knöchernen Gelenkstrukturen vor und auch nach erfolgter Operation sicher zu beurteilen. Für die Berücksichtigung von Knorpeln, Bändern und Muskeln bietet sich darüber hinaus die Magnetresonanztomographie (MRT) als bildgebendes Verfahren an. Die Planung einer Implantatposition kann zwar direkt auf Basis der medizinischen Bilddaten erfolgen. Für darüber hinausgehende Fragestellungen muss die individuelle Anatomie eines Patienten für die funktionelle Planung in geeigneter Weise extrahiert und in Form eines 3D-Planungsmodells bereitgestellt werden [8].

In den letzten Jahren haben sich Verfahren zur 3D-Rekonstruktion anatomischer Strukturen aus tomographischen Bilddaten etabliert, die auf Formwissen (statistische Formmodelle, SFM) basieren [11, 12]. Die SFMs repräsentieren die mittlere Form einer anatomischen Struktur einschließlich ihrer geometrischen Formvariation, die sich aus der statistischen Analyse einer Menge von ähnlichen Strukturen ergibt (Abb. 9.2). Die vollständige Automatisierung solcher Verfahren macht sie für den praktischen Einsatz in der chirurgischen Planung nutzbar.

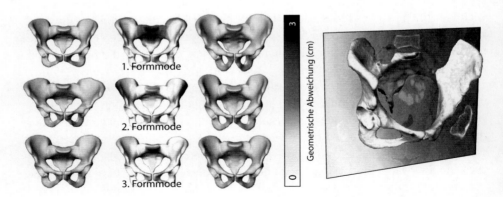

Abb. 9.2: SFM des Beckens. Die drei wichtigsten geometrischen Variationen (Formmoden) mit ihren jeweils stärksten Ausprägungen (linke und rechte Spalte) und der Stärke der geometrischen Abweichung farblich kodiert auf der mittleren Form (links). Rekonstruktionsergebnis eines Beckens aus einem CT-Datensatz (rechts). Vgl. Kapitel 26, Farbabbildungen, S. 339.

Eine Methode zur vollautomatischen 3D-Rekonstruktion der knöchernen Anatomie des Beckens aus CT-Daten, basierend auf SFMs, wurde in [13] vorgestellt. In diesem Ansatz wird zuerst die mittlere Form des SFMs der gesuchten anatomischen Struktur in den Bilddaten über ein automatisiertes Suchverfahren positioniert und ausgehend von dieser initialen Positionierung werden Lage und Form des SFMs solange variiert, bis die individuelle Anatomie des jeweiligen Patienten in den Bilddaten bestmöglich durch die Formparameter des SFMs repräsentiert ist. Aktuelle Entwicklungen, bei der alle am Gelenk angrenzenden Knochen in ihrer relativen Lage zueinander, unabhängig von den jeweiligen Gelenkfreiheitsgraden, in einem SFM beschrieben sind, sollen die Genauigkeit der Segmentierung zukünftig noch weiter erhöhen [14].

Für tomographische Daten funktionieren die entwickelten Verfahren bereits sehr gut, wie Erfolge bei internationalen Segmentierungswettbewerben zeigen [15, 16]. Für die Praxis ist aber auch eine 3D-Rekonstruktion von anatomischen Strukturen aus konventionellen 2D-Röntgenbildern gefordert, da es sich hierbei um das mit Abstand am häufigsten verwendete Bildgebungsverfahren in der Orthopädie handelt, mit dem sich Gelenke auch unter realen Belastungssituationen (wie z. B. dem Körpergewicht) analysieren lassen. In der Vergangenheit wurden bereits Methoden zur 3D-Formund Lagerekonstruktion komplexer Strukturen aus 2D-Projektionsbildern vorgestellt [17–19]. Da diese Verfahren lediglich auf der projizierten Objektkontur arbeiten, eignen sie sich nur ungenügend, um dreidimensionale Objekte zu rekonstruieren, deren Projektion invariant gegenüber bestimmten Transformationen ist.

Zur Verbesserung der 3D-Rekonstruktion anatomischer Strukturen aus Projektionsaufnahmen wird an Verfahren geforscht, die anhand von statistischen Formund Intensitätsmodellen (SFIM) realitätsnahe synthetische Röntgenbilder erzeugen

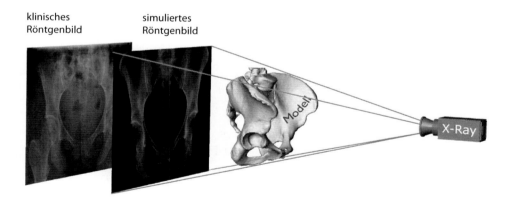

Abb. 9.3: Rekonstruktion der 3D-Anatomie aus konventionellen Röntgendaten. Mit bekannter Aufnahmegeometrie lassen sich über die Projektion eines volumetrischen Form- und Intensitätsmodells (Modell) Röntgenbilder simulieren, die dann mit dem klinischen Bild verglichen werden können. Mit geeigneten Distanzmaßen lässt sich so in einem Optimierungsprozess über die Variation der Form- und Intensitätsparameter eine Abschätzung der 3D-Anatomie treffen.

[20]. Die SFIM modellieren dabei die Röntgenabsorptionseigenschaften biologischer Gewebe (Abb. 9.3). Diese röntgenähnlichen Projektionen können dann durch Variation von Form und Lage des SFIMs mit realen Röntgenaufnahmen der entsprechenden Strukturen verglichen und die Parameter des SFIMs in einem Optimierungsverfahren solange verändert werden, bis die künstliche Projektion mit dem gegebenen Röntgenbild bestmöglich übereinstimmt. Resultat dieser Optimierung ist ein 3D-Modell der anatomischen Struktur, die die entsprechende individuelle Anatomie bestmöglich annähert, an dem anschließend die Planung erfolgen kann.

9.2.3 Auswahl und Positionierung von Implantaten

Auswahl und Positionierung von Endoprothesen basieren im Wesentlichen auf der Größe und Gestalt der jeweiligen Gelenkknochen. Andere Faktoren spielen aber ebenso eine entscheidende Rolle. So muss zum Beispiel darauf geachtet werden, dass die Ausrichtung mechanischer oder anatomischer Achsen so rekonstruiert wird, dass eine unphysiologische Fehlstellung vermieden wird. Weitere Faktoren sind der gewählte chirurgische Zugang bzw. die Lage von angrenzenden Strukturen.

Für die intraoperative Implantatpositionierung existieren Leitfäden und Empfehlungen, die auf chirurgischer Expertise basieren, wie z. B. für die Hüfte [21]. Mit Hilfe der computergestützten Navigation lassen sich solche Empfehlungen kontrolliert während der Operation überprüfen bzw. umsetzen [4]. Hierfür müssen Referenzsysteme, also lokale Bezugssysteme mit anatomischer Bedeutung, für die Gelenkanatomie bestimmt werden. Dabei kann es sich zum Beispiel um einfache Landmarken, Achsen oder anatomisch relevante Ebenen handeln. Dies geschieht momentan überwiegend durch Navigationstechniken, die ohne Bilddaten auskommen, z. B. über die Abtastung anatomischer Landmarken auf der Knochenoberfläche oder die Bestimmung funktioneller Landmarken, wie dem Hüftkopfzentrum als Rotationszentrum des Oberschenkelknochens. – Klinisch nutzbare computergestützte Planungssysteme sollten die Vorgaben zur Entfernung von pathologischen Gelenkteilen sowie zur Auswahl und Positionierung von Implantaten weitgehend automatisch liefern. Hierfür ist es notwendig die erforderlichen Referenzsysteme aus den Bilddaten bzw. dem daraus rekonstruierten Planungsmodell zu ermitteln. Daraus lässt sich dann ein Vorschlag für ein geeignetes Implantat und seine Positionierung ableiten. Der Chirurg erhält eine Entscheidungsunterstützung, die er akzeptieren oder verändern kann und muss im Idealfall höchstens noch eine Feinjustierung, z. B. unter Berücksichtigung der Ergebnisse einer biomechanischen Simulation vornehmen.

Für eine verbesserte computergestützte Positionierung von Gelenkimplantaten am 3D-Modell wurden daher Methoden entwickelt, um anatomische und funktionelle Landmarken automatisch aus den Bilddaten zu extrahieren [22]. Diese Verfahren basieren ebenfalls auf der Nutzung von statistischen Formmodellen (Abb. 9.4).

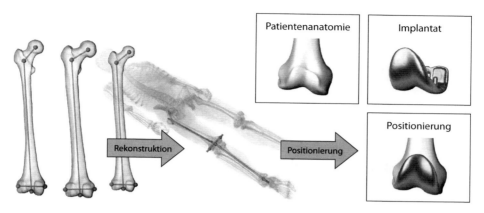

Abb. 9.4: Ablauf der automatischen Implantatpositionierung (von links nach rechts): Während der Anatomie-rekonstruktion werden anatomische Landmarken, die über das SFM modelliert werden, auf die Patientenanatomie übertragen. Aus diesen Landmarken werden die Referenzkoordinatensysteme der einzelnen Knochen rekonstruiert, die dann zur Selektion und Positionierung des Implantates genutzt werden.

Zusätzlich bieten sie die Möglichkeit, Ansatzflächen von Bändern und Muskeln zu extrahieren, um diese bei der funktionellen Planung berücksichtigen zu können.

Die Funktionsfähigkeit der automatischen Verfahren wurde am Beispiel des Beckens und des Knies gezeigt [22, 23], wobei für die jeweiligen Gelenkknochen chirurgisch relevante Referenzsysteme rekonstruiert wurden. Zur Positionierung ist es nun lediglich notwendig, das Implantat mit dem Referenzsystem abzugleichen, wie es bereits erfolgreich für den Unterschenkelknochen durchgeführt wurde [24]. Hier wurde zusätzlich zur eigentlichen Positionierung, basierend auf der automatisch vermessenen Breite des Schienbeinkopfes, eine geeignete Implantatgröße vorgeschlagen.

Ist lediglich die Bestimmung einer geeigneten Implantatgröße und -position gefordert, wäre an dieser Stelle die präoperative Planung bereits abgeschlossen und müsste nun lediglich in den Operationssaal übertragen werden. Um allerdings eine Prognose über die Gelenkfunktion als zusätzliche Planungsgrundlage anbieten zu können, müssen Anatomie und Endoprothese in eine für die mathematische Modellierung und Simulation geeignete Repräsentation überführt werden.

9.2.4 3D-Planungsmodelle für die biomechanische Simulation

Die Finite-Elemente (FE)-Analyse wird bereits seit Langem in der klinischen Forschung im Bereich der Orthopädie und der Biomechanik eingesetzt, da sie einen mathematischen Zugang zu entsprechenden Problemen bietet und Vorhersagen über die zu

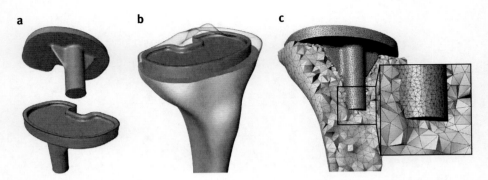

Abb. 9.5: Erzeugung eines FE-Gitters für die proximale Tibia (Schienbein). Das Implantat liegt typischerweise als geometrisches Oberflächenmodell vor und weist scharfe Kantenzüge auf (Markierungslinie), die für mechanische Fertigungsteile typisch sind (a). Nachdem Implantat, Resektionsgeometrie (Markierungslinie auf dem Knochen) und die Anatomie relativ zueinander positioniert wurden (b), können die vorgestellten Verfahren zur Erzeugung von FE-Gittern genutzt werden. Relevante geometrische Merkmale bleiben hierbei erhalten (c).

erwartende Gelenkfunktion im Rahmen einer Simulation ermöglicht. Die Erzeugung von FE-Modellen für komplexe anatomische Strukturen eines individuellen Patienten ist allerdings nicht trivial und erfordert oftmals tagelange Arbeit [25]. Wenn für eine präoperative Planung auch noch viele unterschiedliche Implantat-Knochen-Konfigurationen verglichen werden müssen oder Implantathersteller ein neues Implantatdesign an unterschiedlichen Anatomien vor der Fertigung in der Simulation testen wollen, dann wird auch eine Vielzahl von unterschiedlichen FE-Gittern benötigt. Aus diesem Grund ist es erforderlich, die Erzeugung von FE-Modellen in der Planungskette zu automatisieren [26]. In Abbildung 9.5 wird dies exemplarisch für einen Unterschenkelknochen und das entsprechende Implantat demonstriert [24].

Die Herausforderung bei der Gittererzeugung einer Kombination von maschinell gefertigten (typischerweise scharfe Kanten aufweisenden) Teilen und anatomischen (organischen, abgerundeten) Strukturen liegt darin, die geometrischen Details des Fertigungsteils exakt zu erhalten, während dies bei den anatomischen Strukturen oft nicht notwendig ist, da diese im Verlauf der OP ohnehin verändert werden. Für diese spezifischen Anforderungen wurde eine Methode zur Generierung von FE-Modellen entwickelt, die komplexe Kombinationen aus Implantatgeometrien, gegebenenfalls mit Knochenzement und knöcherner Anatomie berücksichtigen kann [27]. Dabei werden geometrische Details am Implantat erhalten, während dies in Regionen, die für die FE-Analyse weniger relevant sind, vermieden wird. Das Verfahren zeichnet sich ferner dadurch aus, dass die Anzahl der Elemente (Gitterzellen) so gering wie möglich gehalten wird und die Qualität der Elemente, die für die FE-Analyse eine große Bedeutung besitzt, in garantierten Grenzen liegt. Die Funktionsweise der vorgestellten Methode wird in Abbildung 9.5 verdeutlicht. Das Unterschenkelimplantat weist konstruktionsbedingte scharfe Kantenzüge auf (Markierungslinie auf der Knochengeometrie, Abb. 9.5b), die im finalen FE-Gitter exakt erhalten werden (Abb. 9.5c).

Mit dem vorgestellten Verfahren können alle relevanten Strukturen, wie Implantat, Anatomie und Resektionsgeometrien im Rahmen der Planung relativ zueinander angeordnet werden und aus dieser Anordnung lassen sich anschließend automatisch FE-Gitter für die biomechanische Simulation generieren, ohne dass zeitaufwendige und fehleranfällige Vorverarbeitungsschritte erforderlich sind.

9.2.5 Biomechanische Analysen am Modell des implantierten Gelenkes

Liegen 3D-Modelle von anatomischen Strukturen mit integrierten Implantaten vor, dann lassen sich daran Funktionsanalysen mittels Computersimulation vornehmen, die z. B. Aufschluss über Kräfte und Spannungen liefern, die an den Gelenkstrukturen wirken (Abb. 9.6). In einer Studie, im Rahmen eines EU-Projektes, wurden mehrere hundert Unterschenkelknochen virtuell mit einem Gelenkersatz versorgt und in einer aufwendigen Simulationsreihe hinsichtlich der zu erwartenden Belastung an der Grenzfläche zwischen Implantat und Knochen analysiert [24]. Solche Studien dienen u. a. der Untersuchung, welche Implantatformen und -lagen sich am besten eignen

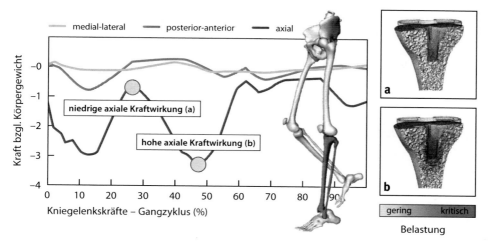

Abb. 9.6: Das Diagramm zeigt einen Belastungsverlauf, der auf den Unterschenkelknochen während des normalen Ganges wirkt (Diagramm). Solche Daten lassen sich in biomechanischen Simulationen auf individualisierte Simulationsmodelle übertragen. Rechts sind die Simulationsergebnisse für einen automatisch vergitterten Unterschenkel in unterschiedlichen Gangphasen zu sehen. Bei niedriger axialer Kraftwirkung ist auch der umgebende Knochen nur geringen Belastungen ausgesetzt (a), wobei hohe axiale Kraftwirkungen während des Ganges zu Belastungsspitzen an der Grenzfläche von Implantat und Knochen führen (Belastungsdaten zur Verfügung gestellt durch die Universität Southampton/UK). Vgl. Kapitel 26, Farbabbildungen, S. 339.

und ob sich Implantate in bestimmten Konfigurationen frühzeitig lockern könnten. Die Ergebnisse solcher Simulationsreihen lassen sich mit modernen Visualisierungsmethoden direkt auf Basis der vorher erstellten geometrischen Modelle anschaulich kommunizieren und erlauben so eine intuitive Interpretation komplexer numerischer Berechnungsergebnisse [9]. In Abb. 9.6 ist das Resultat einer Belastungssimulation am implantierten Unterschenkelknochen auf unterschiedliche Arten dargestellt. Dabei wird verdeutlicht, in welchen Regionen Belastungsspitzen auftreten oder welche Bereiche von physiologisch notwendigen Spannungen durch das Implantat abgeschirmt werden.

Die individuelle Krafteinwirkung auf das implantierte Gelenk ist dabei aber von weiteren Faktoren abhängig. So haben die Lokalisation und die Beschaffenheit (Größe, Ausrichtung) von angrenzenden Weichgewebestrukturen (Sehnen, Bänder, Muskeln) einen erheblichen Einfluss auf die Belastungsverteilung am Gelenk. Für die Positionierung des Implantates lassen sich diese Faktoren bereits berücksichtigen [20]. Um die Planung dahingehend zukünftig noch individueller auf den Patienten abzustimmen, sollen diese Faktoren auch für die eigentliche Simulation bereitgestellt werden. Dies kann zum Beispiel über die Definition von Kraftwirkungen geschehen, deren Lokalisation und Ausrichtung sich aus der Anatomie von Sehnen ableiten.

9.3 Ergebnisse und Schlussfolgerung

Im Ergebnis wurden Verfahren entwickelt, welche den in Abbildung 9.1 skizzierten Planungsablauf zur präoperativen Planung ermöglichen. Für die automatische Rekonstruktion anatomischer Strukturen aus medizinischen Bilddaten konnte in [13, 14, 16] mehrfach gezeigt werden, dass die Rekonstruktionsergebnisse der automatischen Verfahren mit den von Experten manuell erzeugten vergleichbar sind. Zudem benötigen die Verfahren hierfür nur wenige Minuten, wodurch sie sich zusätzlich für einen klinischen Einsatz qualifizieren. Auch die Genauigkeit der vorgestellten Methode zur automatischen Rekonstruktion von anatomischen Landmarken konnte in [22] an einhundert CT-Datensätzen des Beckens belegt werden.

Die Eignung landmarkenbasierter Verfahren zur Auswahl und Positionierung von Implantaten am Unterschenkelknochen wurde in [24] erfolgreich demonstriert. Automatische Verfahren zur initialen Auswahl und Positionierung von Implantaten, wie sie hier aufgezeigt wurden, können dem Chirurgen eine Empfehlung liefern, wie es in ähnlicher Weise bereits bei der intraoperativen Navigation geschieht. Auf diese Weise lassen sich manuelle Prozesse, wie die Bestimmung von Landmarken oder das Vermessen von anatomischen Strukturen zur Bestimmung einer geeigneten Implantatgröße vermeiden.

Um nach durchgeführter Implantatpositionierung einen Zugang zu biomechanischen Analysemethoden zu ermöglichen, konnte ein neuartiges Verfahren zur Erzeugung von FE-Modellen vorgestellt werden [27]. In einer ausführlichen Untersuchung zeigte sich, dass die Güte der FE-Elemente im Vergleich zu existierenden Verfahren [24] verbessert werden konnte. Zudem werden bei genauerer Rekonstruktion der ursprünglichen Geometrie deutlich weniger Elemente generiert, was dazu führt, dass FE-Simulationen schneller erfolgen und somit Simulationsergebnisse im Verlauf der Planung auch schneller vorliegen.

Schlussfolgernd lässt sich feststellen, dass eine computergestützte Planung, so wie sie hier vorgestellt wurde, mit den weitgehend automatisierten Komponenten zur Anatomierekonstruktion, Implantatpositionierung und Generierung von Simulationsmodellen für biomechanische Analysen, dem Chirurgen eine wichtige Entscheidungshilfe an die Hand gibt. Intraoperative Entscheidungen können bereits vor der Operation getroffen und über eine Abschätzung der funktionellen Auswirkungen objektiv bewertet werden, um mögliche Fehler zu vermeiden. Neben der optimalen Vorbereitung des Operateurs ist die möglichst exakte Überführung des Therapieplans in den Operationssaal dabei mindestens genauso wichtig. Dies ist heutzutage durch etablierte Navigationstechniken und neuartige Entwicklungen wie patientenspezifischen Instrumentarien ohne Weiteres möglich [4].

9.4 Zusammenfassung

Heutzutage werden in der Orthopädie häufig noch – ob analog oder digital – Schablonen auf Röntgenbildern als Werkzeug zur präoperativen Planung eines totalen Gelenkersatzes oder Navigationssysteme zur intraoperativen Unterstützung genutzt. [4]. Die computergestützte Planung zur Vorhersage der zu erwartenden Gelenkfunktion ist auf diesem Sektor im klinischen Alltag noch nicht angekommen. Das liegt vor allem an der aufwendigen Verarbeitungskette von den Bilddaten bis zur biomechanischen Simulation.

In dieser Arbeit wurde eine Möglichkeit vorgestellt, wie solch ein Zugang im Rahmen einer weitgehend automatischen präoperativen Planungsumgebung aussehen kann. Es wurden Verfahren zur Umsetzung des vorgeschlagenen Planungsverlaufs vorgestellt und validiert. Die Gesamtheit der einzelnen Aspekte, von der Rekonstruktion bis hin zur Funktionsanalyse für unterschiedliche Gelenke, soll in naher Zukunft in Zusammenarbeit mit Chirurgen und Biomechanikern evaluiert werden.

Ein Operationsplanungssystem verbunden mit modernen biomechanischen Analysemethoden, wie es hier aufgezeigt wurde, soll es dem Orthopäden zukünftig erlauben, bereits vor der Operation Vorhersagen über die zu erwartende Gelenkfunktion zu gewinnen. Weiterhin können Planungssysteme dieser Art auch der medizinischen Ausbildung dienen, bei der operative Eingriffe am Gelenk interaktiv durchgeführt und die Auswirkungen unmittelbar verdeutlicht werden können. Zum anderen können Planungsergebnisse direkt zur Dokumentation (und damit zur Qualitätssicherung) sowie zur Verbesserung der Patientenaufklärung genutzt werden [8].

Schlüsselwörter: computer- und modellgestützte Therapieplanung, Anatomierekonstruktion, Gelenkersatz, Endoprothetik, Finite-Elemente-Methode, Simulation

9.5 Literatur

[1] Robert Koch-Institut (Hrsg.): Gesundheit in Deutschland. Gesundheitsberichterstattung des Bundes. Robert Koch-Institut, Berlin 2006.

[2] Kiefer H: Current trends in total hip arthroplasty in Europe and experiences with the bicontact hip system. In: Sofue M, Endo N (eds.): Treatment of Osteoarthritic Change in the Hip. Springer-Verlag, Berlin 2007, 205–210.

[3] Robertsson O, Dunbar M, Pehrsson T, Knutson K, Lidgren L: Patient satisfaction after knee arthroplasty: a report on 27,372 knees operated on between 1981 and 1995 in Sweden. Acta orthopaedica Scandinavica 71 (2000), 262–267.

[4] Mucha D, Kosmeck BI, Krüger T: Das Konzept der Navigation. In: Eulenstein S, Lange T, Schlag PM (eds.): Computerassistierte Chirurgie. Urban & Fischer Verlag / Elsevier GmbH, München 2011, 163–175.

[5] Fadda M, Bertelli D, Martelli S, Marcacci M: Computer assisted planning for total knee arthroplasty. In: First Joint Conference Computer Vision, Virtual Reality an Robotics in Medicine and Medical Robotics an Comuter-Assisted Surgery (CVRMed-MRCAS'97). Springer-Verlag, Berlin-Heidelberg 1997, 617–628.

[6] Handels H, Ehrhardt J, Plötz W, Pöppl SJ: Virtual planning of hip operations and individual adaption of endoprostheses in orthopaedic surgery. Int J Med Inform 58/59 (2000), 21–28.

[7] Valstar E: Towards computer-assisted surgery in shoulder joint replacement. ISPRS Journal of Photogrammetry and Remote Sensing 56 (2002), 326–337.

[8] Zachow S, Hahn H, Lange T: Computerassistierte Chirurgieplanung. In: Eulenstein S, Lange T, Schlag PM (Hrsg.): Computerassistierte Chirurgie. Urban & Fischer Verlag / Elsevier GmbH, München 2011, 119–149.

[9] Dick C, Georgii J, Burgkart R, Westermann R: Stress tensor field visualization for implant planning in orthopedics. IEEE Trans Vis Comput Graph 15 (2009), 1399–1406.

[10] Krekel PR, de Bruin PW, Valstar ER, Post FH, Rozing PM, Botha CP: Evaluation of bone impingement prediction in pre-operative planning for shoulder arthroplasty. Proc Inst Mech Eng H 223 (2009), 813–822.

[11] Lamecker H, Heimann T: Bildsegmentierung. In: Eulenstein S, Lange T, Schlag PM (Hrsg.): Computerassistierte Chirurgie. Urban & Fischer Verlag / Elsevier GmbH, München 2011, 63–83.

[12] Lamecker H, Seebaß M, Hege HC, Deuflhard P: A 3D statistical shape model of the pelvic bone for segmentation. SPIE – Volume 5370 Medical Imaging: Image Processing (2004), 1341–1351.

[13] Seim H, Kainmueller D, Heller M, Lamecker H, Zachow S, Hege HC: Automatic segmentation of the pelvic bones from CT data based on a statistical shape model. Eurographics Workshop on Visual Computing for Biomedicine (VCBM), Delft 2008, 93–100.

[14] Bindernagel M, Kainmueller D, Seim H, Lamecker H, Zachow S, Hege HC: An articulated statistical shape Model of the human knee. In: Handels H, Ehrhardt J, Deserno TM, Meinzer HP, Tolxdorf T (Hrsg.): Bildverarbeitung für die Medizin 2011. Springer-Verlag, Berlin-Heidelberg 2011, 59–63.

[15] Seim H, Kainmueller D, Lamecker H, Bindernagel M, Malinowski J, Zachow S: Model-based auto-segmentation of knee bones and cartilage in MRI data. v. Ginneken (Ed.): Proc. MICCAI Workshop Medical Image Analysis for the Clinic: A Grand Challenge (2010), 215–223.

[16] Kainmueller D, Lamecker H, Seim H, Zachow S: Multi-object segmentation of head bones. The MIDAS Journal – Head and Neck Auto-Segmentation Challenge (2009).

[17] Lamecker H, Wenckebach TH, Hege HC: Atlas-based 3D-shape reconstruction from x-ray images. Int. Conf. of Pattern Recognition (ICPR2006). IEEE Computer Society, 371–374.

[18] Dworzak J, Lamecker H, von Berg J, Klinder T, Lorenz C, Kainmüller D, Seim H, Hege HC, Zachow S: 3D reconstruction of the human rib cage from 2D projection images using a statistical shape model. International journal of computer assisted radiology and surgery 5, no. 2 (March 2010): 111–124.

[19] Zheng, G: Statistical shape model-based reconstruction of a scaled, patient-specific surface model of the pelvis from a single standard AP x-ray radiograph. Medical physics 37, no. 4 (April 2010): 1424–1439.

[20] Ehlke M, Ramm H, Lamecker H, Yang X, Zachow S: Fast Generation of Virtual X-ray Images from Deformable Shape and Intensity Models. 10th SJTU-TUB Joint Workshop on Data Science and Engineering. Shanghai, 2012.

[21] Lewinnek GE, Lewis JL, Tarr R, Compere CL, Zimmerman JR: Dislocations after total hip-replacement arthroplasties. J Bone Joint Surg Am 60 (1978), 217–220.

[22] Seim H, Kainmueller D, Heller M, Zachow S, Hege HC: Automatic extraction of anatomical landmarks from medical image data: An evaluation of different methods. IEEE International Symposium on Biomedical Imaging: From Nano to Macro. IEEE 2009, 538–541.

[23] Ho KC, Saevarsson SK, Ramm H, Lieck R, Zachow S, Sharma GB, Rex EL, Amiri S, Wu BC, Leumann A, Anglin C: Computed tomography analysis of knee pose and geometry before and after total knee arthroplasty. J Biomech (accepted 2012).

[24] Galloway F, Kahnt M, Seim H, Nair PB, Worsley P, Taylor M: A large scale finite element study of an osseointegrated cementless tibial tray. 23th Annual Symposium International Society for Technology in Arthroplasty, 2010.

[25] Zachow S, Zilske M, Hege HC: 3D reconstruction of Individual anatomy from medical image data: segmentation and geometry processing. 25. ANSYS Conference {&} CADFEM Users' Meeting. Dresden 2007.

[26] Bryan R, Nair PB, Taylor M: Use of a statistical model of the whole femur in a large scale, multi-model study of femoral neck fracture risk. Journal of biomechanics 42 (2009), 2171–2176.

[27] Kahnt M, Galloway F, Seim H, Lamecker H, Taylor M, Zachow S: Robust and intuitive meshing of bone-implant compounds. Jahrestagung 2011 der Deutschen Gesellschaft für Computer- und Roboterassistierte Chirurgie e. V. (CURAC), 71–74.

[28] Seim H, Lamecker H, Zachow S: Segmentation of bony structures with ligament attachment sites. Bildverarbeitung für die Medizin (BVM). Springer-Verlag, Berlin-Heidelberg 2008, 207–211.

N. Leitgeb
10 Virtuelle Patienten zur Beherrschung elektro-magnetischer Risiken in der Medizin

10.1 Einleitung

Elektrische und elektro-magnetische [1] Einwirkungen werden in der Medizin in immer vielfältigerer und stärkerer Form eingesetzt. Dazu zählt nicht nur die bereits etablierte Magnetresonanztomographie (MRT) in der ultrastarke statische Magnetfelder in der Stärke vieler Tesla in Verbindung mit zeitlichen und räumlichen Magnetfeldgradienten und hochfrequenten elektromagnetischen Feldern zur Anwendung kommen, sondern auch die Stimulation von Nerven- und Muskelzellen mit niederfrequenten elektrischen Strömen, die transkranielle Neurostimulation mit transienten Magnetfeldern, die Defibrillation, Elektrokrampfbehandlung und Fulguration mit Hochspannungsimpulsen bzw. Funkenentladungen, die Hochfrequenzchirurgie und Elektrokauterisation mit hochfrequenten elektrischen Strömen sowie die Diathermie und Hyperthermie mit hochfrequenten elektromagnetischen Feldern zur Gewebserwärmung und thermischen Zerstörung von Krebszellen. In der Zwischenzeit werden elektromagnetische Felder auch zur Navigation inkorporierter Aktuatoren verwendet

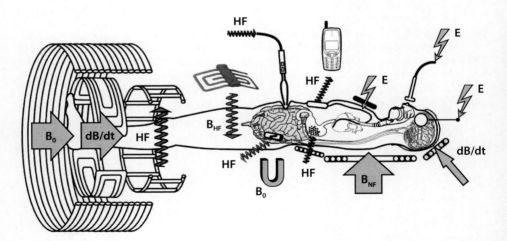

Abb. 10.1: Medizinische Anwendungen elektrischer Spannungen (E), magnetischer Gleichfelder (B_0), niederfrequenter Magnetfeldern (B_{NF}), transienter Magnetfelder (dB/dt), hochfrequenter Magnetfelder (B_{HF}) und hochfrequenter elektromagnetischer Felder (HF) für MRI, Diathermie, HF-Chirurgie, magnetische Navigation (z. B. eines Kapsel-Endoskops), Wechselwirkung mit Nanopartikeln, Datenübertragung (z. B. von und zu einem implantierten Herzschrittmacher), Magnetfeldtherapie, Defibrillation, Fulguration, Elektrokrampfbehandlung und transkranielle magnetische Neurostimulation.

und zur Interaktion mit Nanopartikeln zur Ortung oder Verbesserung der Wärmeeinkopplung, aber auch zur Kommunikation mit aktiven Implantaten, z. B. Herzschrittmacher und Cardioverter-Defibrillatoren (Abb. 10.1). Noch neuere Anwendungen umfassen telemedizinische Ansätze zur Überwachung des Patientenzustandes mit am Körper aufgebrachten oder in der Kleidung integrierten Biosensoren zur drahtlosen Kommunikation mit Gesundheitseinrichtungen [2].

Die Beschränkung hoher therapeutischer elektromagnetischer Expositionen auf das Behandlungsgebiet und die richtige Dosierung erfordert eine differenzierte Therapieplanung. Darüber hinaus können die elektrischen und elektromagnetischen Einwirkungen Patienten (z. B. außerhalb des beabsichtigten Behandlungsbereiches) oder auch medizinisches Personal (z. B. durch Streufelder) so stark exponieren, dass sich Gesundheitsgefährdungen ergeben könnten. Die quantitative Ermittlung der Expositionsverteilung im Körperinneren stellt daher eine immer wichtigere Voraussetzung dar sowohl für den Therapieerfolg als auch für den Strahlenschutz zur Vermeidung der Überexposition von empfindlichen Körperbereichen. Für derartige Untersuchungen steht heute eine breite Palette von digitalen anatomischen Humanmodellen zur Verfügung.

10.2 Numerisch-anatomische Humanmodelle

Erste numerisch-anatomische Humanmodelle wurden noch mit Hilfe von Daten aus realen anatomischen Scheiben (z. B. eines männlichen und einer weiblichen weißen Toten) erstellt, die durch Kryosektion gewonnen und durch MRT- und CT-Bilder ergänzt wurden (z. B. Visible Human Project, National Library of Medicine, 8600 Rockville Pike, Bethesda [3]). Einige Modelle stehen seither zur allgemeinen Verwendung zur Verfügung, z. B. das Modell eines Erwachsenen (Visible Man, 103 kg, 183 cm, BMI 30,8, segmentiert in 31 Gewebe, vgl. Abb. 10.2). In der Zwischenzeit existiert eine Vielzahl von männlichen und weiblichen Humanmodellen verschiedener Ethnien und verschiedenen Alters, einschließlich Schwangerer und Kinder, die auf MRT/CT-Aufnahmen und halbautomatischer Segmentierung beruhen. Sie stellen Voxel-Datensätze in kartesischen Koordinaten dar mit einer anatomischen Auflösung in Form dreidimensionaler kubischer Elemente (Voxel), typischerweise mit 1 mm oder 2 mm Kantenlänge. In Teilbereichen, z. B. in Kopfmodellen, werden räumliche Auflösungen auch bis in den Sub-Millimeterbereich erreicht. Die Segmentierung des Körpers erfolgt in verschiedene Gewebsarten, deren dielektrische Eigenschaften jedoch frequenzabhängig sind. Die dielektrischen Gewebseigenschaften wurden durch In-vitro-Untersuchungen in Abhängigkeit der Frequenz an verschiedenen Gewebearten gemessen [4–6] und werden den Geweben der Modelle nach der Segmentierung zugewiesen.

Für die Untersuchung von möglichen elektromagnetischen Störbeeinflussungen elektronischer Geräte (z. B. Hörgeräte) oder Implantate (z. B. Herzschrittmacher,

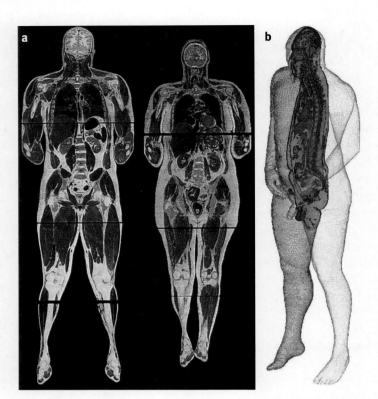

Abb. 10.2: Anatomische Längsschnitte durch Visible Man und Visible Human (a) [3] und digitales Modell des Visible Man (b). Vgl. Kapitel 26, Farbabbildungen, S. 340.

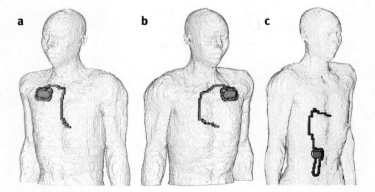

Abb. 10.3: Numerische Modelle von Herzschrittmacherpatienten mit links pektoral (a), rechts pektoral (b) und abdominell (c) implantiertem Herzschrittmacher. Zur besseren Darstellung wurden die im Körper befindlichen Implantate grafisch in den Vordergrund gerückt.

Cardioverter-Defibrillatoren, Deep Brain-Stimulatoren) werden ebenfalls numerische anatomische Modelle verwendet. Die Abbildung 10.3 zeigt Modifikationen des Modells eines durchschnittlichen Europäers (NORMAN, 73kg, 176 cm, BMI 23,6, segmentiert in 35 Geweben) [7], in das Herzschrittmacher in den konventionellen Implantationsorten links oder rechts pektoral und abdominell „implantiert" worden sind [8].

10.3 Berechnungen

Zur Durchführung von Simulationsrechnungen wird der gesamte Simulationsraum in ein feinmaschiges Gitter (Mesh) unterteilt und so für den Computer erfassbar gemacht. Die Wechselwirkung des anatomischen Modells mit elektromagnetischen Feldern wird durch die Maxwellschen Gleichungen beschrieben. Diese können mit Hilfe der diskreten finiten Integrationstechnik numerisch gelöst werden. Dazu existiert auch kommerzielle Software (z. B. Microwave Studio® der Firma Computer Simulation Technology GmbH, Darmstadt, Deutschland oder auch SEMCAD X® der Firma Schmid & Partner Engineering AG, Zeughausstrasse 43, 8004 Zürich, Schweiz).

Bei elektromagnetischen Feldern hängen nicht nur das physikalische Verhalten, sondern auch die biologischen Wechselwirkungsmechanismen von der Frequenz ab. Im Niederfrequenzbereich dominiert die Stimulation von Nerven- und Muskelzellen durch die intrakorporal erzeugten elektrischen Feldstärken und Stromdichten, während im Hochfrequenzbereich (jenseits der Stimulationsgrenze ab ca. 100 kHz) die Gewebserwärmung durch die absorbierte Feldenergie dominiert.

Im niederfrequenten Bereich werden daher die im Körperinneren auftretenden Verteilungen elektrischer Stromdichten bzw. Feldstärken berechnet, die entweder bei direkter Ankopplung mittels Elektroden (z. B. bei Defibrillation oder Elektrokrampfbehandlung) oder bei Exposition gegenüber äußeren elektrischen oder magnetischen Wechselfeldern durch Influenz oder Induktion erzeugt werden.

Im hochfrequenten Bereich wird die Wechselwirkung durch die spezifische Absorptionsrate (SAR), also die Absorptionsrate der Feldenergie pro (Teil-)Körpermasse in Watt pro Kilogramm beschrieben. Sie kann mit der berechneten intrakorporalen elektrischen Feldstärke E, der spezifischen Leitfähigkeit σ und dem spezifischen Gewicht γ des Gewebes wie folgt ermittelt werden:

$$\text{SAR} = \frac{\sigma \cdot E^2}{\gamma} \tag{10.1}$$

Die SAR ist zwar eine wichtige Bezugsgröße für die Begrenzung der Exposition gegenüber elektromagnetischen Wellen [9–11], gesundheitlich relevanter wäre es jedoch, die Temperaturerhöhung im Gewebe zu limitieren. Untersuchungen haben insbesondere gezeigt, dass der Zusammenhang der SAR mit der tatsächlich im Gewebe auftretenden Erwärmung einer großen Streuung unterworfen ist. Er hängt nämlich entsprechend den Temperaturregelungsvorgängen wesentlich von dem exponierten Körperbereich (z. B. Thorax oder Extremität), der Gewebeart (z. B. Fett, Muskel oder Organgewebe) und der Durchblutung ab [12].

Zur Ermittlung der Gewebserwärmung, die z. B. in der Diathermie oder der Hyperthermie eine wichtige Zielgröße darstellt, müsste daher die systemische und lokale Wärmeregulation des Körpers modelliert werden.

Den Ausgangspunkt für die numerische Berechnung der intrakorporalen Temperaturverteilung bildet die Biowärmegleichung [13], die die Gewebserwärmung unter Berücksichtigung des Erwärmungsbeitrages des Stoffwechsels A und der Wärmeabfuhr durch Wärmeleitung K und Durchblutung B im Gleichgewichtszustand berücksichtigt. Für dynamische Vorgänge wurde diese Gleichung durch die Einführung von Temperatur- und Zeitabhängigkeiten und durch den zusätzlichen Term S ergänzt, der die Verdunstung, Wärmeabstrahlung und den Wärmeaustausch an den Grenzflächen zu Luft an der Körperoberfläche, aber auch im Atemtrakt und in der Lunge berücksichtigt, sodass sich die erweiterte Wärmegleichung wie folgt ergibt [14, 15]:

$$\frac{\partial T(\vec{r}, t)}{\partial t} = \frac{1}{\rho(\vec{r}) \, C(\vec{r})} [\nabla(K(\vec{r})\nabla T(\vec{r}, t)) + A(\vec{r}, T) - S(\vec{r}, T) \\ - B(\vec{r}, T)(T(\vec{r}, t) - T_B(t)) + \rho(\vec{r}) \cdot SAR(\vec{r}, t)] \quad (10.2)$$

10.4 Anwendungen

Elektromagnetische Risiken können sich als Folge unerwünschter Nebenwirkungen sowohl im Patienten außerhalb des Behandlungsgebietes als auch bei medizinischem Personal ergeben. Im Niederfrequenzbereich sind dies die Erregungen von Nerven- und Muskelzellen, im Hochfrequenzbereich die lokale oder ganzheitliche Übererwärmung. Für die Allgemeinbevölkerung und Berufstätige gibt es teils empfohlene [9, 16, 17], teils gesetzlich verbindliche Grenzwerte [18], die die erzeugten intrakorporalen Basisgrößen limitieren. Patienten sind zwar von den allgemeinen Grenzwertregelungen ausgenommen, weil für sie einem erhöhten Risiko der unmittelbare Nutzen einer Diagnose (z. B. durch MRT) oder des Behandlungserfolges (z. B. in der Hyperthermie) gegenübersteht, es gibt jedoch auch gerätespezifische Regelungen [10, 11].

Numerische Untersuchungen mit Hilfe virtueller Patienten, um gesundheitlich relevante Überexpositionen außerhalb des Zielgebietes erkennen und bewerten zu können, sind z. B. in der Diathermie erforderlich, wo bei der Behandlung des Hüftgelenks die Grenzwerte der Allgemeinbevölkerung für lokale Exposition je nach verwendetem Applikator und Hautabstand an der Oberfläche bis zu 250-fach (bei kapazitiven Applikatoren) bzw. 25-fach (bei induktiven Applikatoren) überschritten werden können (Abb. 10.4). An den Gonaden kann es unbeabsichtigt zu Überschreitungen bis zum 2,9-Fachen des Grenzwertes kommen [19].

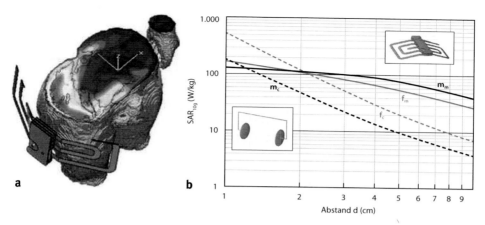

Abb. 10.4: SAR-Verteilung im Querschnitt durch die Hüfte bei Diathermie mit einem induktiven Applikator (a) und Maxima der lokalen SAR10g Werte (b) in Muskel m und Fettgewebe f in Abhängigkeit vom Abstand d der aktiven Elemente für induktive (Index m) und kapazitive Applikatoren (Index c). Vgl. Kapitel 26, Farbabbildungen, S. 341.

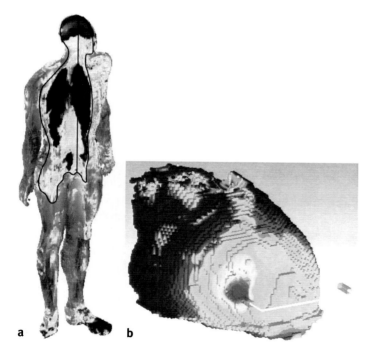

Abb. 10.5: Körpererwärmung an der Oberfläche und im Körperinneren bei Exposition gegenüber einem äußeren hochfrequenten elektromagnetischen Feld (a) und Stromdichteverteilung an der Herzmuskeloberfläche bei über Elektroden eingekoppelten elektrischen Strömen (b). Vgl. Kapitel 26, Farbabbildungen, S. 341.

Die Notwendigkeit numerischer Untersuchungen ergibt sich z. B. auch zur Analyse des Risikos von Herzschrittmacherpatienten bei Durchschreiten von RFID-Systemen zur Personen- oder Güteridentifikation oder durch direkt eingekoppelte Ströme, z. B. bei Defibrillation (Abb. 10.5).

Numerische Modellberechnungen zur Therapieplanung haben in der Hyperthermie bereits seit Längerem einen festen Platz. In der Zwischenzeit werden individuelle CT-generierte Patientenmodelle eingesetzt, sowohl bei der mit Ultraschall als auch bei der elektromagnetisch induzierten lokalen Übererwärmung. Die Herausforderung besteht dabei außer in der Erstellung von individuellen patientenspezifischen Modellen und der Modellierung der Emissionsquellen vor allem in der Berücksichtigung der dynamischen Erwärmungs- und Wärmeverteilungsvorgänge [20, 21].

In der Weiterentwicklung der Magnetresonanz-Tomographie stellen Übererwärmungen bereits einen wesentlichen limitierenden Faktor dar. Wegen der Kopplung der Frequenzen der elektromagnetischen Anregungsfelder an die Magnetfeldstärke müssen bei 9,4T-Geräten bereits 400 MHz, also Frequenzen im Fernsehband, verwendet werden. Angesichts dieser Entwicklung ergeben sich Risikoüberlegungen bereits bei der generellen Anwendung und umso mehr hinsichtlich möglicher thermischer Kontraindikationen bei besonderen Patientengruppen, wie z. B. Schwangeren bzw. deren Fötus und der Frage, ob der Fötus als Individuum der Allgemeinbevölkerung anzusehen ist und daher für ihn deren Grenzwerte anzuwenden sind. MRT-Geräte können zwar bereits die zu erwartende Teilkörper-SAR im Expositionsbereich grob abschätzen, für wissenschaftliche Fragestellungen, z. B. bezüglich der Ermittlung der intrakorporalen Temperaturverteilungen und/oder elektromagnetischer Störbeeinflussungen von Implantaten, muss jedoch auf die Simulationsmethoden mit virtuellen Patienten zurückgegriffen werden. Mit ihnen kann z. B. auch untersucht werden, ob bzw. bei welchen Expositionsbedingungen sich durch die verursachte Feldverzerrung und Induktion von Wirbelströmen an metallischen Implantaten oder an elektronischen Geräten wie Herzschrittmachern oder Hirnstimulatoren elektromagnetische Störbeeinflussungen und unzulässige Erwärmungen ergeben könnten [22].

Mit numerischen Modellen sind darüber hinaus auch die Expositionsbedingungen und die akuten Auswirkungen des medizinischen Personals (z. B. Anästhesisten) untersuchbar, das sich im hohen Streufeld des MRT aufhalten und bewegen muss. Die bisherigen Ergebnisse haben gezeigt, dass in hohen magnetischen Gleichfeldern besondere Verhaltensregeln eingehalten werden sollten, um belästigende Wirkungen wie beispielsweise Schwindelgefühle und Übelkeit zu vermeiden [12, 23].

10.5 Zusammenfassung

Die Verfügbarkeit numerisch-anatomischer Modelle hat nicht nur für die wissenschaftliche Forschung neue Möglichkeiten eröffnet. Die Verwendung patientenspezifischer Modelle zur individuellen Bestrahlungsplanung belegt, dass sie auch das

Instrumentarium in der klinischen Routine wesentlich erweitert haben: In der Forschung haben sie die Möglichkeit zu flexibleren und systematischeren Untersuchungen eröffnet, die mit Humanexperimenten aus ethischen und methodischen Gründen in dieser Form nicht möglich wären. In der klinischen Routine stellen sie einen weiteren Schritt zur personalisierten Medizin dar und ermöglichen eine schonendere und effizientere therapeutische Versorgung.

Schlüsselwörter: Virtuelle Patienten, elektromagnetische Risiken, personalisierte Medizin

10.6 Anmerkungen und Literatur

[1] Um Unkorrektheiten zu vermeiden, wird der Begriff mit Bindestrich versehen, wenn sowohl niederfrequente elektrische und magnetische Einflussfaktoren (bzw. Felder) als auch hochfrequente elektromagnetische Einflussfaktoren (bzw. Wellen) gemeint sind. Damit sollen die unterschiedlichen physikalischen Aspekte bewusst gemacht werden. Im Niederfrequenzbereich (bis ca. 30 kHz) sind elektrische und magnetische Felder nämlich an die Quelle gebunden und nehmen mit der Entfernung ab. Sie treten unabhängig voneinander auf und sind daher getrennt zu betrachten. Im Hochfrequenzbereich sind jedoch elektrische und magnetische Felder gekoppelt. Sie können sich von der Quelle ablösen und werden in Form elektromagnetischer Wellen in den Raum ausgesendet. Die Bezeichnung „elektromagnetisch" wird leider selbst in der Fachliteratur häufig physikalisch nicht korrekt als Sammelbegriff für niederfrequente und hochfrequente Felder verwendet. Die Verwendung der Bezeichnung „elektromagnetisch" für nur eine einzige Feldkomponente ist jedenfalls grob falsch.

[2] Leitgeb N: Medical Devices and Systems Exposure and Dosimetry. In: Lin JC (ed.): Electromagnetic Fields in Biological Systems. CRC Press Inc., Boca Raton 2012, 331–368.

[3] http://www.nlm.nih.gov/medlineplus/magazine/issues/summer11/images/visible-human-lg.jpg (10.11.2013).

[4] Gabriel C, Gabriel S, Courthout E: The dielectric properties of biological tissues, part I. Literature survey. Phys Med Biol 41 (1996), 2231–2250.

[5] Gabriel S, Lau RW, Gabriel C: The dielectric properties of biological tissues, part II: Measurements in the frequency range 10 kHz–20 GHz. Phys Med Biol 41 (1996), 2251–2269.

[6] Gabriel C, Gabriel S: The dielectric properties of biological tissues, part III: Parametric models for the dielectric spectrum of tissues. Phys Med Biol 41 (1996), 2271–2293.

[7] Dimbylow PJ: FDTD calculations of the whole body averaged SAR in an anatomically realistic voxel model of the human body from 1MHz to 1GHz. Phys Med Biol 42 (1997), 479–490.

[8] Leitgeb N, Niedermayr F, Fuchs C: Impact of a radio frequency electronic article surveillance (EAS) system on active implants. JEMAA 4 (2012), 353–357.

[9] ICNIRP: Guidelines for Limiting Exposure to Time- Varying Electric, Magnetic and Electromagnetic Fields (Up to 300 GHz). Health Physics 74 (1998), 494–522.

[10] ICNIRP: Medical magnetic resonance (MR) procedures: Protection of the patient. Health Physics 87 (2004), 197–216.

[11] ICNIRP: Amendment to the ICNIRP Statement on medical magnetic resonance (MR) procedures: Protection of patients. Health Physics 97 (2009), 259–261.

[12] Leitgeb N, Gombotz H: Arbeiten im Magnetfeld von Ultrahochfeld MRT. Der Radiologe 53 (2013), 429–433.

[13] Pennes HH: Analysis of tissue and arterial blood temperatures in the resting human forearm. J Appl Physiol 1 (1948), 93–122.
[14] Leitgeb N: The impact of thermal modeling on limiting RF-EMF. JEMAA. 5 (2013), 137–144.
[15] Niedermayr F: Human thermoregulation model of RF-EMF interaction. Doctoral thesis, Graz University of Techology, 2012.
[16] EC: Empfehlung 1999/519/EC zur Begrenzung der Exposition der Allgemeinbevölkerung gegenüber elektromagnetischen Feldern (0 Hz bis 300 GHz). Amtsbl. Europ. Union L199/59, 1999.
[17] ICNIRP: Guidelines for Limiting Exposure to Time- Varying Electric and Magnetic Fields (1 Hz to 100 kHz). Health Physics 99 (2010), 818–836.
[18] EU: Richtlinie 2013/35/EU zum Schutz von Sicherheit und Gesundheit der Arbeitnehmer vor der Gefährdung durch physikalische Einwirkungen (elektromagnetische Felder). Amtsbl. Europ. Union L179/1, 2013.
[19] Leitgeb N, Omerspahic A, Niedermayr F (2010): Exposure of Non-Target Tissues in Medical Diathermy. Bioelectromagnetics 31 (2010),12–19.
[20] Jenne JW, Preusser T, Günther M: High-intensity focused ultrasound: principles, therapy guidance, simulations and applications. Z Med Phys 22 (2010), 311–322.
[21] de Greef M, Kok HP, Correia D, Bel A, Crezee J: Optimization in hyperthermia treatment planning: the impact of tissue perfusion uncertainty. Med Phys 37 (2010), 4540–4550.
[22] Gombotz H, Anelli Monti M, Leitgeb N, Nürnberger M, Strohmer B: Perioperatives Management von Patienten mit implantiertem Schrittmacher oder Kardioverter-Defibrillator. Anaesthesist 58 (2009), 465–498.
[23] Crozier S, Liu F: Numerical evaluation of the fields induced by body motion in or near high-field MRI scanners. Prog Biophys Mol Biol 87 (2005), 267–278.

Teil III: **Klinische Anwendungen**

M. Daumer, C. Lederer

11 Robust Prognostic Matching – Lösen virtuelle Placebogruppen das Placeboproblem in der Multiple-Sklerose-Forschung?

11.1 Das Placeboproblem bei der Multiplen Sklerose

Die Multiple Sklerose (MS) ist eine chronische entzündliche Erkrankung des Zentralnervensystems, deren Ursache bis heute nicht verstanden ist. Die Krankheit verläuft meist zunächst schubförmig („relapsing remitting"), um schließlich in eine sogenannte „sekundäre Progression" überzugehen. Zur Beurteilung des Krankheitszustands werden verschiedene Outcome-Parameter verwendet: zum einen Parameter aus der Magnetresonanztomographie (MRT), insbesondere Anzahl und Volumen im MRT sichtbarer Läsionen im Gehirn und Rückenmark, die aber nicht für Zulassungsstudien Verwendung finden. Zum anderen die Schubhäufigkeit und über die sogenannte EDSS (Expanded Disability Status Scale) das Ausmaß der Behinderung, in weiten Teilen charakterisiert durch eine Abnahme der Gehfähigkeit.

Es gibt keine Heilung der eher lebensbegleitenden als lebensverkürzenden Erkrankung, aber eine Reihe zugelassener Medikamente beeinflussen Aspekte des Krankheitsverlaufs günstig, oft gekoppelt mit unerwünschten Nebenwirkungen. In Studien zur Untersuchung von neuen Medikamenten ist es daher aus ethischen Gründen problematisch, diese gegen Placebos zu testen. Ein Test gegen die Standardtherapie wäre mit erwartungsgemäß kleinerer relativer Effektgröße und damit größeren Fallzahlen und Kosten verbunden.

Als das „Sylvia Lawry Centre for MS Research" (SLCMSR) im Jahr 2001 gegründet wurde, war eines der Ziele, das „Placeboproblem" zu lösen, d. h. das Problem, Studiendesigns für MS-Studien zu finden, die anstelle „echter" Placebopatienten „virtuelle" Placebopatienten verwenden. Das Ziel ist dabei nicht, den physiologischen Krankheitsverlauf eines Patienten zu simulieren. Vielmehr verstehen wir unter einer virtuellen Placebogruppe mathematisch-statistische Verfahren, die es ermöglichen, durch den Vergleich einer behandelten Kontrollgruppe mit geeignet gewählten „Datenbankpatienten" eine ähnlich starke Evidenz hinsichtlich der Wirksamkeit eines Medikaments zu gewinnen wie in einer prospektiv randomisierten kontrollierten klinischen Studie. Zwischenzeitlich wurde die „Ian McDonald"-Datenbank aufgebaut, die mehr als 100.000 Patientenjahre von etwa 26.000 Patienten umfasst, die von natürlichen Verlaufsstudien, Beobachtungsstudien und kontrollierten klinischen Studien stammen [1].

11.2 Virtuelle Placebogruppen und Robust Prognostic Matching

Der erste Schritt besteht darin, beim Vergleich die unterschiedlichen Baseline-Charakteristiken der Patientengruppen zu berücksichtigen, was durch Matching einer Subgruppe der Datenbank oder durch Anwendung eines Regressionsmodells geschehen kann. Nicht nur aus praktischen, sondern auch aus methodischen Gründen ist das Matching im Allgemeinen vorzuziehen, insbesondere um die Modellabhängigkeit zu verringern [2].

Da exaktes Matching der Baseline-Variablen typischerweise nicht möglich ist, ist es erforderlich, die „Ähnlichkeit" zweier Patienten (p, q) mit Baseline-Variablen $X = (X_1...X_m)$ und $Y = (Y_1...Y_m)$ durch ein Distanzmaß d(p, q) zu definieren. Die tatsächliche Auswahl der matchenden Patienten stellt sich dann als kombinatorisches Optimierungsproblem dar: Zu einer gegebenen Gruppe $(p_1...p_n)$ behandelter Patienten soll eine Teilmenge (q_1-q_n) von Placebopatienten aus der Datenbank bestimmt werden, die das kombinatorische Optimierungsproblem $\Sigma \mid d(p_i, q_i) \mid$ = Minimum löst.

Das gängigste Distanzmaß basiert auf dem sogenannten „propensity score" [3]. Dieser wurde eingeführt, um bei Beobachtungsstudien den Effekt der „treatment selection bias" zu reduzieren. Dieser Effekt kann z. B. dazu führen, dass Patienten, die mit der stärksten Dosis des vermutlich wirksamsten Medikaments behandelt werden, die schwersten Krankheitsverläufe haben (vgl. [4] an Beispielen in der Onkologie). Der propensity score b(X) ist hier definiert als die bedingte Wahrscheinlichkeit, eine Medikation zu erfahren. Gegeben sind dabei die Kovariablen X und die Metrik durch d(p,q) = |b(X) − b(Y)|. Rosenbaum und Rubin haben gezeigt [5], dass der propensity score ein „balancing score" ist, in dem Sinn, dass die bedingte Verteilung der Kovariablen X, für behandelte und unbehandelte Patienten gleich ist, so dass man im Mittel ähnliche Verteilungen der Baseline-Variablen der gematchten Gruppen erhält. Bei kleinen Fallzahlen ist dies nicht notwendig der Fall; die Baseline-Variablen selbst werden ja beim Matching ignoriert. Bei einer 1:1 randomisierten Studie wäre der propensity score konstant ½, d. h. das Distanzmaß d wäre konstant 0 und das Matching beliebig. Wenn behandelte Patienten einer einarmigen Studie gegen Placebopatienten einer Datenbank gematcht werden sollen, ist die Wahrscheinlichkeitsdefinition des propensity scores nicht sinnvoll.

Am SLCMSR wurde mit einer anderen robusten Metrik die Methode des „Robust Prognostic Matching" entwickelt, die sich auch dazu eignet, einen einzelnen Patienten gegen multiple Kontrollen zu matchen. Dieses Verfahren für individuelles Matching wurde entwickelt als Grundlage für ein OLAP-Tool („online analytical processing") zur Prädiktion des individuellen Krankheitsverlaufs (Abb. 11.1). Der Hauptgrund, kein Regressionsmodell zu verwenden, ist wiederum die Verringerung der Modellabhängigkeit. Insbesondere ist die Anpassung an den Rändern der Regressionsfläche mehr von der parametrischen Form des Modells bestimmt als von der zugrunde liegenden Datenbasis, sodass bei Patienten mit untypischen Kovariablen schlechte Vorhersagen entstehen können. Die Methode des „Robust Prognostic Matching" funktioniert wie folgt:

- Ein Regressionsmodell für die primäre Zielgröße wird gefittet. Dieses wird jedoch nicht unmittelbar für die Vorhersage verwendet, sondern lediglich, um die Kovariablen beim Matching zu gewichten.
- Unter Benutzung der Modellkoeffizienten ß = $(ß_1...ß_m)$ wird eine Metrik auf der Menge der Patienten definiert. Der Abstand d(p, q) zwischen zwei Patienten (p, q) mit Kovariablen X = $(X_1...X_m)$ und Y = $(Y_1...Y_m)$ wird dabei definiert als d(p, q) = $\Sigma\ |\ ß_i\ |\ |\ (X_i - Y_i)\ |$ (kategorielle Variablen werden zuvor dummy- oder effektkodiert). Wäre das Modell perfekt, so könnte die Metrik d'(p, q) = $\Sigma\ ß_i\ |\ (X_i - Y_i)\ |$ benutzt werden; im linearen Fall wäre dann d'(p, q) proportional zur Differenz der zu erwartenden Outcomes. Diese Metrik entspräche dem Matching der „prognostic scores", deren mathematische Eigenschaften untersucht wurden [6]. Matching der prognostic scores würde aber implizit annehmen, dass das zugrunde liegende Modell so gut ist, dass sich Unterschiede in verschiedenen Variablen kompensieren können. Das Ziel war aber gerade, die Modellabhängigkeit zu verringern.

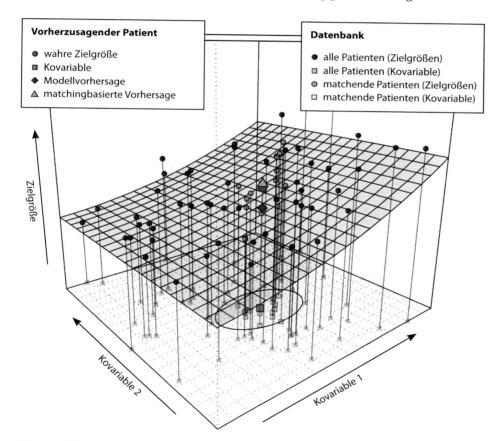

Abb. 11.1: Schematischer Vergleich zwischen matching- und modellbasierter Prädiktion. Vgl. Kapitel 26, Farbabbildungen, S. 342.

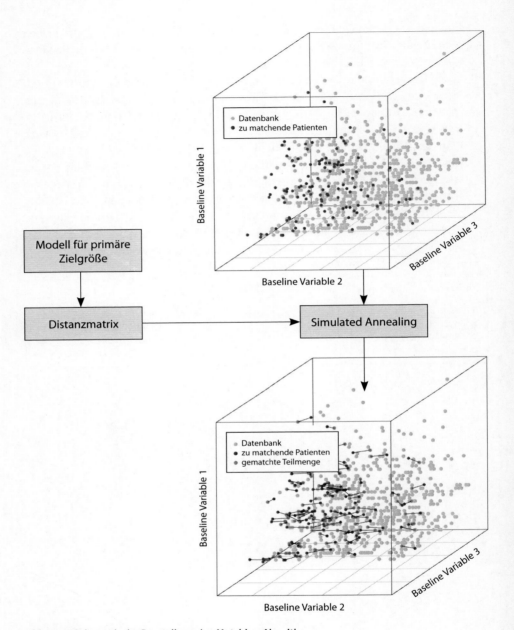

Abb. 11.2: Schematische Darstellung des Matching-Algorithmus.

– Unter Benutzung der Metrik d werden die n „nächsten" Patienten bestimmt. Bei einfachen numerischen Outcomes wird das Mittel der Outcomes der matchenden Patienten als Vorhersage verwendet; bei komplexeren Zielgrößen wird ein nichtparametrisches Modell herangezogen (z. B. Kaplan-Meier bei Verweildauern mit zensierten Daten).

In einer vor Kurzem durchgeführten Studie konnte gezeigt werden, dass die Langzeit-Vorhersagen des OLAP-Tools mindestens vergleichbar sind mit den Vorhersagen von MS spezialisierten Neurologen [7].

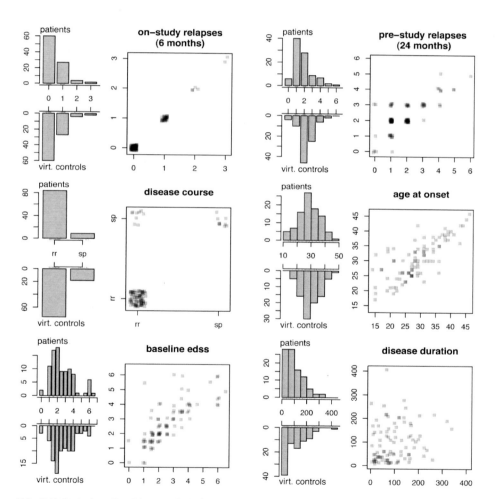

Abb. 11.3: Typisches Matching-Ergebnis (Matching einer kurzfristig beobachteten Placebogruppe gegen die Ian-McDonald-MS-Datenbank).

Für das paarweise Matching von Placebopatienten ist noch das kombinatorische Optimierungsproblem der Suche nach Kontrollen q_i, $\Sigma \mid d(p_i, q_i) \mid$ = Minimum zu lösen; das am SLCMSR implementierte Verfahren verwendet hierzu simulated annealing [8]. Typischerweise werden auf diese Weise Kontrollgruppen gefunden, deren multivariate Verteilung der relevanten Kovariablen bemerkenswert gut mit der zu matchenden Patientengruppe übereinstimmt (Abb. 11.2 und 11.3).

11.3 Studieneffekte

Studieneffekte beschreiben die wohlbekannte Tatsache, dass sich die Zielgrößen verschiedener Placebogruppen deutlich unterscheiden können, obgleich keine wesentlichen Unterschiede in den Kovariablen der Patienten zu beobachten sind. Die Gründe hierfür sind unter anderem eine unterschiedliche Qualität der Studien (Verblindung), Definitionsunterschiede sowie nicht erhobene „verborgene Variablen" (z. B. Lebensstil, körperliche Aktivität, Nocebo-Effekte), welche den Krankheitsverlauf beeinflussen. Eine auf einer virtuellen Kontrollgruppe basierende Zulassungsstudie müsste diese Studieneffekte berücksichtigen. Pocock schlägt ein Verfahren vor [8], bei welchem eine zusätzliche Varianzkomponente zur Berücksichtigung der zufälligen Studieneffekte eingeführt wird. Dieses Verfahren setzt voraus, dass diese Varianzkomponente aus historischen Studien hinreichend gut geschätzt werden kann, gegenüber dem Behandlungseffekt nicht zu groß ist und dass zeitliche Effekte vernachlässigbar sind.

Obgleich die Ian-McDonald-MS-Datenbank prinzipiell für die Analyse von Studieneffekten ideal geeignet wäre, war diese Analyse aufgrund vertraglicher Verpflichtungen gegenüber den Datengebern nur partiell möglich.

Studieneffekte für MRT-Parameter wurden in [9] untersucht. Eine multivariate Analyse zeigte im Wesentlichen, dass bei allen gängigen MRT-Parametern Studieneffekte weit stärkeren Einfluss haben als die bekannten demographischen und klinischen Prädiktorvariablen.

In einer kürzlich durchgeführten Studie [10] wurden Studieneffekte für Schubraten untersucht. Hier zeigte sich eine deutliche Abnahme der on-study-Schubraten während der letzten 20 Jahre, die durch die pre-study-Schubraten nur teilweise erklärbar ist. Eine mögliche Erklärung ist die Änderung diagnostischer Kriterien in den Jahren 2001 bzw. 2005 [11]. Die Datengrundlage war nicht ausreichend, um zu entscheiden, ob dieser Trend sich nach 2005 fortsetzt oder ob ein neues Plateau erreicht wurde. Lediglich sieben bzw. vier Studien nach 2001 bzw. 2005 standen zur Analyse zur Verfügung; die Unterschiede zwischen diesen Studien waren deutlich geringer als die Behandlungseffekte einiger Studien bei schubförmiger MS.

Falls sich diese geringe Variabilität zwischen verschiedenen Studien nach dem Jahr 2005 bestätigen sollte, scheint es möglich zu sein, bei schubförmiger MS Placebogruppen durch virtuelle Kontrollgruppen zu ersetzen, die dann ausschließlich aus Daten generiert würden, die nach Implementierung der neuen Kriterien erhoben wurden. Studieneffekte bzgl. des Zielkriteriums „sustained EDSS progression" sind noch nicht ausführlich untersucht worden.

11.4 Diskussion

Die biostatistische und bioinformatische Methodik des „Robust Prognostic Matching", um virtuelle Kontrollgruppen zu erzeugen, konnte entwickelt und erfolgreich getestet werden [7, 12, 13]. Ein Problem sind Mängel derzeit verwendeter Zielparameter in MS-Studien sowie Studieneffekte.

Auf Basis der wissenschaftlichen Ergebnisse, die in den letzten Jahren gewonnen und publiziert wurden, sind wir zum Schluss gekommen, dass es auf absehbare Zeit keine Phase-III-Studien bei schubförmig remittierender MS mit EDSS-Progression als primärem Endpunkt geben wird, ohne eine – behandelte oder unbehandelte – „echte" Kontrollgruppe. „Nachhaltige Verschlechterung/sustained progression" als Maß für bestätigte Verschlechterungen auf der sogenannten EDSS-Skala – der Goldstandard bei klinischen Studien – ist tatsächlich in vielen Fällen nicht nachhaltig, sondern nur eine vorübergehende zufällige Schwankung oder eine noch nicht vollständige Erholung von einem vorangegangenen Schub [14, 15].

Bei MRT-Parametern scheint die sinnvolle Verwendung virtueller Kontrollgruppen für Zulassungsstudien aufgrund zu großer Studieneffekte zumindest für die nähere Zukunft ausgeschlossen. Angesichts des bekannten geringen prädiktiven Nutzens von Standard-MRT-Parametern für den Krankheitsverlauf [16] und des unklaren Nutzens der moderneren MRT-Parameter („klinisch radiologisches Paradoxon") ist die Verwendung von MRT-Parametern als Zielparameter bei Zulassungsstudien selbst bei randomisierten Studien fragwürdig.

Hinsichtlich der Schubraten sind virtuelle Kontrollgruppen bereits genutzt worden und werden weiter genutzt im Rahmen wissenschaftlich/klinischer Forschung [17], zur Unterstützung von schwierigen/grenzwertigen Entscheidungen von Zulassungsbehörden (Bfarm-Bericht 2010, [18]) und um z. B. den Stichprobenumfang der Kontrollgruppen durch virtuelle Kontrollen zu erhöhen sowie für die evidenzbasierte Entscheidungsunterstützung für den individuellen Krankheitsverlauf [7, 12].

Falls sich Ergebnisse hinsichtlich des neuen Plateaus und der geringen Studieneffekte bei Schubraten in klinischen Studien über die letzten Jahre bzw. Jahrzehnte bestätigen sollten, ist es aus unserer Sicht gut denkbar, Studien, die als primären Endpunkt die Abnahme der Schubrate verwenden, mit virtuellen Placebogruppen durchzuführen. Wir stehen hinsichtlich dieser Thematik und verwandten Fragen im Dialog mit den Zulassungsbehörden.

11.5 Ausblick

Entwicklungen wie ENCePP, das Europäische Netzwerk von Zentren der Pharmakoepidemiologie und Pharmakovigilanz der European Medical Agency und das Critical Path Institute [19] im Zusammenhang mit der FDA „critical path initiative" [20] scheinen besonders interessante Initiativen zu sein, um den Wert moderner Konzepte für verbessertes Studiendesign und großer biomedizinischen Datenbanken zur Verbesserung der klinischen Forschung ausloten und nutzen zu können. Der derzeit laufende Prozess der Überarbeitung der europäischen Richtlinien für klinische Studien bei MS erscheint geeignet, aktuelle Forschungsergebnisse in Richtlinien umzusetzen.

11.6 Zusammenfassung

Das Konzept der „virtuellen Placebogruppe" wurde eingeführt, um die zunehmenden ethischen und praktischen Probleme bei der Rekrutierung von Placebopatienten für klinische Studien im Bereich Multiple Sklerose zu umgehen. Hierunter verstehen wir mathematisch-statistische Verfahren, um Evidenz hinsichtlich der Wirksamkeit eines Medikaments zu gewinnen durch den Vergleich einer behandelten Kontrollgruppe mit Placebopatienten einer Datenbank. Um die unterschiedlichen Baseline-Charakteristiken beider Patientengruppen zu berücksichtigen, wurde ein robustes Matching-Verfahren entwickelt. Das Konzept der virtuellen Kontrollgruppe stößt an prinzipielle Grenzen, sobald Studieneffekte von derselben Größenordnung sind wie der zu erwartende Behandlungseffekt.

Schlüsselwörter: Multiple Sklerose, Matching, virtuelle Placebogruppe, Studieneffekte, Outcome

11.7 Literatur

[1] Noseworthy J, Kappos L, Daumer M: Competing interests in multiple sclerosis research. Lancet 361 (2003), 350–351.
[2] Ho DE, Imai K, King G, Stuart EA: Matching as Nonparametric Preprocessing for Reducing Model Dependence in Parametric Causal Inference. Political Analysis 15 (2007), 199–236.
[3] Rubin DB: Matching to Remove Bias in Observational Studies, Biometrics 29 (1973), 159–183.
[4] Giordano SH, Kuo YF, Duan Z, Hortobagyi GN, Freeman J, Goodwin JS: Limits of observational data in determining outcomes from cancer therapy. Cancer 112 (2008), 2456–2466.
[5] Rosenbaum PR, Rubin DB: The central role of the propensity score in observational studies for causal effects. Biometrika 70 (1983), 41–55.
[6] Hansen BB: The Prognostic Analogue of the Propensity Score. Biometrica 95 (2008), 481–488.
[7] Galea I, Lederer C, Neuhaus A, Muraro P, Scalfari A, Koch-Henriksen N, Heesen C, Koepke S, Schaeffler N, Stellmann P, Albrecht H, Winkelmann A, Weber F, Bahn E, Hauser M, Skoda M, Herbert J, Edan G, Ebers GC, Daumer M: A web-based tool for personalized prediction of

long-term disease course in patients with multiple sclerosis. European Journal of Neurology (accepted 2012).
[8] Pocock SJ: The combination of randomized and historical controls in clinical trials. J Chron Dis 29 (1976), 175–188.
[9] Schach S, Scholz M, Wolinsky JS, Kappos L: Pooled historical MRI data as a basis for research in multiple sclerosis – a statistical evaluation. Multiple Sclerosis 13 (2007), 509–516.
[10] Stellmann J, Neuhaus A, Herich L, Schippling S, Roeckel M, Daumer M, Martin R, Heesen C: Placebo cohorts in phase-3 MS treatment trials – predictors for on-trial disease activity 1990-2010. PLOS-ONE 2012 (submitted 2012).
[11] Polman CH, Reingold SC, Edan G, Filippi M, Hartung HP, Kappos L, Lublin F, Metz L, McFarland H, O'Connor P, Sandberg-Wolheim M, Thompson A, Weinshenker B, Wolsinky JA: Diagnostic criteria for multiple sclerosis: 2005 revisions to the "McDonald Criteria." Ann Neurol 58 (2005), 840–846.
[12] Daumer M, Neuhaus A, Lederer C, Scholz M, Wolinsky JD, Heiderhoff M: Prognosis of the individual course of disease – steps in developing a decision support tool for Multiple Sclerosis. BMC Medical Informatics and Decision Making 7 (2007), 11.
[13] Lederer C, Tang D, Otten S, Pohlmann H, Strobl R, Pinheiro J, Karlsson G, Kappos L, Aradhye S: (2007), Identifying historical controls for MS follow-up studies in a large database – methodological considerations. Presentation ECTRIMS 2007, Prag, 11.–14.10.2007.
[14] Ebers GC, Heigenhauser L, Daumer M, Lederer C, Noseworthy JH: Disability as an outcome in MS clinical trials. Neurology 71 (2008), 624–631.
[15] Ebers GC: Commentary: Outcome measures were flawed. BMJ 340 (2010), c2693.
[16] Daumer M, Neuhaus A, Morrissey S, Hintzen R, Ebers GC: MRI as an outcome in multiple sclerosis clinical trials. Neurology 72 (2009), 705–711.
[17] Then Bergh F, Kümpfel T, Schumann E, Held U, Schwan M, Blazevic M, Wismuller A, Holsboer F, Yassouridis A, Uhr M, Weber F, Daumer M, Trenkwalder C, Auer DP: Monthly i.v. methylprednisolone in relapsing-remitting MS – Reduction of enhancing lesions, T2 lesion volume and plasma prolactin concentrations. BMC Neurology 6 (2006), 19.
[18] Bfarm-Bericht (2010), Bewertung der Expertengruppe Off-Label im Bereich Neurologie/Psychiatrie nach § 35b Abs. 3 SGB V zur Anwendung von Intravenösem Immunglobulin G (IVIG) im Anwendungsgebiet Multiple Sklerose. http://www.bfarm.de/cae/servlet/contentblob/1061976/publicationFile/ (15.08.2012).
[19] http://www.c-path.org/index.cfm (15.08.2012).
[20] http://www.fda.gov/ohrms/dockets/ac/07/briefing/2007-4329b_02_05_Critical%20Path%20Report%202006.pdf (15.08.2012).

R. David, Y. Braun, H. Stenzhorn, N. Graf

12 Der Einfluss des virtuellen Patienten auf das Design von klinischen Studien

12.1 Bedeutung klinischer Studien

Klinische Studien dienen dazu, mittels systematischer Beobachtung definierter Patienten- und Probandenpopulationen die Wirksamkeit und Unbedenklichkeit eines Prüfpräparates nachzuweisen. Als zentrales Instrument der klinischen Forschung sind sie unverzichtbar für den Transfer von Forschungserkenntnissen in die Gesundheitsversorgung und bilden sowohl den Motor für Innovationen in der Gesundheitsforschung als auch die Grundlage für Evidenz und Qualität in der medizinischen Versorgung.

12.2 Richtlinien zur Durchführung klinischer Studien

Die allgemeinen Anforderungen an die Durchführung von klinischen Studien in der Europäischen Union (EU) sind in der Richtlinie 2001/20/EG geregelt [1]. Diese wird durch die „Richtlinie zur guten klinischen Praxis" (engl. Good Clinical Practice (GCP)) 2005/28/EG konkretisiert [2]. Des Weiteren sind in EudraLex [3] wichtige Leitlinien und Empfehlungen zur Durchführung klinischer Prüfungen am Menschen in folgenden Volumes zusammengefasst:
- EudraLex Volume 3 „Leitlinien" (z. B. GCP Leitlinie CPMP/ICH-International Conference of Harmonisation/135/95)
- EudraLex Volume 4 „Gute Herstellungspraxis"
- EudraLex Volume 9 „Pharmakovigilanz"
- EudraLex Volume 10 „Richtlinie für klinische Studien"

In Deutschland bilden das Gesetz über den Verkehr mit Arzneimitteln (Arzneimittelgesetz (AMG), insbesondere §§ 40–42a) sowie die Verordnung über die Anwendung der guten klinischen Praxis bei der Durchführung von klinischen Prüfungen mit Arzneimitteln zur Anwendung am Menschen (GCP-Verordnung (GCP-V)) die zentralen rechtlichen Grundlagen bei der Planung und Durchführung von klinischen Studien. Ebenfalls kommen das Bundesdatenschutzgesetz (BDSG), die Berufsordnung der Ärzte sowie eventuell weitere rechtliche Bestimmungen, wie z. B. die Röntgenverordnung (RöV, § 28a), die Strahlenschutzverordnung (StrlSchV, § 23) als auch das Betäubungsmittelgesetz (BtMG) zur Anwendung.

Schließlich sind folgende internationalen ethischen und wissenschaftlichen Standards zu berücksichtigen:
- „Note for Guidance on Good Clinical Practice" (CPMP/ICH/135/95): Diese Leitlinie der International Conference on Harmonisation of Technical Requirements for Registration of Pharmaceuticals for Human Use (ICH) beschreibt Details der methodisch-fachlichen Anforderungen an klinische Prüfungen [4].
- Deklaration von Helsinki des Weltärztebundes: Diese beinhaltet die ethischen Richtlinien der medizinischen Forschung am Menschen [5].

12.3 Einfluss der Molekularbiologie und Biomarker auf klinische Studien

Die Kostenspirale in der klinischen Forschung und Entwicklung dreht sich immer schneller, nicht zuletzt auch aufgrund von störungsanfälligen Studiendesigns und einem aufwendigen Management klinischer Studien. Mittels elektronischer Datenerfassung, vorwettbewerblichem Datenaustausch, virtuellen Studien und einer Vielzahl neuer Ansätze versuchen pharmazeutische Unternehmen derzeit diese Spirale zu durchbrechen [6]. Dem kürzlich veröffentlichten Beitrag „Strategischer Bericht über Geno-/Phänotyp-Ressourcen in der Europäischen Union" zufolge werden im Rahmen klinischer Studien vermehrt genetische Untersuchungen durchgeführt. Es wird sich daher für die Zukunft als nutzbringend erweisen, sowohl genotypische als auch phänotypische Studiendaten für die klinische und biomedizinische Forschung zu erheben. Aus ethischer Sicht muss hierbei insbesondere der Datenschutz bewahrt werden. Die Rechte der Patienten vermehrt zu beachten und zu stärken, ist in diesem Zusammenhang von grundlegender Bedeutung [7].

Die gegenwärtig erforschten Biomarker umfassen Gene, Proteine sowie Metaboliten, die mit bestimmten Krankheiten assoziiert sind. Darauf aufbauend fokussiert die personalisierte Medizin auf das individuelle, biologische Profil eines einzelnen Patienten. Sie stützt sich auf valide Biomarker, die präzise Aussagen über wirksame Medikamente für die jeweilige Erkrankung ermöglichen.

Beispielsweise ist die genetische Prädisposition eines Wilms-Tumors (häufigster kindlicher Nierentumor) seit Langem bei Patienten mit Aniridie bekannt und tritt ebenfalls gehäuft beim WAGR-Syndrom (Wilms-Tumor, Aniridie, genitale Missbildung und Retardierung) auf. Der Wilms-Tumor ist ein genetisch heterogener Tumor und seine Entstehung ist wesentlich komplexer als bisher angenommen. Mittels neuester Methoden in der Gendiagnostik gelang es, Gene zu charakterisieren, die eine entscheidende Rolle beim Wilms-Tumor spielen, wie z. B. WT1, CTNNB1, IGF2 und WTX15. Diese genetischen Faktoren haben wesentlich zum Verständnis der Pathogenese der Erkrankung beigetragen. Die Identifizierung entsprechender Kandidatengene ermöglicht die Entwicklung neuer Ansätze für zielgerichtete Therapien [8].

Die europäische Arzneimittelbehörde EMA hält die Pharmakogenomik für eine wichtige, vielversprechende Technologie und hofft, durch Medikamente, die speziell auf das genetische Profil eines einzelnen Patienten zugeschnitten sind, den Arzneimittelgebrauch zu optimieren. Daher richtete die EMA eigens eine Arbeitsgruppe Pharmakogenomik mit dem Ziel ein, den Ausschuss für Humanarzneimittel zu beraten und wissenschaftliche Leitlinien zur Pharmakogenomik zu erarbeiten. Diese sollen dann Unternehmen beim Design und der Durchführung von Studien im Bereich Pharmakogenomik unterstützen [9]. Allerdings stellt ein molekularbiologischer Forschungsansatz Forscher bei der Durchführung klinischer Studien vor neue Probleme. Durch spezifische Biomarker werden Krankheiten zu seltenen Entitäten, was es fast unmöglich macht, eine ausreichend große Patientenzahl zu rekrutieren. Daher sind neue Ansätze in der klinischen Forschung notwendig.

12.4 Entwicklung im Bereich des virtuellen Patienten

12.4.1 Vorbemerkungen

Im Rahmen des Projektes „Virtueller Physiologischer Mensch" (engl. „Virtual Physiological Human" (VPH)), einer Kernkomponente der beiden letzten Rahmenprogramme für Forschung und Entwicklung der Europäischen Kommission, sollen komplexe patientenspezifische Computermodelle zur Anwendung in der personalisierten und prädiktiven Medizin entwickelt werden. Diese Modelle formen die methodischen und technologischen Voraussetzungen für eine gemeinschaftliche Erforschung des menschlichen Körpers als einzigartiges, komplexes System [10, 11]. Hiermit soll erreicht werden, dass unter Nutzung individueller Patientendaten und anderer weltweit elektronisch verfügbarer molekularer, bildgebender, populationsbezogener und anderer Daten, neue diagnostische und prognostische Verfahren für den klinischen Alltag zur Verfügung gestellt werden können.

12.4.2 VPH-Projekte

Innerhalb des sechsten und siebten Rahmenprogramms für Forschung und Entwicklung der Europäischen Kommission werden eine ganze Reihe unterschiedlicher Projekte gefördert, die unterschiedlichste Fragestellungen verschiedener Organsysteme beleuchten und modellieren. Einen Überblick über diese Vorhaben ist im Folgenden wiedergegeben. Über die angegebenen Links sind nähere Informationen zu den Forschungsprojekten zu erhalten.

Die in der Tabelle 12.1 zusammengestellten 13 Projekte des 6. EU-Forschungsrahmenprogramms gelten als Wegbereiter für das VPH-Programm. Im 7. EU-Forschungsrahmenprogramm werden 15 verschiedene VPH-Teilprojekte mit insgesamt

72 Mio. Euro gefördert (Tabelle 12.2). Außerdem werden fünf verschiedene spezielle Forschungsvorhaben (Specific targeted research projects) mit insgesamt 5 Mio. Euro gefördert (Tabelle 12.3). Zu Beginn des Jahres 2011 starteten 12 weitere VPH-Teilprojekte mit einem Gesamtbudget von 62 Mio. Euro (Tabelle 12.4).

Tab. 12.1: Projekte des 6. EU-Forschungsrahmenprogramms, 4. Aufruf.

Nr.	Projekt-Name	Uniform Resource Locator (URL)
1.	@Neurist	http://www.aneurist.org
2.	ACGT	http://www.eu-acgt.org
3.	ASSIST	http://www.assist.iti.gr
4.	EuResist	http://www.euresist.org
5.	Heath-e-Child	http://www.health-e-child.org
6.	I-Know	http://www.i-know-stroke.eu
7.	ImmunoGrid	http://www.immunogrid.org
8.	LHDL	http://www.livinghuman.org
9.	MULTI-KNOWLEDGE	http://www.multiknowledge.eu
10.	Sealife	http://www.biotec.tu-dresden.de/sealife
11.	Share	http://www.eu-share.org
12.	STEP	http://www.europhysiome.org
13.	VIROLAB	http://www.virolab.org

Im Mittelpunkt der oben genannten VPH-Projekte steht die Idee, alle menschlichen Körperfunktionen in einen kohärenten Komplex mehrfach skalierbarer Computermodelle zu übertragen. Dabei sollen die Funktionen und das Zusammenwirken von Zellen, Geweben, einzelnen Organen bis hin zu ganzen Organgruppen bzw. dem ganzen Körper räumlich und zeitlich modelliert werden.

Im Rahmen der VPH-Initiative werden auch die technischen Voraussetzungen für die Entwicklung von patientenspezifischen, computergestützten Simulationsmodellen geschaffen, welche mithilfe sowohl individueller Patientendaten als auch weltweit elektronisch verfügbarer Patienten- und Populationsdaten jedem Patienten Zugang zu prädiktiven Gesundheitsinformationen sowie einer individualisierten Gesundheitsfürsorge ermöglichen sollen.

Tab. 12.2: Projekte des 7. EU-Forschungsrahmenprogramms, 2. Aufruf.

Nr.	Projekt-Name	Uniform Resource Locator (URL)
1.	Action-Grid	http://www.action-grid.eu
2.	ARCH	http://www.vph-arch.eu
3.	ARTreat	http://www.artreat.org
4.	CONTRACANCRUM	http://www.contracancrum.eu
5.	euHeart	http://www.euheart.eu
6.	HAMAM	http://www.hamam-project.org
7.	IMPPACT	http://www.imppact.eu
8.	NeoMark	http://www.neomark.eu
9.	PASSPORT	http://www.passport-liver.eu
10.	PreDICT	http://www.vph-predict.eu
11.	PrecitAD	http://www.predictad.eu
12.	RADICAL	http://www.radicalhealth.eu
13.	VPH-NoE	http://www.vph-noe.eu
14.	VPH2	http://www.vph2.eu
15.	VPHOP	http://www.vphop.eu

Tab. 12.3: Spezielle zielgerichtete Forschungsvorhaben des 7. EU- Forschungsrahmenprogramms, 4. Aufruf.

Nr.	Projekt-Name	Uniform Resource Locator (URL)
1.	NMS-Physiome	http://www.nmsphysiome.eu
2.	MSV	http://www.msv-project.eu
3.	Sim-e-Child	http://www.sim-e-child.org
4.	Tumor	http://tumor-project.eu
5.	RICORDO	http://www.ricordo.eu

Tab. 12.4: Projekte des 7. EU-Forschungsrahmenprogramms, 6. Aufruf.

Nr.	Projekt-Name	Uniform Resource Locator (URL)
1.	AirPROM	http://www.airprom.european-lung-foundation.org
2.	GRANATUM	http://www.granatum.org
3.	FUSIMO	http://www.fusimo.eu
4.	MySPINE	http://www.myspineproject.eu
5.	SYNERGY-COPD	http://www.synergy-ist.eu
6.	TBIcare	http://www.tbicare.eu
7.	THROMBUS	http://www.thrombus-vph.eu
8.	VIGOR++	http://www.vigorpp.eu
9.	INTEGRATE	http://www.fp7-integrate.eu
10.	VPH-Share	http://www.vph-share.eu
11.	p-medicine	http://www.p-medicine.eu
12.	INBIOMEDvision	http://www.inbiomedvision.eu

12.4.3 Herausforderungen des Gesundheitssystems im Rahmen von VPH

Eine der größten Herausforderungen der VPH-Vision im Hinblick auf die Diagnose und Therapie von Krankheiten, wie zum Beispiel Krebs, stellt die Vielschichtigkeit solcher Erkrankungen dar. Denn zur Pathogenese tragen Umwelteinflüsse, der persönliche Lebensstil, Alterungsprozesse sowie genetische Dispositionen bei. Die Erkenntnisse aus dem Zusammenspiel der verschiedenen Krankheitsfaktoren müssen in robuste und uneingeschränkt zuverlässige Computermodelle und in silico-Verfahren umgesetzt werden. Nach Validation können diese dann in der Entwicklung und Testung neuer Therapieansätze als auch verbesserter Prognose und Präventionsmodelle in der Gesundheitsversorgung eingesetzt werden. Fortschritte in der Leistung moderner Computersysteme und der Informationsverarbeitung sowie auch die Entwicklung neuer Technologien im Bereich Diagnostik (DNA-Chips, RNA-Interferenz, High-Throughput-Screening) ermöglichen Simulationsstudien unter Einbeziehung aller verfügbaren Daten eines individuellen Patienten, die dann zur klinischen Entscheidungsfindung und maßgeschneiderten Behandlung dieses Patienten herangezogen werden können. Inwieweit dies die klassischen klinischen Studien absetzen wird, ist derzeit offen. Wenn jedoch das Ansprechen einer Behandlung auf eine bestimmte Krankheit bei einem spezifischen Patienten im Computer zuverlässig simuliert werden kann, so wird dies weitreichende Veränderungen im Gesundheits-system bewirken. In Anbetracht dieser Vision müssen Herausforderungen gemeistert werden, von denen im Folgenden einige

exemplarisch aufgeführt sind. Nur so wird eine personalisierte, prädiktive, präventive und partizipierende Medizin Wirklichkeit werden:
- Digitale Gesundheitsdaten müssen auf globaler Ebene ausgetauscht werden und sämtliche Daten eines Patienten zwischen verschiedenen Organisationen unter Wahrung des Datenschutzes mit Einverständnis des Patienten weltweit vernetzt werden.
- Die Integration der Daten in Forschungsdatenbanken ist notwendig.
- Informationen über räumliche und zeitliche Vorgänge innerhalb des menschlichen Körpers müssen systematisch und standardisiert erfasst werden, um systemische Erkenntnisse über die Pathophysiologie von Krankheiten eines Patienten zu erlangen.
- Diese Erkenntnisse müssen digital unter Anwendung von Metadaten, Ontologien und Modellen dargestellt werden.
- Es besteht die Notwendigkeit, wissenschaftliche Erkenntnisse aus Forschung und klinischer Praxis in Leitlinien, Standards und Protokolle umzusetzen und damit Grundlagenforschung und integrative Modelle erfolgreich in das Gesundheitswesen zu transportieren und anzuwenden.
- Validierung, Benutzerfreundlichkeit und klinische Relevanz solcher Modelle müssen höchste Priorität besitzen, um sich erfolgreich im klinischen Alltag zu behaupten.

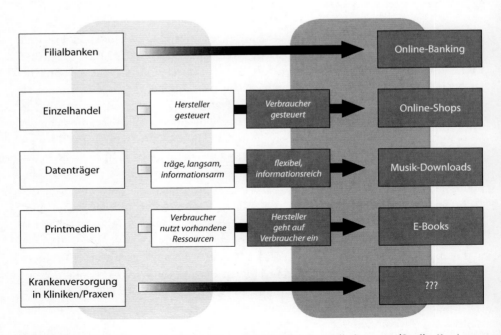

Abb. 12.1: Paradigmenwechsel im Alltagsleben einschließlich Gesundheitswesen (Quelle: Ken Lunn, CMLS Network Annual Symposium, London, 23rd June 2011).

– Der Bedarf einer am individuellen Patienten orientierten Diagnose, Prognose, Therapieplanung und Überwachung muss befriedigt werden. In diesem Zusammenhang ist es notwendig, maßgeschneiderte Medikamente und Therapien sowie Medizinprodukte und Diagnostika für spezielle Patientengruppen wie beispielsweise Patienten mit therapieresistenten Malignomen oder Patienten mit verschiedenen Komorbiditäten zu entwickeln. Computersimulationen an virtuellen Patienten sind in diesem Zusammenhang zu entwickeln.

Heutzutage sind wir mit einem Paradigmenwechsel in vielen Bereichen des Lebens konfrontiert. Es hat ein Wechsel vom ehemals produzentengesteuerten hin zum verbrauchergesteuerten System stattgefunden (Abb. 12.1). Ein Produzent muss sich heutzutage nach Kundenwünschen richten. In der Medizin führt dieser Weg von der stationären klinischen Versorgung, hin zu ambulanter und häuslicher Versorgung. Dies bedeutet, dass Patienten zunehmend und wesentlich im Gesundheitswesen mitreden und dieses beeinflussen werden. In diesem Zusammenhang muss die Steigerung der Ausgaben für die biomedizinische Forschung betrachtet werden, indem Patienten zukünftig verstärkt bei dem Management ihrer Erkrankung mitbestimmen werden. Dies wird automatisch mit einer höheren Verlässlichkeit und Nachvollziehbarkeit klinischer Entscheidungen einhergehen. Gleichzeitig sind ethische und rechtliche Rahmenbedingungen zu schaffen, die einen sicheren Schutz persönlicher Gesundheitsdaten gewährleisten.

12.4.4 Der digitale Patient

Die Vorstellung eines digitalen Patienten ist noch visionär. Die entstehende Datenflut und deren Beherrschung durch IT und entsprechende sich entwickelnde Infrastrukturen wird diese Vision bald Wirklichkeit werden lassen. Es ist zu erwarten, dass der Gesundheitszustand mittels kleiner tragbarer oder implantierbarer Systeme laufend überwacht und aufgezeichnet werden kann. Der Patient und die behandelnden Ärzte werden umgehend über abweichende oder bedenkliche Ereignisse informiert. Somit wird die Zusammenarbeit verschiedener Spezialisten bei komplexen systemischen Erkrankungen maßgeblich gefördert. Wenn alle personenbezogenen bzw. die Gesamtbevölkerung betreffende Gesundheitsdaten (z. B. über Lebensweise, Erbgut, klinischer Verlauf von Erkrankungen und Therapieerfolge, Epidemiologie) sicher verwaltet werden und bei Einverständnis des Patienten dem gesamten biomedizinischen Fachpersonal zugängig gemacht werden, können diese Daten benutzt werden um Krankheitsverläufe und das Ansprechen auf Therapien im Körper zu simulieren. Zusammen mit der Gesamtheit der gespeicherten Daten kann dann auch eine Prognose über die Entwicklung des Gesundheitszustandes des Patienten erstellt werden. Dies ermöglicht die Prävention von Erkrankungen und eine selbstbestimmte Lebensführung.

VPH wird die notwendige Infrastruktur hierzu zur Verfügung stellen. Jedoch kämpft VPH noch damit, Systembiologie, biomedizinische Informatik und individuelle Gesundheitssysteme miteinander zu vernetzen. Diese Umsetzung biomedizinischer Forschungsergebnisse in die klinische Praxis und den Gesundheitssektor erfordert die Integration von Daten, Informationen und Wissen.

Mit der Gründung des europäischen VPH-Institutes für integrative biomedizinische Forschung als gemeinnützige und selbstständige Organisation möchte man diese Entwicklung unter Wahrung ethischer und legaler Prinzipien nachhaltig fördern, indem akademische, staatliche, industrielle und gesellschaftliche Interessengruppen bei der Entwicklung einer gemeinsamen biomedizinischen Forschungs- und Technologieplattform unterstützt werden.

12.5 Design zukünftiger klinischer Studien

Die Erforschung von Biomarkern und genetischer Targets bestimmt in zunehmendem Maße die Entwicklung neuer Medikamente, welche auf die individuellen genetischen Muster zugeschnittene Therapien ermöglichen sollen. Diese Entwicklung macht eine Anpassung klinischer Studien erforderlich. In zunehmenden Maße wird sich der

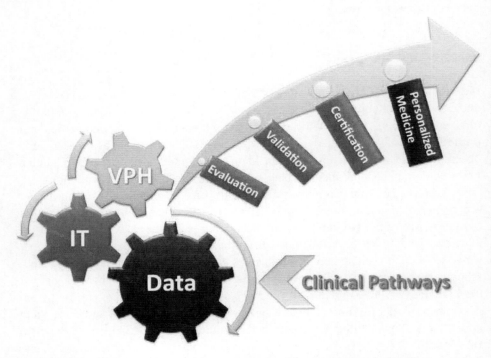

Abb. 12.2: Der Weg von Daten über Informationstechnologie zur personalisierten Medizin.

Fokus von großen, randomisierten Studien auf kleinere biomarkergestützte Studien in ausgewählten Patientenpopulationen mit bekannten molekular-genetischen Merkmalen verschieben. Dadurch erhofft man sich effektivere Therapiemöglichkeiten mit weniger Nebenwirkungen und erspart Patienten, insbesondere Non-Respondern, eine Behandlung, von der sie sehr wahrscheinlich nicht profitieren würden.

Ein Problem bezüglich aussagekräftiger Studien ist, zu einem spezifischen Krankheitsbild ausreichend Patienten zu finden. Hier werden virtuelle Patienten und Computersimulationen hilfreich sein, dieses Problem zu lösen. Eine effiziente Erforschung individualisierter Diagnose- und Therapieverfahren ist aber auch mit virtuellen Patienten nur möglich, wenn neben klinischen und bildgebenden Daten auch Biomaterial zur molekulargenetischen Analyse zur Verfügung steht. Hierzu müssen entsprechende Rahmenbedingungen geschaffen werden, um das Sammeln von Biomaterial u. a. auch ethisch und legal abzusichern. Leider wird Biomaterial in bislang kaum miteinander vernetzten Bio(material)banken gesammelt, für welche keine einheitlichen Qualitätsstandards bezüglich Erfassung, Aufbewahrung, Analytik und Verschickung der Proben existieren [12]. Forschungsprojekte wie p-medicine sollen hier Abhilfe und die Voraussetzungen für eine personalisierte Medizin schaffen (Abb. 12.2) [13].

12.6 Zusammenfassung

In vielen Bereichen des täglichen Lebens unterliegen wir heute einem Paradigmenwechsel, der auch die Medizin betrifft. Eine zunehmende Flut heterogener Daten von Patienten, die rasante Entwicklung der Informationstechnologie und Molekularbiologie führt zu neuen Erkenntnissen, die in die klinische Medizin umgesetzt werden müssen. Dieser Prozess wird eine zunehmende Individualisierung von Krankheiten hervorrufen und damit eine personalisierte Medizin erfordern. Nur durch eine Zusammenarbeit unterschiedlicher Berufsgruppen (Mediziner, Grundlagenforscher, Molekularbiologen, Systembiologen, Informatiker, Informationstechnologen, Rechtsanwälte und Ethiker) wird man Krankheitsmodelle entwickeln können, die im Computer an virtuellen Patienten simuliert und validiert werden können. Solche Modelle werden im Bereich von VPH in unterschiedlichen von der EU geförderten Projekten entwickelt. Die Umsetzung in die klinische Medizin wird dann eine personalisierte Medizin ermöglichen. P-medicine ist ein solches von der EU gefördertes Projekt, das hierzu die Voraussetzungen schafft.

Schlüsselwörter: Klinische Studien, personalisierte Medizin, virtueller Patient, VPH

12.7 Literatur

[1] Richtlinie 2001/20/EG des Europäischen Parlaments und des Rates vom 4. April 2001 zur Angleichung der Rechts- und Verwaltungsvorschriften der Mitgliedstaaten über die Anwendung der guten klinischen Praxis bei der Durchführung von klinischen Prüfungen mit Humanarzneimitteln.
[2] Richtlinie 2005/28/EG der Kommission vom 8. April 2005 zur Festlegung von Grundsätzen und ausführlichen Leitlinien der guten klinischen Praxis für zur Anwendung beim Menschen bestimmte Prüfpräparate sowie von Anforderungen für die Erteilung einer Genehmigung zur Herstellung oder Einfuhr solcher Produkte.
[3] http://ec.europa.eu/health/documents/eudralex/index_en.htm (18.08.2012).
[4] http://www.ich.org (18.08.2012).
[5] http://www.bundesaerztekammer.de/downloads/DeklHelsinki2008.pdf (18.08.2012).
[6] Allison M: Reinventing clinical trials. Nature Biotechnology 30 (2012), 41–49.
[7] http://www.inbiomedvision.eu/PDF/Report-GenotypePhenotype-FINAL.pdf (18.08.2012).
[8] Deliverable No. 9.2 „Report on the planning and management of the SIOP Wilms Tumour trial", http://www.p-medicine.eu (18.08.2012).
[9] http://www.ema.europa.eu/ema/index.jsp?curl=pages/regulation/general/general_content_000411.jsp&murl=menus/regulations/regulations.jsp&mid=WC0b01ac058002958e&jsenabled=true (18.08.2012).
[10] http://www.europhysiome.org/roadmap/ (18.08.2012).
[11] Kohl P, Noble D: Systems biology and the virtual physiological human. Molecular Systems Biology 5 (2009), 292.
[12] Kneifel G: Personalisierte Medizin. Pädiatrix 2 (2011), 16–19.
[13] http://p-medicine.eu (18.08.2012).

W. Voelker, G. Ertl

13 Qualitätsverbesserung von Koronardiagnostik und Koronarinterventionen durch „Virtual Reality"-Simulation

13.1 Einführung

In Deutschland nehmen die Anzahl der Krankenhäuser, die Herzkatheterleistungen erbringen, und die Gesamtzahl interventionell tätiger Kollegen kontinuierlich zu. Im Jahr 2008 wurden 845.000 Herzkatheteruntersuchungen und 304.000 Interventionen in insgesamt 556 Zentren durchgeführt [1]. Durch diese Entwicklung entsteht ein enormer Ausbildungsbedarf in der interventionellen Kardiologie, dem die reduzierten Zeitressourcen für Fort- und Weiterbildung in den Krankenhäusern infolge Personalmangel und zunehmender Arbeitsverdichtung diametral entgegenstehen.

Bisher erfolgte die Ausbildung in der interventionellen Kardiologie meist im Herzkatheterlabor direkt am Patienten. Bei dieser Form der Wissensvermittlung (sogenanntes „apprenticeship model") steht der Auszubildende neben seinem Lehrer, beobachtet ihn bei der Durchführung der einzelnen Schritte und übernimmt dann sukzessive unter Aufsicht die einzelnen Handgriffe. Dieses patientenbasierte Training im Herzkatheterlabor ist zeitaufwendig und hat den Nachteil, dass die einzelnen Lehrinhalte vom aufkommenden Patientenspektrum abhängig sind und insbesondere seltene Konstellationen (Anomalien, Komplikationen, unerwartete Ereignisse) nicht systematisch geschult werden können.

Wenn sich der Ausbilder (infolge Arbeitsüberlastung, Motivationsmangel, Organisationsdefiziten u. a.) aus seiner Verantwortung als Trainer in dieser Ausbildungsphase zurückzieht, kommt es zum unerwünschten „learning by doing" und damit zu nicht akzeptablen „Lernkurven" des Auszubildenden. Um dies zu vermeiden und die Patientensicherheit zu gewährleisten, sind vorgeschaltete und ergänzende Ausbildungsmaßnahmen notwendig. Mittlerweile gibt es hierfür fünf „Virtual Reality" (VR)-Simulatoren, die in Analogie zur Simulation in der Luftfahrt [2] das Katheter-Training fernab vom Patienten ermöglichen (Tab. 13.1). Im Folgenden werden das Potenzial und der derzeitige Stellenwert der VR-Simulationstechnologie in der Kardiologie dargestellt. Zusätzlich werden die Rahmenbedingungen aufgezeigt, die erfüllt werden müssen, um simulationsbasiertes Training adäquat durchführen und dadurch eine Qualitätsverbesserung von Koronardiagnostik und -intervention erzielen zu können.

Tab. 13.1: „Virtual Reality"-Simulatoren für die interventionelle Kardiologie.

Produkt	Firma	Link	Besondere Vorteile
CATHIS®	Cathi-GmbH Deutschland	http://www.cathi-online.com	Flüssigkeit als Kontrastmittel, Verwendung von Originalkathetern
VISTTM	Mentice Schweden	http://www.mentice.com	Verwendung von Originalkathetern, realistische ACS-Simulation
CathLabVR	CAE USA	http://www.cae.com	3D-Darstellung der Koronararterien, Führungskathetersimulation
ANGIO MentorTM	Simbionix Israel	http://www.simbionix.com	realistische Koronardarstellung
SimSuite	MSC USA	http://www.medsimulation.com	realistisches set-up, integriertes E-Learning

13.2 VR-Simulation in der Kardiologie

Die VR-Simulation in der interventionellen Kardiologie bietet die Plattform, um an simulierten Fällen praktische Skills zu trainieren [3, 4]. Die VR-Simulatoren simulieren ein Röntgen-Durchleuchtungs-Bild mit Druckkurve und EKG-Signal (Abb. 13.1). Die Prozeduren können komplett oder in Teilschritten trainiert werden, z. B. die Präparation und Steuerung des Führungsdrahtes, das Einbringen des Ballonkatheters und die exakte Platzierung des Stents. Jedes System zeigt einen „C-Bogen", der virtuell um den Patienten rotiert werden kann (Abb. 13.2). Alle Simulatoren haben zwei

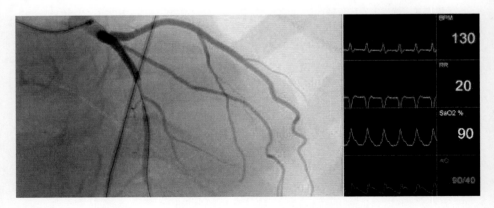

Abb. 13.1: Simuliertes Röntgenbild inkl. Hemodynamik und EKG (VIST®-C, Mentice).

13.2 VR-Simulation in der Kardiologie — 165

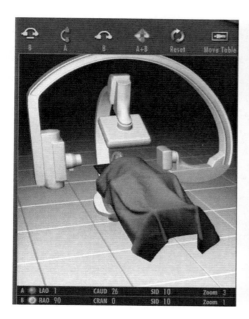

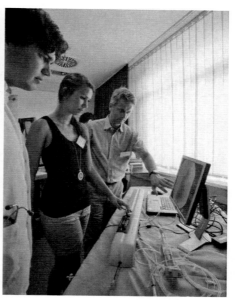

Abb. 13.2: Virtueller C-Arm (ANGIO Mentor™, Simbionix).

Abb. 13.3: Simulationstraining am VIST®-C (Mentice).

Fußpedale, mit denen die Röntgen-Durchleuchtung bzw. die Filmaufnahmen aktiviert werden können. Einige der Simulatoren haben spezielle Bedienkonsolen, mit denen der C-Bogen gesteuert und weitere Einstellungen (Tischverschiebung, Vergrößerung, Einblendung u. a.) vorgenommen werden können. Wie im Katheterlabor bedient der Auszubildende die Endgeräte (Konsole, Fußpedal, Katheter, Hahnenbank) und steuert Draht, Ballon, Stent u. a. (Abb. 13.3).

Die zusätzlichen Instrumente (Kontrastmittelspritze, Druckmanometer) sind entweder Originalprodukte oder technisch so modifiziert, dass sie den Anschluss an den Simulator ermöglichen. Die Schub-, Zug- und Drehbewegungen der eingeführten Instrumente (Führungskatheter, Ballonkatheter, Draht) werden mit sogenannten Strain-Sensoren gemessen und im simulierten Röntgenbild in Echtzeit reproduziert. Die meisten Systeme arbeiten mit Kraftrückkopplung („force feedback"), sodass bei der Passage einer Stenose mit einem Ballonkatheter oder einem Stent ein fühlbarer Widerstand auftritt.

Stärken haben die VR-Simulatoren insbesondere dann, wenn sie durch Einbeziehung virtueller Darstellungen den Auszubildenden in seinem Erkenntnisprozess unterstützen und ihm Einblicke geben, die in der Realität nicht zur Verfügung stehen: In der interventionellen Kardiologie ist das Verständnis des dreidimensionalen Verlaufs der Koronararterien essenziell für die diagnostische und therapeutische Qualität der Herzkatheterprozedur. Das räumliche Vorstellungsvermögen ist bei den Aus-

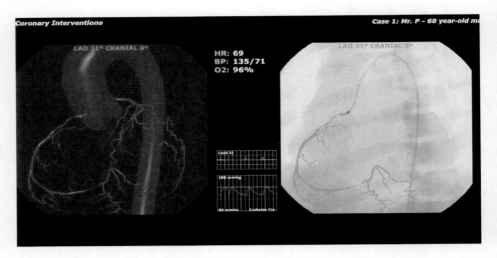

Abb. 13.4: Simuliertes Röntgenbild und 3D-Darstellung (CathLabVR, CAE). Vgl. Kapitel 26, Farbabbildungen, S. 343.

zubildenden sehr unterschiedlich ausgeprägt. Deshalb ist der Lernfortschritt bei der Auswahl der richtigen Projektionen und der Technik, Katheter und Draht im Raum zu manövrieren, interindividuell unterschiedlich. Dieser Lernprozess kann mit Hilfe der Simulation unterstützt werden, indem ein 3D-Bild der Koronararterien generiert und entweder separat zugeschaltet oder mit dem Röntgenbild fusioniert wird (Abb. 13.4).

Das Training an den Simulatoren läuft in mehreren Einzelschritten ab: Zunächst erhält der Trainee anamnestische und klinische Informationen zu dem virtuellen Patienten (Beschwerden, Ergebnis nicht-invasiver Vorbefunde, EKG-Aufzeichnung u. a.). Die daraus abgeleitete Arbeitsdiagnose beeinflusst die Strategie des Vorgehens, d. h. die Reihenfolge der diagnostischen und therapeutischen Schritte. Nach Auswahl und Einführen des richtigen Katheters wird simuliertes Kontrastmittel (Luft oder Wasser) injiziert und die Gefäße dargestellt. Wie in der Realität erfolgen Darstellungen aus verschiedenen Projektionen, hierzu wird die Position des simulierten C-Bogens mehrfach geändert. Ziel ist es, die Gefäße mit ihren Ästen in ihrem gesamten Verlauf darzustellen, sämtliche Verengungen zu erkennen und in ihrer Bedeutung zu beurteilen.

Ist das Lernziel nicht nur die richtige Gefäßdiagnostik, sondern auch das Erlernen einer Katheterintervention, werden die hierfür notwendigen Schritte unmittelbar angeschlossen. Nach Identifikation der Zielläsion erfolgen die Auswahl des geeigneten Interventionsdrahtes (mit weicher oder harter Drahtspitze) und die ‚elektronische' Präparation der Spitze (Krümmungswinkel). Der Draht wird in das System eingebracht, erkannt und anschließend, unter Zuhilfenahme einer Drehhilfe (‚Torquer'), in das Gefäß eingeführt und über die Stenose manövriert. Die anschließende Auswahl eines Ballonkatheters bzw. Stents erfolgt unter Berücksichtigung des Gefäßdiameters und der Stenoselänge. Ballon- und Stentkatheter werden wie in der Realität in Mono-

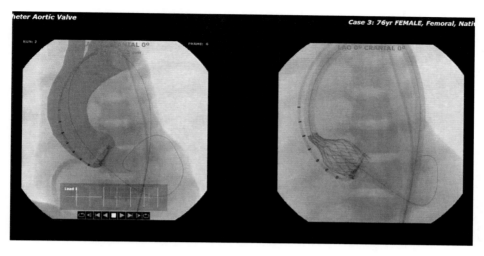

Abb. 13.5: Simulation der kathetergestützten Aortenklappenimplantation (CathLabVR).

rail- oder over-the-wire-Technik über den liegenden Draht in das verengte Gefäß eingebracht und in der Stenose platziert. Bei jedem Einzelschritt können Schwierigkeiten auftreten, die in adäquater Weise gemanagt werden müssen.

Einige VR-Simulatoren haben auch anspruchsvolle Fälle implementiert: Hauptstamm- und Bypass-Stenosen, akute Gefäßverschlüsse, Bifurkationsstenosen oder thrombusbeladene Stenosen. Bei den Prozeduren können Komplikationen auftreten (z. B. Gefäßrupturen), die adäquate Behandlungsstrategien (z. B. rasche Ballondilatation oder Implantation eines ummantelten Stents) notwendig machen. Schließlich können an einigen Simulatoren auch kardiologische Spezialeingriffe trainiert werden, beispielsweise die Katheterbehandlung von Hirngefäßverengungen oder Aortenklappenverengungen (Abb. 13.5).

Ob diese Simulatoren tatsächlich imstande sind, die kathetertechnischen Fähigkeiten angehender interventioneller Kardiologen zu verbessern, ist zurzeit Gegenstand weiterer Untersuchungen [5].

13.3 Simulation komplexer klinischer Szenarien

Neben dem vorbeschriebenen Training ist die Simulation auch imstande, als Plattform für die Schulung komplexer klinischer Szenarien zu dienen, z. B. eines akuten Herzinfarkts mit kardiogenem Schock. Hierzu werden ein VR-Simulator und ein sogenannter „Full-scale"-Simulator (Gaumard, Laerdal, Meti) verlinkt und gemeinsam auf einem Untersuchungstisch platziert (Abb. 13.6). Bei diesem realitätsnahen Setting wird die Katheterintervention am VR-Simulator selbst durchgeführt, während die

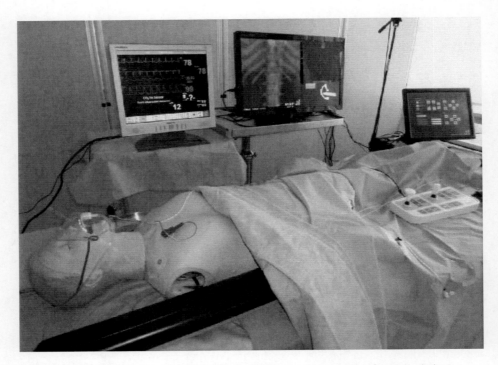

Abb. 13.6: Full-Scale-Simulation (VIST®-C, Mentice und Resusci Anne, Laerdal). Vgl. Kapitel 26, Farbabbildungen, S. 343.

gegebenenfalls notwendigen Notfallmaßnahmen (Defibrillation, Herzdruckmassage, Intubation) am Full-scale-Mannequin erfolgen. Die Verlinkung von VR-Simulator und Full-scale-Simulator erlaubt den Austausch physiologischer Parameter zwischen den Systemen (Herzfrequenz, Aortendruck, EKG, Herzrhythmusstörungen u. a.) [6]. Diese Form der VR-Simulation ist besonders geeignet, komplexe Arbeitsabläufe einzuüben, adäquate Teamarbeit zu trainieren und sogenanntes „Crisis-resource"-Management zu schulen. Der Aufbau dieses Settings erlaubt ein wirklichkeitsnahes Training des gesamten Teams. Es trägt zur Teambildung und Qualitätsverbesserung insbesondere bei neuen und/oder interdisziplinären Behandlungsverfahren bei. Die Trainingsszenarien werden üblicherweise per Video dokumentiert, sodass ein detailliertes „Debriefing" nach jedem Szenario möglich ist. Hierbei werden die Aktionen jedes Teilnehmers und die Kommunikation innerhalb des Teams systematisch analysiert.

13.4 Voraussetzungen für ein erfolgreiches simulationsbasiertes Training

Das simulationsbasierte Training erfolgt in einem außerklinischen Umfeld ohne Patientengefährdung, wobei die Lerngeschwindigkeit in Abhängigkeit von den Vorkenntnissen des Auszubildenden individuell angepasst werden kann und die Übungen beliebig häufig wiederholt werden können. Es können dann sowohl die praktischen Handgriffe als auch übergeordnete Fähigkeiten (prozedurale Kenntnisse, Entscheidungsbildung) trainiert werden.

Es ist durchaus erwünscht, dass der Auszubildende während der Übungen Fehler macht, diese werden dokumentiert und analysiert, um so ihre Ursachen aufzudecken; bekanntermaßen ist das Lernen aus Fehlern eine besonders nachhaltige Erfahrung.

Um mit den VR-Simulatoren einen maximalen Lerneffekt zu erzielen, muss ein erfahrener interventioneller Kardiologe das Training tutoriell begleiten [7]. Dieser soll die Übungen und Prozeduren am Simulator dazu verwenden, um Entscheidungswege zu erklären, das Vorgehen im Einzelfall zu begründen, Tipps und Tricks zu geben und mögliche Risiken aufzuzeigen. Bei Bedarf nimmt er Katheter, Drähte, Ballons usw. selbst in die Hand, um ihre richtige Handhabung praktisch zu demonstrieren. Um den Simulator für die eigene „Wissensbotschaft" adäquat nutzen zu können, muss der Tutor über basale Kenntnisse vom eingesetzten Simulator und der zugrunde liegenden Technologie verfügen. Des Weiteren sollte er mit den implementierten simulierten Fällen vertraut sein [8]. Eine wichtige Aufgabe des Trainers ist es, klinische Denkweisen zu vermitteln. Aus Gründen der Qualität des simulatorbasierten Trainings darf die tutorielle Betreuung am Gerät nicht delegiert werden, z. B. an einen Vertreter des Simulatorherstellers oder einer Medizintechnikfirma. Um eine individuelle Betreuung der Trainees zu gewährleisten, sollten pro Simulator maximal drei Auszubildende gleichzeitig trainiert werden. Der Trainer sollte fortwährend anwesend sein und nicht mehr als ein bis zwei Simulatoren simultan betreuen.

Das Training am Simulator ist als Ergänzung zur klinischen Ausbildung im Katheterlabor zu betrachten [9, 10]. Eine Qualitätsverbesserung mit Simulationstraining ist nur dann zu erreichen, wenn dem Ausbildungsprogramm ein Curriculum zugrunde liegt, das die Inhalte der Simulation vorgibt. Die Vorgaben für die richtige Durchführung von Simulatortraining in der Kardiologie wurden kürzlich vom Arbeitskreis Simulation der Arbeitsgruppe Interventionelle Kardiologie (AGIK) erarbeitet (siehe „Qualitätskriterien und Inhalte für DGK-Simulationskurse in der invasiven/interventionellen Kardiologie" [11]).

13.5 Schlussfolgerungen

- Die Virtual Reality-Simulation von Kathetereingriffen ermöglicht ein individuell angepasstes und realistisches Training in einem außerklinischen Umfeld

ohne Patientengefährdung, das die klinische Ausbildung im Herzkatheterlabor ergänzt.
- Die Auswahl der Simulatoren muss auf der Basis eines zugrunde liegenden Curriculums mit klar definierten Lernzielen getroffen werden, wobei das Curriculum die Auswahl der Simulatoren bestimmen sollte und nicht umgekehrt.
- Entscheidend für den Erfolg von Simulationstraining sind erfahrene und motivierte Ausbilder, die den Simulator als Plattform nützen, um ihr Wissen und ihre Fähigkeiten weiterzugeben.
- Unter diesen Voraussetzungen kann simulationsbasiertes Training zur Qualitätsverbesserung in der Koronardiagnostik und -intervention und damit zur Steigerung der Patientensicherheit beitragen [12].

13.6 Zusammenfassung

Die Herzkatheterzahlen steigen in Deutschland seit Jahren exponentiell an. Im Jahr 2008 wurden 845.000 Herzkatheteruntersuchungen und 304.000 Interventionen in insgesamt 556 Zentren durchgeführt. Hieraus ergibt sich ein enormer Ausbildungsbedarf in der interventionellen Kardiologie, dem reduzierte Zeitressourcen für Fort- und Weiterbildung in den Krankenhäusern infolge Personalmangel und zunehmender Arbeitsverdichtung diametral entgegenstehen. Dieses Dilemma erfordert neue Ausbildungskonzepte, die das Training an Simulatoren, in Analogie zur Ausbildung in der Luftfahrt, mit einschließen. Mittlerweile gibt es für die interventionelle Kardiologie fünf Virtual Reality-Simulatoren, die ein realistisches und praktisches Training in einem außerklinischen Umfeld ohne Patientengefährdung erlauben.

Für den erfolgreichen Einsatz dieser Simulatoren ist es wichtig, das Vorwissen der Auszubildenden, die Lernziele und ein zugrunde liegendes Curriculum zu berücksichtigen. Ebenfalls von entscheidender Bedeutung ist die tutorielle Betreuung des Auszubildenden durch einen engagierten interventionellen Kardiologen, der den Simulator als Plattform nützt, um sein Wissen und seine kathetertechnischen Fähigkeiten zu vermitteln. Unter diesen Voraussetzungen kann simulationsbasiertes Training zur Qualitätsverbesserung in der Koronardiagnostik und -intervention und damit zur Steigerung der Patientensicherheit beitragen.

Schlüsselwörter: Virtual Reality-Simulation, simulationsbasiertes Training, Katheterausbildung, Komplikationsmanagement, Teamtraining

13.7 Literatur

[1] Buuren VF, Horstkotte D: 25. Bericht über die Leistungszahlen der Herzkatheterlabore in der Bundesrepublik Deutschland. Kardiologe 4 (2010), 502–508.

[2] Hays RT, Jacobs JW, Prince C, Sales E: Flight simulator training effectiveness: A meta-analysis. Mil Psychol 4 (1992), 63–67.
[3] Chaer RA, DeRubertis BG, Lin SC, Bush HL, Karwowski JK, Birk D, Morrissey NJ, Faries PL, McKinsey JF, Kent KC: Simulation improves resident performance in catheter-based intervention – results of a randomized, controlled study. Ann Surg 244 (2006), 343–352.
[4] De Ponti R, Marazzi R, Ghiringhelli S, Salerno-Uriarte JA, Calkins H, Cheng A: Superiority of simulator-based training compared with conventional training methodologies in the performance of transseptal catheterization. J Am Coll Cardiol 19 (2011), 359–363.
[5] Voelker W, Petri N, Ertl G: Does simulation-based training improve catheter-skills of novices during percutaneous coronary interventions? A randomized controlled study (in preparation).
[6] Schuetz M, Moenk S, Vollmer S, Kurz S, Mollnau H, Post F, Heinrichts W: High degree of realism in teaching percutaneous coronary interventions by combining a virtual reality trainer with a full scale patient simulator. Simul Healthc 3 (2008), 242–246.
[7] Boyle E, O'Keeffe DA, Naughton PA, Hill AD, McDonnnall CO, Moneley D: The importance of expert feedback during endovascular simulator training. J Vasc Surg 54 (2011), 240–248.
[8] Kneebone RL, Nestel D, Vincent C, Darzi A: Complexity, risk and simulation in learning procedural skills. Medical Education 41 (2007), 808–814.
[9] Fox K, Bradbury K, Curran I, Gammage M, Gray H, Holmberg B, Iqbal J, McNab, D, Mills P, Nolan J (for the British Cardiovascular Society): Working group report on simulation based learning, August 2011.
[10] Lipner RS, Metcalfe C, Kangelaski RB, Baim DS, Holmes DR, Williams DO, King SB: A technical and cognitive skills evaluation of performance in interventional cardiology using medical simulation. Simulation in Healthcare 5 (2010), 65–74.
[11] http://www.agikintervention.de (13.07.2012).
[12] Wayne DB, McGaghi WC: Use of simulation based medical education to improve patient care quality. Resuscitation 81 (2010), 1455–1456.

H. Tümmler, S. Pensold
14 Der virtuelle Patient in der Strahlentherapie

14.1 Einführung

Der Begriff der „Virtualität" ist spätestens seit der breiten Anwendung der Computertechnik fest in unserem Sprachgebrauch verankert. Betrachtet man das Gebiet der Strahlentherapie, so taucht der Begriff „virtuell" so etwa um das Jahr 2000 in zwei Zusammenhängen auf. Zum einen wurden erste Systeme kommerziell angeboten, die eine Virtualisierung der strahlentherapeutischen Behandlung ermöglichten, um sie zu Ausbildungs- und Schulungszwecken einzusetzen [1]. Zum anderen wurde der Begriff „virtuelle Simulation" geprägt [2]. Bezeichnet wurde damit eine Software, welche den Schritt der Therapiesimulation statt am realen Patienten am 3D-Computertomogramm (CT) durchführte [3]. Im vorliegenden Artikel möchten wir den Begriff „virtueller Patient" weiter fassen, als in den beiden eher historisch geprägten Ansätzen. Die zunehmende Verflechtung von Technologie und Medizin wirft immer neue ethisch-philosophische Fragen hinsichtlich Potenzial, Risiken und Grenzen neuer Techniken auf und es stellt sich letztendlich immer die Frage nach dem gesellschaftlichen Nutzen einer neuen Entwicklung. Unter diesem Gesichtspunkt soll der Begriff „virtueller Patient" im historischen und aktuellen Kontext der modernen Strahlentherapie erörtert werden, die wohl wie kein zweites medizinisches Fachgebiet Therapieentscheidungen in einer virtuellen Umgebung fällt.

14.2 Virtualität und Modellbildung

Die Sichtweise, „virtuell" als all das zu bezeichnen, was mit dem Vorbild der Realität durch ein Computersystem abgebildet wird, greift nicht weit genug, um der Komplexität der Fragestellung gerecht zu werden. An dieser Stelle ist es sinnvoll, zunächst die verschiedenen Aspekte einer „virtuellen Welt" zu diskutieren. Virtualität gibt dem Betrachter die Möglichkeit zurückzutreten und einen Prozess zu betrachten, der in gewisser Weise unabhängig von ihm abläuft. Moderne Technologie bietet hierbei die Möglichkeit, den Betrachter mit „allen Sinnen" in den Prozess einzubeziehen und ihn nicht mehr ausschließlich visuell und intellektuell teilhaben zu lassen. Die Realitätsnähe wird durch diese Werkzeuge extrem gesteigert, da unser Bild der uns umgebenden Welt immer eine Summe aller Sinneseindrücke darstellt. Je mehr Wahrnehmungen aus der Virtualität unseren Erfahrungen entsprechend rückgekoppelt werden, desto realer „fühlen" wir den Prozess. Der entscheidende Unterschied zu der uns umgebenden Realität ist jedoch, dass dieser Prozess mehr oder weniger umfangreich über das real mögliche Maß hinaus vom Betrachter manipuliert und beeinflusst wird. Hierbei übertreffen die Einfluss- und Beobachtungsmöglichkeiten sowie die Reproduzierbarkeit des virtuellen Prozesses in der Regel ebenfalls die realen Gegebenheiten. Ja – viele Prozesse der realen Welt entziehen sich einer direkten Einflussnahme und unmittelbaren Beobachtung, wodurch die virtuelle Abbildung implizit den Aspekt eines Erkenntnisgewinnes beinhaltet. Setzt man diesen Gedankengang fort, wird die Dualität der virtuellen Welt sichtbar. Man muss an dieser Stelle klar die Beschreibung der Realität von der Virtualisierung dieser Beschreibung und den mit dem Abbild verbundenen Möglichkeiten trennen. Oder anders formuliert: Das virtuelle Abbild der Realität und der damit verbundene Erkenntnisgewinn wird nur so gut sein, wie die Beschreibung der Realität in der virtuellen Umgebung gelingt. Was für ein 3D-Spiel belanglos ist, gewinnt für eine Anwendung beispielsweise in der Konstruktion eines Bauteils mit Hilfe eines 3D-CAD-Programms an enormer Bedeutung. Während es für den ersten Fall ausreichen mag, die Darstellung am Bildschirm möglichst zu perfektionieren, ist im zweiten Fall die exakte Wiedergabe mechanischer Eigenschaften von weitaus größerer Bedeutung. Immer dann also, wenn aus der Virtualität der Bogen zurück in die reale Welt geschlagen werden soll, ist die Güte des verwendeten Modells das alles entscheidende Kriterium. Man muss also eine klare Trennung zwischen den Werkzeugen der Virtualisierung (z. B. 3D-Darstellung) und der Modellierung des Ablaufes vollziehen – wir sprechen im Weiteren von der Dualität virtueller Prozesse.

Damit wäre der zweite – für die meisten Anwendungen wichtigere – Aspekt der Virtualisierung angesprochen, die Frage der Modellbildung. Das Modell, als „unvollständiges" Abbild der Wirklichkeit, ermöglicht real ablaufende Prozesse zu studieren und zu beschreiben, mit dem Ziel, Voraussagen zu treffen, um die Realität in gewünschter Weise zu gestalten oder auf reale Vorgänge adäquat zu reagieren. Modelle dienen also dazu, die uns umgebende Welt zu interpretieren und zielführend zu verändern. Insofern kann die Güte eines Modells immer daran gemessen werden, inwieweit dies tatsächlich gelingt. Modellbildung ist vielleicht so alt wie die Menschheit selbst, umfasst sie doch das von Generation zu Generation weitergegebene Wissen über unsere Umwelt, ergänzt durch immer ausgefeiltere mathematische Methoden und mündet in einem Medium, welches die Modelle zu neuem „virtuellen" Leben erweckt.

Der Bogen ist weit gespannt und wir möchten an den Ausgangspunkt zurückkehren: virtueller Patient. Der Begriff beinhaltet also die beiden Aspekte der Virtualität – das zugrunde liegende Modell und die aufgezeigten Möglichkeiten einer virtuellen „Verselbstständigung" des Modells, welche eine umfangreiche Simulation und Optimierung realer Prozesse unter den Bedingungen der Reversibilität erlaubt. Hierbei muss der „Erfinder" des Modells nicht mehr zwangsläufig mit dem Betrachter und Anwender der Modellierung übereinstimmen. Schauen wir in die Medizin, so ist diese Arbeitsteilung bereits praktisch vollständig erfolgt: Arzt und klinischer Physiker wenden an; Informatiker, Mathematiker und weitere Naturwissenschaftler modellieren. Während die Werkzeuge der Virtualisierung die Handhabung und Anwendbarkeit beeinflussen, entscheidet allein die Güte des Modells darüber, ob sich die Realität wie „geplant" verhält, also z. B. eine prognostizierte Heilung tatsächlich eintritt. Diese

Entkopplung des Anwenders vom eigentlichen Modell mit seinen inhärenten Voraussetzungen und Beschränkungen führt zu neuen Herausforderungen im Erkenntnisprozess, die Frage der Rückkopplung klinischer Daten erhält enorme Bedeutung.

Im folgenden Abschnitt werden die aufgezeigten Aspekte an einzelnen konkreten Beispielen aus dem Gebiet der Strahlentherapie erläutert. Dabei wollen wir uns der Frage nähern: Wie gut kann – wie gut muss das Modell des Patienten sein?

14.3 Ein Blick zurück

Bereits kurz nach der Entdeckung der Röntgenstrahlung wurde klar, dass diese unsichtbare „X-Strahlung" biologische Effekte hervorruft. So begann die therapeutische Anwendung der Strahlung zunächst für kosmetische Behandlungen, da man erkannt hatte, dass die Bestrahlung von Hautarealen zum Haarausfall führt. Relativ schnell wurde klar, dass zusätzlich viele weitere unangenehme Reaktionen auftreten konnten und man begann, respektvoller und vorsichtiger mit der neuen Strahlung umzugehen: der Prozess der biologischen Modellbildung begann. Die zunächst benutzten makroskopischen klinischen Effekte wie die „Hautrötungsdosis" oder die „Haarausfalldosis" erwiesen sich schnell als unbrauchbar, da die Schwankungsbreite der Reaktionen zu sehr variierte und eine Quantifizierung unmöglich war. Außerdem wurde das generelle Grundproblem der strahlentherapeutischen Behandlung sichtbar: Die klinischen Effekte traten mit einer variablen (und schwer vorhersehbaren) Zeitverzögerung auf und waren zudem in ihrer Ausprägung individuell sehr verschieden. Dies unterscheidet die Strahlentherapie wesentlich von der Schwesterdisziplin Chirurgie, deren Effekte zumeist unmittelbar sichtbar sind. Es wurde also erkannt, welch große Bedeutung einer möglichst exakten Vorhersage der Strahlenwirkung zukommt, um den gewünschten Behandlungserfolg und damit eine breite Akzeptanz der Methode zu erreichen. Historisch gesehen führte zunächst vor allem die intensive Forschung auf dem Gebiet der Strahlenphysik zu einem besseren Verständnis der biologischen Strahlenwirkung. Wie komplex bereits die physikalischen Aspekte sind, mag man vielleicht am eindrucksvollsten daran ermessen, dass es immerhin fast 70 Jahre seit der Entdeckung der Röntgenstrahlung gedauert hat, bis eine physikalisch exakte Quantifizierung der Strahlendosis gelang [4].

Parallel hierzu wurde die biologische Modellierung von der klinischen zur zellulären Ebene geführt. Die Entdeckung der DNA lieferte neue Erklärungsansätze und die ersten aus der Treffertheorie abgeleiteten probabilistischen Modelle zur Interpretation experimenteller Ergebnisse mit Zellkulturen wurden formuliert [5]. Aus den im Weiteren aufgeführten Gründen gestaltete sich die Modellierung klinischer Daten wesentlich aufwendiger, was zusätzlich noch lange Zeit durch den Umstand erschwert wurde, dass eine Berechnung überlagerter Dosisverteilungen im Patienten nur annähernd möglich war. So war es über lange Zeit bereits vom Ansatz her problematisch, die durch einzelne Studien veröffentlichten Untersuchungen zu Tumorkontrolle und

Nebenwirkungen systematisch aufzuarbeiten. Exemplarisch sei hier eine der ersten systematisierenden Arbeiten durch die Arbeitsgruppe um Emami auf dem Gebiet der klinischen Toleranzdosen aufgeführt [6]. In diesem Review werden Toleranzdosen als Grundlage einer Modellierung der Nebenwirkungswahrscheinlichkeit (NTCP) durch die Arbeiten von Burman [7] und Lyman [8] zusammengefasst. Bezeichnend ist in diesem Zusammenhang, dass diese Dosiswerte zu großen Teilen als „educated guess" bezeichnet wurden, letztlich also die klinische Erfahrung mehrerer Experten bündelte, oft ohne konkret nachweisbare „harte" wissenschaftliche Fakten.

14.4 Modellbildung in der Strahlentherapie

Nach diesem kurzen historischen Abriss möchten wir nun wie in Abbildung 14.1 schematisch angedeutet, näher auf die verschiedenen Aspekte der Modellbildung in der modernen Strahlentherapie eingehen und die von Just [9] angelegten Gedanken ausbauen.

14.4.1 Das 3D-Patientenmodell

Voraussetzung für die physikalische Dosisberechnung und Optimierung ist heutzutage ein hochauflösendes Computertomogramm (CT) des Patienten, welches zwei Funktionen erfüllt. Zum einen dient das CT dazu, die physikalischen Wechselwirkungseigenschaften von Gewebe mit Strahlung zu charakterisieren, zum anderen liefert das CT die Grundlagen zur Erstellung eines dreidimensionalen Modells der Lage und Ausdehnung von Tumor und Risikoorganen. Weitere Verfahren wie MRT oder funktionelle Bildgebung wie PET-CT liefern zusätzliche Informationen, welche in den Prozess der Erstellung des 3D-Patientenmodells einbezogen werden. Damit dies mit hoher Genauigkeit gelingt, ist eine exakte räumliche Fusion der einzelnen Untersuchungen hinsichtlich des in Bestrahlungsposition aufgenommenen CTs notwendig. Die mathematischen Algorithmen für eine starre Fusion sind ausgereift und in breitem klinischen Einsatz [10]. Die Voraussetzung dieser Ansätze ist die Annahme einer unveränderten Lage wichtiger Strukturen in allen verwendeten Untersuchungen. Was für ein MRT und CT des Schädels noch in sehr guter Nährung gilt, ist für bewegliche Organe, wie beispielsweise dem Darm, nicht mehr gegeben. Hier wird aktuell an Algorithmen geforscht, welche lokale Deformationen von Organen bei der Fusion der Untersuchungen ebenfalls berücksichtigen [11]. Erste kommerziell erhältliche Systeme sind bereits im klinischen Einsatz, jedoch muss die Leistungsfähigkeit der Algorithmen weiter evaluiert werden [12].

Nach dem Einlesen der Bilddaten in die dafür vorgesehene Software – dem Bestrahlungsplanungssystem – erfolgt nun ein wichtiger manueller Schritt mit wesentlichem Einfluss auf die Güte des 3D-Patientenmodells: die Konturierung der zu bestrahlenden Areale und der umgebenden Risikoorgane durch den Arzt. Wie

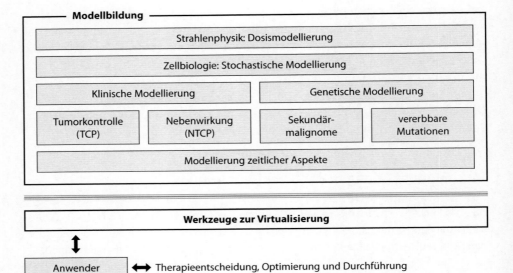

Abb. 14.1: Modellbildung und Virtualität in der Strahlentherapie: Aspekte und Wechselwirkungen.

verschiedene Studien belegen, kann die „Intraobserver-Variabilität" beim Konturieren zwar durch gezielte Ausbildung und Training verringert werden [13], sie bleibt jedoch eine der Hauptursachen für eine suboptimale Therapie, besonders in Zeiten einer hochkonformalen Dosisanpassung. Neue und bereits kommerziell erhältliche Ansätze [14] greifen auf die Möglichkeiten von Expertensystemen zurück. Anhand der Diagnose und weiterer Kriterien zum Tumorstaging wird aus der Datenbank ein Referenzpatient geladen, welcher hinsichtlich der geplanten strahlentherapeutischen Behandlung am ehesten mit dem aktuellen Patienten übereinstimmt. Im Referenzpatienten wurde das aktuell verfügbare Wissen mehrerer Experten vereinigt und dem vorgeschlagenen Therapiekonzept liegen internationale Richtlinien zugrunde wie z. B. die RTOG-Guidelines [15]. Mittels deformierbarer Fusion erfolgt nun eine Anpassung der Anatomie des Referenzpatienten an den zu behandelnden Patienten und die Strukturen werden übertragen. Damit erhält der Arzt einen ersten Entwurf zur Festlegung des Bestrahlungsvolumens, welches in einem weiteren Schritt noch an die aktuellen Gegebenheiten angepasst werden muss. Mit diesem Ansatz wird ein strukturiertes Vorgehen bei der Erstellung des 3D-Patientenmodells unterstützt, und es ist zu erwarten, dass sich die „Intraobserver-Variabilität" weiter verringert.

Auf Grundlage dieses „statischen" 3D-Modells von Tumor und umgebenden Risikoorganen (Abb. 14.2) wird heutzutage meist eine sogenannte inverse Optimierung der physikalischen Dosisverteilung durchgeführt. Die Dosisberechnung erfolgt mittels dedizierter Algorithmen, wie z. B. Monte-Carlo-Simulationen, welche die Prozesse der Energieabgabe der Strahlung an das Gewebe sehr exakt modellieren. Als

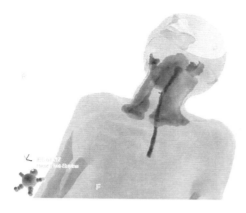

Abb. 14.2: Statisches 3D-Patientenmodell: Konturiert wurden das Bestrahlungsgebiet (Tumor und Lymphabflussbereich) sowie die Risikoorgane Myelon und Parotiden beidseits.

Resultat der Optimierung erhält man eine eng an den Tumor angepasste Dosisverteilung (Abb. 14.3). Technisch wird diese Verteilung durch gezielte Modulation der Strahlenintensität einzelner Einstrahlrichtungen (IMRT) erreicht [16]. Erfolgt die Modulation kontinuierlich aus vielen Raumrichtungen z. B. durch eine komplette Rotation des Bestrahlungsgerätes, spricht man von Tomotherapie [17] oder volumenmodulierter Strahlentherapie (VMAT) [18]. Neue Technologien zur Bestrahlung mittels Protonen oder Schwerionen sind Gegenstand aktueller und zukünftiger Forschung. Hierbei profitiert man von den jeweils besonderen physikalischen Eigenschaften der Partikelstrahlung, die für bestimmte Anwendungsgebiete eine weitere Optimierung der aktuell mit Photonen möglichen Dosisverteilung erlauben [19].

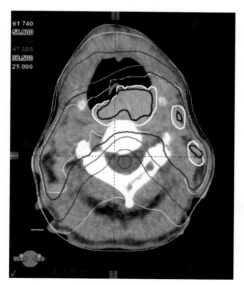

Abb. 14.3: VMAT-Therapie eines Oropharynx-Karzinoms: Hochkonformale Anpassung der Dosis (dunkle Linien) an Tumor und Lymphabflusswege (hell schattiert). Die Dosis im Myelon als wichtiges Risikoorgan wurde gezielt minimiert.

14.4.2 Das 4D-Patientenmodell

Eine wesentliche Einschränkung der 3D-Modellierung liegt in der fehlenden Berücksichtigung zeitlicher Aspekte des Therapieprozesses. Man unterscheidet hierbei zwei grundsätzliche Einflüsse. Die als „intrafraktionell" bezeichnete Komponente betrifft jeweils eine Bestrahlungsfraktion und gibt die Änderungen von Lage und Form des Bestrahlungsgebietes während der Strahlapplikation wieder, wie es beispielsweise bei einem Lungenkarzinom auftritt. Bedingt durch die Atmung wird die reale Lage des Tumors mehr oder weniger von der geplanten Lage anhand des statischen 3D-Patientenmodells abweichen. Die zweite – interfraktionelle – Komponente ist zeitlich betrachtet wesentlich langsamer und beschreibt sowohl die aufgrund der Lagerungsunsicherheit entstehenden Positionierfehler als auch anatomische Veränderungen über den gesamten Therapiezeitraum. Aufgrund vielseitiger Einflussfaktoren kann sich die reale Ausdehnung des Tumors sehr von der ursprünglichen Ausdehnung im Planungs-CT entfernen. So können lokale Entzündungsprozesse, beginnende Tumorregression, die Wirkung einer parallelen Chemotherapie oder auch einfach die normale Organtätigkeit die Lage von Bestrahlungsgebiet und Risikoorganen wesentlich gegenüber dem statischen 3D-Patientenmodell verändern.

In beiden Fällen wird die tatsächlich applizierte Dosis sowohl im Tumor als auch im Risikoorgan von der geplanten „statischen" Dosisverteilung abweichen. Soll die

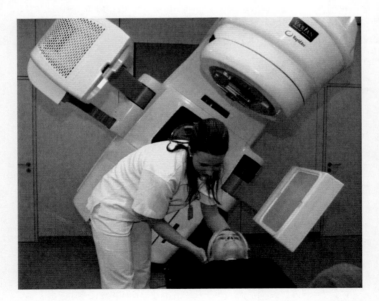

Abb. 14.4: Moderner Linearbeschleuniger zur bildgestützten Strahlentherapie: Die seitlich angebrachte kV-Bildgebungseinheit ermöglicht die exakte Positionierung des Patienten mittels orthogonaler Aufnahmen oder Conebeam-CT unmittelbar vor der Bestrahlung.

tatsächlich applizierte Dosis im Patienten möglichst exakt mit der geplanten Dosis übereinstimmen, müssen zwei adaptive Ansätze in die Modellierung und Therapiedurchführung aufgenommen werden. Hierfür muss das 3D-Patientenmodell um die zeitliche Komponente erweitert werden.

Mit dem ersten Ansatz der bildgestützten Lagerungs- und Positionskorrektur vor dem Start der Bestrahlung versucht man die Realität – also die aktuelle Lage des Patienten bzw. die tatsächliche Position des Tumors – wieder möglichst exakt an das „virtuelle Patientenmodell" basierend auf dem CT anzunähern. Dieses Verfahren wird als Image Guided Radiation Therapy (IGRT) bezeichnet. Hierbei kommen verschiedene Techniken zum Einsatz, wie z. B. eine direkt am Bestrahlungsgerät angebrachte Röntgen-Bildeinheit (Abb. 14.4). Aber auch Verfahren, wie das in Abbildung 14.5 gezeigte Scan-System, welches auf der Basis einer optischen Abtastung der Patientenkontur arbeitet, finden zunehmend Einzug in die klinische Routine.

Der zweite Weg ist ein adaptiver Ansatz hinsichtlich der Anpassung des internen Modells an die vorgefundenen aktuellen Gegebenheiten, welcher immer dann gewählt werden muss, wenn die „Beeinflussung" der vorgefundenen Realität nicht möglich ist. Wie bereits erwähnt, kann es sich hierbei um die Behandlung bewegter Tumore handeln oder um die Adaption der Bestrahlung an eine geänderte Tumorausdehnung. Von der technischen Durchführung her gibt es zum einen die Möglichkeit, eine Triggerung der Bestrahlung durchzuführen. Die Lage des Tumors wird überwacht und die Bestrahlung nur dann eingeschaltet, wenn der Tumor die geplante Position erreicht hat. Diese Methode wird als „Gating" bezeichnet und ist technisch bereits soweit ausgereift, dass eine breitere klinische Anwendung möglich erscheint [21]. Die andere Variante einer intrafraktionellen Adaption ist das direkte „Tumor-Tracking",

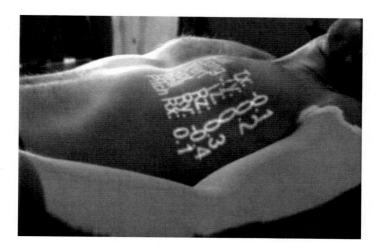

Abb. 14.5: System zur Positionierung des Patienten mittels optischer Oberflächenabtastung: Das hell markierte Gebiet weist auf eine Fehlpositionierung des Armes hin. Auf dem Patienten werden die noch zu korrigierenden Abweichungen zur geplanten Position angezeigt [20].

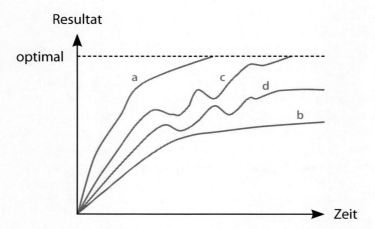

Abb. 14.6: Schematische Darstellung adaptiv korrigierter Modellierung und Handlungsfolge: geplante Zielvorgabe (a) und mögliches suboptimales Ergebnis (b) ohne Adaption; adaptiver Ansatz mit (c) bzw. ohne (d) Korrekturmöglichkeit bereits erfolgter Handlungen. Da eine einmal applizierte Strahlenwirkung nicht rückgängig gemacht werden kann, ist für eine adaptive Strahlentherapie nur Ansatz (d) möglich.

also die Nachführung und Modifikation der Strahlapplikation entsprechend der aktuellen Lage und Form des Tumors. Hierbei handelt es sich aktuell um experimentelle Ansätze, obwohl bereits kommerzielle Lösungen erhältlich sind [22, 23]. Vor einer breiteren Anwendung müssen jedoch noch Erfahrungen hinsichtlich der technischen Zuverlässigkeit und der erreichbaren klinischen Vorteile gesammelt werden [24].

Einen Ausblick, wie komplex die zeitliche Modellierung der intrafraktionellen Komponente gedacht werden kann und muss, gibt die aktuelle Arbeit von Guo [25]. Außer der Bewegung des Tumors kommt es lokal zu einer Veränderung oder Deformation der Anatomie, was wiederum die physikalische Dosisverteilung beeinflusst. Die Arbeit legt ein „proof of concept" vor, welches die potenziellen Möglichkeiten der Planung der Dosisapplikation auf Basis eines deformierbaren, dynamischen Patientenmodells benennt. Auf Grundlage dieses „virtuellen Patienten" wird erstmals ein als „prospektives Tracking" bezeichneter Ansatz möglich, bei welchem eine Vorhersage der Tumorbewegung und lokalen Deformation erfolgt. So ist zumindest prinzipiell eine wesentlich genauere Berechnung und Optimierung der Dosisverteilung für bewegte Targets möglich.

Die langsamere interfraktionelle Komponente der Tumorveränderung wird durch eine Anpassung des aktuellen Bestrahlungsplanes an das „Target of the day" erreicht, man spricht von Dose Adaptive Radiation Therapy (DART). Abgesehen vom zeitlichen Aufwand sind die Werkzeuge hierfür heutzutage bereits gut entwickelt. Mittels am Bestrahlungsgerät durchgeführtem Conebeam-CT kann die Tumorausdehnung erfasst werden und eine Anpassung des Planes vor der Bestrahlung erscheint zumindest theoretisch möglich. Der aktuelle – und in vielen Kliniken praktizierte –

Ansatz umfasst jedoch keine sofortige Reaktion, sondern eine zeitlich verschobene, z. B. am nächsten Tag folgende Anpassung des Bestrahlungsplanes. Aufgrund der hohen Fraktionszahl aktueller Behandlungsschemata erscheint dieser Weg als guter Kompromiss zwischen Zeitaufwand am Gerät und klinischem Gewinn.

14.4.3 Systemtheoretische Aspekte

Wie bereits angedeutet, kann die Strahlenwirkung nicht unmittelbar beobachtet werden, sondern tritt mit einer mehr oder weniger großen Zeitverzögerung auf. Diese kann von wenigen Stunden bis zu mehreren Jahren betragen und wenn genetische Effekte in Betracht gezogen werden, auch Folgegenerationen betreffen. Die Komplexität der Modellbildung eines Prozesses (hier also die Vorhersage eines biologischen Effekts) steigt mit der Anzahl unabhängiger Einflussfaktoren und wird zusätzlich dadurch erschwert, dass die Antwort des Systems (also die biologische Reaktion) erst nach einer variablen Zeitverzögerung erfolgt. Dies beeinträchtigt die Möglichkeiten einer sogenannten adaptiven Näherung, bei der Rückmeldungen des Systems genutzt werden, um die gewählte Vorgehensweise an die aktuellen Gegebenheiten anzupassen und damit den gewünschten Effekt (hier also die Heilung) am Ende doch noch zu erreichen. Eine einmal gegebene Strahlenwirkung kann zudem nicht rückgängig gemacht werden, so dass wie in Abbildung 14.6 schematisch angedeutet, Verluste hinsichtlich der optimalen Therapie nicht wieder vollständig kompensiert werden können. Der Zeitverzug der biologischen Reaktion und die „Endgültigkeit" einer einmal applizierten Dosis stellen somit die Grenzen dar, innerhalb derer eine klinische Optimierung der strahlentherapeutischen Behandlung stattfinden kann.

14.4.4 Biologische Modellierung

Die „Antwort" des Systems „Organismus" auf Strahlung definiert also bereits klare Grenzen hinsichtlich der biologisch-klinischen Modellierung; aber es gibt eine weitere große Schwierigkeit, welche die erreichbare Güte wesentlich begrenzt. Die Medizin kann im klassischen Sinne nicht als „exakte Wissenschaft" bezeichnet werden, da eine Grundvoraussetzung hierfür – die Wiederholbarkeit des Experimentes – für die meisten Fragestellungen nicht gegeben ist [26]. Während in den Naturwissenschaften die Güte der Modellierung in der Regel beliebig oft unter gezielt veränderten Bedingungen studiert werden kann, ist der medizinische Erkenntnisgewinn oft allein auf statistische Auswertungen einer Vielzahl nicht separierbarer Einflussfaktoren beschränkt. Modelle müssen aus der Analyse unabhängiger Einzelfälle gewonnen werden, von denen jeder für sich individuell „einzigartig" ist. Es ist ungleich schwieriger, eine wie in den klassischen Experimenten mögliche Konstanz bestimmter Einflussfaktoren sicherzustellen. Abgesehen vom Zeitbedarf, akzeptable

Modelle zu entwickeln, ist die Modellaussage den gleichen statistischen Schwankungen unterworfen wie die Ausgangsdaten. Die Modelle liefern zwar Vorhersagen, aber oftmals nicht mit der Aussagekraft, die sich Arzt und Patient für eine individuelle Therapieentscheidung wünschen würden. Nehmen wir ein Beispiel:

Stellen Sie sich zwei Therapiearme vor, bei welchen der erste in 80 % vergleichbarer Fälle ohne einschränkende Nebenwirkungen zur Heilung führt. Ein zweiter, neuartiger Therapiearm, erhöht die Heilungschance auf 90 %, jedoch verbunden mit dem Anstieg einer bestimmten Nebenwirkung um 5 %. Wie würden Sie sich entscheiden?

Anhand des fiktiven Beispiels lassen sich die Grundprobleme der klinischen Modelle gut herausarbeiten. Das erste Problem ist: Was heißt „vergleichbar"? Während vor Jahren noch die Angabe einer Diagnose hierfür ausreichend schien, ist heutzutage die Vergleichbarkeit Resultat einer aufwendigen Differenzialdiagnose. Die Vergleichbarkeit muss also im historischen Kontext beleuchtet werden, basierend auf dem aktuellen Wissensstand. Davon abhängig erfolgen die Differenzierung des individuellen Falls und die Ableitung der therapeutischen Entscheidung. Interessant hierbei sind die „Grauzonen" zwischen einer Klassifikation und der nächsten, wenn sich z. B. bestimmte Parameter widersprechen und keine eindeutige Zuordnung möglich ist. Aber nehmen wir an, Sie fallen eindeutig in die Vergleichsgruppe: Wie würde die individuelle Entscheidung ausfallen? Was wüssten Sie gern?

Hier hilft, wie in [27] lesenswert beschrieben, der Übergang zu „greifbaren" Zahlen: Durch Therapie 1 sind also bereits 80 von 100 Patienten geheilt, durch Therapie 2 steigt die Anzahl auf 90. Es profitieren als nur 10 Patienten tatsächlich von dem neuen Therapiearm, denn bei 80 Patienten hätte die alte Therapie ausgereicht. Demgegenüber steht, dass nunmehr bei 5 von 100 Patienten die mit der neuen Therapie verbundene Nebenwirkung auftreten wird. Die Chancen, von der neuen Therapie zu profitieren, sind also nur doppelt so hoch, wie das Risiko der Nebenwirkung. Wie würden Sie sich jetzt entscheiden, was wüssten Sie gern?

Zum einen hängt die Entscheidung sicher immer von der Bedrohlichkeit der Erkrankung und der Schwere der Nebenwirkung ab. Viel bedeutsamer wäre zu wissen, welcher Patientengruppe man angehört, also reicht Therapie 1 aus oder nicht? Würde es also gelingen, weiter zu differenzieren, wäre die Entscheidung wesentlich klarer und einfacher zu fällen. An dieser Stelle setzt das an, was als „Individualisierung" bezeichnet wird und trotz der beschriebenen erkenntnistheoretischen Einschränkungen auch in der Medizin erreichbar ist. Die Einordnung der Erkrankungen in bestimmte Subgruppen ist allerdings nur insofern sinnvoll, als es auch individuell verschiedene Therapieoptionen gibt. Sobald eine neue Therapieform verfügbar ist, müssen also möglichst die Patienten gefunden werden, welche genau von dieser Therapie profitieren. Hierbei müssen unter Umständen neue Kriterien gefunden werden, anhand derer das Patientenkollektiv weiter unterteilt werden kann.

Eine andere, vielversprechende Möglichkeit besteht darin, das Therapieansprechen oder das Nebenwirkungsrisiko vorab anhand individueller Faktoren abzuschätzen. Für die Strahlentherapie führt dies zu statistischen Modellen, welche eine

Vorhersage der Tumorkontrollwahrscheinlichkeit (TCP) bzw. der Nebenwirkungswahrscheinlichkeit (NTCP) anstreben. Wie von Baumann in [28] systematisiert und in [29] kritisch evaluiert, sind diese Modelle jedoch noch weit entfernt von einer breiten Anwendung im klinischen Umfeld und aktuell eher Gegenstand der klinischen Forschung. Immerhin können sie jedoch bereits aktuell für die Optimierung der individuellen Therapie benutzt werden. So ist es möglich, alternative Bestrahlungskonzepte für einen Patienten hinsichtlich Risiko und Nutzen gegeneinander abzuwägen, ohne jedoch das individuelle Risiko sicher quantifizieren zu können. Die Ursache für die hohe Unsicherheit des prognostizierten Risikos liegt zum einen in der schlechten Datenlage begründet, da die Effekte, wie erwähnt, oft erst nach langer Zeitverzögerung auftreten. Dieser Umstand erschwert eine systematische Nachbeobachtung unter realen klinischen Bedingungen extrem. Zum anderen sind die individuellen Reaktionen einer großen Schwankung innerhalb der Patientengruppe unterworfen, da sie von vielen Faktoren abhängen, welche nicht in Gänze erfassbar sind.

So bleibt zu resümieren, dass der bis auf Weiteres praktikabelste Weg eines systematischen Erkenntnisgewinns in der Medizin in der Durchführung randomisierter Studien besteht, deren Ergebnisse in nationale und internationale Leitlinien münden. Diese als Phase III bezeichneten Studien vergleichen Standardtherapie und neue Therapiemöglichkeit, indem die Patienten zufällig den jeweiligen Therapiearmen zugeordnet werden. Bestimmte vorher definierte Kriterien wie z. B. das tumorfreie Überleben oder die Ausprägung einer Nebenwirkung werden nach einer festgelegten Beobachtungszeit (meist fünf Jahre) einer statistischen Analyse unterzogen. Hierbei zeigt sich dann, welchen Vorteil die neue Therapieform tatsächlich bringt. Subgruppenanalysen können helfen, das Patientenkollektiv anhand bestimmter Kriterien weiter zu differenzieren und wie oben beschrieben individuelle Therapieentscheidungen zu vereinfachen. Hierbei gewinnen klinische Parameter immer mehr an Bedeutung, welche das Tumoransprechen bereits auf Zellebene erfassen.

14.4.5 Zusammenfassung zur Modellbildung

Die hier separat diskutierten Aspekte der Modellierung wirken natürlich in ihrer Gesamtheit und wenn man so will als „Kette" im Therapieprozess. Das schwächste Glied stellt aus den aufgeführten Gründen die biologische Modellierung dar, jedoch sind es genau deren Aussagen, die im Therapieprozess eigentlich entscheidend sind. Die physikalische Dosismodellierung kann als Basis betrachtet werden, und es ist sicher zu begrüßen, die erreichbare Genauigkeit weiter und weiter zu erhöhen. Es darf allerdings nicht aus den Augen verloren werden, dass die physikalischen Parameter nur einen sehr geringen Teil der globalen Unsicherheiten darstellen. Auch ein „Feedback" auf physikalischer Ebene im Sinne adaptiver Ansätze ist sinnvoll, jedoch bleibt die Modellcharakteristik auch damit auf die rein technische Ebene beschränkt. Der hierfür notwendige technische Aufwand kann zwar immer „physikalisch", aktuell jedoch in den seltensten Fällen auch „biologisch" begründet werden. Dafür reicht die Güte der biologischen Modelle aktuell leider nicht aus.

14.5 Über die Rolle der Technologie

Viele der dargestellten Techniken und Verfahren stellen bei oberflächlicher Betrachtung eine logische und konsequente Präzisierung der Therapie dar. Beim genaueren Betrachten zeigen sich jedoch oft Einschränkungen, die uns wieder auf die Ausgangsfrage zurückführen: Wie gut muss das virtuelle Modell sein, wie viel Technologie im Behandlungsprozess ist sinnvoll? Es bedeutet also im Einzelfall kritisch zu entscheiden, inwieweit eine neue Technik tatsächlich klinische Vorteile bringt, insbesondere dann, wenn hiermit zusätzliche Nachteile, Unsicherheiten oder Risiken verbunden sind. Ein anderer – aber im Hinblick auf das immer kostenintensiver werdende Gesundheitssystem ebenso wichtiger Aspekt – sind die Kosten neuer Technologien. Im gesellschaftlichen Zusammenhang gesehen muss sehr wohl die Entscheidung getroffen werden, welche finanziellen Mittel in welche Technologie fließen, unter dem Gesichtspunkt des zu erwartenden Nutzens. Der gesellschaftliche Gewinn einer neuen Behandlungsmethode muss letztlich also daran gemessen werden, inwieweit der klinische Effekt den der aktuellen Standardtherapie übersteigt. So gibt es derzeit leider nur wenige Studien, die konsequent die klinischen Vorteile neuer Technologien im Vergleich zur Standardtherapie im Rahmen einer Phase III Studie evaluieren. Am Beispiel der intensitätsmodulierten Strahlentherapie (IMRT) soll das Problem exemplarisch verdeutlicht werden. So kommt das im Januar 2012 veröffentlichte Review [30] zu der ernüchternden Feststellung, dass mit Stand März 2011 nur fünf klinische Studien zur IMRT durchgeführt wurden, obwohl diese Technik bereits seit etwa dem Jahre 2000 breite klinische Anwendung findet und bei der Behandlung bestimmter Tumoren die konventionelle 3D-Technik nahezu vollständig abgelöst hat. Kritisiert wird, dass bisher lediglich die Verringerung von therapiebedingten Nebenwirkungen gezeigt werden konnte (z. B. PARSPORT-Studie [31]). Hinsichtlich anderer Endpunkte wie lokoregionärer Kontrolle, Gesamtüberleben oder der Sekundärtumorrate gibt es aktuell keine robusten klinischen Daten. Noch schlechter ist die Datenlage für die anderen hier vorgestellten Techniken, wie IGRT, Gating, Tracking oder DART.

Auch aktuelle Entwicklungen auf dem Gebiet der Partikeltherapie müssen sich dieser kritischen Analyse stellen. Die physikalischen Eigenschaften der Protonen- oder Ionenstrahlen führen in vielen Fällen zu qualitativ besserer Dosisverteilung im „virtuellen" Patienten. Zur Beurteilung des klinischen Nutzens reichen jedoch sogenannte Planungsstudien nicht aus, da sie in der (meist physikalisch-statischen) Virtualität bleiben. Diese Studien können lediglich ermitteln, welche Patienten von der neuen Therapieform eventuell profitieren könnten. Seriöse Ansätze planen deshalb mit der Inbetriebnahme der Anlagen bereits klinische Studien, so dass letztlich alle

Patienten so behandelt werden, dass ein systematischer Erkenntnisgewinn möglich wird.

Auch die aktuelle Debatte um die Finanzierung des PET-CT durch die Krankenkassen in Deutschland muss unter diesem Gesichtspunkt betrachtet werden. Was im Einzelfall vielleicht nicht nachvollziehbar erscheint, ergibt gesamtgesellschaftlich gesehen durchaus Sinn. Der Wert der neuen diagnostischen Möglichkeiten muss sich in einer verbesserten Tumorkontrolle oder einer verringerten Nebenwirkung widerspiegeln und zwar in der „realen" Welt. Solange das Modell des Patienten vor allem biologisch-klinisch gesehen mit extremen Einschränkungen belegt ist, bleibt nur der Beweis in wohl strukturierten klinischen Studien. Die Finanzierung neuer Technologie wie in der Pharmaindustrie üblich an eine Studienteilnahme zu knüpfen, erscheint angesichts explodierender Kosten ein längst fälliges Vorgehen. In diesem Zusammenhang sollte der Fokus vor allem auf einer optimalen und möglichst breiten Datenerfassung liegen, unter Nutzung der aktuell verfügbaren und technisch ausgereiften modernen Kommunikationsmöglichkeiten. Leider werden nur zu oft noch willkürlich gewählte Einzeldaten auf Papier dokumentiert, was eine Verwertbarkeit für retrospektiv geänderte Fragestellungen sehr einschränkt. So ist es beispielsweise heutzutage möglich und wesentlich sinnvoller, die gesamte Dosisverteilung im Patienten einer weiteren Analyse zu unterziehen, anstatt ausgewählter Dosis-Volumenwerte. Der interessierte Leser sei an dieser Stelle auf die Arbeit von Jackson [32] verwiesen.

14.6 Zusammenfassung und Ausblick

Dieser kleine – und sicher unvollständige – Exkurs zur Bedeutung der Virtualität in der modernen Strahlentherapie hat gezeigt, welch hohe Bedeutung einer exakten Modellierung der Dosisverteilung im Patienten zukommt und welche enorme Rolle die moderne Rechentechnik hierbei spielt. Wir haben die vielfältigen Aspekte der Virtualisierung herausgearbeitet und gezeigt, wie jedes Modell zum einen neue Möglichkeiten eröffnet, um Prozesse genauer zu beschreiben, wie aber gleichzeitig jeder Ansatz in seiner Aussagekraft beschränkt bleibt. Die Fortschritte der letzten Jahre auf dem Gebiet der physikalischen Dosismodellierung sind enorm und erlauben eine Simulation und Optimierung der Behandlung mit sehr guter Genauigkeit in hoher örtlicher und zeitlicher Auflösung. Im Übergang von der physikalischen zur biologisch-klinischen Modellierung wurden ebenfalls große Fortschritte erzielt, jedoch bleibt die Aussagekraft dieser Modelle weit hinter der physikalischen Beschreibung zurück.

Ein perfektes virtuelles Modell des Patienten als Grundlage einer fundierten medizinischen Therapieentscheidung würde nicht nur in der Strahlentherapie erhebliche Vorteile bringen. Ein rascher Wissenszuwachs, immer wieder neue technologische Entwicklungen und medizinische Fortschritte erschweren dem Arzt immer mehr die Abwägung zwischen Vor- und Nachteilen unterschiedlicher Therapieoptionen. Diese

Abwägungen sind nicht nur wissenschaftlicher und ethischer, sondern heutzutage in großem Maße auch ökonomischer Natur. Gerade im Kontext der vier Prinzipien der medizinischen Ethik: Nutzen, Schadensvermeidung, Autonomie und Gerechtigkeit (= bioethisches Quartett [33]), könnte ein ideales Patientenmodell dem Arzt eine große Hilfestellung zur Beurteilung der Therapie sein. Wie am Beispiel Strahlentherapie gezeigt, führt die Anwendung der physikalischen 3D- bzw. 4D-Modellierung zur hochkonformalen Applikation der Dosis im Tumor bei gleichzeitiger besserer Schonung der Risikoorgane (= „Schadensvermeidung"). Die bessere Schonung der Risikoorgane erlaubt es, die Dosis im Tumor weiter zu erhöhen und damit theoretisch höhere Heilungsraten zu erzielen (= „Nutzen"). Die heute verwendeten Modelle dienen also nicht nur dazu, die Therapieplanung durchzuführen und zu optimieren, sondern sie sind dem Arzt auch ein Werkzeug, die Therapieentscheidung sinnvoll in Bezug auf Nutzen und Risiko abzuwägen.

Das Grundprinzip „Autonomie" gesteht den Patienten das Recht der Entscheidungsfreiheit und der Förderung der Entscheidungsfreiheit zu. Bereits die physikalische Modellierung liefert im Zusammenspiel mit der klinischen Erfahrung des Arztes auch für den medizinischen Laien nachvollziehbare Aussagen. Damit kann eine fundierte Beurteilung von Chancen und Risiken einer Therapieform erfolgen und der Patient wird in seiner Entscheidungsfreiheit gestärkt.

Der letzte Punkt, „Gerechtigkeit" bei der Verteilung von Gesundheitsleistungen, ist gerade im Hinblick auf die knappen Kassen des heutigen Gesundheitswesens wichtig. Ein gutes virtuelles Patientenmodell verbessert zwar die Ressourcenverteilung nicht; es kann aber helfen, falsche Therapieentscheidungen, die zu Nebenwirkungen und damit zu Kostenmehrbelastungen führen, zu vermeiden. In der Diskussion wurde ausgeführt, dass hierbei technologisch-wirtschaftliche Interessen sinnvoll mit sozial-gesellschaftlichen Aspekten harmonisiert werden müssen. Evidenz für die Überlegenheit einer neuen Technologie kann aus den dargestellten Gründen ausschließlich in der Realität mittels sorgfältig geplanter klinischer Studien gewonnen werden. Es ist dafür zu plädieren, das Bewusstsein hierfür bei den Herstellern zu vertiefen und die Finanzierung neuer, kostenintensiver Methoden an eine entsprechende systematische Evaluierung zu knüpfen.

Als letzten und abschließenden Punkt möchten wir noch einmal auf die Dualität der virtuellen Plattform und des zugrunde liegenden Modells zurückkommen. Werkzeuge der virtuellen Welt wie eine 3D- oder gar 4D-Visualisierung bestimmter anatomischer oder physiologischer Vorgänge verleiten dazu, den „virtuell" gewonnenen Schlussfolgerungen blind zu vertrauen und eigene Erfahrungen auszublenden. Die virtuelle Welt fasziniert und beginnt sich zu verselbstständigen. Die Gefahr eines unkritischen Vertrauens wird vor allem dadurch verstärkt, dass die darunter liegende Modellierung hinsichtlich der verwendeten Datenbasis, der Algorithmen und der Gültigkeitsgrenzen vom Anwender nicht mehr vollständig verstanden und interpretiert werden kann. Perfekte Virtualisierung wird nie die Schwächen des darunter liegenden Modells ersetzen, ist aber leider oftmals sehr gut dafür geeignet, diese Schwächen zu kaschieren. Adaptive Ansätze sind ein vielversprechender Weg, durch Berücksichtigung möglichst vielfältiger Informationen während des Behandlungsprozesses, die Aussagen des internen Modells regelmäßig mit der Realität abzugleichen und das Modell zu verwerfen oder schrittweise zu verbessern.

Eine weitere Gefahr besteht darin, den Arzt mit einer Fülle an Informationen zu überfordern, so dass eine Interpretation der Daten und die Ableitung einer Entscheidung unter Berücksichtigung aller Fakten immer schwieriger und zeitaufwendiger wird. Diese Zeit geht dem realen Arzt-Patienten-Kontakt verloren. Bei der Behandlung einer Krankheit handelt es sich aber nicht um das Reparieren einer defekten Maschine. Emotionale und psychologische Aspekte spielen für den Therapieerfolg genauso eine wichtige Rolle, wie die richtige Dosis [34].

Die zunehmende Virtualisierung auf dem Gebiet der Medizin eröffnet also viele neue Therapiemöglichkeiten, aber es bleibt – um es mit Brecht zu sagen „... das einzige Ziel der Wissenschaft ... die Mühsal der menschlichen Existenz zu erleichtern." [35]. Dem entsprechend ist das letzte Kriterium immer der reale Erfolg einer neuen Therapieform und die einzige Möglichkeit, dies tatsächlich wissenschaftlich zu belegen, der systematische Erkenntnisgewinn innerhalb randomisierter klinischer Studien.

Schlüsselwörter: Strahlentherapie, modellbasierte Therapie, Virtualisierung, IMRT, IGRT, DART

14.7 Literatur

[1] http://www.virtalis.com/medical.php (17.06.2012).
[2] Sakas G, Baltas D: Simulation and „Virtual Patient". Radiotherapy. Information Technology 52 (2010), 272–279.
[3] Frenzel T, Low D: Virtual Simulation in Radiation Oncology. Shaker Verlag, Reihe Medizin, Aachen 2009.
[4] ICRU Report No. 10b: Physical Aspects of Irradiation. National Bureau of Standards, Handbook 85. NBS, Washington 1964.
[5] Herrmann T, Baumann M, Dörr W: Klinische Strahlenbiologie. Elsevier GmbH Urban & Fischer Verlag, München 2006.
[6] Emami B, Lyman J, Brown A, Coia L, Goitein M, Munzenrider JE, Shank B, Solin LJ, Wesson M: Tolerance of normal tissue to therapeutic irradiation. Int J Radiat Oncol Biol Phys 21 (1991), 109–122.
[7] Burman C, Kutcher GJ, Emami B, Goitein M: Fitting of normal tissue tolerance data to an analytic function. Int J Radiat Oncol Biol Phys 21 (1991), 123–135.
[8] Lyman J: Normal tissue complication probabilities: variable dose per fraction. Int J Radiat Oncol Biol Phys 22 (1992), 247–250.
[9] Just U, Baumann M, Enghardt W: Modellgestützte und bildgeführte Strahlentherapie. In: Niederlag W, Lemke HU, Meixenberger J, Baumann M (Hrsg.): Modellgestützte Therapie. Health Academy, Band 13, Dresden 2008, 187–198.

[10] Brock K: Image registration in intensity- modulated, image-guided and stereotactic body radiation therapy. Front Radiat Ther Oncol 40 (2007), 94–115.
[11] Glocker B, Sotiras A, Komodakis N, Paragios N: Deformable medical image registration: setting the state of the art with discrete methods. Annu Rev Biomed Eng 13 (2011), 219–244.
[12] Murphy MJ, Salguero FJ, Siebers JV, Staub D, Vaman C: A method to estimate the effect of deformable image registration uncertainties on daily dose mapping. Med Phys 39 (2012), 573–580.
[13] Weiss E, Hess CF: The impact of gross tumor volume (GTV) and clinical target volume (CTV) definition on the total accuracy in radiotherapy theoretical aspects and practical experiences. Strahlenther Onkol 179 (2003), 21–30.
[14] http://www.varian.com/us/oncology/radiation_oncology/eclipse/smart-segmentation-knowledge-based-contouring.html (17.06.2012).
[15] http://www.rtog.org (17.06.2012).
[16] Palta RJ, Rockwell Mackie T: Intensity-modulated radiation therapy. The state of the art. Medical Physics Publishing, Madison 2003.
[17] Jin JY, Wen N, Ren L, Glide-Hurst C, Chetty IJ: Advances in treatment techniques: arc-based and other intensity modulated therapies. Cancer J 17 (2011), 166–176.
[18] Otto K: RapidArc – Intensitätsmodulierte Rotationstherapie in einer Gantrydrehung. In: Niederlag W, Lemke HU, Meixenberger J, Baumann M (Hrsg.): Modellgestützte Therapie. Health Academy, Band 13, Dresden 2008, 199–210.
[19] Mendenhall NP, Malyapa RS, Su Z, Yeung D, Mendenhall WM, Li Z: Proton therapy for head and neck cancer: rationale, potential indications, practical considerations, and current clinical evidence. Acta Oncol 50 (2011), 763–771.
[20] http://www.c-rad.com (17.06.2012).
[21] Low D: 4D imaging and 4D radiation therapy: a New Era of therapy design and delivery. Front Radiat Ther Oncol 43 (2011), 99–117.
[22] Levivier M, Gevaert T, Negretti L: Gamma Knife, CyberKnife, TomoTherapy: gadgets or useful tools? Curr Opin Neurol 24 (2011), 616–625.
[23] http://www.vero-sbrt.com (17.06.2012).
[24] Prostate Advances in Comparative Evidence (PACE): http://www.clinicaltrials.gov/ct2/show/NCT01584258 (17.06.2012).
[25] Guo B, Xu XG, Shi C: Real time 4D IMRT treatment planning based on a dynamic virtual patient model: proof of concept. Med Phys 38 (2011), 2639–2650.
[26] Drosg M: Der Umgang mit Unsicherheiten – Ein Leitfaden zur Fehleranalyse. Facultas Universitätsverlag, Heidelberg 2006.
[27] Gigerenzer G: Das Einmaleins der Skepsis: Über den richtigen Umgang mit Zahlen und Risiken. Berliner Taschenbuchverlag, Berlin 2004.
[28] Baumann M, Petersen C: TCP and NTCP: a basic introduction. Rays 30 (2005), 99–104.
[29] Baumann M, Petersen C, Krause M: TCP and NTCP in preclinical and clinical research in Europe. Rays 30 (2005), 121–126.
[30] De Neve W, De Gersem W, Madani I: Rational use of intensity-modulated radiation therapy: the importance of clinical outcome. Semin Radiat Oncol 22 (2012), 40–49.
[31] Nutting CM, Morden JP, Harrington KJ, Urbano TG, Bhide SA, Clark C, Miles EA, Miah AB, Newbold K, Tanay M, Adab F, Jefferies SJ, Scrase C, Yap BK, A'Hern RP, Sydenham MA, Emson M, Hall E: PARSPORT trial management group: Parotid-sparing intensity modulated versus conventional radiotherapy in head and neck cancer (PARSPORT): a phase 3 multicentre randomised controlled trial. Lancet Oncol 12 (2011), 127–136.

[32] Jackson A, Marks LB, Bentzen SM, Eisbruch A, Yorke ED, Ten Haken RK, Constine LS, Deasy JO: The lessons of QUANTEC: recommendations for reporting and gathering data on dose-volume dependencies of treatment outcome. Int J Radiat Oncol Biol Phys 76 (2010), 155–160.
[33] Beauchamps, T, Childress J: Principles of biomedical ethics. Oxford University Press, New York 2001.
[34] Engelhardt D: Ethik in der Onkologie – Dem kranken Menschen gerecht werden. Im Focus Onkologie 9 (2006), 65–68.
[35] Brecht B: Leben des Galilei. Suhrkamp Verlag, Frankfurt am Main 1998.

A. Rieger, H. Friess, M. E. Martignoni
15 Augmented Reality – Realität und Virtualität in der Medizin

15.1 Einführung

Der Wandel zu immer größerer Technisierung unserer Umwelt zeigt sich auch im medizinischen Bereich. In den letzten Jahren wurden neue informationstechnische Systeme entwickelt, die sowohl für die Ausbildung als auch für die medizinische Praxis große Fortschritte versprechen könnten.

Eine der interessantesten Technologien in diesem Gebiet ist die Augmented Reality (AR). Dabei handelt es sich um eine Erweiterung der Realität durch zusätzliche, computergestützt erzeugte Informationen. Es werden reale Bilder mit rechnergestützt erzeugten Inhalten in Echtzeit überlagert und (beispielsweise über Datenbrillen) dem Betrachter angeboten, um einen erweiterten Einblick in unübersichtlichen Situationen zu erhalten.

Der Begriff Augmented Reality muss von der Virtual Reality (VR) abgegrenzt werden. Hierzu wird üblicherweise das sogenannte „Virtuality Continuum" von Milgram [1] verwendet. Hierbei steht die VR, für eine komplett virtuelle Welt, die an einem Ende des Kontinuums generiert wird und die reale Welt am anderen Ende. Dazwischen befindet sich die sogenannte Mixed Reality. Diese gliedert sich weiter auf in die Augmented Reality, in der reale Dinge überwiegen und durch virtuelle Objekte und Informationen angereichert werden und die Augmented Virtuality, wo virtuelle Objekte überwiegen.

Anwendungsmöglichkeiten für die AR können sich auf fast alle technikassoziierten Disziplinen erstrecken. Bereits vor einigen Jahren wurden AR-Systeme als Unterstützung in der Wartungstechnik der Luftfahrt und für die Navigation im militärischen Bereich entwickelt.

Auch in der Medizin beschäftigen sich momentan Arbeitsgruppen mit der AR, es bestehen aber immer noch Probleme, zuverlässige Systeme, die sich zur Routinearbeit am Patienten eignen, zu entwickeln und zur Marktreife zu bringen. Die in der Medizin besonders hohen Anforderungen an Präzision und Zuverlässigkeit der Systeme bedeuten einen hohen Rechenaufwand, da die Datenmengen, die in Echtzeit verarbeitet werden müssen, sehr groß und komplex sind. Vor allem sind jedoch im Bereich der Displaytechnologien noch keine miniaturisierten und leistungsfähigen Geräte verfügbar. Mit Fortschreiten der Computertechnik sind in den letzten Jahren jedoch verschiedene medizinische AR-Anwendungen in greifbare Nähe gerückt.

In vielen Bereichen der Medizin erscheint somit die Optimierung von Arbeitsabläufen möglich, da auf Bildgebung zurückgegriffen werden kann, ohne sich von der

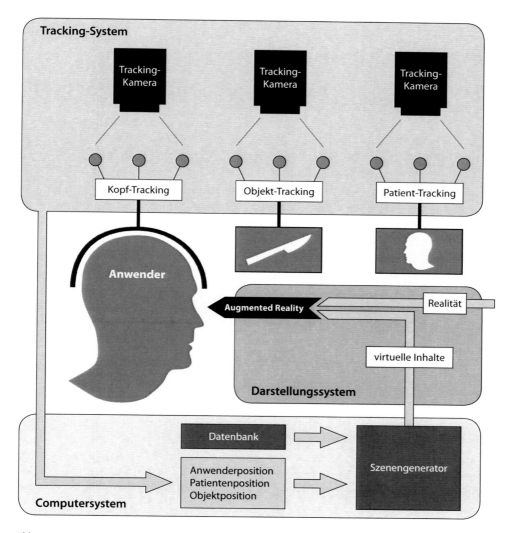

Abb. 15.1: Wesentliche Komponenten eines Augmented Reality-Systems.

aktuellen Tätigkeit abzuwenden, beispielsweise während einer Punktion, einer Ablation, einer Endoskopie und insbesondere bei Operationen.

Als unmittelbare Anwender von AR-Umgebungen kommen in der Medizin sowohl die Ärzte als auch Pflegende in Betracht, es können aber auch die Patienten selbst als unmittelbare Benutzer der AR auftreten (vgl. Punkt 15.3).

15.2 Grundlagen der Augmented Reality

15.2.1 Wesentliche Bestandteile von AR-Systemen

Die wesentlichen Komponenten eines AR-Systems (Abb. 15.1) sind einerseits ein Darstellungssystem, mit dessen Hilfe dem Betrachter die erweiterte Realität angezeigt wird, andererseits ein Tracking-System, welches für die Lagebestimmung relevanter Zielstrukturen sorgt. Die genaue Lagebestimmung von Instrumenten, dem Benutzer und dem Patienten ist die Voraussetzung für die exakte Übereinstimmung zwischen der realen und der virtuellen Szenerie.
Ein Computersystem verbindet das Darstellungs- und Tracking-System, indem die Informationen der beiden Komponenten aufeinander durch Verrechnung in Echtzeit abgestimmt werden. Hierfür müssen alle Informationen sowohl zeitlich als auch räumlich präzise aufgelöst und verarbeitet werden. Zusätzlich verfügt das Computersystem über eine Datenbank, die das erforderliche Bildmaterial und die Informationen zur Erzeugung der virtuellen Inhalte mit Hilfe eines Szenengenerators bereitstellt. Der wesentliche Schritt, also die Verschmelzung der realen Szenerie mit den virtuellen Inhalten, erfolgt im Bildmischer. Dieser ist je nach gewählter Anzeigetechnik entweder bereits der Szenengenerator selbst oder wird direkt vor den Augen des Anwenders angebracht, beispielsweise in Form halbtransparenter Spiegel.

15.2.2 Erkennung von Zielstrukturen („Tracking")

Prinzipiell können Objekte optisch, elektromagnetisch, mittels Ultraschall oder mechanisch „getrackt", also deren Lage bestimmt werden. Dabei sind jedoch Ultraschallsysteme meist zu ungenau und mechanische Tracking-Systeme kommen nur in der robotergestützten Chirurgie in Frage, wo eine mechanische Verbindung bereits gegeben ist. Daher werden üblicherweise optische und magnetische Systeme verwendet.
Optische Systeme verwenden meist Infrarotkameras und Infrarotblitze. Zur Erkennung von Zielstrukturen und Instrumenten werden künstliche Landmarken auf der Patientenoberfläche und an den Instrumenten angebracht. Dabei handelt es sich um sogenannte Retrokugeln, Infrarotlicht reflektierende Kugeln definierter Größe. Teilweise werden Landmarken verwendet, die auch in einem CT-Bild sichtbar sind, um eine Registrierung der realen Welt mit dem CT-Bild zu vereinfachen. Optische Systeme haben eine hohe Präzision und durch den Einsatz mehrerer Kameras kann der Bereich, in dem die Erkennung von Zielstrukturen möglich ist, erweitert werden. Der größte Nachteil optischer Systeme liegt darin, dass mindestens zwei Kameras einen freien Blick auf die Zielstrukturen haben müssen, um eine zuverlässige Lageerkennung zu gewährleisten.

Magnetische Systeme erzeugen ein Magnetfeld und bestimmen die Lage von Objekten durch Sensoren, die etwa an Instrumenten angebracht werden. Magnetische Systeme werden hauptsächlich verwendet, wenn minimal-invasive Instrumente getrackt werden müssen, da sie auch funktionieren, wenn man keine freie Sicht auf das Instrument hat. Ein Nachteil dieser Systeme besteht darin, dass die Genauigkeit durch ferromagnetische Materialien signifikant reduziert wird.

15.2.3 Das Computersystem

Mittels der AR kann dem Anwender eine Vielzahl von Informationen bereitgestellt werden. So ist es möglich, präoperative Daten, etwa aus einer CT-Untersuchung, oder intraoperativ akquirierte Bilder anzuzeigen. Hierbei können dreidimensionale Modelle für die Einspielung in Datenbrillen aus segmentierten CT-Datensätzen oder durch direkte Erzeugung von Volumengrafiken erstellt werden. Des Weiteren können Informationen aus einer präoperativen Planung visualisiert werden.

Es werden jedoch nur morphologische Informationen geliefert, nicht physikalische Informationen über die Gewebebeschaffenheit und die momentane bzw. zu erwartende Instrument-Gewebe-Interaktion. Welche Folgen die Manipulation an einer gegebenen Stelle auch auf tiefer liegende, aber mitbeeinflusste Strukturen hat, könnte in Zukunft über Simulationsmodelle berücksichtigt werden. Diese sind zwar prinzipiell verfügbar, einstweilen jedoch durch den enormen Rechenaufwand nicht in Echtzeit einsetzbar.

Eine weitere Herausforderung ist die Entwicklung geeigneter Modelle, die aus den segmentierten präoperativen Bilddaten und Vergleichsdatenbanken eine direkt patientenbezogene und verlässliche Visualisierung generiert.

15.2.4 Darstellungssysteme

Die Verschmelzung realer Szenen mit künstlich erzeugten Inhalten geschieht in Darstellungssystemen. Die Wichtigsten sollen hier kurz vorgestellt werden.

Brillenbasierte Systeme
Video See-Through (VST) Head-Mounted Displays (HMD) (Abb. 15.2): Vor den Augen des Betrachters werden zwei kleine Monitore angebracht, über die sowohl das reale Bild von (ebenfalls an der Brille angebrachten) Videokameras angezeigt wird als auch die virtuellen Zusatzinformationen durch Überlagerung eingeblendet werden. Momentan verfügbare VST HMDs sind jedoch noch zu groß und zu schwer, um für den regelmäßigen Einsatz in Frage zu kommen.

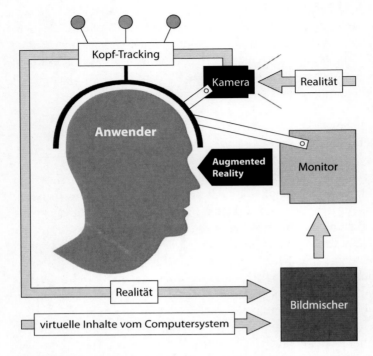

Abb. 15.2: Brillenbasierte Systeme: Video See-Through (VST) Head-Mounted Displays.

Optical See-Through (OST) Head-Mounted Displays (Abb. 15.3): Hier befinden sich vor den Augen des Betrachters halbtransparente Spiegel, die sowohl den direkten Blick auf die Realität ermöglichen als auch über Monitore, die über den Augen angebracht sind und dem realen Bild virtuelle Informationen überlagern. Ein Nachteil von OST HMDs besteht darin, dass sie vor jeder Benutzung kalibriert werden müssen.

Projektorbasierte Systeme
Eine AR-Umgebung kann auch mit Hilfe von Laser- oder Videoprojektoren („Beamern") erzeugt werden. Die virtuellen Bildinhalte werden hier von den Projektoren direkt auf die reale Szene projiziert. Solange die virtuellen Objekte oder Informationen auf der Oberfläche des Patienten liegen, sind projektorbasierte Systeme vorteilhaft, da sie von mehreren Betrachtern gleichzeitig benutzt werden können. Sobald ein Objekt jedoch nicht mehr auf der Oberfläche liegt, können diese Systeme nur noch perspektivisch korrekte Bilder für einen einzigen Betrachter generieren, wobei jedoch noch ein zusätzliches Head-Tracking-System benötigt wird.

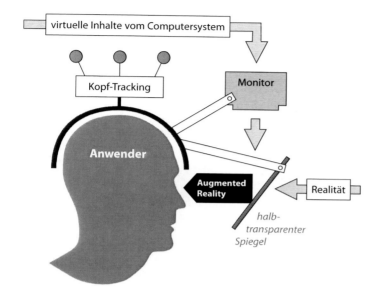

Abb. 15.3: Brillenbasierte Systeme: Optical See-Through (OST) Head-Mounted-Displays.

Monitorbasierte Systeme

Als Darstellungsgerät kann auch ein konventioneller oder ein 3D-Monitor benutzt werden. Um die erweiterten Informationen der AR nutzen zu können, muss der Betrachter bei monitorbasierten Systemen den Blick ständig von der momentanen Tätigkeit abwenden. Dies führt zu einer verminderten Hand-Auge-Koordination und beeinträchtigt den konstanten Fluss der momentanen Tätigkeit.

Der Vorteil der AR gegenüber bisherigen informationstechnischen Systemen besteht jedoch darin, dass der Betrachter das Interventionsgebiet ständig im Blick behalten kann, wodurch Ablenkungen vermieden werden können und eine bessere Konzentration auf die eigentliche Aufgabe ermöglicht wird.

Halbtransparente Spiegel

Diese können, in Analogie zu den See-Through-HMDs, anstatt an einer Brille auch direkt über dem Patienten angebracht werden. Oberhalb dieses Spiegels wird ein Monitor montiert, der die virtuellen Zusatzinformationen einblendet. Der wesentliche Nachteil besteht darin, dass virtuelle Objekte je nach Betrachtungswinkel an falscher Stelle erscheinen können. Dieses Problem kann durch Tracking des Kopfes des Betrachters behoben werden, die AR ist dann aber auch hier nur für einen einzigen Betrachter gleichzeitig verfügbar.

Mikroskope/Laparoskope

Auch mit Hilfe von Mikroskopen oder Laparoskopen kann eine AR-Umgebung geschaffen werden, wenn in deren Bild virtuelle Inhalte eingeblendet werden. Das Funktionsprinzip entspricht im Wesentlichen dem der HMDs. Ein wesentlicher Vorteil hierbei liegt darin, dass nur ein modifiziertes Mikroskop oder Laparoskop nötig ist. Im Gegensatz zu anderen Darstellungssystemen muss kein neues Gerät hinzugefügt werden.

15.3 Anwendungen der Augmented Reality

Wie bereits anklang, sind die möglichen Einsatzgebiete in der Medizin sehr vielfältig. Im Folgenden soll ein Überblick über die Anwendungsmöglichkeiten für die Innere Medizin sowie die operativen Disziplinen gegeben werden.

15.3.1 Innere Medizin

Die Punktion innerer Organe wird bislang üblicherweise CT-gesteuert oder unter sonographischer Kontrolle vorgenommen. Diese Verfahren sind bekannterweise der Blindpunktion überlegen, aber auch mit einigen Nachteilen behaftet. In der Sonographie lassen sich die Zielstrukturen zwar gut erkennen, die Punktionsnadel ist jedoch meist schwer zu sehen. Die CT-gesteuerte Punktion bietet eine höhere Bildqualität und gute Sichtbarkeit der Biopsienadel, ist jedoch recht aufwendig und sollte wegen der Strahlenbelastung streng indiziert sein.

Die Augmented Reality bietet sowohl für CT- als auch für Sonographie-gesteuerte Punktionen Vorteile. Bei der Verwendung von CT-Bildern ist es möglich, die getrackte Nadel und eine dreidimensionale Rekonstruktion des zu punktierenden Organs in Echtzeit zu überlagern [2, 3]. Dadurch kann die Anzahl der CT-Bilder reduziert werden. Aber auch bei ultraschallgestützter Punktion ergeben sich Vorteile durch die Verwendung der Augmented Reality. So kann hier ein Computermodell der Nadel mit dem sonographischen Livebild überlagert werden [4]. Dies erleichtert es, die Punktionsnadel im Ultraschallbild zu erkennen.

Die AR bietet sich prinzipiell auch für alle kathetergestützten Prozeduren an. Insbesondere die Perkutane Transluminale Coronare Angioplastie (PTCA) und die Katheterablation bei Herzrhythmusstörungen könnten in Zukunft durch die AR wesentlich vereinfacht werden.

Es wurden in letzter Zeit Systeme entwickelt, die die genaue Erfassung der Katheterspitze und deren Darstellung in AR-Systemen erproben. Dabei konnte gezeigt werden, dass insbesondere bei der Katheterablation nach kontinuierlicher intrakardialer EKG-Ableitung ein dreidimensionales falschfarbenkodiertes Bild der Leitungsgeschwindigkeit erzeugt werden kann [5]. Dieses Bild kann dann einer 3D-Ansicht aus einem MRT des Herzens überlagert werden. Es können gezielt und präzise die Regionen pathologischer Leitungsgeschwindigeit ablatiert und die Verödung mit höherer Präzision als mit konventionellen Methoden auf pathologisch veränderte Bereiche begrenzt werden.

Sowohl in der Ausbildung als auch in der klinischen Routine der PTCA erscheint es sinnvoll, die AR einzuführen. Wird über eine AR die aktuelle Position der Katheterspitze und der Verlauf des Katheters in den Gefäßen in Echtzeit visualisiert, kann der (u. U. weniger erfahrene) Untersucher den Katheter direkt visuell verfolgen, als könne er in den Patienten hineinsehen. Die entsprechenden Gefäßabgänge bzw. Stenosen lassen sich damit intuitiver und gezielter aufsuchen. Hinzu kommt, dass der Blick des Untersuchers auf den Patienten gerichtet bleiben kann, was die Konzentration auf die Prozedur fördert. Die Grundlagen hierfür wurden bereits geschaffen [6, 7]. Gerade in der Endoskopie erscheint der Einsatz der Augmented Reality sinnvoll, da keine weiteren Darstellungssysteme nötig sind. Endoskopische Bilder können mit Computermodellen von Zielstrukturen angereichert werden, welche aus CT- oder MR-Volumen segmentiert wurden [8]. Das Endoskop kann in seinem Verlauf im Körper dargestellt werden. In einer Studie konnte bereits gezeigt werden, dass die frühe Lernkurve bei Assistenten, die die Koloskopie erlernten, durch die Anwendung eines AR-Simulators steiler verlief als in der Kontrollgruppe [9–13].

Der praktische Nutzen der VR zu Ausbildungszwecken in der Bronchoskopie wurde bereits mehrfach nachgewiesen [14, 15]. Dabei wurde sowohl der nutzbringende Effekt in finanzieller Hinsicht als auch in Bezug auf den Zeitbedarf der Ausbildung gezeigt. Die Lernkurve derer, die mittels des Bronchoskopiesimulators ausgebildet wurden, verlief deutlich steiler.

Auch in der Sonographie kann für Ausbildungszwecke eine AR-Umgebung nützlich sein. Bei herkömmlichen Lehrmethoden stehen meist nur 2D-Bilddaten zur Verfügung. Das Vermitteln von räumlichen Zusammenhängen durch verbale Erklärungen und zweidimensionale Bilder ist jedoch schwierig. Dem ungeübten Untersucher bereitet es z. B. Probleme, unter Ausnutzung der momentanen Schallebene eine neue, gewünschte Schallebene einzustellen. Hierzu wird eine genaue topographische Vorstellung der zu untersuchenden Region und der Lagebeziehung zwischen jeweiligem Organ und der Ultraschallsonde benötigt.

Evaluationen im Rahmen studentischer Kurse zeigten einen signifikanten Lernvorteil der durch den Simulator ausgebildeten Studenten im Vergleich mit Studenten, die mit Hilfe von Lehrbüchern und Atlanten eingewiesen wurden [16].

Eine relativ neue Entwicklung stellen Ultraschallsimulationen auf der Basis von CT-Datensätzen dar, welche durch physikalische Rechenmodelle eine realistische Simulation von Sonographiebildern aus segmentierten CT-Datensätzen generieren. An einem Phantom kann dann unabhängig von der Verfügbarkeit geeigneter Patienten oder erfahrener Untersucher unter standardisierten Bedingungen die Sonographie trainiert werden.

Auch in der Sonographie bietet sich der Einsatz der Augmented Reality an, da hier konstant aktuelle Bilder zur Verfügung stehen. Andere Modalitäten haben dagegen den Nachteil, dass zwischen Aufnehmen und Anzeigen des Bildes eine Deformation, insbesondere der Weichteile, stattgefunden hat. Ein weiterer Vorteil ist, dass es möglich ist einen halbtransparenten Spiegel und einen kleinen Monitor am Schallkopf anzubringen, wodurch eine Überlagerung des Ultraschallbildes mit der Realität ohne Einsatz zusätzlicher Systeme zur Lageerkennung möglich ist [17].

Die AR verspricht nicht nur den Ärzten einen echten Mehrwert, sondern auch den Patienten direkt. So wurde gezeigt, dass Patienten nach apoplektischen Ereignissen mit Hilfe der AR verlorene Fähigkeiten im Rahmen von Rehabilitationsmaßnahmen trainieren können [18–20]. Es wurden AR-Systeme entwickelt, die ergotherapeutische und physiotherapeutische Trainingsgeräte zur Wiedererlangung der Handmotilität und -koordination mit AR-Technik verbinden. So werden standardisierte Trainingsmethoden geschaffen, die das Hantieren mit virtuellen Gegenständen erlauben. Dies vermeidet zum einen die Verletzungsgefahr, zum anderen kann ohne nennenswerte Gewichtsbelastung die reine Koordinationsfähigkeit unabhängig von der maximal verfügbaren Muskelkraft trainiert werden.

Im Rahmen der Rehabilitationsmaßnahme kann über die HMDs die angestrebte Bewegung des jeweiligen virtuellen Gegenstandes eingeblendet und gleichzeitig die vom Patienten aktuell durchgeführte Bewegung visualisiert werden. Dies minimiert zeitraubende Erklärungen seitens der Therapeuten und mangelnde Erfolge durch missverständliche Instruktionen.

Insgesamt könnte der Rehabilitationsprozess, auch weit über die Roborierung post-apoplektischer Patienten hinaus, mit Hilfe der AR durch Schaffung lebensnaher Situationen erfolgreicher durchlaufen werden [21].

15.3.2 Telemedizin

Unter dem Begriff „Telemedizin" wird eine Vielzahl an technischen Ansätzen verstanden, die in Zukunft helfen sollen, die Patientenversorgung zu verbessern. Die diskutierten Ansätze reichen von der Konsultation weit entfernt weilender Experten mittels Datenverbindungen bzw. Videokonferenzen über die Fernüberwachung bestimmter patientenbezogener Vitalparameter bis hin zu ferngesteuerten Operationsrobotern.

Beispielsweise wurde ein System entwickelt, das die Durchführung von Echokardiographien am Patientenbett im häuslichen Umfeld durch nicht-kardiologisch ausgebildete Untersucher erlaubt [21]. Dabei trägt die untersuchende Person, die bei diesem Ansatz nicht unbedingt Kardiologe sein muss, ein HMD und wird so über eine AR, die von einem entfernt sitzenden Kardiologen gesteuert wird, in der Führung des Schallkopfes instruiert. Dies ermöglicht die Ferninstruierung durch Spezialisten mittels AR, die in mündlicher Form oder über konventionelle Bildtelephonie nicht möglich erscheint.

Wird dieses Konzept auf andere Gebiete übertragen, könnte sich ein weites Feld für die AR in der Telemedizin auftun. Auch können die bereits erwähnten Rehabilitationsmaßnahmen teilweise ins häusliche Umfeld der Patienten verlagert werden, wenn die verwendeten AR-Umgebungen aus der Ferne von den Therapeuten gesteuert und überwacht werden. Ob dies im Hinblick auf Kostenreduktionen durch Verkürzung stationärer Maßnahmen möglich sein wird, wird die Zukunft zeigen.

15.3.3 Chirurgie

Bisherige chirurgische Augmented Reality-Systeme wurden hauptsächlich für die Navigation in der Neurochirurgie entwickelt, da hier die künstlichen Landmarken am Schädelknochen des Patienten angebracht werden können, ohne dass es zu Deformationen kommt. Hier ist es möglich, entweder Augmented Reality-Systeme zu verwenden, welche präoperative Bilder und Pfadplanungen mit der Realität überlagern [22], oder Augmented Virtuality, wobei ein Computermodell mit Livebildern aus einem Operationsmikroskop überlagert wird [23].

Ähnlich wie bei Laparoskopen bieten sich auch Operationsmikroskope für die Augmented Reality an, da die computererzeugten Bilder direkt mit dem Bild der Mikroskope überlagert werden können, ohne dass ein zusätzliches Darstellungssystem nötig ist [24].

Besonders interessant ist die AR für die minimal-invasive Chirurgie (MIC), da hier die von der laparoskopischen Kamera generierten Bilder nur einen eingeschränkten Überblick über das Operationsfeld bieten. Die Beurteilung der dritten Dimension beruht bei laparoskopischen Bildern bisher im Wesentlichen auf präoperativ gewonnenen Informationen, die durch den Chirurgen auf die Gegebenheiten in situ übertragen werden. Es wurden erste Operationen mit Hilfe von stereooptischen laparoskopischen Optiken durchgeführt, die zwar den äußerst hilfreichen räumlichen Eindruck des Situs erzeugen, das Problem der mangelnden Übersichtlichkeit bleibt jedoch weiterhin ungelöst. Die AR könnte beide Probleme zugleich lösen, indem dreidimensionale Rekonstruktionen der Bildgebung über HMDs eingeblendet werden und damit der direkte „Blick in den Patienten" ermöglicht würde.

Eine Anwendung aus der minimal-invasiven Chirurgie, für die schon ein Augmented Reality-System realisiert wurde, ist die Radiofrequenz-Thermoablation, bei der die AR es ermöglicht, zusätzliche Informationen aus CT, MRT oder Ultraschall anzuzeigen und dadurch die Navigation zu erleichtern [25].

Erweiterte Bildinformationen durch die AR können jedoch auch für die offene Chirurgie einen Informationsgewinn darstellen, z. B. über in der Tiefe liegende Gefäße oder Nerven, die dadurch gezielter präpariert oder gemieden werden können.

Die aktuellen Forschungsergebnisse zeigen mehr und mehr den in naher Zukunft möglichen Weg von der prä- und intraoperativen Bildgebung über die bildgestützte Chirurgie („image guided surgery", „tailored surgery") bis hin zur robotergestützten

MIC auf [26]. Ein großes Problem für die Realisation von AR-Umgebungen sind die sich intraoperativ ergebenden topographischen Änderungen und Bewegungen von Organen durch die Atemtätigkeit und Umlagerungen des Patienten während der Operation sowie durch die Insufflation von CO_2 in der MIC.

Am Schweinemodell konnte gezeigt werden, dass sich mit künstlichen Markern die Kontraktionen des Herzens sehr genau in Echtzeit erfassen lassen und sich das Herz damit sogar virtuell ruhig stellen lässt [26]. Damit kann am schlagenden Herzen operiert werden, für den Operateur entsteht jedoch der Eindruck, das Herz stehe still. Die dafür notwendigen Ausgleichsbewegungen der Instrumente würde dann ein Robotersystem übernehmen.

Als ein weiterer Aspekt der Bildverarbeitung wird in aktuellen Forschungsarbeiten die dreidimensionale Tiefenerkennung von Strukturen behandelt, die momentan entwickelt wird [26]. Dabei werden Gewebeveränderungen, die durch die Manipulation mit chirurgischen Instrumenten entstehen, auch in ihrer Tiefenwirkung erfasst und in die Bildgebung mit einbezogen. Das geschieht mittels Erkennung der natürlichen Landmarken und der Einbeziehung physikalischer und statistischer Rechenmodelle in die Bildgebung.

Wenn die AR schon jetzt konsequent von der präoperativen Planung angewandt würde, könnte für die in der MIC eingesetzten Trokare auf Basis einer vorab durchgeführten Simulation der Operation die beste Lokalisation gefunden werden, was sich für aufwendigere Eingriffe gewiss anbietet.

In der robotergestützten MIC steht dem Operateur bislang kein haptisches (den Tastsinn betreffendes) Feedback zur Verfügung. Ohne die Notwendigkeit von Kraftsensoren kann auf Basis der AR-Daten (zumindest näherungsweise) der haptisch korrekte Eindruck für den Chirurgen erzeugt werden, wodurch präoperative Simulationen mit korrektem Force-Feedback ermöglicht und somit realistischer als bisher möglich werden.

Auch könnte präoperativ eine Sicherheitszone definiert werden: Wird ein Instrument an diese angenähert, so steigt beispielsweise der Kraftaufwand, den das System vorgibt, immer weiter an. So könnte durch die frühzeitige und taktierte Warnung des Operateurs die akzidentelle Verletzung benachbarter Strukturen vermieden werden.

15.4 Schlussfolgerungen

Das vielversprechende Potenzial der AR kann nur ausgeschöpft werden, wenn auf allen Gebieten der Medizin die diesbezügliche Forschung vorangetrieben wird. Die chirurgischen Disziplinen sind auf diesem Gebiet nach unseren Recherchen breiter aufgestellt als die nicht-operativen Fachgebiete.

Die AR ist interessant sowohl für offene Eingriffe als auch für die minimal-invasive Chirurgie, da hier oft unübersichtliche Situationen auftreten. Die dreidimensionale Darstellung von Gefäßen und Nerven in der Tiefe des Operationsgebietes kann für den Operateur hilfreich sein. Dadurch können viele Eingriffe schonender, komplikationsärmer und rascher durchgeführt werden. Die Schwierigkeit besteht besonders in der Berücksichtigung der im Vergleich zu knöchernen Strukturen erheblichen Volumenänderungen in der Herz-, Thorax- und Abdominalchirurgie. Dieses Hauptproblem der Realisierung von AR-Systemen in der Medizin muss nach wie vor als ungelöst gelten.

Die hier dargestellten Anwendungsbereiche der AR lassen diese Technik aber auch für die Innere Medizin interessant erscheinen. Die angesprochenen Verbesserungen der katheterassoziierten Verfahren und Nadelbiopsien versprechen für die Patienten ebenso einen deutlichen Mehrwert wie die Einbeziehung von AR-Umgebungen in die Telemedizin und die Rehabilitation, in der auch Patienten als unmittelbare Benutzer der AR auftreten können.

Eine zentrale Rolle könnte die AR künftig in der Ausbildung von Studenten sowie für die Facharztausbildung spielen. Zu erlernende Eingriffe können vorab simuliert werden, aber auch während der realen Operation kann die AR wertvolle Dienste leisten, indem die verwendeten Instrumente mit Markern versehen und deren Bewegungen aufgezeichnet werden, um somit den Operationsverlauf hinterher im Detail evaluieren zu können. Die möglichen Anwendungsgebiete in der Ausbildung Medizinstudierender und in der Facharztausbildung erstrecken sich von der Endoskopie und Bronchoskopie bis hin zu den invasiven Interventionsverfahren bzw. Operationen.

Die bereits in einigen Kliniken etablierten Skills Labs werden durch die AR verbesserte Simulationen der zu erlernenden Tätigkeiten bieten. Es ist zu erwarten, dass dadurch deren Stellenwert in der Ausbildung weiter erhöht werden kann. Sowohl in den allgemeinverständlichen Medien als auch in der Fachliteratur werden zunehmend Methoden vorgestellt, die die baldige Realisierbarkeit der AR nahe legen. Dennoch lässt – trotz aller bisher erzielten Erfolge – ein umfassendes und multimodales AR-System, das sowohl in Echtzeit die gewünschten Bildinformationen liefert als auch den Arbeitsablauf ohne störende Behinderungen verbessert, weiter auf sich warten.

Schlüsselwörter: Augmented Reality, Virtuelle Realität, Tracking-Systeme, brillenbasierte Systeme, navigierte Chirurgie

15.5 Literatur

[1] Milgram P, Takemura H, Utsumi A, Kishino F: Augmented Reality: A class of displays on the reality-virtuality continuum. Proceedings of Telemanipulator and Telepresence Technologies 1994, 2351–2334.

[2] Nicolau SA, Pennec X, Soler L, Ayache N: A complete augmented reality guidance system for liver punctures: first clinical evaluation. Med Image Comput Assist Interv 8 (2005), 539–547.

[3] Fichtinger G, Deguet A, Fischer G, Iordachita I, Balogh E, Masamune K, Taylor RH, Fayad LM, de Oliveira M, Zinreich SJ: Image overlay for CT-guided needle insertions. Comput Aided Surg, 2005. 10(4): 241–255.

[4] Rosenthal M, State A, Lee J, Hirota G, Ackerman J, Keller K, Pisano E, Jiroutek M, Muller K, Fuchs H: Augmented reality guidance for needle biopsies: an initial randomized, controlled trial in phantoms. Med Image Anal 6 (2002), 313–320.

[5] Wilson K, Guiraudon G, Jones D, Linte CA, Wedlake C, Moore J, Peters TM: Dynamic cardiac mapping on patient-specific cardiac models. Med Image Comput Comput Assist Interv 11 (2008), 967–974.

[6] Schuetz M, Moenk S, Vollmer J, Kurz S, Mollnau H, Post F, Heinrichs W: High degree of realism in teaching percutaneous coronary interventions by combining a virtual reality trainer with a full scale patient simulator. Simul Healthc 3 (2008), 242–246.

[7] Yambe T, Yoshizawa M, Tabayashi K, Takeda H, Nitta S: Virtual percutaneous transluminal coronary angioplasty system for an educational support system. Artif Organs 22 (1998), 710–713.

[8] Shahidi R, Bax MR, Maurer CR Jr, Johnson JA, Wilkinson EP, Wang B, West JB, Citardi MJ, Manwaring KH, Khadem R: Implementation, calibration and accuracy testing of an image-enhanced endoscopy system. IEEE Trans Med Imaging 21 (2002), 1524–1535.

[9] Ferlitsch A, Glauninger P, Gupper A, Schillinger M, Haefner M, Gangl A, Schoefl R: Evaluation of a virtual endoscopy simulator for training in gastrointestinal endoscopy. Endoscopy 34 (2002), 698–702.

[10] Kruglikova I, Grantcharov TP, Drewes AM, Funch-Jensen P: The impact of constructive feedback on training in gastrointestinal endoscopy using high-fidelity Virtual-Reality simulation: a randomised controlled trial. Gut 59 (2010), 181–185.

[11] Kruglikova I, Grantcharov TP, Drewes AM, Funch-Jensen P: Assessment of early learning curves among nurses and physicians using a high-fidelity virtual-reality colonoscopy simulator. Surg Endosc, 24 (2010), 366–370.

[12] Cohen J, Cohen SA, Vora KC, Xue X, Burdick JS, Bank S, Bini EJ, Bodenheimer H, Cerulli M, Gerdes H, Greenwald D, Gress F, Grosman I, Hawes R, Mullin G, Schnoll-Sussman F, Starpoli A, Stevens P, Tenner S, Villanueva G: Multicenter, randomized, controlled trial of virtual-reality simulator training in acquisition of competency in colonoscopy. Gastrointest Endosc 64 (2006), 361–368.

[13] Park J, MacRae H, Musselman LJ, Rossos P, Hamstra SJ, Wolman S, Reznick RK: Randomized controlled trial of virtual reality simulator training: transfer to live patients. Am J Surg 194 (2007), 205–211.

[14] Colt HG, Crawford SW, Galbraith O: Virtual reality bronchoscopy simulation: a revolution in procedural training. Chest 120 (2001), 1333–1339.

[15] Davoudi M, Osann K, Colt HG: Validation of two instruments to assess technical bronchoscopic skill using virtual reality simulation. Respiration 76 (2008), 92–101.

[16] Weidenbach M, Wild F, Scheer K, Muth G, Kreutter S, Grunst G, Berlage T, Schneider P: Computer-based training in two-dimensional echocardiography using an echocardiography simulator. J Am Soc Echocardiogr 18 (2005), 362–366.

[17] Stetten GD, Chib VS: Overlaying ultrasonographic images on direct vision. J Ultrasound Med 20 (2001), 235–240.

[18] Luo X, Kline T, Fischer H, Stubblefield K, Kenyon R, Kamper D: Integration of augmented reality and assistive devices for post-stroke hand opening rehabilitation. Conf Proc IEEE Eng Med Biol Soc 7 (2005) 6855–6858.

[19] Deutsch JE: Virtual reality and gaming systems to improve walking and mobility for people with musculoskeletal and neuromuscular conditions. Stud Health Technol Inform 145 (2009), 84–93.

[20] Kim JH, Jang SH, Kim CS, Jung JH, You JH: Use of virtual reality to enhance balance and ambulation in chronic stroke: a double-blind, randomized controlled study. Am J Phys Med Rehabil 88 (2009), 693–701.
[21] Riva G, Gamberini L: Virtual reality in telemedicine. Telemed J E Health 6 (2000), 327–240.
[22] Liao H, Hata N, Nakajima S, Iwahara M, Sakuma I, Dohi T: Surgical navigation by autostereoscopic image overlay of integral videography. IEEE Trans Inf Technol Biomed 8 (2004), 114–121.
[23] Paul P, Fleig O, Jannin P: Augmented virtuality based on stereoscopic reconstruction in multimodal image-guided neurosurgery: methods and performance evaluation. IEEE Trans Med Imaging 24 (2005), 1500–1511.
[24] Figl M, Ede C, Hummel J, Wanschitz F, Ewers R, Bergmann H, Birkfellner W: A fully automated calibration method for an optical see-through head-mounted operating microscope with variable zoom and focus. IEEE Trans Med Imaging 24 (2005), 1492–1499.
[25] Nicolau SA, Pennec X, Soler L, Buy X, Gangi A, Ayache N, Marescaux J: An augmented reality system for liver thermal ablation: design and evaluation on clinical cases. Med Image Anal 13 (2009), 494–506.
[26] Lee SL, Lerotic M, Vitiello V, Giannarou S, Kwok KW, Visentini-Scarzanella M, Yang GZ: From medical images to minimally invasive intervention: Computer assistance for robotic surgery. Comput Med Imaging Graph 34 (2010), 33–45.

Teil IV: **Ausbildung und Training**

S. Huwendiek, M. Haag

16 Der virtuelle Patient im Rahmen der medizinischen Ausbildung

16.1 Einführung

Die ersten computerunterstützten Lehr- und Lernsysteme für die medizinische Ausbildung wurden in den späten 50er und frühen 60er Jahren des 20. Jahrhunderts für die Großrechner der zweiten Generation entwickelt [1–3]. Diese Großrechner hatten noch keine multimedialen Fähigkeiten, die Bildschirme waren einfarbig (monochrom), und dargestellt werden konnten lediglich Buchstaben und Ziffern. Die Maus als Eingabegerät und große sowie vor allem bezahlbare Speichermedien für die in der medizinischen Ausbildung so wichtigen Bilder, Graphiken und Videos standen noch nicht zur Verfügung. Wohl auch wegen dieser unzureichenden technischen Möglichkeiten blieb den computerunterstützten Lehr- und Lernsystemen damals der Durchbruch versagt. Nichtsdestotrotz wurden die technischen Fortschritte in der Computertechnik in den letzten Jahrzehnten stets auch für die Entwicklung immer leistungsfähigerer Lehr- und Lernsysteme eingesetzt.

Einen besonders interessanten Typ von computerbasierten Lehr- und Lernsystemen stellen in der Medizin die virtuellen Patienten (VP) dar. Erste virtuelle Patienten wurden bereits Anfang der 1970er Jahre veröffentlicht [4]. Sie stellen eine spezielle Art von Computerlernprogrammen dar, die klinische Situationen simulieren. Lernende schlüpfen dabei in die Rolle von Ärztinnen und Ärzten, führen Anamnesebefragungen und klinische Untersuchungen durch, geben technische sowie Laboruntersuchungen in Auftrag und treffen diagnostische sowie therapeutische Entscheidungen auf Grundlage der Befunde [5].

Mit Hilfe solcher Software, die in der Literatur auch teilweise mit dem Synonym „fallbasiertes Training" („case-based training") [6] bezeichnet wird, können Medizinstudierende an den Universitäten, aber auch Ärztinnen und Ärzte in der Fort- und Weiterbildung ohne eine Gefährdung von echten Menschen am Computer üben. Der Einsatz von virtuellen Patienten wird weltweit in der Medizinausbildung immer beliebter [7–13]. Einer der Gründe hierfür ist, dass nicht genügend echte Patienten für die Ausbildung von medizinischem Personal verfügbar sind.

Der Mangel an Patienten hat verschiedene Gründe. Manche Krankheiten wie z. B. Grippe sind saisonal, deshalb sind in bestimmten Jahreszeiten wenige bzw. keine Patienten mit solchen Krankheitsbildern für die Ausbildung verfügbar. Patienten mit schwerwiegenden Erkrankungen oder schwer erkrankte Kinder können häufig nicht in dem eigentlich erforderlichen Umfang im Rahmen der Ausbildung eingesetzt werden, weil dies für die Patienten zu belastend wäre. Schließlich ist die durchschnittliche Verweildauer von Patienten in Krankenhäusern in den letzten Jahren deutlich gesunken. Dadurch wird es immer schwieriger, Zeitfenster zu finden, in denen die

Patienten im Rahmen der Ausbildung einbezogen werden können. Trotz der geschilderten Schwierigkeiten beim Einsatz von echten Patienten akzeptieren Dozenten und Studierende der Medizin nur solche virtuelle Patienten, die eine hohe didaktische und technische Qualität aufweisen. Darüber hinaus müssen virtuelle Patienten ohne große technische Hürden erstellt, eingesetzt und in die Curricula integriert werden können.

Dieser Artikel gibt einen Überblick über relevante Aspekte der Nutzung von virtuellen Patienten in der Aus-, Weiter- und Fortbildung auf Basis der langjährigen Erfahrungen der Autoren in der Entwicklung und Nutzung von virtuellen Patienten.

16.2 Typologie virtueller Patienten

Es gibt zahlreiche virtuelle Patientensysteme [6, 9, 13–17]. Es ist dabei nicht einfach, Ähnlichkeiten und Unterschiede zwischen den verschiedenen Systemen zu identifizieren. Huwendiek und Kollegen [1] schlugen deshalb eine Typologie für virtuelle Patienten vor, welche ein ganzheitliches Rahmenkonzept darstellt und einen allgemeinen Referenzpunkt für all jene liefert, die über virtuelle Patienten berichten oder diese beforschen wollen.

Die Hauptkategorien dieser Typologie sind „Allgemeines" (z. B. Titel, Beschreibung), „Ausbildung" (z. B. Ausbildungslevel, Ziele und Ergebnisse), „Instruktionsdesign" (z. B. Pfadtyp, interaktive Nutzung, Feedback) und „Technisches" (z. B. Erstellungssysteme). Insbesondere die Kategorie „Instruktionsdesign" unterscheidet die verschiedenen VP-Systeme.

Zwei bedeutende Pfadtypen können hervorgehoben werden: Auf der einen Seite sind dies „lineare Perlenketten" und auf der anderen Seite „verzweigende Perlenketten". „Lineare Perlenkette" bedeutet, dass ein Fall aus einer vordefinierten Sequenz wichtiger Schritte besteht. Die VPs unterstützen dieses Modell, bei dem fortlaufend aktuelle Informationsstücke vorgelegt werden, beispielsweise unter Verwendung einer Kartenmetapher. Eine Karte kann Text oder Medienquellen (Video, Animationen, Sound usw.) beinhalten sowie Eingaben anfordern, wie etwa Antworten auf Fragen oder Entscheidungen, die gemacht werden müssen. Das verzweigte Modell erlaubt im Vergleich dazu mehr als einen Endpunkt. Auf diesem Weg können Autoren komplexe Netzwerke erstellen, die Sackgassen oder mehr als einen Pfad durch den Fall erlauben.

Die meisten VP-Systeme benutzen das „lineare Perlenkettenmodell", aber es gibt auch Implementierungen des verzweigten Modells. Weitere Unterschiede befinden sich in der Nutzung von Interaktivität innerhalb des VP-Systems und dem Feedback, das durch dieses gegeben wird. Ein Großteil der Systeme bietet anklickbare Optionen an, jedoch können auch Long-Menu-Fragen und/oder Freitextfragen auftauchen. Wegen der Herausforderung einer zuverlässigen, automatischen Analyse von Freitextantworten werden Long-Menu-Fragen manchmal bevorzugt. Diese erlauben die automatische Analyse der Antworten, während aktives Wissen gefordert wird, verglichen mit eher passivem Wissen, welches bei Multiple-Choice-Fragen gefragt ist. Eine aktuelle Studie unserer Arbeitsgruppe zeigt, dass Studenten Long-Menu-Fragen als schwieriger, aber gleichzeitig als herausfordernder und motivierender für das weitere Lernen empfinden. Das Feedback kann entweder sofort für jede Entscheidung oder aber verzögert und zusammengefasst zu einem späteren Zeitpunkt gegeben werden.

16.3 Entwicklung virtueller Patienten

Die Entwicklung von virtuellen Patienten ist kostspielig und zeitaufwendig. Eine Umfrage unter medizinischen Hochschulen in Amerika und Kanada aus dem Jahr 2005 [11] zeigt Produktionskosten von 10.000 bis 50.000 US-Dollar (52 % der virtuellen Patienten fallen in diesen Bereich) und von 50.000 bis 100.000 US-Dollar (28 %). Sieben Prozent der virtuellen Patienten waren in der Entwicklung sogar noch teurer. Für die Entwicklung ist ein interdisziplinäres Team bestehend aus Medizindozenten, Informatikern und Instruktionsdesignern erforderlich.

Aus diesem Grund werden virtuelle Patienten typischerweise nicht einzeln unter der Zuhilfenahme von Softwareentwicklungsumgebungen und dem Einsatz von Webtechnologien durch Informatiker programmiert. Vielmehr erstellen die Informatiker typischerweise einen Werkzeugkasten, mit Hilfe dessen die Medizindozenten leicht neue virtuelle Patienten – ohne direkte Unterstützung durch IT-Spezialisten – erstellen können.

16.4 Aufbau virtueller Patienten

Die Komponenten eines virtuellen Patientensystems werden in Abbildung 16.1 gezeigt. Die Autorenkomponente ermöglicht die komfortable Erstellung von virtuellen Patienten. So können Medizindozenten ohne besondere IT-Kenntnisse alle Bestandteile von virtuellen Patienten wie beispielsweise Untersuchungsbefunde, Wissenskontrollfragen, Medien usw. erstellen. Vokabularbasierte VP-Systeme erleichtern die Erstellung, indem sie den Benutzern die Auswahl von vordefinierten Optionen ermöglichen. So stehen beispielsweise alle Anamnesefragen, Körperregionen, Diagnosen oder Therapiearten in der Autorenkomponente zur Verfügung und können direkt genutzt werden. Dadurch sinkt der Erstellungsaufwand für einen konkreten virtuellen Patienten. Darüber hinaus ist eine teilweise automatische Übersetzung von virtuellen Patienten in andere Sprachen möglich, sofern für diese ebenfalls ein Vokabular zur Verfügung steht. Eine Abspiel- bzw. Playerkomponente dient der Darstellung und interaktiven Behandlung von virtuellen Patienten durch den Benutzer. Das CAMPUS-VP-System [6] bietet zwei unterschiedliche Playertypen an. Sie unterscheiden sich in verschiedenen Aspekten und stellen einen virtuellen Patienten abhängig von den

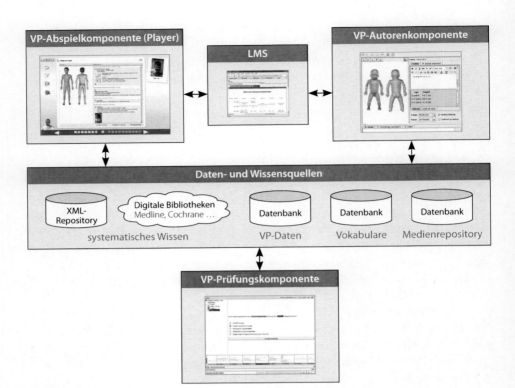

Abb. 16.1: Komponenten eines virtuellen Patientensystems (LMS: Lernmanagementsysteme).

Bedürfnissen der jeweiligen Benutzergruppe sehr unterschiedlich dar. Die simulative Variante (CAMPUS Classic Player) ist sehr realitätsnah. Der Nutzer sieht sich im Arztzimmer seinen Patienten gegenüber sitzen und bekommt alle diagnostischen und therapeutischen Mittel eines modernen Krankenhauses zur Verfügung gestellt. Er muss die Anamnesebefragung und körperliche Untersuchung durchführen, aber auch technische Untersuchungen und Laboruntersuchungen anfordern. Dabei kann er beispielsweise aus einer Menge von 340 technischen Untersuchungen und 1.200 Laborparametern auswählen. Des Weiteren muss er sich zwischen mehreren tausend Diagnosen der ICD-10 (International Classification of Diseases) entscheiden. 1.432 Therapieprinzipien sind für die Behandlung des Patienten auswählbar.

Eine schnellere Möglichkeit, einen virtuellen Patienten zu bearbeiten, bietet der sogenannte „Card Player". In diesem Player werden virtuelle Patienten behandelt, indem eine Folge von verschiedenen Karten mit einem reduzierten Umfang von Optionen auf jeder Karte dargestellt wird. Der Benutzer wählt hier seine Diagnose beispielsweise aus einer Auswahl von 5 bis 15 Diagnosen aus (die tatsächliche Anzahl hängt vom Autor ab), während im Classic Player die Diagnosen als Freitext eingegeben werden müssen und er aus der kompletten Menge der Diagnosen der ICD-10 wählen muss. Beim CAMPUS-System ist es trotz dieser sehr unterschiedlichen Darstellungsform nicht nötig, den virtuellen Patienten für den Card Player neu zu erstellen, wenn dieser schon für den Classic-Player erstellt wurde. Vielmehr ist es ausreichend, noch einige ergänzende Informationen hinzuzufügen, wobei der Arbeitsaufwand sehr überschaubar bleibt.

Zusammenfassend lässt sich sagen, dass der Card-Player weniger Komplexität bei der Behandlung von virtuellen Patienten bietet. Aufgrund des geringeren Umfangs von Optionen auf jeder Karte erlaubt der Card-Player die schnellere Bearbeitung eines virtuellen Patienten und ist insbesondere für Studierende in den vorklinischen Semestern und für die Weiterbildung von Ärztinnen und Ärzten gedacht. Die beiden CAMPUS-Player stehen stellvertretend für die große Vielfalt von virtuellen Patientensystemen. Während einige Systeme versuchen, sehr realitätsnah zu bleiben, sind in anderen Systemen virtuelle Patienten sehr abstrakt als eine Folge von Informationsseiten mit eingebauten Fragen und Auswahlmöglichkeiten dargestellt. Letztere eignen sich aufgrund des höheren Abstraktionsgrades auch für die Darstellung von Fällen in anderen Fachgebieten, wie z. B. den Rechtswissenschaften. Eine qualitativ hochwertige Rückmeldung zu den Antworten und vom Benutzer getroffenen Entscheidungen ist für die Sicherstellung des Lernfortschrittes absolut unverzichtbar. Viele virtuelle Patientensysteme protokollieren die Benutzeraktionen und geben auf unterschiedlichste Art und Weise Rückmeldung. Nur wenige VP-Systeme beinhalten auch eine eigenständige Prüfungskomponente (wie beispielsweise das CAMPUS-System [18]). Solch ein System ermöglicht den Einsatz von virtuellen Patienten einerseits in der Lehre und andererseits für summative Prüfungen. Beim CAMPUS-System greifen alle oben beschriebenen Komponenten auf dieselben Daten- und Wissensquellen zu. Patientendaten sind in einer Falldatenbank gespeichert, während systematisches Wissen entweder aus einer lokalen Wissensbasis hinzugezogen oder weltweit über das Internet von digitalen Bibliotheken wie Medline oder der Cochrane Library bezogen werden kann. Kontrollierte Vokabulare werden für das Wissensmanagement unter Berücksichtigung nationaler oder internationaler Standardisierungsansätze genutzt. Multimediakomponenten wie beispielsweise Bilder, Musik- und Videosequenzen, die für andere virtuelle Patienten wiederverwendbar sein sollen, sind mit Metadaten indiziert und stehen in einem Medienrepository zur Verfügung.

16.5 Kooperation bei der Entwicklung virtueller Patienten

Da VPs wie beschrieben sehr teuer in der Entwicklung sind, können durch verschiedene Ansätze die Kosten gesenkt werden. Zum Beispiel ist die Zusammenarbeit bei der Entwicklung von virtuellen Patienten basierend auf definierten Standards [19–21] und die Bereitstellung der Ergebnisse im Internet ein Vorgehen, welches erfolgreich in verschiedenen nationalen Projekten praktiziert wurde [1, 8]. Eine andere Vorgehensweise ist, existierende virtuelle Patienten mit anderen Partnern zu teilen und diese für andere Einsatzzwecke anzupassen. Dieses Vorgehen [22, 23] wurde unter anderem im europäischen Kontext bereits erfolgreich praktiziert. Beim Einsatz von VPs in anderen Nutzungskontexten spielen die Rechte am intellektuellen Eigentum eine ganz wesentliche Rolle. Relevante Aspekte diesbezüglich wurden von Campbell et al. [24] veröffentlicht.

16.6 Design virtueller Patienten

Das Design von VPs hängt hauptsächlich von den Lernzielen ab. Für gewöhnlich ist das klinische Denken das Hauptziel, wie es von Cook und Triola vorgeschlagen wurde [7]. Huwendiek und Kollegen [25] berichten von zehn Prinzipien des virtuellen Patientendesigns basierend auf einer Focus-Gruppenstudie unter Medizinstudenten. VPs sollten demnach einen angemessenen Schwierigkeitsgrad besitzen, hoch interaktiv sein, ein spezifisches Feedback anbieten, optimalen Gebrauch von Medien machen, den Studenten helfen, sich auf die relevanten Lernpunkte zu konzentrieren, Wiederholungen der Schlüssellernziele einfordern, eine authentische webbasierte Oberfläche anbieten und Fragen und Erklärungen beinhalten, die auf den klinischen Denkprozess zugeschnitten sind. Einzelheiten werden im Detail in der Arbeit von Huwendiek und Kollegen [26] beschrieben.

16.7 Curriculare Einbindung virtueller Patienten

Neben dem Design von VPs ist die curriculare Einbindung von VPs (sogenanntes blended learning) ausschlaggebend. Dachte man früher, dass eine gute e-Learning Ressource auch gut genutzt wird, wenn man diese einfach ins Web stellt, wissen wir heute, dass dies nicht zutrifft. Um erfolgreich zu sein, müssen e-Learning Ressourcen wie VPs fest eingebunden und mit anderen Lernereignissen abgestimmt werden [27]. VPs können so als Nachbereitung von Vorlesungen, als Vorbereitung für praktisches Fertigkeitstraining, als Vorbereitung für tutorunterstützten Kleingruppenunterricht, als Vorbereitung für den Unterricht am Krankenbett und für Prüfungen eingesetzt werden. Es ist dabei wichtig, die Veranstaltungen und VPs aufeinander abzustimmen und die Lehrenden im Umgang mit den VPs zu schulen. Des Weiteren sind zusätzliche monetäre und personelle Ressourcen gefordert, um zu gewährleisten, dass die VPs inhaltlich und technologisch auf dem neusten Stand sind.

16.8 Einsatz virtueller Patienten in Prüfungen

Virtuelle Patienten werden auch zunehmend im Rahmen von Prüfungen eingesetzt. Da der Einsatz in Prüfungen zum Lernen motiviert, ist dies sinnvoll. Eine Anzahl verschiedener Ansätze, VPs für die Prüfung zu nutzen, werden diskutiert [28–30]. Bislang wurde der Gebrauch von VPs im Rahmen von Prüfungen von unterschiedlichen Arbeitsgruppen verschiedentlich implementiert. Obwohl wir noch weit von einem allgemeinen Ansatz entfernt sind, sind einige Merkmale des Gebrauchs von VPs für Prüfungen offensichtlich relevant: Sicherheitsaspekte, juristische Aspekte, Fehlertoleranz des Systems usw. Eines dieser Systeme ist das CAMPUS-VP-Prüfungssystem, welches seit mehr als sechs Jahren routinemäßig an der Medizinischen Fakultät Heidelberg eingesetzt wird. Das System unterstützt dabei auch sogenannte Long-Menu-Fragen. Diese ermöglichen die computerisierte Auswertung von Freitexteingaben, also aktiven Wissens, im Gegensatz zu üblichen Multiple-Choice-Fragen, die weniger aktives Wissen erfordern. Long-Menu-Fragen werden von Studierenden als realitätsnäher aber auch motivierender angesehen.

16.9 Evaluation des Designs und der curricularen Einbindung virtueller Patienten

Bis vor Kurzem gab es noch keine standardisierten Instrumente, um das Design und die curriculare Einbindung von virtuellen Patienten zu evaluieren. Um Vergleiche zwischen verschiedenen Designs und verschiedenen curricularen Einbindungen zu ermöglichen, wurden vier multilinguale Evaluationsinstrumente entwickelt und innerhalb des eVIP-Projekts mit einem speziellen Schwerpunkt auf klinischem Denken veröffentlicht [31]:
- Eine Checkliste ermöglicht es den Benutzern (Lehrenden und Autoren), das Design eines VPs im Detail zu charakterisieren.
- Ein Studierendenfragebogen bezüglich des Designs der virtuellen Patienten ermöglicht Lehrenden das Feedback der Nutzer standardisiert zu erhalten.
- Eine Checkliste ermöglicht es den Lehrenden, das Szenario der curricularen Einbindung von VPs im Detail zu charakterisieren.
- Ein Studierendenfragebogen zur curricularen Einbindung virtueller Patienten ermöglicht Lehrenden eine Rückmeldung diesbezüglich standardisiert zu erhalten.

Erste Studien, welche die oben genannten Instrumente nutzen, zeigen, dass sie für die Vergleiche und Verbesserungen des Designs und der curricularen Einbindung von VPs über nationale Grenzen hinweg geeignet sind.

16.10 Perspektiven und künftige Herausforderungen

Während das Interesse an virtuellen Patienten wächst und diese weltweit immer mehr eingesetzt werden, steht die Forschung in einigen Bereichen noch ganz am Anfang. Studien mit Studierenden legen nahe, dass VPs ein wertvolles Werkzeug für die Vorbereitung auf den Kontakt mit echten Patienten darstellen [25], eine tatsächliche Evidenz für diese Vermutung konnte aber bisher, auch aufgrund vieler und teilweise schwer zu beeinflussender Faktoren, nicht nachgewiesen werden [6]. Es ist wichtig zu betonen, dass VPs nicht dazu da sind, echte Patientenkontakte zu ersetzen. Vielmehr geht es darum, die Studierenden auf diese Kontakte möglichst optimal vorzubereiten, sodass die Zeit mit den echten Patienten optimal genutzt werden kann. Eine ganze Reihe von Forschungsfragen sind noch offen. Während viele Fragen bzgl. der softwaretechnischen Aspekte in den letzten Jahren zufriedenstellend geklärt werden konnten, sind insbesondere Fragen zur curricularen Einbindung und zum didaktischen Design bisher noch nicht zufriedenstellend untersucht worden. Zum Beispiel: Wie muss das optimale VP-Design für unterschiedliche Lernziele aussehen? Ein VP für die Vorbereitung auf ein praktisches Fertigkeitstraining erfordert sicherlich ein anderes Design als ein VP, der die Studenten auf ein Gespräch oder auf die klinische Entscheidungsfindung vorbereiten soll. Auch die Frage nach der optimalen Integration von VPs in die Curricula, um einen optimalen Lernfortschritt zu erreichen, ist noch nicht zufriedenstellend geklärt.

16.11 Zusammenfassung

Virtuelle Patienten werden zunehmend erfolgreich in der Ausbildung von Ärzten eingesetzt. Die Entwicklung und curriculare Einbindung virtueller Patienten ist anspruchsvoll und zeitaufwendig. Die vorliegende Arbeit gibt einen Überblick über den aktuellen Stand der Entwicklung und Nutzung virtueller Patienten in der medizinischen Ausbildung unter Einbezug relevanter Literatur und der langjährigen Erfahrungen der Autoren.

Schlüsselwörter: virtuelle Patienten, medizinische Ausbildung, Design, curriculare Einbindung

16.12 Literatur

[1] Huwendiek S, Köpf S, Selke K, Sostmann K, Höcker B, Simon A, Bauch M, Brandis M, Gaedicke G, Schnabel KP, Leven FJ, Hoffmann GF, Tönshoff B und das CASEPORT-Konsortium: Universitätsübergreifender Einsatz des fall- und webbasierten Trainingssystems CAMPUS-Pädiatrie in der pädiatrischen Lehre: Erfahrungen im Rahmen des BMBF-Projekts CASEPORT. Monatsschr Kinderheilkd 152 (2004), suppl. 1, Nr. 424.

[2] Owen SG, Hall R, Anderson J, Smart GA: Programmed learning in medical education. An experimental comparison of programmed instruction by teaching machine with conventional lecturing in the teaching of electrocardiography to final year medical students. Postgrad Med J 41 (1965), 201–205.

[3] Ross SE: Programmed instruction and medical education. JAMA 182 (1962), 938–939.

[4] Harless WG, Drennon GG, Marxer JJ, Root JA, Miller GE: CASE: A Computer-Aided Simulation of the Clinical Encounter. Journal of Medical Education 46 (1971), 443–448.

[5] AAMC Institute for Improving Medical Education: Effective Use of Educational Technology in Medical Education, https://services.aamc.org/publications/index.cfm?fuseaction=Product.displayForm&prd_id=184&prv_id=224 (04.01.2010).

[6] Haag M, Singer R, Bauch M, Heid J, Hess F, Leven FJ: Challenges and perspectives of computer-assisted instruction in medical education: lessions learned from seven years of experience with the CAMPUS system. Methods Inf Med 46 (2007), 67–69.

[7] Cook DA, Triola MM: Virtual patients: a critical literature review and proposed next steps. Med Educ 43 (2009), 303–311, 2009, http://dx.doi.org/10.1111/j.1365-2923.2008.03286.x (04.01.2010).

[8] Fall LH, Berman NB, Smith S, White CB, Woodhead JC, Olson AL: Multi-institutional development and utilization of a computer-assisted learning program for the pediatrics clerkship: the CLIPP Project. Acad Med 80 (2005), 847–855.

[9] Fischer MR: CASUS – An authoring and learing tool supporting diagnostic reasoning. Z Hochschuldidaktik 1 (2000), 87–98.

[10] Haag M, Maylein L, Leven FJ, Tönshoff B, Haux R: Web-based training: a new paradigm in computer-assisted instruction in medicine. Int J Med Inform 53 (1999), 79–90.

[11] Huang G, Reynolds R, Candler C: Virtual patient simulation at US and Canadian medical schools. Acad Med 82 (2007), 446–451.

[12] Huwendiek S, Hanebeck B, Bosse HM, Haag M, Hoffmann GF, Tönshoff B: Lernen und Prüfen mit virtuellen Patienten am Zentrum für Kinder- und Jugendmedizin des Universitätsklinikums Heidelberg: Ergebnisse der Evaluation im Rahmen des E-Learning-Preises Baden-Württemberg 2007. GMS Med Inform Biom Epidemiol 5 (2009), 1.

[13] Zary N, Johnson G, Boberg J, Fors UHG: Development, implementation and pilot evaluation of a Web-based Virtual Patient Case Simulation environment – Web-SP. BMC Med Educ 6 (2006), 10.

[14] Begg M, Ellaway R, Dewhurst D, McLeod H: Transforming professional healthcare narratives into structured game-informed-learning activities. Innovate 3 (2007), http://www.innovateonline.info/index.php?view=article&id=419 (04.01.2010).

[15] Finkelsteine MW, Johnson LA, Lilly GE: A computer management system for patient simulations. Comput Methods Programs Biomed 34 (1991), 257–261.

[16] Gerritsma JG, Smal JA: An interactive patient simulation for the study of medical decision-making. Med Educ 22 (1988), 118–123.

[17] Reimer S, Hörnlein A, Tony HP, Kraemer D, Oberuck S, Betz C, Puppe F, Kneitz C: Assessment of a case-based training system (d3web.Train) in rheumatology. RheumatolInt 26 (2006), 942–948.

[18] Heid J, Bauch M, Brass K, Hess F, Jünger J, Haag M, Leven FJ: Entwicklung und Einsatz eines sicheren Prüfungssystems für die medizinische Ausbildung. GMS Med Inform Biom Epidemiol 3 (2006), 2.

[19] Advanced Distributed Learning. SCORM 2004, 4th Edition Version 1.1 Documentation, http://www.adlnet.gov/Technologies/scorm/SCORMSDocuments/2004%204th%20Edition/Documentation.aspx (11.01.2010).

[20] Ruiz JG, Mintzer MJ, Issenberg SB: Learning objects in medical education. Med Teach 28 (2006), 599–605.

[21] Smothers V, Azan B, Ellaway R: MedBiquitous Virtual Patient Specifications and Description Document Version 0.61, http://www.medbiq.org/working_groups/virtual_patient/VirtualPatientDataSpecification.pdf (06.02.2012).

[22] Balasubramaniam C, Poulton T, Huwendiek S: Repurposing excisting virtual patients; an anglo-german case study. Bio-Algorithms and Med-Systems 5 (2009), 91–98.

[23] Fors U, Balasubramaniam C, Hege I, Fischer M, Davies D, de Leng BA, Huwendiek S, Muntean V, Roterman I, Poulton T: The eViP Electronic Virtual Patient Programme – cross-cultural exchange of VPs and emerging standards. Educ Med 12 (2009), supl. 2, 8H2.
[24] Campbell G, Miller A, Balasubramaniam C: The role of intellectual property in creating, sharing and repurposing virtual patients. Med Teach 31 (2009), 709.
[25] Huwendiek S, Reichert F, Bosse HM, de Leng BA, van der Vleuten CP, Haag M, Hoffmann GF, Tönshoff B: Design principles for virtual patients: a focus group study among students. Med Educ 43 (2009), 580–588.
[26] Huwendiek S, de Leng BA, Zary N, Fischer MR, Ruiz JG, Ellaway R: Towards a typology of virtual patients. Med Teach 31 (2009), 743–748.
[27] Fischer MR, Hege I, Puppe F, Tönshoff B, Huwendiek S: Virtuelle Patienten in der medizinischen Ausbildung: Vergleich verschiedener Strategien zur curricularen Integration. Z. Evid Fortbild Qual Gesundh.wesen (ZEFQ) 102 (2008), 648–653.
[28] Gesundheit N, Brutlag P, Youngblood P, Gunning WT, Zary N, Fors U: The use of virtual patients to assess the clinical skills and reasoning of medical students: initial insights on student acceptance. Med Teach 31 (2009), 739–742.
[29] Round J, Conradi E, Poulton T: Improving assessment with virtual patients. Med Teach 31 (2009), 759–763.
[30] Waldmann UM, Gulich MS, Zeitler HP: Virtual patients for assessing medical students – important aspects when considering the introduction of a new assessment format. Med Teach 30 (2008), 17–24, 2008.
[31] Huwendiek S, de Leng BA: Virtual patient design and curricular integration evaluation tool kit. Med Educ 44 (2010), 519.

A. Nowak
17 Der virtuelle Patient – Simulation in der Anästhesiologie

17.1 Einführung

Seit Mitte der 1990er Jahre hat sich in Deutschland die Patientensimulation in den Bereichen Anästhesiologie und Notfallmedizin verbreitet. Einige Zentren in Deutschland hatten begonnen, anästhesiologische und notfallmedizinische Trainingseinrichtungen zu entwickeln, aus denen später die ersten Simulationszentren hervorgehen sollten. Die weit vorausschauend geführten Anästhesieabteilungen an den Universitäten Erlangen, Mainz, Tübingen und Hamburg aber auch an Lehrkrankenhäusern wie dem Krankenhaus Dresden-Friedrichstadt leisteten dafür in Deutschland Pionierarbeit und sind besonders hervorzuheben. Aufgrund einer naheliegenden Ähnlichkeit zum Arbeitsumfeld von Piloten konnten dabei verschiedene Sicherheits- und Trainingskonzepte erfolgreich von der Luftfahrt in die Medizin übertragen werden. Dieser Analogieschluss zur Luftfahrt wurde zunehmend durch einen stärkeren Fokus auf pädagogisch-didaktische Ansätze aus der Erwachsenenweiterbildung ergänzt. Ein wichtiger Impuls für die Simulation in Deutschland kam durch das im Jahr 2003 begonnene Simulationsprojekt der Deutschen Gesellschaft für Anästhesiologie und Intensivmedizin e.V. (DGAI), in dem alle deutschen Lehrstühle für Anästhesiologie mit einem Simulator ausgestattet wurden. Hierdurch konnte eine Vielzahl an Projekten initiiert werden, die simulationsgestützte Lehre neben dem Einsatz in der ärztlichen Fort- und Weiterbildung auch in den studentischen Unterricht einzubauen. Akademische Lehrkrankenhäuser wurden durch das DGAI-Projekt nicht bedacht, obwohl diese eine wichtige Rolle sowohl bei der Studentenausbildung als auch in der ärztlichen Fort- und Weiterbildung inne haben und lange vor mancher universitären Einrichtung simulationsbasierte Fortbildungsprogramme betrieben haben. Im Städtischen Klinikum Dresden-Friedrichstadt wurden seit Mitte der 1990er Jahre Notfalltrainings unter Zuhilfenahme von Simulationstechniken durchgeführt. In enger Zusammenarbeit mit der Ludwig-Maximilians-Universität in München hatten Friedrichstädter Anästhesisten begonnen, modulare leitlinienbasierte Notfalltrainings für Klinik und Arztpraxis in Dresden durchzuführen. Im Jahr 2001 wurde mit dem Aufbau des Friedrichstädter Simulatorzentrums begonnen, das im Jahr 2003 eröffnet wurde. Anfangs standen dafür mit Simulationsraum und Steuerraum nur zwei Räume zur Verfügung. Weitere Räume für Debriefing und Skill-Training wurden durch Synergien mit einer in räumlicher Nähe befindlichen Einrichtung zur Schwesternausbildung nutzbar. Mit dem Bezug neuer Räumlichkeiten im Jahr 2013 konnte die Entwicklung hin zu einem zunehmend interprofessionell ausgerichteten Simulationszentrum vollzogen werden. Die räumliche Trennung der verschiedenen klinischen Lehreinrichtungen wird zunehmend aufgehoben und unter Nutzung von Synergieeffekten sind diese Einrichtungen unter einem gemeinsamen Dach beheimatet. Dafür sind grundlegende konzeptionelle Änderungen in Gestaltung und Planung erforderlich. Jede Initiative, Aus-, Fort- und Weiterbildung durch Simulationsprogramme zu unterstützen, geht von festgelegten räumlichen, personellen und finanziellen Voraussetzungen aus. Unkenntnis oder Missachtung der großen Bedeutung, die simulationsbasierte medizinische Ausbildung im internationalen Kontext besitzt, werden Effektivität und Akzeptanz eines Simulationszentrums gering halten. Aus verschiedenen Gründen hat in anderen Ländern die Simulation die medizinische Aus- und Weiterbildung in Pflege und Ärzteschaft in einer Tiefe durchdrungen, von der wir in der Bundesrepublik Deutschland nur träumen können. Simulationszentren in diesen Ländern haben Größe und Programmumfang, die alle hier im Lande bestehenden Bemühungen klein und überschaubar erscheinen lassen. Auf dem Weg vom „Zimmer zum Zentrum" simulationsbasierte Ausbildung aller medizinischen Berufsgruppen in eine wirkliche Breite zu tragen, wird in den nächsten Jahren eine wichtige Herausforderung bleiben.

17.2 Was kann an Patientensimulatoren trainiert werden? – Möglichkeiten und Grenzen

An den verfügbaren anästhesiologischen Skill-Trainern, Mannequins und Simulatoren kann Folgendes trainiert werden:

Fertigkeiten: Selten durchgeführte Maßnahmen wie Herzdruckmassage, Maskenbeatmung, Venenpunktionen, Pleurapunktionen, orotracheale Intubationen, Einführung einer Larynxmaske und Koniotomien können an Part-Task-Trainern oder Skill-Trainern ohne Gefahren für Patienten geübt werden. Zu beachten ist der Realitätsgrad der verschiedenen Modelle für einzelne Verfahren [1].

Systemkenntnis: In der Anästhesiologie werden Geräte verwendet, für deren Handhabung Systemkenntnisse vorausgesetzt werden. Für viele Geräte und Hilfsmittel gilt, dass eine theoretische Einführung oder Einweisung nicht ausreicht, dem Anwender die nötige Sicherheit zu vermitteln. Die heutzutage noch alleinig geforderte Anzahl von Unterschriften im Gerätepass schafft nur eine scheinbare Sicherheit. Die Vermittlung dieser Kenntnisse kann am Task-Trainer zielgerichteter, nachhaltiger und mit steiler Lernkurve erfolgen.

Abläufe: Im Rahmen von „Standard Operating Procedures" festgelegte Abläufe dienen dazu, Prozesse zu optimieren, eine höhere Sicherheit zu gewährleisten oder Leitlinien umzusetzen. Für das Trainieren von Abläufen ist hervorzuheben, dass die Durchführung der einzelnen Maßnahmen eine untergeordnete Rolle spielt. Das Training der Abläufe, z. B. einer Reanimation, steht im Vordergrund. Die Verwendung eines High-Fidelity-Simulators wird sich in diesen Fällen nicht im Lernerfolg abbilden lassen.

Fertigkeiten zur Problemlösung: Viele Situationen in der Anästhesiologie sind durch einen hohen Grad an Komplexität sowie durch Zeitdruck gekennzeichnet. In diesen Fällen müssen relevante Entscheidungen gefällt werden, ohne ausreichend Zeit für das Sammeln aller Informationen zur Verfügung zu haben. Algorithmen sind häufig nicht sicher genug anwendbar. In diesen Fällen werden vom Behandlungsteam ausgeprägte Fertigkeiten zur Problemlösung verlangt. Diese Fertigkeiten sollten in einer sehr realistischen Umgebung trainiert werden. Idealerweise sollte beim Training Wert auf den Zeitdruck, die Dynamik der Situation und die Interaktionen im Team gelegt werden. Ein High-Fidelity-Simulator ist hierfür das richtige Instrument.

Non-technical Skills: Alles, was nicht medizinisch-fachlich bedingt ist, gehört in die Kategorie der Human Factors. Zu diesen gehören somit organisatorische Aspekte genauso wie individuelle Aspekte und Teamfaktoren [2]. Sie bezeichnen die Fähigkeiten eines Mitarbeiters, sein Wissen über das, was getan werden muss, unter den unübersichtlichen Bedingungen eines Notfalls in effektive Maßnahmen im Team umzusetzen. Ein Aspekt ist dabei das Trainieren der Entscheidungsfindung. Das Treffen von Entscheidungen unter Unsicherheit, wie es in der Medizin oft notwendig wird, ist nicht trivial. Ebenso gehört zu diesem Ansatz das Thema Fixierungsfehler. Fixierungsfehler sind Gedankenmodellfehler, die sich hartnäckig halten und für die der Mensch sehr anfällig ist. Diese Fehler bedeuten, dass man an einem Gedankenmodell oder an einer Erklärung festhält, obwohl es durchaus Gründe gäbe, davon abzuweichen. Verschiedene Techniken im Simulationskonzept können helfen, Fixierungsfehler zu vermeiden bzw. zu erkennen.

Verfügt ein Simulatorzentrum über Simulatoren verschiedener Fidelitätsgrade, so sollte aus ökonomischen Gründen der verwendete Simulator gezielt ausgewählt werden. Es gibt nur wenige Untersuchungen zu dem Fidelitätsgrad eines Simulators, der für die Erreichung spezifischer Lernziele erforderlich ist. Ein Punkt, der bei den verfügbaren Patientensimulatoren noch nicht zufriedenstellend gelöst ist, ist die Beatmung. Die Beatmung ist mit den meisten Respiratoren prinzipiell möglich. Eine möglichst realistische Beatmung stellt jedoch hohe Anforderungen an die Simulatoren, die dafür über dichte Atemwege verfügen müssen. Resistance und Compliance sollten realistisch simuliert und verstellbar sein. Die Messung der Gaszusammensetzung mit dem Beatmungsgerät (O_2, CO_2, volatile Anästhetika) soll möglich sein. Die fehlenden Voraussetzungen, eine realistische intensivmedizinische Beatmung, protektive und ultraprotektive sowie Hochfrequenz-Beatmungsverfahren und Jetventilation zu simulieren, stellt einen Schwachpunkt der heute verfügbaren Simulatoren dar. Mit den Möglichkeiten der Bio-Simulation und numerischen Simulation kann es teilweise gelingen, diese Grenzen aufzulösen.

17.3 Bio-Simulation in der Anästhesiologie

Aufgrund des fehlenden realitätsnahen taktilen Empfindens bei verfügbaren Mannequins und Simulatoren, kann bei Task-Trainings die Verwendung von Bio-Simulatoren in Erwägung gezogen werden. Aus ethischen Gründen ist es jedoch nicht ohne Weiteres gestattet, Tiermodelle lebender Tiere ausschließlich für Ausbildungszwecke zu verwenden. Darüber hinaus ist bei lebenden Tieren die Infrastruktur sehr teuer (Tierhaltung- und Pflege, Anästhesie, „Wet Lab", Entsorgung usw.). Es erscheint daher naheliegend, für bestimmte Fragestellungen isolierte Tierorgane (ex vivo) im Sinne einer Hybrid-Simulation für Task-Trainings oder zur Beantwortung wissenschaftlicher Fragestellungen einzusetzen (Abb. 17.1, Abb. 17.2).

Vorteile von Bio-Simulatoren:
- Durchführbarkeit verschiedenster Interventionen,
- realitätsnahe Haptik und
- nahezu physiologische Eigenschaften

Nachteile von Bio-Simulatoren:
- keine Bewegungen (z. B. Peristaltik),
- aufwändige Beschaffung, Vorbereitung, Reinigung und Entsorgung,
- kurze Haltbarkeit,
- Präparate nur einmalig verwendbar und
- Trainingserfolg schlecht messbar

Darüber hinaus ist es aufgrund der bekannten Limitierungen verfügbarer Simulatoren zur Beantwortung von beatmungsmedizinischen Fragestellungen für kritische

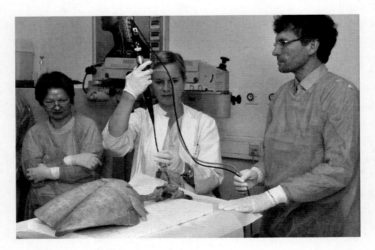

Abb. 17.1: Bio-Simulation einer flexiblen Bronchoskopie am Lungenpräparat (*Ex-vivo*-Präparat Schwein). Vgl. Kapitel 26, Farbabbildungen, S. 344.

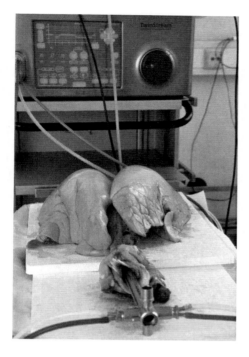

Abb. 17.2: Bio-Simulation zum Verhalten einer Lunge während Superponierter Hochfrequenz Jetventilation (*Ex-vivo*-Präparat Schwein). Vgl. Kapitel 26, Farbabbildungen, S. 344.

klinische Situationen, wie beispielsweise Aspirationen bei operativen Prozeduren an den Atemwegen, möglich, Bio-Simulation und Messtechnik miteinander zu verbinden [3]. Auf diese Weise können interdisziplinäre Strategien zur Koordination von operativem Vorgehen und Beatmungsstrategie während einer Allgemeinanästhesie zuerst simuliert und nachfolgend vorausschauend geplant werden.

17.4 Numerische Simulation in der Anästhesiologie

Numerische Simulationen zur Analyse von Strömungen sind im Maschinenbau etabliert. Im medizinischen Umfeld sind diese Methoden bisher selten anzutreffen. Mögliche Ursache dafür ist die hohe Komplexität und Variabilität des menschlichen Körpers. Speziell bei der Atmung sind viele Teilaspekte des Gastransportes und die komplexe Anatomie der Atemwege zu berücksichtigen, um realistische Ergebnisse bei numerischen Simulationen zu erzielen. Möglicherweise bedingt dieser Umstand auch die Grenzen der heute verfügbaren Patientensimulatoren in Bezug auf deren respiratorische Systeme. Das enorme Erkenntnispotenzial, welches sich in der numerischen Simulation von Strömungsvorgängen im medizinischen Bereich verbirgt, wird bei der Untersuchung der Strömungsvorgänge des Atemgases bei Beatmung mit SHFJV® über das Tracheotomie-Endoskop deutlich [4]. Experimentelle Untersuchungen sind dennoch unerlässlich, um die Genauigkeit der numerischen Ergebnisse zu validie-

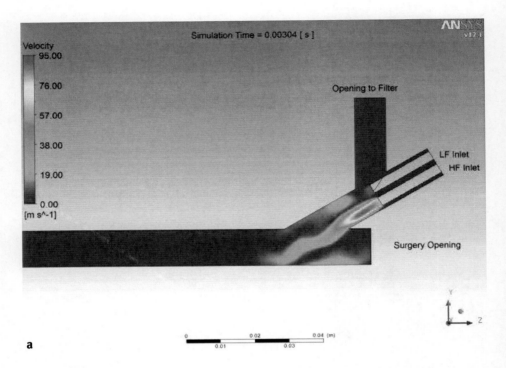

a

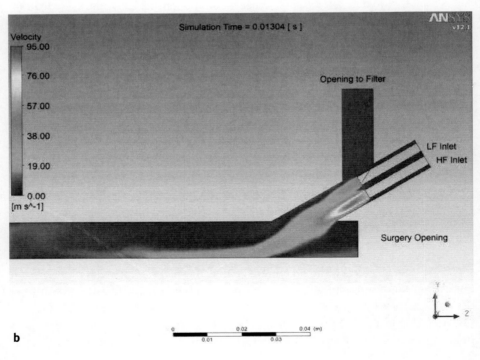

b

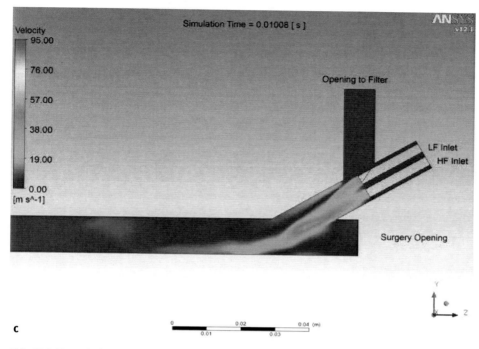

Abb. 17.3: Numerische Simulation der Strömungsgeschwindigkeiten im Tracheotomie-Endoskop zu verschiedenen Zeitpunkten (a, b, c). Vgl. Kapitel 26, Farbabbildungen, S. 345–346.

ren. Beide Möglichkeiten sind nicht losgelöst voneinander zu betrachten und werden nebeneinander bei ein und derselben Aufgabenstellung angewandt. Die Berechnung der Strömungen erfolgt z. B. mit ANSYSTM-CFX (Ansys Inc., Southpointe, Canonsburg P.A., USA). Dafür ist es notwendig, dass die der Berechnung zugrunde liegenden Gleichungssysteme (Navier-Stokes-Gleichungen) in einigen Millionen Raumpunkten aufgelöst werden. Die Darstellung der numerischen Simulation sind Momentaufnahmen der sich ständig verändernden Strömungsverhältnisse von unendlich vielen, sich permanent ändernde Strömungsstrukturen, was bedeutet, dass auch die komplizierten Gleichungssysteme zur Berechnung der chaotischen Strömungsstrukturen unendlich viele Lösungsmöglichkeiten besitzen. Von der Erfahrung des Strömungsmechanikers sowie von der Qualität des Berechnungsprogramms hängt ab, wie gut sich die berechneten Ergebnisse mit denen des Experiments bzw. mit den Bedingungen der Realität in Übereinstimmung bringen lassen. Mit der Anwendung computerbasierter Darstellungs- und Simulationsmethoden auf die Strömungsverhältnisse, beispielsweise im Tracheotomie-Endoskop (Karl Storz GmbH, Tuttlingen, Deutschland), werden die turbulenten Strömungsvorgänge mit veränderlichen Randbedingungen, wie der Jet-Frequenz, dem Arbeitsdruck in der Jet-Düse und der Jet-Düsenlänge sichtbar gemacht und bewertet (Abb. 17.3). Die Wirkungsweise der SHFJV kann durch diese

Sichtbarmachung strömungsmechanisch erklärt werden und Schlussfolgerungen für eine Optimierung des Endoskops oder dessen Einsatz unter strömungsmechanischen Gesichtspunkten können gezogen werden. Die sich an jedem Ort ständig verändernden Strömungsgeschwindigkeiten sind deutlich zu erkennen.

Auf der Grundlage klinischer und experimenteller Untersuchungen können mit der numerischen Simulation klinisch bekannte positive Effekte bei verschiedenen Beatmungsmethoden untersucht werden. So ist zum Beispiel seit längerem bekannt, dass die Hochfrequenzbeatmung bei Neugeborenen einen positiven Effekt auf den pulmonalen Gasaustausch hat und in vielen Fällen eine bessere und schonendere Behandlung darstellt als die konventionelle Beatmung. Die strömungsmechanischen Ursachen hierfür sind aber noch kaum untersucht.

17.5 Simulation als Brücke interdisziplinärer Zusammenarbeit

Simulation ist ein wichtiger Bestandteil von medizinischer Aus- und Weiterbildung geworden [5]. Wichtig erscheint aus interdisziplinärer Sicht der Expertise-Transfer. Im Bereich der Simulation ist bisher im Fachgebiet der Anästhesiologie ein großer Erfahrungsschatz gewachsen, der in weitere Fachgebiete übertragen werden kann. Dieser anästhesiologische Erfahrungstransfer und Support umfasst beispielsweise Bereiche wie:
- interdisziplinäre Simulationskurse in der Aus- und Weiterbildung, insbesondere Austausch von Expertise im Bereich Patientensicherheit, Crew Ressource Management und Critical Incident Reporting System,
- lehrdidaktische Unterstützung in der Ausgestaltung simulatorbasierter Fortbildungen,
- gemeinsame Train-the-Trainer-Kurse,
- Bereitstellung von vorhandenen curricularen Konzepten und Szenarien, die besonders im notfallmedizinischen Bereich auf anästhesiologischer Seite bereits bestehen.

Die inhaltliche und fachliche Kooperation ist zum Beispiel im Bereich der Kinderanästhesie und der pädiatrisch/neonatologischen Notfallmedizin hervorragend möglich. Die Anästhesiologische Klinik des Krankenhauses Dresden-Friedrichstadt bietet Aus- und Weiterbildungsmaßnahmen, z. B. mit Reanimations- oder Zwischenfallskursen gemeinsam mit der Pädiatrie an. Wünschenswert wären zukünftig prospektive Untersuchungen zur Nachhaltigkeit eines solchen „faculty development", um den positiven Effekt einer interdisziplinären Aus- und Weiterbildung auf die Qualität der Patientenversorgung sichtbarer zu machen. Möglicherweise ließe sich dadurch auch die Bereitschaft für Investitionen in Material und Personal steigern. Die vorhandene, ausgezeichnete Expertise im Bereich der anästhesiologischen Simulation kann so auch in andere Fachbereiche hineingetragen und Fächergrenzen können im Sinne eines symbiotischen Effektes überwunden werden. Dabei sollte Medizinische Simulation idealerweise nicht nur an Simulationszentren im Sinne zentraler Trainingskurse angeboten werden, sondern an allen Lehrkliniken als dezentrales ausbildungsbegleitendes Individualtraining [6].

17.6 Zusammenfassung

Seit Mitte der 1990er Jahre hat sich in der Bundesrepublik Deutschland die Patientensimulation in den Bereichen Anästhesiologie und Notfallmedizin verbreitet. Aufgrund einer naheliegenden Ähnlichkeit zum Arbeitsumfeld von Piloten konnten dabei verschiedene Sicherheits- und Trainingskonzepte erfolgreich von der Luftfahrt in die Medizin übertragen werden. An den heute verfügbaren Simulatoren können verschiedene Fertigkeiten, Systemkenntnisse, Abläufe, Problemlösungen sowie nontechnical skills trainiert werden. Alles, was nicht medizinisch-fachlich bedingt ist, wird in die Kategorie der Human Factors eingeordnet. Die Simulation mittels Mannikens sollte durch Biosimulation und numerische Simulation ergänzt werden. Mit diesem Vorgehen sind zudem Weiterentwicklungen medizintechnischer Ausstattungen vorstellbar. Die vorhandene Expertise im Bereich der anästhesiologischen Simulation kann so auch in andere Fachbereiche hineingetragen und Fächergrenzen im Sinne eines symbiotischen Effektes überwunden werden.

Schlüsselwörter: Patientensimulator, Simulatorzentrum, Bio-Simulation

17.7 Literatur

[1] Sanders CW, Sadoski M, van Walsum K, Bramson R, Wiprud R, Fossum TW: Lerning basic surgical skills with mental imagery: using the simulation centre in the mind. Med Educ 42 (2008), 607–612.
[2] Fanning RM, Gaba DM: The role of debriefing in simulation-based learning. Sim Healthc 2 (2007), 115–125.
[3] Nowak A, Usichenko T, Wendt M, Klemm E: Methods of Administering Superimposed High-Frequency Jet Ventilation and the Associated Risk for Aspiration in a Model of Tracheal Bleeding. Respiration 85 (2013), 59–63.
[4] Nowak A, Langebach R, Klemm E, Heller W: Percutaneous dilatational tracheostomy (PDT) and prevention of blood aspiration with Superimposed High-Frequency Jet Ventilation (SHFJV) using the tracheotomy-endoscope (TED): results of numerical and experimental simulations. Biomed Tech 57 (2012), 107–111.
[5] Hoffmann N, Breuer G, Schüttler J, Goetz AE, Schmidt GN: Undergraduate teaching of anaesthesiology: a nationwide survey in Germany. Anaesthesist 61 (2012), 202–206.
[6] Fox K, Bradbury K, Curran I, Gammage M, Gray H, Holmberg B, Igbal J, McNab D, Mills P, Nolan J: Working Group Report on Simulation Based Learning. British Cardiovascular Society, 2011.

A. Schmeling, R. Schulz, A. Schulz, H. Pfeiffer

18 Die virtuelle Leichenschau mit dem INMEDEA-Simulator

18.1 Einführung

In der Bundesrepublik Deutschland ist grundsätzlich jeder Arzt zur Leichenschau gesetzlich verpflichtet. Das Leichenschauwesen ist durch landesrechtliche Bestimmungen in speziellen Gesetzen oder in entsprechenden Verordnungen geregelt [1, 2]. Die landesrechtlichen Regelungen weisen dem Leichenschauarzt folgende Aufgaben zu:
- Feststellung des Todes,
- Erfassung der Personalien,
- Dokumentation des Todeszeitpunktes,
- Klassifikation der Todesart,
- Diagnose der Todesursache und
- Erfüllung von Meldepflichten.

Es liegen mehrere Anleitungen zur Durchführung der ärztlichen Leichenschau vor [3–5]. Der Tod wird durch den Nachweis sicherer Todeszeichen (Totenflecke, Totenstarre, Fäulnis), des Hirntodes (bei geplanter Organentnahme zu Transplantationszwecken) oder durch das Vorliegen von Verletzungen, die nicht mit dem Leben vereinbar sind, festgestellt.

Die Identifikation unbekannter Leichen ist nicht Aufgabe des Leichenschauarztes, sondern der Polizei. Der Leichenschauarzt hat lediglich die Personalien des Verstorbenen zu erfassen. Sind die Personalien nicht bekannt, besteht eine Meldepflicht an die Polizei. Tritt der Tod unter ärztlicher Überwachung ein, gilt der irreversible Herz-Kreislauf- oder Atemstillstand als Todeszeitpunkt. Bei Totauffindungen wird die Todeszeit anhand supravitaler Reaktionen sowie der Leichenerscheinungen geschätzt. Auch Zeugenaussagen und polizeiliche Ermittlungsergebnisse sind in die Überlegungen zur Todeszeit einzubeziehen.

Die Klassifikation der Todesart ist für die Rechtssicherheit von besonderer Bedeutung. Bescheinigt der Leichenschauarzt einen natürlichen Tod, kann der Leichnam ohne eine weitere Kontrolle der Ermittlungsbehörden bestattet werden. Handelt es sich hingegen um einen nicht natürlichen Tod (Tod durch Homizid, Suizid oder Unfall), oder ist die Todesart ungeklärt, besteht eine Meldepflicht an die Polizei. Somit kommt dem Leichenschauarzt die entscheidende Weichenstellung bei der Aufklärung von Tötungsdelikten und anderen nicht natürlichen Todesfällen zu.

Die Todesursache ist die medizinische Diagnose von Krankheiten, Verletzungen oder Vergiftungen, die zum Tod geführt oder dazu beigetragen haben. Wenn möglich, soll eine Kausalkette vom Grundleiden über Folgezustände bis zur unmittelbaren Todesursache angegeben werden. Außerdem sind mit zum Tode führende Krankheiten ohne Zusammenhang mit dem Grundleiden zu vermerken.

Neben den bereits genannten Meldepflichten an die Polizei bei nicht natürlichem Tod, ungeklärter Todesart und unbekannter Leiche besteht gemäß Infektionsschutzgesetz eine Meldepflicht an das Gesundheitsamt, wenn der Verstorbene an einer übertragbaren Krankheit gelitten hat bzw. ein entsprechender Verdacht besteht. Wurde im Rahmen der Leichenschau eine bislang nicht diagnostizierte Berufskrankheit festgestellt, hat eine Meldung an die zuständige Berufsgenossenschaft zu erfolgen. Für die Durchführung der Leichenschau empfiehlt sich folgendes systematisches Vorgehen:
- Todesfeststellung,
- Erfassung der Personalien,
- Anamneseerhebung,
- Beurteilung der Auffindungssituation,
- Entkleidung,
- systematische Untersuchung der Leiche,
- Todeszeitbestimmung,
- gegebenenfalls Anruf beim Hausarzt,
- Ausfüllen der Todesbescheinigung und
- Wahrnehmung der Meldepflichten.

In Zusammenarbeit mit einer Softwarefirma wurde vom Institut für Rechtsmedizin der Universität Münster ein E-Learning-Programm mit virtuellen Leichenschaufällen entwickelt, mit denen sämtliche Tätigkeiten des Leichenschauarztes interaktiv trainiert werden können.

18.2 Das E-Learning-Programm

Auf der Grundlage von 15 realen Fällen, die didaktisch besonders geeignet erschienen und ein breites Spektrum der forensisch relevanten Gewalteinwirkungen abdecken, wurden mithilfe des INMEDEA-Simulators virtuelle Leichenschauen entwickelt. Der INMEDEA-Simulator ist eine webbasierte E-Learning-Plattform zur medizinischen Aus-, Fort- und Weiterbildung [6]. Jeder virtuelle Leichenschaufall besteht aus vier Szenen, die nachfolgend anhand eines Beispiels erläutert werden.

In der ersten Szene (Abb. 18.1) sitzt der Leichenschauarzt in seinem Arztzimmer am Schreibtisch und erhält einen Anruf mit ersten Informationen zum Fall. Der Leichenschauarzt kann in der Rolle eines Bereitschaftsarztes, eines Hausarztes, eines Notarztes oder eines Rechtsmediziners tätig sein. Während der Hausarzt die Krankengeschichte des Verstorbenen kennt, haben Bereitschaftsarzt, Notarzt und Rechtsmediziner keine Informationen zum medizinischen Hintergrund des Sterbefalles. Im Beispielfall ist der Leichenschauarzt als Bereitschaftsarzt tätig. Anrufer ist ein Poli-

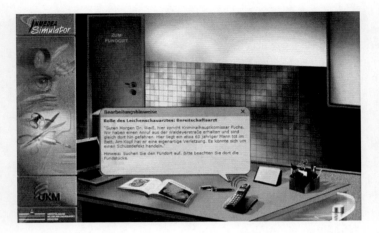

Abb. 18.1: Szene 1: „Arztzimmer". Der Leichenschauarzt sitzt an seinem Schreibtisch und erhält einen Anruf mit ersten Informationen zum Fall. Vgl. Kapitel 26, Farbabbildungen, S. 347–349.

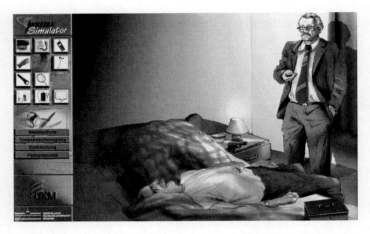

Abb. 18.2: Szene 2: „Leichenfundort". Als Auffindungszeuge anwesend ist der ermittelnde Polizeibeamte Kriminalhauptkommissar Fuchs.

zist, der den Leichenschauarzt in die Wohnung eines etwa 60 Jahre alten Verstorbenen ruft, der am Kopf eine „eigenartige Verletzung" aufweist.

Klickt der Benutzer auf die Tür des Arztzimmers, gelangt er in die zweite Szene, den Leichenfundort (Abb. 18.2). Der Leichenfundort wurde zeichnerisch verfremdet, so dass die tatsächlichen Personen und Räumlichkeiten nicht erkannt werden können. Auf der linken Seite der Abbildung 18.2 sind mehrere Schaltflächen mit zur Verfügung stehenden Werkzeugen zu erkennen. Mithilfe des dort befindlichen Auges können der

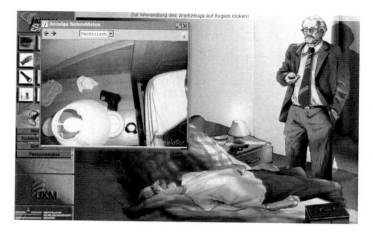

Abb. 18.3: Szene 2: „Leichenfundort". Mit dem Werkzeug „Auge" können Fundstücke anhand von Originalfotos betrachtet werden. So ist im vorliegenden Fall auf dem Nachttisch eine Schusswaffe zu erkennen.

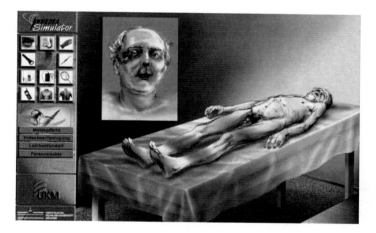

Abb. 18.4: Szene 3: „Untersuchung der entkleideten Leiche". Die entkleidete Leiche ist vor einem neutralen Hintergrund zeichnerisch dargestellt. Zusätzlich ist der Kopf als Detailansicht abgebildet.

Leichenfundort und die bekleidete Leiche inspiziert sowie Informationen zum Auffindungszeugen erlangt werden. Außerdem können Fundstücke am Auffindeort anhand von Originalfotos betrachtet werden. Im Beispielfall liegt auf dem Nachttisch eine Schusswaffe (Abb. 18.3). Mit weiteren virtuellen Werkzeugen können u. a. folgende Untersuchungen vorgenommen werden:
– Prüfen des Geruchs am Leichenfundort und über den Atemöffnungen des Verstorbenen mit der Nase,

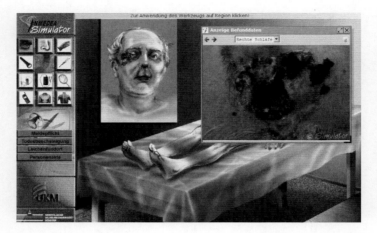

Abb. 18.5: Szene 3: „Untersuchung der entkleideten Leiche". Jede Körperregion lässt sich mit dem Werkzeug „Auge" inspizieren. Die Befunde werden durch Fotos und Beschreibungen veranschaulicht. Die Beschreibung des Befundes in der rechten Schläfenregion lautet: „Am Unterlid des rechten Auges mit Ausbreitung bis in die Schläfengegend und nach oben bis unter die Augenbraue, eine auffällige Läsion, die gekennzeichnet ist durch Hautdefekt und schwärzliche Verkrustungen."

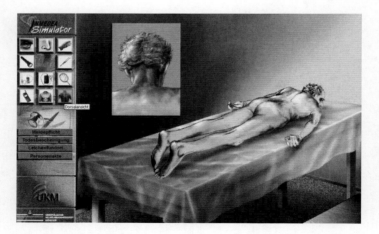

Abb. 18.6: Szene 3: „Untersuchung der entkleideten Leiche". Durch Klicken der Schaltfläche „Dorsalansicht" wurde die Leiche in Bauchlage verbracht, damit auch die rückwärtigen Körperpartien untersucht werden können.

- Anruf des Hausarztes des Verstorbenen mit dem Handy, um Informationen zu möglichen Krankheiten, die mit der Todesursache im Zusammenhang stehen könnten, zu erhalten,
- Prüfen des Pulses und der Totenstarre mit der Hand,
- Auskultation von Herz und Lungen mit dem Stethoskop,
- Prüfen der Reflexe und Auslösen des idiomuskulären Wulstes mit dem Reflexhammer,
- Prüfen der Pupillenreaktion mit der Taschenlampe,
- Durchführung der Atemprobe mit dem Spiegel,
- Ektropionieren der Augenlider zur Inspektion der Lidbindehäute mit der Pinzette,
- Klappen der Lippen nach oben bzw. unten, so dass die Schleimhautseite sichtbar wird,
- Messung der Rektaltemperatur und der Umgebungstemperatur mit dem Thermometer,
- Prüfen der elektrischen Reizbarkeit der mimischen Muskulatur mit dem Reizgerät,
- Befragung der am Leichenfundort anwesenden Person mit der Sprechblase.

Mit diesen Werkzeugen können alle für die systematische Untersuchung der Leiche erforderlichen Tätigkeiten ausgeführt werden. Es sind aber auch überflüssige und schädliche Handlungen möglich. Beispielsweise ist die Atemprobe mithilfe des Spiegels überflüssig, da sie nicht die sichere Feststellung des Todes erlaubt. Manipulationen an der Leiche können schädlich sein, wenn diese offensichtliche Zeichen eines nicht natürlichen Todes aufweist, da hierdurch wichtige Spuren vernichtet werden könnten. Aus diesem Grund muss der Benutzer die jeweils geeigneten Werkzeuge auswählen.

Am Ende der Leichenfundortszene muss der Benutzer entscheiden, ob die Leiche zur weiteren Untersuchung entkleidet werden darf, oder ob beim Vorliegen von Anhaltspunkten für einen nicht natürlichen Tod die Leichenschau abzubrechen und die Polizei zu informieren ist. Eine Meldung an die Polizei erfolgt über die Schaltfläche „Meldepflicht". Im Beispielfall ist ein Polizist am Leichenfundort anwesend, so dass trotz der aufgefundenen Schusswaffe und der „eigenartigen Verletzung" am Kopf, die vom Polizisten zunächst als Schusswunde interpretiert wurde, die Leiche entkleidet werden kann.

Durch Klicken der Schaltfläche „Entkleidung" gelangt der Benutzer in die nächste Szene, welche die entkleidete Leiche zeigt (Abb. 18.4). Da der Kopf mehrere für die Leichenuntersuchung relevante Regionen aufweist, ist er zusätzlich als Detailansicht dargestellt. In dieser Szene kann jede einzelne Körperregion mit der Schaltfläche „Auge" inspiziert werden. Die Befunde werden sowohl durch Originalfotos als auch durch Textbeschreibungen veranschaulicht. Im Beispielfall ist in der rechten Schläfenregion eine Hautläsion zu erkennen (Abb. 18.5).

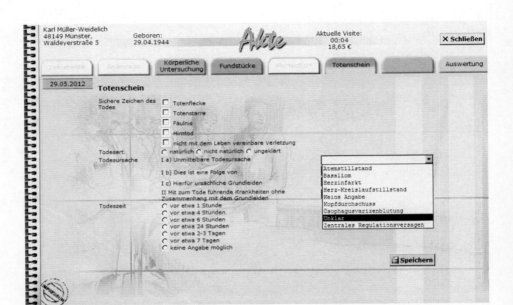

Abb. 18.7: Szene 4: „Ausfüllen der Todesbescheinigung". Die festgestellten sicheren Zeichen des Todes, die Todesart und die Todeszeit sind anzukreuzen. Mithilfe von Auswahlmenüs können die Felder zur Todesursachenkausalkette ausgefüllt werden. Die Abbildung zeigt das Auswahlmenü für die unmittelbare Todesursache mit der richtigen Auswahl.

Mithilfe der Schaltfläche „Dorsalansicht" kann der Verstorbene in Bauchlage verbracht werden, damit auch die rückwärtigen Körperpartien inspiziert werden können (Abb. 18.6). In der Szene „Untersuchung der entkleideten Leiche" verfügt das Werkzeug „Hand" über zusätzliche Funktionen. So können die Gesäßhälften gespreizt werden, um den After zu inspizieren. Außerdem können die Ohren nach vorne geklappt werden, um die Retroaurikularregion zu besichtigen.

Nach der Untersuchung der Leiche ist zu entscheiden, ob Meldepflichten bestehen. Durch Klicken der Schaltfläche „Meldepflicht" können Meldungen an die Polizei, das Gesundheitsamt oder die Berufsgenossenschaft erfolgen.

Am Ende der Leichenschau ist die Todesbescheinigung auszufüllen (Szene 4). Zum Formular gelangt man, indem man auf die Schaltfläche „Todesbescheinigung" klickt (Abb. 18.7). Auf der Todesbescheinigung sind die festgestellten sicheren Zeichen des Todes, die Todesart und die Todeszeit anzukreuzen. Mithilfe von Auswahlmenüs können die Felder zur Todesursachenkausalkette ausgefüllt werden.

Nach dem Speichern der Todesbescheinigung erfolgt die Auswertung. Hierzu werden in einer epikritischen Fallbesprechung zunächst die relevanten Informationen und Befunde sowie die daraus zu ziehenden Schlussfolgerungen dargestellt. Im Beispielfall lautet die Epikrise: „Sie wurden als Bereitschaftsarzt von der Polizei zur Durchführung einer Leichenschau bei einem älteren Mann gerufen. Die Leiche des

Mannes wurde von der Polizei aufgefunden, nachdem ein Nachbar diese verständigt hatte, da der Verstorbene nicht zu einer Verabredung erschienen war. Der Tote lag bekleidet auf dem Bett in seiner Wohnung. Den Polizisten fiel eine Hautläsion am rechten Auge der Leiche auf, die als mögliche Schussverletzung interpretiert wurde. Auf dem Nachttisch neben dem Bett lag eine Schusswaffe und auf dem Bett befand sich eine Geldkassette mit 1.500 Euro. Am Leichenfundort konnten keine Auffälligkeiten wie etwa Spuren eines Kampfgeschehens festgestellt werden. Der Polizei stellte sich die Frage nach einem nicht natürlichen Todesfall im Sinne einer Selbsttötung. Der Eintritt des Todes konnte durch die vorhandenen sicheren Todeszeichen der Totenfleckbildung und der Totenstarre zweifelsfrei festgestellt werden. Die Läsion des rechten Auges war nicht typisch für eine Schusswunde, sondern legte die Vermutung nahe, dass es sich um einen Tumor handelt. Durch den Anruf beim Hausarzt wurde bekannt, dass der Betroffene am rechten Auge ein fortgeschrittenes Basaliom hatte, welches er nicht behandeln lassen wollte. Des Weiteren war zu erfahren, dass der Verstorbene an Bluthochdruck erkrankt war und vor zwei Jahren einen Herzinfarkt erlitten hatte.

Auf der Grundlage der Leichenschaubefunde und der übrigen vorliegenden Informationen konnte die Todesursache nicht festgestellt werden. Auf der Todesbescheinigung war die Todesursache daher als ‚unklar' anzugeben. Da die Todesursache nicht diagnostiziert werden konnte und sich zudem keine konkreten Anhaltspunkte für einen nicht natürlichen Tod feststellen ließen, war die Todesart als ‚ungeklärt' zu klassifizieren. Die Ausprägung der Todeszeichen war mit einer Todeszeit etwa 24 Stunden vor der Leichenschau vereinbar. Zum zweifelsfreien Ausschluss eines Fremdverschuldens wurde eine gerichtliche Leichenöffnung angeordnet, die einen Tag nach der Leichenauffindung stattfand. Es stellte sich heraus, dass der Betroffene an den Folgen eines rezidivierten Herzinfarkts verstorben war. Das Basaliom war zwar bereits in die Tiefe des Gesichtes vorgedrungen, hatte aber bislang keine lebenswichtigen Strukturen destruiert. Durch die Befunde der Obduktion konnte somit festgestellt werden, dass es sich um einen natürlichen Todesfall handelte."

Im Rahmen der Fallauswertung werden außerdem vergessene, durchgeführte überflüssige und schädliche Untersuchungen aufgelistet. Schließlich wird die korrekt ausgefüllte Todesbescheinigung angezeigt.

18.3 Diskussion

Über Fehlleistungen bei der ärztlichen Leichenschau wurde vielfach berichtet [7–9]. Auf der Grundlage der Ergebnisse einer Multicenterstudie, an der 23 rechtsmedizinische Institute teilnahmen, ist davon auszugehen, dass in Deutschland jedes zweite Tötungsdelikt unerkannt bleibt und jährlich bei 11.000 nicht natürlichen Todesfällen fälschlicherweise ein natürlicher Tod bescheinigt wird [10]. Als Quellen des Dunkelfelds nicht erkannter Tötungsdelikte wurden in erster Linie Fehler bei der ärztlichen

Leichenschau ausgemacht. In geringerem Ausmaß handelte es sich um Fehlentscheidungen bei der Freigabe von Leichen, in Einzelfällen um Fehldiagnosen bei der rechtsmedizinischen Untersuchung [10].

Zur Verbesserung des Leichenschauwesens wurden mehrfach Vorschläge unterbreitet, ohne dass sich die Situation grundlegend verbessert hätte [10, 11]. Im Zusammenhang mit Bestrebungen einer interministeriellen Arbeitsgruppe der Justizministerkonferenz, spezialisierte Leichenschauärzte einzuführen, wurde von der Arbeitsgemeinschaft Leichenschau der Deutschen Gesellschaft für Rechtsmedizin ein Curriculum entwickelt, das 28 Unterrichtsstunden zur theoretischen Ausbildung, praktische Übungen zur Leichenschau und zur Todeszeitbestimmung in einem Umfang von 48 Stunden, eine anschließende Prüfung sowie eine Supervision zumindest für die ersten 20 Leichenschaufälle vorsieht [12]. Jüngste Empfehlungen des Vorstandes der Deutschen Gesellschaft für Rechtsmedizin beinhalten neben einer Intensivierung der studentischen Lehre eine verstärkte Fortbildung der Ärzte, eine Steigerung der Obduktionsfrequenz, eine Stärkung der Rolle des Leichenschauarztes und die Zahlung einer angemessenen Vergütung für diese Tätigkeit [13].

Das vorgestellte E-Learning-Programm zur virtuellen Leichenschau soll der Verbesserung der studentischen Ausbildung auf dem Gebiet der ärztlichen Leichenschau dienen. Weiterhin kann es zur ärztlichen Fortbildung eingesetzt werden.

Vor Einführung der virtuellen Leichenschauen erfolgte die praktische Leichenschauausbildung der Medizinstudenten in Münster in einer einmaligen 90-minütigen Lehrveranstaltung in Kleingruppen von sechs Studierenden. Dieses Vorgehen brachte folgende Nachteile mit sich:

- Durch die Untersuchung einer Leiche konnte unmöglich das Spektrum der forensisch relevanten Gewalteinwirkungen abgedeckt werden.
- Trotz des Kleingruppenunterrichts konnte nicht jeder Studierende eine vollständige Leichenschau selbstständig durchführen.
- Einige Tätigkeiten des Leichenschauarztes, wie die Befragung des Auffindungszeugen, die Beurteilung des Leichenfundortes, der Anruf beim Hausarzt oder die Erfüllung der Meldepflichten, konnten nicht trainiert werden.
- Das Erlernte konnte nicht durch Wiederholungen gefestigt werden.

Durch die Einführung der virtuellen Leichenschauen in die studentische Lehre konnten diese Nachteile überwunden werden. Dabei ist zu betonen, dass die virtuellen Leichenschauen das Praktikum keineswegs ersetzen, jedoch sehr sinnvoll ergänzen können. In regelmäßigen Evaluationen wurden die virtuellen Leichenschauen sehr positiv bewertet [14].

Auch in die ärztliche Fortbildung wurden die virtuellen Leichenschauen erfolgreich implementiert. Ein in Zusammenarbeit mit der Landesärztekammer Westfalen-Lippe erstelltes Blended-Learning-Konzept orientiert sich an den Qualitätsrichtlinien „E-Learning" der Bundesärztekammer [15]. Blended Learning ist die Kombination aus E-Learning und Präsenzveranstaltungen. In einer Auftaktpräsenzveranstaltung werden zunächst juristische und rechtsmedizinische Grundlagen der Leichenschau vermittelt sowie das E-Learning-Programm erläutert. In einer Tele-Lernphase bearbeiten die Teilnehmer dann vom heimischen Computer aus die virtuellen Leichenschaufälle. Abschließend werden in einer zweiten Präsenzveranstaltung die virtuellen Leichenschaufälle nachbesprochen und spezielle Aspekte der Leichenschau erörtert. Die ersten Blended-Learning-Veranstaltungen fanden inzwischen statt und wurden von den Teilnehmern sehr positiv evaluiert [16].

Ein etwas anderes E-Learning-Konzept verfolgt die Landesärztekammer Baden-Württemberg [17]. Sie hat eine Lizenz für die 15 virtuellen Leichenschaufälle erworben und stellt diese den Ärztinnen und Ärzten ihres Kammerbereichs kostenlos zur Verfügung. Für die erfolgreiche Fallbearbeitung werden Fortbildungspunkte vergeben. Die erreichten Fortbildungspunkte werden an die Landesärztekammer Baden-Württemberg gemeldet und dem Fortbildungskonto des Teilnehmers zugeschrieben. Bislang wurde das Angebot von 427 Ärztinnen und Ärzten genutzt (Stand 29.05.2012). Die Rückmeldungen der Teilnehmer waren ausnahmslos positiv.

Abschließend ist festzustellen, dass das Leichenschauwesen in der Bundesrepublik Deutschland verbesserungswürdig ist. Das vorgestellte E-Learning-Programm zur virtuellen Leichenschau kann nach Ansicht der Autoren die studentische Ausbildung und die ärztliche Fortbildung sinnvoll ergänzen.

18.4 Zusammenfassung

Im Ergebnis einer wissenschaftlichen Untersuchung ist davon auszugehen, dass in Deutschland jedes zweite Tötungsdelikt unerkannt bleibt. Als Hauptquelle des Dunkelfelds nicht erkannter Tötungsdelikte wurden Fehlleistungen bei der ärztlichen Leichenschau ausgemacht. Zur Verbesserung der studentischen Ausbildung und der ärztlichen Fortbildung auf dem Gebiet der ärztlichen Leichenschau wurde ein E-Learning-Programm mit 15 virtuellen Leichenschaufällen entwickelt. Mit dem Programm können alle Tätigkeiten des Leichenschauarztes interaktiv trainiert werden. Von Studierenden und Ärzten wurden die virtuellen Leichenschaufälle sehr positiv evaluiert.

Schlüsselwörter: Leichenschau, studentische Ausbildung, ärztliche Fortbildung, INMEDEA-Simulator, E-Learning, Blended Learning.

18.5 Literatur

[1] Madea B (Hrsg.): Die ärztliche Leichenschau. 2. Aufl., Springer Verlag, Heidelberg 2006.
[2] Dettmeyer R, Verhoff M: Ärztliche Leichenschau in Deutschland. Rechtsgrundlagen. Rechtsmedizin 19 (2009), 391–398.
[3] Madea B, Dettmeyer R: Ärztliche Leichenschau und Todesbescheinigung. Dtsch Arztebl 100 (2003), A3161–A3179.

[4] AWMF: Regeln zur Durchführung der ärztlichen Leichenschau. 2007. http://www.awmf. org/uploads/tx_szleitlinien/054-002_S3_Regeln_zur_Durchfuehrung_der_aerztlichen_ Leichenschau_12-2007_12-2012.pdf (30.05.2012).

[5] Brinkmann B, Raem AM (Hrsg.): Leichenschau. Leitlinien zur Qualitätssicherung. Deutsche Krankenhaus Verlagsgesellschaft, Düsseldorf 2007.

[6] http://www.inmedea-simulator.net (30.05.2012).

[7] Althaus L, Freislederer A: Stichverletzungen. Missinterpretation als Ösophagusvarizenblutung. Rechtsmedizin 19 (2009), 424–427.

[8] Große Perdekamp M, Pollak S, Bohnert M, Thierauf A: Äußere Leichenschau. Untersuchung mit begrenzten Erkenntnismöglichkeiten. Rechtsmedizin 19 (2009), 413–417.

[9] Zweihoff RF, Püschel K: Statt „Herzstillstand" und „natürliche Todesart" war es Erdrosseln. Rechtsmedizin 19 (2009), 428–430.

[10] Brinkmann B, Banaschak S, Bratzke H, Cremer U, Drese G, Erfurt C, Giebe W, Lang C, Lange E, Peschel O, Philipp K-P, Püschel K, Rieße M, Tutsch-Bauer E, Vock R, Du Chesne A: Fehlleistungen bei der Leichenschau in der Bundesrepublik Deutschland. Arch Kriminol 199 (1997), 1–12, 65–74.

[11] Madea B: Strukturelle Probleme bei der Leichenschau. Rechtsmedizin 19 (2009), 399–406.

[12] Madea B, Bajanowski T, Peschel O, Ritz-Timme S, Rothschild MA, Stiller D, Grass H: Kontinuierliche ärztliche Fortbildung zum Thema Leichenschau. Empfehlungen der Arbeitsgemeinschaft Leichenschau der Deutschen Gesellschaft für Rechtsmedizin. Rechtsmedizin 21 (2010), 51–54.

[13] Rothschild MA: Probleme bei der ärztlichen Leichenschau. Sicht der niedergelassenen Ärzte, der Klinikärzte, der Notärzte und der Polizei. Rechtsmedizin 19 (2009), 407–412.

[14] Schmeling A, Kellinghaus M, Becker JC, Schulz R, Schäfer A, Pfeiffer H: A web-based e-learning programme for training external post-mortem examination in curricular medical education. Int J Legal Med 125 (2011), 857–861.

[15] Borg E, Waschkau AW, Engelbrecht J, Brösicke K: Ärztliche Fortbildung im Internet: Kriterien für gutes E-Learning. Dtsch Arztebl 197 (2010), A421–A422.

[16] Schmeling A, Borg E, Waschkau AW, Schäfer A, Pfeiffer H: Ärztliche Fortbildung mit virtuellen Leichenschauen. Abstractband zur 20. Frühjahrstagung der Region Nord der Deutschen Gesellschaft für Rechtsmedizin. Eigenverlag, Münster 2011, 8.

[17] http://www.aerztekammer-bw.de/ (30.05.2012).

S. Nestler

19 Gestenbasierte Interaktion mit virtuellen Patienten

19.1 Motivation

Da sich in den letzten Jahren häufig größere Schadensereignisse mit einer hohen Zahl an Verletzten und Toten ereignet haben, entsteht seitens der Experten vermehrt der Wunsch, die Vorbereitung auf Großschadensereignisse zu verbessern [1]. Doch die Rettungskräfte müssen in einem sogenannten ManV (Massenanfall von Verletzten) vor Ort verschiedene Aufgaben erfolgreich bewältigen:
- sie müssen eine Einsatzorganisation aufbauen,
- sie müssen sich einen Überblick über die Schadenslage verschaffen,
- sie müssen die Gesundheitszustände von allen Verletzten abschätzen und
- sie müssen die Verletzten medizinisch versorgen.

Um die Vorbereitung auf einen ManV zu verbessern, müssen diese verschiedenen Kenntnisse und Fertigkeiten mit den Einsatzkräften regelmäßig trainiert werden. Die Abschätzung des Gesundheitszustandes eines Verletzten ist dabei eine ganz besonders große Herausforderung. Dieser Prozess wird auch als Triage bezeichnet und wird in Deutschland regional sehr unterschiedlich durchgeführt. In München kommt bei der Triage beispielsweise mSTaRT (modified Simple Triage and Rapid Treatment) zur Anwendung, der eine Triage durch Rettungsassistenten ermöglicht [2]. Wenn die Triage nach mSTaRT durchgeführt wird, sind von den Einsatzkräften bis zu sechs Aktionen in der folgenden Reihenfolge durchzuführen:
- sie überprüfen, ob der Patient gehfähig ist,
- sie schauen nach tödlichen Verletzungen,
- sie überprüfen die Atmung und bestimmen die Atemfrequenz,
- sie legen bei einer spritzenden Blutung einen Druckverband an,
- sie ermitteln den peripheren Puls und
- sie überprüfen die Ansprechbarkeit des Patienten.

Die Vergabe von sogenannten Behandlungsprioritäten im Rahmen der Triage nimmt dabei eine sehr wichtige Rolle beim Management des ManV ein. Prinzipiell erwartet ein Patient stets – auch im ManV – eine schnelle Versorgung und einen zeitnahen Transport ins Krankenhaus. Dieser Erwartung steht jedoch die begrenzte Zahl an Einsatzkräften entgegen, die es unmöglich macht, alle Patienten sofort zu behandeln. Um alle Patienten möglichst fair und gerecht behandeln zu können, sollte die Triage durchschnittlich nicht länger als 45 Sekunden pro Patient dauern und nach klar defi-

nierten SOPs (Standard Operating Procedures) ablaufen. Als Ergebnis der Triage wird jedem Patienten eine der folgenden vier Behandlungsprioritäten zugeordnet [3]:
- T1 (rot, sofortige Behandlung)
- T2 (gelb, dringende Behandlung)
- T3 (grün, verzögerte Behandlung)
- tot (schwarz, keine Behandlung)

Um die Überlebenschance aller Patienten zu erhöhen, ist die korrekte und unmittelbare Triage aller Patienten von höchster Wichtigkeit. Sowohl die Überbewertung der Verletzungen (Übertriage) als auch die Unterbewertung der Verletzungen (Untertriage) gilt als fehlerhafte Triage. Die kritische Übertriage beschreibt die Klassifizierung von nicht lebensbedrohlich Verletzten als T1, die kritische Untertriage beschreibt die fehlerhafte Klassifizierung von lebensbedrohlich Verletzten [4]. Die Übertriage ist dabei besonders problematisch, da eine zu hohe Quote die Behandlung aller Schwerverletzten gefährdet: Das Ziel, die Ressourcenknappheit durch die Triage zu beheben, wird verfehlt. Der Schaden durch eine Untertriage beschränkt sich hingegen auf den jeweiligen Patienten.

Die Triage ist also ein mächtiges Instrument durch das – bei korrekter Durchführung – das Problem der Ressourcenknappheit im ManV erfolgreich bewältigt werden kann. Diese korrekte Durchführung muss bei der Einführung von neuen SOPs besonders intensiv und regelmäßig mit den Einsatzkräften trainiert werden. In Großübungen wird Einsatzkräften die Möglichkeit gegeben, den mSTaRT anhand von vielen verschiedenen Verletzungsmustern zu trainieren. In großen Katastrophenschutzübungen müssen dafür bis zu 2.000 Personen – inklusive Patientendarstellern, Rettungskräften, Feuerwehrleuten und Polizeibeamten – involviert werden. Manchmal kommen in solchen Katastrophenschutzübungen sogar Schaulustige zum Einsatz, um die Übung noch realistischer zu gestalten [5]. Aufgrund der Tatsache, dass derart umfangreiche Übungen sowohl aufwendig als auch teuer sind, sind Trainings in kleinerem Umfang der Großübung vorzuziehen.

In diesem Artikel wird ein von uns entwickelter gestenbasierter VPS (Virtueller Patientensimulator) vorgestellt, welcher unter Verwendung eines Multi-Touch-Tisches das Training in kleinerem Umfang ermöglicht – ohne dass dabei auf die umfassenden Trainingsmöglichkeiten einer Großübung verzichtet werden muss. Wir betrachten in diesem Artikel zunächst verwandte Arbeiten, bevor wir näher auf unsere Konzepte für die Entwicklung von gestenbasierten Mensch-Patienten-Interaktionen eingehen. Im Anschluss daran stellen wir unsere technische Umsetzung des VPS vor, bevor wir abschließend anhand der Evaluationsergebnisse den Realismus der entwickelten Simulation diskutieren.

19.2 Verwandte Arbeiten

Für die Entwicklung einer gestenbasierten VPS zum Training der Triage nach mSTaRT sind Arbeiten aus den fünf Bereichen Triagetrainings, virtuelle Patienten, Multi-Touch-Technologien, gestenbasierte Interaktionen und realitätsnahe Simulationen von besonderem Interesse.

19.2.1 Triagetrainings

Im Rahmen einer Katastrophenschutzübung wurden bei Gutsch et al. [4] Triagetrainings evaluiert. Neben der Evaluation der zeitlichen Aspekte wurden dabei auch die Genauigkeit und die Qualität der Triage von lebensbedrohlich Verletzten genauer analysiert. Die Ergebnisse basieren auf der Triage von 132 Patienten, die von insgesamt elf Teams im Rahmen einer Großübung triagiert wurden. Im Median benötigte die Triage nach mSTaRT 35 Sekunden. Dieses Ergebnis ist positiv, da eine schnelle Triage die Behandlung und den Transport der lebensbedrohlich Verletzten beschleunigen kann. Die Ergebnisse aus der Evaluation der VPS werden später im Zuge einer between-subjects Evaluation mit den Ergebnissen aus dieser Realübung verglichen.

19.2.2 Virtuelle Patienten

Verschiedene Forschergruppen haben bereits vor mehreren Jahrzehnten mit der Entwicklung computerbasierter Simulationen für Ärzte und Krankenschwestern begonnen. Bei Saunders et al. [6] werden die Arbeitsabläufe in der Notaufnahme in einer Simulation abgebildet. Die Simulation umfasst dabei sowohl die Prozesse in der Notaufnahme als auch die vorangehende Triage. Ihr Ansatz beschränkt sich jedoch auf die reine Simulation der Prozesse und bietet keine Interaktion mit virtuellen Patienten. Die derzeit auf dem Markt verfügbaren Patientensimulatoren und Trainingsprogramme fokussieren sich gegenwärtig zudem hauptsächlich auf die klinische Umgebung. In Deutschland sind insgesamt ungefähr 90 verschiedene Simulatoren für das Training von Ärzten verfügbar. Diese Simulatoren können Ärzten das Gefühl geben, mit realen Patienten zu arbeiten, sofern neben dem virtuellen Patienten auch das klinische Umfeld Teil der Simulation ist. Darüber hinaus können manche Abläufe, wie beispielsweise das Ressourcenmanagement in Krisen, generell nur in Simulationen auf geeignete Weise trainiert werden [7]. Eine Patientensimulation, mit der sowohl Grundfertigkeiten als auch weiterführende Fertigkeiten trainiert werden können, wird von Good [8] vorgestellt. Einerseits kann der Simulator dazu verwendet werden, um Grundkenntnisse zu vermitteln, wie beispielsweise respiratorische Physiologie oder kardiovaskuläre Hämodynamik, andererseits können auch weiterführende klinische Kenntnisse, wie beispielsweise Atemwegsmanagement oder Spannungspneumothorax, erlernt werden.

19.2.3 Multi-Touch-Technologien

Die ersten Multi-Touch-Technologien wurden ebenfalls bereits vor etlichen Jahren entwickelt. Eine der ersten Entwicklungen wurde bereits im Jahr 1985 von Lee et al. [9] vorgestellt. Dennoch gab es zum Zeitpunkt unserer ersten Tätigkeiten im Bereich VPS noch keinen Multi-Touch-Tisch auf dem Massenmarkt. Daher wurde von Echtler [10] ein Einzelstück angefertigt, das unter anderem für die VPS verwendet wurde. Dieser Prototyp basiert auf dem von Han [11] vorgestellten Ansatz, welcher das Phänomen der FTIR (Frustrated Total Internal Reflection) ausnutzt, und so die Entwicklung robuster Multi-Touch-Tische zu geringen Herstellungskosten ermöglicht.

19.2.4 Gestenbasierte Interaktion

Han [12] betont in seinen Arbeiten, dass gestenbasierte Interaktion eine sehr natürliche und intuitive Art der Interaktion darstellt. Nach seiner Ansicht lassen sich Usability, Intuitivität und Effizienz durch die Unterstützung gestenbasierter Interaktionen entscheidend verbessern. Außerdem ermöglichen gestenbasierte Interaktionen erstmalig auch die gleichzeitige Verwendung eines Computers durch mehrere Nutzer. Neue Wege in der Interaktion mit mehreren Nutzern werden auch von Shen et al. [13] bei MERL (Mitsubishi Electric Research Laboratories) erforscht. Die Forschungen bei MERL fokussieren sich auf die kollaborativen Aspekte beim Einsatz horizontaler Oberflächen. Sie zeigen die starken Parallelen zwischen der papierbasierten und der gestenbasierten Kollaboration auf. Außerdem wurden bei MERL Konzepte entwickelt, wie sich sowohl private als auch persönliche Informationen in die kollaborative Arbeit integrieren lassen. In den weiteren Arbeiten präsentiert Shen [14] die Vision, dass gestenbasierte Interaktionen zudem ein Bindeglied für die zwischenmenschliche Interaktion werden könnten.

19.2.5 Realitätsnahe Simulationen

An einem Multi-Touch-Tisch können die Einsatzkräfte realistischer trainieren als mit den WIMP (Window, Icon, Menu, Pointing device) Interaktionen konventioneller Desktop Computer [15, 16]. Die intuitivere und direktere Art der Interaktion führt zu einer realitätsnäheren Simulation der Patienten und einer besseren Vorbereitung auf den Ernstfall. Die für die Triage im ManV erforderlichen Fähigkeiten und Fertigkeiten werden Medizinstudenten bei Vincent et al. [17] in möglichst realistischen Simulationen vermittelt: In einer virtuellen Welt mussten die Probanden mit virtuellen Instrumenten und virtuellen Patienten interagieren. Im Rahmen der Evaluation fanden sie heraus, dass die Fähigkeiten untrainierter Studenten hinsichtlich Geschwindigkeit und Wirksamkeit durch VR-Trainings verbessert werden können. Die Rettungskräfte werden bei Wilkerson et al. [18] ebenfalls durch eine realitätsnahe Simulation trainiert. Die Simulation fokussiert sich hierbei auf das Triagetraining, die Vermeidung von Übertriage, die genaue Kommunikation und den Umgang mit Gefahren. In dem von Kizakevich et al. [19] entwickelten Triagetraining stehen den übenden Medizinstudenten die verschiedensten medizinischen Instrumente zur Verfügung. Statt der möglichst realistischen Simulation des Triageprozesses steht in dieser Anwendung jedoch das methodische Training der Medizinstudenten im Vordergrund. Bei Issenberg et al. [20] wird zudem betont, dass die Form der realitätsnahen Simulation, die gegenwärtig im Bereich der Medizin zunehmend Verbreitung findet, sich in anderen Disziplinen – beispielsweise in der Luftfahrt – schon lange etabliert hat.

19.3 Gestenbasierte Mensch-Patienten-Interaktionen

Auf Grundlage der von Nestler [21] ausführlich vorgestellten Anforderungen an eine VPS zum Training der Triage haben wir ein Konzept zur gestenbasierten Mensch-Patienten-Interaktion entwickelt. Der erste Teil dieses Konzeptes beschäftigt sich dabei mit der Frage, wie die Patienten in Form eines allgemeinen Patientenmodells in der VPS repräsentiert werden können, wohingegen im zweiten Teil dann die Integration der bereits vorhandenen Patientenmuster betrachtet wird. Der dritte Teil umfasst die spezifischen Patientenmodelle, welche für die Interaktion mit dem Anwender aus dem allgemeinen Patientenmodell und den Patientenmustern abgeleitet werden. Da die Interaktion mit Gesten erfolgen soll, beschreibt der vierte Teil des Konzeptes die gestenbasierte Interaktion.

19.3.1 Allgemeines Patientenmodell

Das interaktive Verhalten der virtuellen Patienten lässt sich durch einen endlichen Automaten abbilden. Der wichtigste Zustand dieses Automaten ist der Neutrale Zustand, in welchen der Automat nach allen durchgeführten Aktionen stets wieder zurückkehrt. Die Interaktionen der Rettungskräfte, beispielsweise Berühren, Atmung überprüfen, Puls messen, Blutungen suchen und Karte umhängen, führen zu einem Zustandsübergang. Der virtuelle Patient geht durch diese Aktionen in einen anderen Zustand über, in welchem er dann die entsprechenden Reaktionen ausführt, bevor er wieder in den neutralen Zustand zurückkehrt. Das allgemeine Patientenmodell ist in Abbildung 19.1 dargestellt und bietet verschiedene Alternativen für die entsprechenden Reaktionen: Das Berühren des virtuellen Patienten führt beispielsweise entweder in den Zustand keine Reaktion oder in den Zustand Reaktion. Bei diesem endlichen

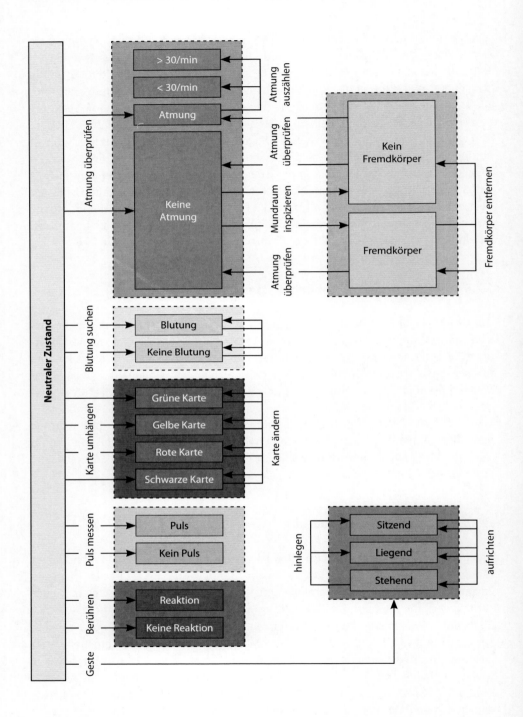

Abb. 19.1: Veränderung der Vitalparameter im allgemeinen Patientenmodell.

Automaten handelt es sich daher um einen nicht-deterministischen Automaten. Die Aktionen üben außerdem einen Einfluss auf den Zustand des Patienten aus und beeinflussen dessen Vitalparameter. Beispielsweise sieht das allgemeine Patientenmodell den Fall vor, dass ein Patient ohne Atmung wieder atmet, sobald ein Fremdkörper erfolgreich aus seinen Atemwegen entfernt wurde – wie in Abbildung 19.1 dargestellt.

19.3.2 Patientenmuster

Die beispielsweise bei der Berufsfeuerwehr München zum Einsatz kommenden Patientenmuster beschreiben in verbaler Form das konkrete Verhalten eines Patientendarstellers. Das Verhalten der Patientendarsteller bewegt sich dabei immer innerhalb des Rahmens, den das allgemeine Patientenmodell vorgibt. Nach dem allgemeinen Patientenmodell gibt es beispielsweise zwei mögliche Reaktionen auf das Aufrichten eines liegenden Patienten: Patient lässt sich aufrichten und Patient lässt sich nicht aufrichten. Wenn nun ein Patientenmuster vorgibt, dass der darin beschriebene Patient nicht aufstehen kann, bewegt sich dessen konkretes Verhalten somit innerhalb des vom allgemeinen Patientenmodell vorgegebenen Rahmens. Bei der Berufsfeuerwehr München wurden insgesamt ca. 300 derartige Patientenmuster als textuelle Handlungsanweisungen für die Patientendarsteller entwickelt. Werden diese Patientenmuster in geeigneter Form digitalisiert und mit dem nicht-deterministischen allgemeinen Patientenmodell kombiniert, erhält man für jedes Patientenmuster ein deterministisches, spezifisches Patientenmodell.

19.3.3 Spezifisches Patientenmodell

Die Interaktion mit einem spezifischen Patientenmodell ist stets deterministisch: Beispielsweise verändert eine Touch-Interaktion entweder immer den Zustand des Patienten oder nie. Dieses deterministische Verhalten der virtuellen Patienten ist essentiell, um das Training der Triage reproduzierbar durchführen zu können. Da sich die Interaktionen gegenseitig beeinflussen, wird der aus der Kombination von allgemeinem Patientenmodell und Patientenmuster entstehende Automat komplexer als der ursprüngliche. In der Abbildung 19.2 ist ein Ausschnitt aus dem deterministischen Automaten dargestellt. Solange der Fremdkörper nicht aus den Atemwegen entfernt wurde, führt die Interaktion *Atmung überprüfen* vom Zustand Z0 auf deterministische Weise zum Zustand *keine Atmung*. Nach dem Entfernen des Fremdkörpers führt die Interaktion *Atmung überprüfen* von dem Zustand Z3 auf ebenfalls deterministische Weise zu dem Zustand *Atmung*. Unklarheiten können jedoch dadurch entstehen, dass der ursprüngliche Zustand Z0 und der spätere Zustand Z3 auf die gleiche Weise visualisiert werden – daher kann anhand der Visualisierung nicht zwischen den beiden Zuständen unterschieden werden.

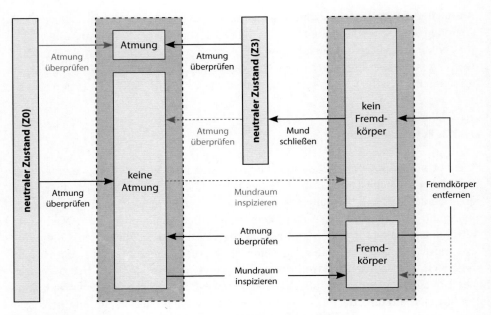

19.2: Veränderung der Vitalparameter im spezifischen Patientenmodell.

19.3.4 Gestenbasierte Interaktionen

Wie in der Abbildung 19.1 zum allgemeinen Patientenmodell dargestellt, führt das Ausführen einer Interaktion zu einer Zustandsänderung. Alle Interaktionen, die zur Überprüfung der Vitalparameter (Gehfähigkeit, Atemfrequenz, peripherer Puls, Blutungen und Bewusstsein) ausgeführt werden, lassen sich als Gesten interpretieren. Die virtuellen Gesten für die gestenbasierte Interaktion wurden dabei in Anlehnung an die in der Realität gebräuchlichen Gesten entwickelt. In Abbildung 19.3 sind exemplarisch die Gesten für die Veränderung der Position des Patienten dargestellt. In der Realität ist es üblich, dass Einsatzkräfte Patienten unter die Arme greifen, um diesen aufzuhelfen bzw. um diese hinzulegen. Da das Aufrichten bzw. Hinlegen des Patienten in der Realität eine zweihändige Interaktion ist, wurde die Interaktion in der VPS ebenfalls als zweihändige Geste realisiert. Wie aus der Abbildung 19.3a hervorgeht, berührt die Einsatzkraft – in Anlehnung an die reale Geste – beide Schultern des liegenden Patienten, um diesen aufzurichten. Entsprechend berührt er die Schultern eines stehenden Patienten – wie in der Abbildung 19.3b dargestellt – um einen stehenden Patienten auf den Boden zu legen. Im Rahmen der Triage macht es zwar keinen Sinn, stehende Patienten hinzulegen, jedoch wird den Einsatzkräften so die Möglichkeit gegeben, während des Trainings auch Fehler zu machen. Die Zeitdauer, die die VPS für die Ausführung einer Geste benötigt, wurde ebenfalls der realen

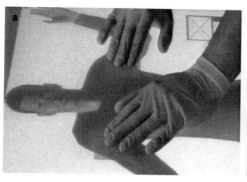 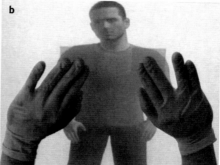

Abb. 19.3: Aufrichten (a) und Hinlegen (b) des Patienten.

Zeitdauer angeglichen. Für die Überprüfung der Atmung wurde beispielsweise eine Zeit von zehn Sekunden angenommen. Während dieser zehn Sekunden kann keine andere Geste parallel ausgeführt werden.

19.4 Implementierung

Die vorgestellte Implementierung beschäftigt sich mit der Verarbeitung der Touch-Informationen des Multi-Touch-Tisches, mit dem Entwurf der virtuellen Patienten und mit der verwendeten Softwarearchitektur.

19.4.1 Touch-Informationen

Die Touch-Informationen bilden die Basis für die Interaktion mit dem virtuellen Patienten. Die von Echtler [10] entwickelte Hardware verschickt die erfassten Fingerdaten dabei als UDP (User Datagram Protocol)-Pakete über das Netzwerk. Die VPS empfängt diese Daten und wertet sie aus, um dem Nutzer durch Berühren der Tischoberfläche die Interaktion mit der Anwendung zu ermöglichen. Diese UDP-Pakete sind dabei so gestaltet, dass sie auch für Menschen lesbar sind. Die für die VPS relevanten Pakete sind die Frame- und die Finger-Pakete. Das Frame-Paket kennzeichnet dabei den Übergang zum nächsten Kamerabild. In jedem dieser Frames werden zwischen 0 und n Fingern erkannt. Jedes dieser n-Finger-Pakete enthält jeweils die x- und y-Koordinate des Berührungspunktes, die Fläche dieses Punktes und einen eindeutigen Identifier. Indem die gestenbasierten Interaktionen mit interaktiven Zonen verknüpft werden, lassen sich über diese Zonen die Gesten definieren und direkt mit den Informationen aus den Finger-Paketen koppeln. Im Rahmen der Implementierung wurden dazu Hotspots verwendet, die alle für eine Interaktion interessanten Punkte repräsentieren. Auf diese Weise lassen sich auf sehr einfachen Weg die Interaktionen mit den auszulösenden Zustandsübergängen im Patientenmodell verknüpfen.

19.4.2 Virtuelle Patienten

Damit aus den spezifischen Patientenmodellen eine VPS wird, ist der Entwurf eines virtuellen Patienten erforderlich. Für die prototypische Implementierung erfolgte die graphische Visualisierung dieser virtuellen Patienten mit Hilfe der Software Poser 6 von Curious Labs Inc. Die mit Poser 6 simulierbaren Körperhaltungen bewegen sich dabei stets innerhalb des anatomisch Möglichen, was dem Realismus des Trainings zuträglich ist. Für bewusst gewünschte Fehlstellungen (z. B. bei Knochenbrüchen) lässt sich diese Vorgabe jedoch bei Bedarf auch ignorieren. In Poser 6 lassen sich zudem das Geschlecht, das Alter und das Aussehen der Patienten unter Beibehaltung der Körperhaltung variieren, was die Erstellung von verschiedenen Varianten erheblich erleichtert. Bei der prototypischen Implementierung wird jeder virtuelle Patient durch eine Folge von Einzelbildern repräsentiert. Über diese Einzelbilder werden dabei alle Körperhaltungen des Patienten abgedeckt. Die Verwendung von Einzelbildern hat den Vorteil, dass dem virtuellen Patienten mit Hilfe eines Grafikprogramms noch spezielle Verletzungsmuster „geschminkt" werden können. Aus den verschiedenen Einzelbildern entsteht durch die Verknüpfung mit den Hotspots eine interaktive, gestenbasierte Benutzerschnittstelle.

19.4.3 Softwarearchitektur

Der Aufbau der entwickelten Software folgt dem MVC-Modell (Model, View, Controller), welches die Implementierung in drei separate Teile gliedert. Das Datenmodell (engl.: Model) enthält alle Informationen, die für das Training mit der VPS erforderlich sind. Die Präsentation (engl.: View) übernimmt die Darstellung der virtuellen Patienten, während die Steuerung (engl.: Controller) für den Ablauf des Programms und die Verknüpfung von Präsentation und Datenmodell verantwortlich ist. Konkret enthält das Datenmodell somit die Patientenmuster und das allgemeine Patientenmodell, aus denen dann in der Steuerung die spezifischen Patientenmodelle erzeugt werden. Zu jedem Patienten sind im Datenmodell alle für die Darstellung und Triage der Patienten erforderlichen Daten abgelegt. Die Steuerung überwacht alle patientenspezifischen Parameter, welche sich während der Triage ändern können. In der Präsentation wird der aktuelle Zustand dann graphisch dargestellt. Neben dem Patienten selbst werden dabei auch zusätzliche Objekte (z. B. Menüleisten, Informationsfenster und Effekte) zur Trainingskontrolle und -ausführung visualisiert.

19.5 Evaluation und Validierung

Für die Evaluation wurde ein spezieller Trainingsmodus entwickelt, in welchem die zehn verschiedenen Patienten zu einer Trainingseinheit zusammengefasst und in zufälliger Reihenfolge in der VPS angezeigt wurden. Die gestenbasierte Interaktion mit dem Multi-Touch-Tisch wurde während der Evaluation mit zwei Videokameras dokumentiert. Gleichzeitig erstellt die VPS im Evaluationsmodus ein Protokoll, welches alle Informationen umfasst, die für die Auswertung der Übung erforderlich sind: die benötigte Zeit, das Triageergebnis und die durchgeführten Maßnahmen. Aus der Analyse der Protokolle können so bereits erste, individuelle Unterschiede hinsichtlich der Ausführung der Triage identifiziert werden, ohne dass dazu bereits umfangreichere Auswertungen durchgeführt werden müssen.

19.5.1 Durchführung

Bei der Durchführung der Evaluation wurde berücksichtigt, dass in der Realität die Triage stets von zweiköpfigen Teams durchgeführt wird. Die Expertenevaluation der VPS wurde mit acht Einsatzkräften durchgeführt, die in vier Teams aufgeteilt wurden. Die Einsatzkräfte sind alle männlich, verfügen über eine abgeschlossene Ausbildung zum Rettungsassistenten, sind in den mSTaRT eingewiesen und greifen auf mehrere Jahre Einsatzerfahrung zurück. Im Rahmen der Evaluation führte jede Einsatzkraft zwei Trainingsdurchläufe mit jeweils zehn Patienten durch. Insgesamt wurde auf diese Weise die Triage von 160 Patienten am Multi-Touch-Tisch evaluiert. Die Evaluation ist damit hinsichtlich der Menge an Triageprozessen mit der von Gutsch et al. [4] beschriebenen vergleichbar, bei der insgesamt 132 Triageprozesse durchgeführt wurden. Die Ausbildung der Einsatzkräfte, die die VPS evaluierten, ist ebenfalls mit der Ausbildung der Einsatzkräfte bei Gutsch et al. vergleichbar, da die Probanden für beide Untersuchungen aus der Münchner Berufsfeuerwehr rekrutiert wurden.

19.5.2 Methodik

Vor der Evaluation wurden die Einsatzkräfte in die Interaktion mit dem Multi-Touch-Tisch eingewiesen, und es wurden ihnen die verschiedenen Gesten zur Interaktion mit dem Patienten vorgestellt. Nach dem ersten Trainingsdurchlauf sowie am Ende des Trainings wurden von beiden Teammitgliedern der NASA-TLX (Task Load Index) Fragebogen ausgefüllt, um die Arbeitsbelastungen zu ermitteln. Am Ende des Trainings haben beide Teammitglieder außerdem noch den SUS (System Usability Scale) Fragebogen und den Fragebogen zum *semantischen Differenzial* ausgefüllt. Nach dem Training wurde mit den Einsatzkräften außerdem noch eine informelle Einsatznachbesprechung durchgeführt. Der NASA-TLX wurde im Rahmen der Evaluation eingesetzt, um die kognitive Beanspruchung der Einsatzkräfte beim Training mit der VPS zu messen. Dieser Test wurde von Hart et al. [22] entwickelt und misst die Arbeitsbelastung anhand von sechs verschiedenen Aspekten: mentale Anforderungen, physische Anforderungen, zeitliche Anforderungen, Qualität der Aufgabenausführung, Anstrengung und Frustration. Diese Subskalen werden miteinander verrechnet und der resultierende Wert wird als *Task Load Index* bezeichnet, welcher von 0–100 reicht – ein höherer Index entspricht dabei einer höheren Arbeitsbelastung. Mit dem von Brooke [23] entwickelten SUS wurde bei der Evaluation die Benutzerfreundlichkeit des Systems ermittelt. Im Rahmen des SUS werden den Nutzern zehn Aussagen über das System vorgelegt, welche sie auf fünf Weisen bewerten können – von starker Zustimmung bis hin zu starker Ablehnung. Jede der Fragen erzielt bei der Auswertung zwischen 0 und 10 Punkten, so dass die SUS-Skala ebenfalls von 0–100 geht – je höher der Wert, umso besser ist die Usability. Das *semantische Differenzial* wurde von Osgood [24] entwickelt und dient zur Ermittlung der persönlichen Einstellung gegenüber Objekten. Die Probanden ordnen dabei der VPS Adjektive zu, indem sie sich innerhalb eines Gegensatzpaares in sieben Abstufungen mehr oder weniger stark für einen der beiden Gegensätze entscheiden. Die Adjektive mit den stärksten Zustimmungen vermitteln einen qualitativen Eindruck, wie sich die Benutzerschnittstelle für den Nutzer darstellt.

19.5.3 Qualität der Triage

Bei der Auswertung der Protokolle hat sich gezeigt, dass mit der VPS 143 (89,4 %) der insgesamt 160 gesichteten Patienten korrekt gesichtet wurden. Bei 10 (6,3 %) der 17 fehlerhaften Triagen trat eine Übertriage auf, wobei 9 (5,6 %) dieser Übertriagen kritisch waren. Die anderen 7 Patienten (4,3 %) wurden untertriagiert, wobei alle Untertriagen kritisch waren. Vergleicht man diese Ergebnisse mit der Realübung von Gutsch et al. [4], so erscheint dieser prozentuale Anteil an Fehltriagen realistisch. Offensichtlich hat die VPS die Einsatzkräfte nicht davon abgehalten, Fehler bei der Triage zu machen. In der Tabelle 19.1 werden die Fehlerquoten bei der Triage während der Evaluation von Gutsch et al. noch genauer mit denen aus der Evaluation der VPS verglichen. Die Sensitivität beschreibt dabei die Wahrscheinlichkeit, dass ein roter Patient eine rote Anhängekarte erhält. Entsprechend beschreibt die Spezifität die Wahrscheinlichkeit, dass ein nicht-roter Patient eine nicht-rote Anhängekarte erhält. Die positive Vorhersagegenauigkeit ist die Wahrscheinlichkeit, dass ein Patient mit roter Anhängekarte auch tatsächlich ein roter Patient ist. Entsprechend ist die negative Vorhersagegenauigkeit die Wahrscheinlichkeit, dass ein Patient mit einer nicht-roten Anhängekarte auch wirklich ein nicht-roter Patient ist. Der positive Likelihood-Quotient gibt an, wie stark sich die Chance ein roter Patient zu sein durch eine rote Anhängekarte erhöht. Analog dazu gibt der negative Likelihood-Quotient schließlich noch an, wie stark sich die Chance ein roter Patient zu sein durch eine nicht-rote Anhängekarte reduziert.

Tab. 19.1: Vergleich der Fehlerquoten der VPS mit einer realen Übung.

	Gutsch et al. [4]	VPS
Sensitivität	0,88 (0,73–0,95)	0,86 (0,75–0,95)
Spezifität	0,94 (0,87–0,97)	0,92 (0,87–0,97)
positive Vorhersagegenauigkeit	0,83 (0,68–0,92)	0,82 (0,71–0,93)
negative Vorhersagegenauigkeit	0,96 (0,90–0,98)	0,94 (0,87–1,00)
positiver Likelihood-Quotient	14,4 (6,60–31,6)	10,6 (5,60–20,1)
negativer Likelihood-Quotient	0,13 (0,05–0,32)	0,16 (0,08–0,32)

19.5.4 Realismus der VPS

Die durchschnittliche Zeit, die für eine Triage mit einer VPS benötigt wurde, lag bei 22 Sekunden. Im Vergleich zu der Evaluation von Gutsch et al. [4], wo die Triage durchschnittlich 41 Sekunden dauerte, konnte die Triage mit der VPS also fast doppelt so schnell durchgeführt werden. Der Median lag bei der Evaluation der VPS bei 20 Sekunden (Realübung: 35 Sekunden). Die schnellste Triage benötigte nur 3 Sekunden (Realübung: 10 Sekunden), die längste Triage dauerte 71 Sekunden (Realübung: 121 Sekunden). Hinsichtlich des Realismus gibt es also durchaus noch Verbesserungspotenzial. Um alle Interaktionen so realistisch wie möglich zu simulieren, verwendet die VPS empirische Informationen über die Dauer der einzelnen Untersuchungen. Diese Schätzungen wurden von der Berufsfeuerwehr München zur Verfügung gestellt und waren – wie die Evaluation zeigt – insgesamt deutlich zu knapp bemessen.

19.5.5 Auswertung der Fragebögen

Die Auswertung des NASA-TLX deckt sich mit den Beobachtungen während der Übung und den Protokollen. Die Einsatzkräfte waren im zweiten Durchgang deutlich weniger gestresst beim Training mit der VPS und führten das Triagetraining deutlich ruhiger durch. Der Rückgang der kognitiven Beanspruchung ist ein Indiz, dass sich die Einsatzkräfte schnell an den Umgang mit der VPS und an die Durchführung der Triage gewöhnen. Die Auswertung des SUS ergab ferner eine überdurchschnittlich gute Benutzerfreundlichkeit. Der Wert von 63 zeigt, dass die Usability einerseits als positiv bewertet wird, andererseits jedoch auch noch Verbesserungspotenzial besteht. Die Auswertung des semantischen Differenzials zeigte größtenteils eine relativ neutrale Bewertung der Adjektivpaare, aus welcher jedoch folgende Adjektive herausstechen: leicht erlernbar, intuitiv, einfach und übersichtlich.

19.5.6 Validierung

Die informell gehaltene Einsatznachbesprechung lieferte noch weitere Erkenntnisse über die praktische Tauglichkeit des Systems. Aus Sicht der Einsatzkräfte stellt die reflektierende Oberfläche des Multi-Touch-Tisches das größte Problem dar, da dadurch insbesondere bei widrigen Lichtverhältnissen die Ablesbarkeit des Displays erschwert wurde. Die Einsatzkräfte waren zudem der Auffassung, dass ein virtueller Patient kein vollständiger Ersatz für das Training mit einem „echten" Patientendarsteller ist – wohl aber eine sinnvolle Ergänzung. Seitens der Teilnehmer wurde ferner angeregt, mehr Patientenmuster in die VPS aufzunehmen und mehr unterschiedliche Visualisierungen zu verwenden.

Um den Realismus der VPS noch weiter zu steigern, soll nach Meinung der Nutzer der Patient noch lebendiger dargestellt werden und auch auf Sprachbefehle reagieren bzw. sich auch akustisch verständlich machen. Die gestenbasierte Interaktion wurde seitens der Einsatzkräfte sehr positiv aufgenommen, da sie sich aufgrund der realitätsnahen Interaktion leichter an die richtigen Befehle erinnern konnten. Die übersichtliche Darstellung und leichte Handhabung des Patienten wurde von allen Teilnehmern in den Gesprächen als sehr positiv dargestellt und diese Eindrücke werden auch durch die summativen Tests, insbesondere durch das semantische Differenzial bestätigt. Aus den Beobachtungen während der Übung und den Auswertungen der Videos ergab sich darüber hinaus, dass die Teilnehmer gut mit dem Multi-Touch-Tisch als solches zurechtkamen.

19.6 Zusammenfassung und Ausblick

Rettungskräfte müssen eine Vielzahl von Fähigkeiten und Fertigkeiten beherrschen, um in Katastrophen und ManV erfolgreich agieren zu können. Die Triage gehört zu den grundlegenden Fertigkeiten, die in diesen Situationen beherrscht werden müssen. Im Training geht es einerseits um das Erlernen dieses Prozesses an sich und andererseits um die Integration des Prozesses in den Gesamtablauf in Katastrophen und ManV. Die VPS hat gezeigt, wie der erste Punkt mit Hilfe einer computerbasierten Simulation trainiert werden kann. In Zukunft ergeben sich für eine Erweiterung der VPS drei Ansatzpunkte: Erweiterung des Funktionsumfangs, Erhöhung des Realismus und Erweiterung der Interaktion. Diese Ansatzpunkte basieren dabei auf den Ergebnissen der Evaluation und insbesondere auf den Anregungen aus den persönlichen Gesprächen mit den Einsatzkräften.

19.6.1 Erweiterung des Funktionsumfangs

Die Zahl der implementierten Patientenmuster ist bei dem Prototypen noch relativ niedrig. Werden mehr Patientenmuster in die VPS integriert, können zwar nicht mehr alle in der VPS hinterlegten Patientenmuster im Rahmen eines Trainings trainiert werden, was jedoch kein Problem darstellt – im Gegenteil: Damit tauchen nicht in jeder Trainingseinheit die gleichen Patientenmuster auf und das Training ist insgesamt abwechslungsreicher. Neben den Patientenmustern sind auch die verwendeten Avatare von entscheidender Bedeutung. In der VPS wird für alle Patientenmuster der gleiche Avatar verwendet – eine männliche Person von etwa 40 Jahren mit kurzen, dunklen Haaren. Durch die Einführung weiterer Avatare lässt sich die Vielfalt ebenfalls erheblich erhöhen. Auch die Entwicklung eines Patienteneditors zur einfacheren Erstellung und Bearbeitung von Patientenmustern könnte die Entwicklung von neuen Patienten erheblich verbessern. In Ergänzung zu dem Patienteneditor hilft die Erweiterung der Übungssteuerung den Ausbildern dabei, den Schwerpunkt des jeweiligen Trainings noch individueller zu wählen. Werden der Patienteneditor und die Übungssteuerung noch um die Möglichkeit einer automatischen Auswertung des Trainings ergänzt, so ermöglicht diese Erweiterung des Funktionsumfangs einen vollständig eigenständigen Einsatz von virtuellen Patienten in den Aus- und Fortbildungszentren der Rettungsdienste.

19.6.2 Erhöhung des Realismus

Einsatzkräfte sind aus realen Übungen vertraut im Umgang mit den dort auftretenden Übungskünstlichkeiten. Die Gespräche mit den Einsatzkräften im Anschluss an die Evaluation haben dennoch gezeigt, dass seitens der Einsatzkräfte der Realismus eine zentrale Rolle beim Training der Fähigkeiten und Fertigkeiten spielt. Daher ist es wichtig, bei einer zukünftigen Weiterentwicklung der VPS den Realismus weiter zu erhöhen. Der erste Ansatzpunkt für die Erhöhung des Realismus ist dabei der gegenwärtige Aufbau der Simulation. Die bildbasierte Darstellung des Patienten beeinflusst den Realismus der Simulation, da Details wie beispielsweise Blinzeln, Atmung oder Mimik durch diese Art der Visualisierung verloren gehen.

Die Verwendung von flüssigen Animationen für die Übergänge zwischen den einzelnen Körperhaltungen steigert den Realismus der Simulation erheblich. Ferner sollte die animierte visuelle Darstellung zusätzlich durch eine akustische Darstellung ergänzt werden. Geräusche ermöglichen der Einsatzkraft, bestimmte Vitalparameter auch akustisch wahrzunehmen. Dazu gehören beispielsweise das Vorhandensein der Atmung, die Atemfrequenz und das Bewusstsein des Patienten. Auch der Umgebung wird in Zukunft bei der Steigerung des Realismus noch eine wichtige Rolle zukommen, da sich über die Umgebung die zu erwartenden Verletzungsmuster einschränken lassen.

19.6.3 Erweiterung der Interaktion

Die Verwendung eines Multi-Touch-Tisches zur Interaktion mit den virtuellen Patienten ist ein erster Schritt, neue Technologien beim Training von Einsatzkräften zu verwenden. Die Forschung im Bereich der Interaktion mit dreidimensionalen Objekten schreitet jedoch stetig voran, so dass in Zukunft auch andere Arten der Interaktion denkbar sind. Im Moment werden die von den Einsatzkräften verwendeten Gegenstände in virtueller Form angewendet und sind damit Teil der Simulation. Die Interaktion könnte zukünftig jedoch dahingehend erweitert werden, dass reale Gegenstände, wie beispielsweise Anhängekarten und Verbandsmaterial, direkt in der VPS verwendet werden können. Diese Erweiterung führt dazu, dass die Grenzen zwischen Realität und Simulation weiter verschwimmen und die Interaktionen gleichzeitig noch realistischer werden. Bei Patientensimulatoren ist es zudem üblich, die Interaktion mit dem Patienten in eine reale Umgebung, beispielsweise in einen Operationssaal, einzubetten [25].

Die Triage im ManV findet jedoch nicht in einer standardisierten Behandlungsumgebung statt, aber sie ließe sich beispielsweise in einer CAVE (Cave Automatic Virtual Environment) durchführen, welche sich dynamisch verändern lässt. Die Interaktionen des Benutzers in der CAVE können dann auch durch das Ausführen von Gesten im dreidimensionalen Raum erfolgen, wodurch noch komplexere Gesten abgebildet werden können.

19.6.4 Fazit

Während der Implementierung hat sich gezeigt, dass ein Mulit-Touch-Gerät für die Umsetzung einer VPS eine interessante, neue Hardwareplattform darstellt. Die explorative Evaluation hat gezeigt, dass durch den Einsatz von virtuellen Patienten die Einsatzkräfte nicht davon abgehalten werden, die für die Triage typischen Fehler zu begehen. Für eine realistische Umsetzung des realen Trainings ist die Möglichkeit für Fehler essenziell: Nur wenn die Einsatzkräfte die Möglichkeit haben Fehler zu begehen, können sie aus diesen lernen und so ihre Kenntnisse und Fertigkeiten verbessern. Da diese Möglichkeit in dieser VPS nicht verloren geht, ist die VPS dazu geeignet, Einsatzkräfte in der Anwendung der Triage zu trainieren. Aus den Ergebnissen der Evaluation geht außerdem hervor, dass Einsatzkräfte wichtige Fähigkeiten, die zur erfolgreichen Bewältigung von Katastrophen und ManV erforderlich sind, auf innovativen Multi-Touch-Tischen erlernen können. Die auf diesen Geräten basierenden virtuellen Patienten stellen damit eine sinnvolle Ergänzung zu realen Übungen dar.

Schlüsselwörter: virtueller Patient, Gesten, Interaktion, Mensch-Computer-Interaktion, Triage, Multi-Touch-Schnittstellen

19.7 Literatur

[1] Mann N, MacKenzie E, Anderson C: Public health preparedness for mass-casualty events: A 2002 state-by-state assessment. Prehospital and Disaster Medicine 19 (2004), 245–255.
[2] Kanz K, Hornburger P, Kay M, Mutschler W, Schäuble W: mSTaRT-Algorithmus für Sichtung, Behandlung und Transport bei einem Massenanfall von Verletzten. Notfall & Rettungsmedizin 9 (2006), 264–270.
[3] Baker M: Creating order from chaos: Triage, initial care, and tactical considerations in mass casualty and disaster response. Military Medicine 172 (2007), 232–236.
[4] Gutsch W, Huppertz T, Zollner C, Hornburger P, Kay M, Kreimeier U, Schäuble W, Kanz K: Initiale Sichtung durch Rettungsassistenten. Ergebnisse bei Übungen zum Massenanfall von Verletzten. Notfall & Rettungsmedizin 9 (2006), 384–388.
[5] Prokoph K, Rieger-Ndakorerwa G, Paschen H: Katastrophenschutzübung zum Massenanfall von Verletzten. Notfall & Rettungsmedizin 9 (2006), 271–279.
[6] Saunders C, Makens P, Leblanc L: Modeling Emergency Department operations using advanced computer simulation systems. Annals of Emergency Medicine 18 (1989), 134–140.
[7] Mönk S, Baldering HJ, Vollmer J, Buggenhagen H, Heinrichs W: Patientensimulation. Notfall & Rettungsmedizin 2 (1999), 297–306.
[8] Good M: Patient simulation for training basic and advanced clinical skills. Medical Education 37 (2003), 37 Suppl 1, 14–21.
[9] Lee S, Buxton W, Smith K: A multi-touch three dimensional touch-sensitive tablet. SIGCHI Bulletin 16 (1985), 21–25.
[10] Echtler F: Tangible Information Displays. PhD thesis, Technische Universität München, 2009.
[11] Han J: Low-cost multi-touch sensing through frustrated total internal reflection. In Proceedings of the 18th annual ACM symposium on User interface software and technology. Seattle, WA, USA, 2005, 115–118.
[12] Han J: Multi-touch interaction wall. In ACM SIGGRAPH 2006 Emerging technologies. Boston, Massachusetts, 2006, 25.
[13] Shen C, Everitt K, Ryall K: Ubitable – Impromptu face-to-face collaboration on horizontal interactive surfaces. In ACM International Conference on Ubiquitous Computing, 2003.
[14] Shen C: Multi-user interface and interactions on direct-touch horizontal surfaces: Collaborative tabletop research at MERL. In First IEEE International Workshop on Horizontal Interactive Human-Computer Systems (2006), 4–5.
[15] Engelbart D: A research center for augmenting human intellect. In Computer-supported cooperative work: A book of readings. Morgan Kaufmann Publishers Inc., 1988, 81–105.
[16] Green M, Jacob R: SIGGRAPH '90 workshop report: Software architectures and metaphors for non-WIMP user interfaces. SIGGRAPH Computer Graphics 25 (1891), 229–235.
[17] Vincent D, Sherstyuk A, Burgess L, Connolly K: Teaching mass casualty triage skills using immersive three-dimensional virtual reality. Academic Emergency Medicine 15 (2008), 1160–1165.
[18] Wilkerson W, Avstreih D, Gruppen L, Beier K, Woolliscroft J: Using immersive simulation for training first responders for mass casualty incidents. Academic Emergency Medicine: Official Journal of the Society for Academic Emergency Medicine 15 (2008), 1152–1159.
[19] Kizakevich P, Culwell A, Furberg R, Gemeinhardt D, Grantlin S, Hubal R, Stafford A, Dombroski R: Virtual simulation-enhanced triage training for Iraqi medical personnel. Studies in Health Technology and Informatics 125 (2007), 223–228.
[20] Issenberg S, McGaghie W, Hart I, Mayer J, Felner J, Petrusa E, Waugh R, Brown D, Safford R, Gessner I, Gordon D, Ewy G: Simulation technology for health care professional skills training and assessment. The Journal of the American Medical Association JAMA 282 (1999), 861–866.

[21] Nestler S: Design, Implementation and Evaluation of User-Interfaces for life-threatening, time-critical and unstable situations, Ph.D. Thesis, Technische Universität München, 2010.
[22] Hart S, Staveland L: Development of NASA-TLX (task load index): Results of empirical and theoretical research. Human mental workload 1 (1988), 139–183.
[23] Brooke J: SUS – A quick and dirty usability scale. Usability evaluation in industry, 1996, 189–194.
[24] Osgood C, Suci G, Tannenbaum P: The measurement of meaning. University of Illinois Press, 1957.
[25] Kneebone R: Simulation in surgical training: Educational issues and practical implications. Medical education 37 (2003), 267–277.

Teil V: **Ethische Aspekte**

C. Rehmann-Sutter

20 Genomik als spezielle Form von Virtualität – Ethische und gesellschaftliche Aspekte

20.1 Einführung

Die Entwicklungen der „next generation genomics" der letzten fünf Jahre – z. B. das „massive parallel sequencing", die kostengünstige Komplettsequenzierung des ganzen Genoms von Individuen (oder ihres Exoms), die Erweiterung der Bioinformatik mit den Rechenkapazitäten moderner Supercomputer, zusammen mit der Verfeinerung von bildgebenden Verfahren in der Medizin und den neuesten Entwicklungen der Molekularbiologie – führen zu einer Vision, Sequenzdaten auf DNA- und RNA-Ebene mit allen weiteren verfügbaren Informationen über den menschlichen Organismus und über die Besonderheiten des Individuums mit dessen klinischen Daten zu verknüpfen und so neuartige, integrative bioinformatisch-genomische Modelle des Körpers zu bilden. Dieser Beitrag möchte den philosophischen, gesellschaftlichen und ethischen Implikationen dieser Visionen eines „virtuellen Patienten" nachgehen. Ich werde aus einer viel größeren Palette von Fragen hier nur einen kleinen Ausschnitt behandeln, der mit dem mir gegebenen Thema der „Virtualität" von Modellen zusammenhängt. Inwiefern sind solche auf der Genomik beruhenden Modelle des Körpers „virtuell"? Und was heißt es, wenn der Patient dabei „virtualisiert" wird? Dieser enge Fokus hat den Vorteil, dass er zu einer Reihe von (wie ich glaube) wichtigen weiterführenden Forschungsfragen für die philosophische und sozialwissenschaftliche Begleitforschung zu virtuell-informatischen, genomisch informierten Modellen des menschlichen Körpers führt. Ich beginne mit einer Glosse.

20.2 Der Senator und die Genom-Diskette

Es gibt eine Fotografie aus der Zeit des Abschlusses des Human Genome Project, die den US-amerikanischen Senator Tom Harkin zeigt, wie er eine CD-ROM mit der Sequenz des menschlichen Genoms in die Kamera hält (Abb. 20.1). Der Focus der Kamera ist so eingestellt, dass die Diskette scharf erscheint, während das Gesicht des grauhaarigen Politikers unscharf dahinter zu erkennen ist. Offenbar ist er gerade dabei, eine Rede zu diesem Thema zu halten. Am linken Bildrand sieht man ein Mikrophon. Vielleicht wurde er dabei fotografiert, wie er dem Publikum gerade diese Diskette zeigt und erklärt, welche Errungenschaft der Wissenschaft mit der ersten Komplettsequenzierung des menschlichen Genoms gelungen ist. Auf der Diskette ist ein Bild aufgedruckt, das sechs Porträts zeigt: eine jüngere Frau und fünf Kinder mit unterschiedlichen Hautfarben. Darüber steht „The Sequence of the Human Genome"[1].

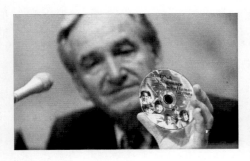

Abb. 20.1: Senator Tom Harkin (D-IA) zeigt eine CD-ROM mit der gesamten Sequenz des menschlichen Genoms (Quelle: National Human Genetics Research Institute).

Ich habe das Bild auf der offiziellen Website des amerikanischen Genomprojekts gefunden. Es ist aus mehreren Gründen bemerkenswert. Als Betrachter sieht man sich vier Bildebenen gegenüber: Erstens das Gesicht des Senators im Hintergrund (der einzige direkt fotografierte Mensch auf dem Bild), zweitens die mit menschlichen Gesichtern bebilderte Diskette (das Bild im Bild), worauf man drittens einen unsichtbaren Inhalt, also die genetische Sequenz „des Menschen" vermuten soll, und viertens die Fotografie selbst (die Ebene des Papiers oder Bildschirms), der wir als Betrachter exponiert sind und die eine eigentümliche Situation von Virtualität schafft. Die genetische Sequenz des Menschen erscheint als „Bild" des Menschen in diesem von Menschen sonst dicht bevölkerten Bild interessanterweise nicht als Bild. Es erscheint unbildlich. Die Sequenz wird einem Publikum gezeigt und gleichzeitig verborgen.

Unmittelbar stellt sich die Frage: Was ist wirklich? In welcher der vier Ebenen liegt die Wirklichkeit? Der einzige wirkliche Mensch (der Politiker) erscheint jedenfalls hinter der Schärfenebene dieses Bildes. Scharf gestellt ist die Diskette mit dem Schriftzug und den fotografierten sechs Gesichtern. Es ist das Bild im Bild, das auf ein weiteres, unsichtbares Bild des Menschen hindeutet, das sich in Form der Sequenz von drei Milliarden Buchstaben A, T, G und C auf der Diskette gespeichert findet, nur lesbar durch einen Computer, der die binäre Codierung von winzigen eingebrannten Löchern und Zwischenräumen der CD-Spuren in eine Buchstabenfolge übersetzen kann, die man auf einem Bildschirm betrachten, ausdrucken oder mit Suchprogrammen bearbeiten kann. Deutet diese Verteilung der Schärfe an, dass die eigentliche Wirklichkeit des Menschen seine genetische Sequenz ist, während der spürende lebendige Leib, der sichtbare Körper eine Ausdrucksform seiner genetischen Information ist? Und welchen Wirklichkeitsgrad hat das Modellgenom, das im Sequenzierungsprojekt erstellt wurde, gegenüber den sieben sichtbaren Individuen (dem Senator und den sechs kleinen Porträts) oder auch gegenüber mir als Betrachter? Es ist ja zweifellos so, dass das Modellgenom auf der CD genauso wenig mein (oder dein) persönliches Genom ist, wie es Teile des persönlichen Genoms dieser in der Fotografie gezeigten Personen enthält.

Dies sind einige der Fragen, die ich in diesem Beitrag diskutieren möchte: Inwiefern entsteht durch die genetische Sequenz ein virtuelles Modell des Menschen?

Welche Art von Virtualität wird dabei geschaffen? Wie steht diese Virtualität zur Wirklichkeit des Menschen? Oder besser: Wie deutet sie die Wirklichkeit? Um diese Fragen zu diskutieren, benötigen wir zuerst eine Klärung des Begriffs der Virtualität.

20.3 Der Begriff „virtuell"

Was heißt „virtuell", wenn wir von einem „virtuellen Menschen" oder von einem „virtuellen Modell des Menschen" sprechen? Auch wenn sich das Wort wohl erst mit der Verbreitung von Computern und des Internets – im Zusammenhang mit der „Virtual Reality" – in der Umgangssprache eingebürgert hat, ist das Wort nicht neu. In der klassischen physikalischen Optik nannte man beispielsweise das Bild, das erscheint, wenn man in einen Spiegel blickt, „virtuelles Bild". Der in den Spiegel blickende Beobachter sieht ein Spiegelbild einer Lichtquelle L' und dieses ist nicht die Lichtquelle L. „Ohne weitere Hilfsmittel vermag er nicht zu entscheiden, ob L' Gegenstand oder virtuelles Bild ist." [2]. Das Spiegelbild ist also eine scheinbare Wirklichkeit, die nicht real ist.

Im Mittelenglischen gab es das Wort „virtuall". Dieses kommt aus dem mittelalterlich-lateinischen „virtualis" bzw. aus dem klassisch-lateinischen Wort „virtus" – Stärke, Tugend. Eine weitere Wurzel ist das lateinische „vis" – Kraft. Im dtv-Lexikon von 1966 (also noch vor der Zeit der Personalcomputer) wird „virtuell" entsprechend so erklärt [3]: „der Kraft, der Möglichkeit nach vorhanden, fähig zu wirken, scheinbar." Für die Bedeutung scheinbar kann das Beispiel des Spiegelbildes stehen. Die anderen erwähnten Bedeutungen (der Kraft nach vorhanden, der Möglichkeit nach vorhanden, fähig zu wirken) fließen in einem Wort zusammen das, wie es das dtv-Lexikon sagt, in der Psychologie verwendet wird, wo „virtuell" anlagemäßig heißt. Diese Bedeutung hat eine offensichtliche Verbindung zur Genetik, wo in der Genomsequenz die Erbanlagen gesehen werden.

Der Free Dictionary nennt drei Bedeutungen von „virtual" [4]: Erstens „Existing or resulting in essence or effect though not in actual fact, form or name." Als Beispiel gibt er „the virtual extinction of the buffalo" – die praktisch vollständige Ausrottung des Bisons. Es mag noch einige Exemplare dieser Spezies geben, aber „der Bison" als frei lebende Population ist eigentlich ausgestorben. Dies entspricht der Bedeutung von „virtually", die der Webster's Dictonary mit „almost entirely, for all practical purposes" wiedergibt [5]. Ich fasse diese Gruppe von Bedeutungen von virtuell so zusammen: effektiv, eigentlich, praktisch. Damit ist aber nur „in effect" abgedeckt. Was übrig bleibt, ist „in essence". Deutsch müsste man dafür sagen wesentlich, wesenhaft, essenziell.

Zweitens nennt der Free Dictionary „Existing in the mind, especially as a product of the imagination." Als Beispiel wird der Gebrauch des Wortes „in literary criticism of a text" genannt. Man könnte also in der Diskussion eines Gedichts beispielsweise von einer virtuellen Hand sprechen, wenn das Gedicht das Bild der Berührung durch zärtliche Hände evoziert („Tes mains qui gardent le lien fragile de ma vie ..." [6]). Diese Bedeutung von „virtuell" ist: im Kopf, in der Vorstellung. Dazu gehören auch die „virtuellen Zustände" der Quantenmechanik oder die „virtuellen Teilchen" aus der Atomphysik.

Drittens heißt es dort: „Computer Science: Created, simulated or carried on by means of a computer or a computer network." Ein Beispiel dafür sind die „virtual conversations in a chatroom". Wer sich im Chat trifft, begegnet sich nicht wirklich, sondern „virtuell". Diese Ebene der Wirklichkeit ist aber gleichwohl nicht unwirklich, weil ja wirkliche Menschen im Chat miteinander kommunizieren. Der Ort des Treffens ist zwar nicht „physisch" wirklich, sondern ein simulierter Ort (im cyberspace), der allerdings so gut funktioniert, dass man dort wirkliche Mitteilungen austauschen und Pläne schmieden kann, die sich verwirklichen lassen (z. B. in den Aufständen des „Arabischen Frühlings" in Tunesien, Ägypten und Libyen 2011, die zum Teil über Facebook ausgedacht und koordiniert wurden). Der Hutchinson Dictionary of Science gibt diese Bedeutung von „virtual in computing" wieder und erklärt sie so: „without physical existence" [7]. Ich will es so umschreiben: im Computer kreiert, simuliert. Virtuelle Dinge, Bilder, Orte usw., simulierte Wirklichkeiten wie E-Mails, e-Money, e-Business, cybercommunities – sie existieren nicht nur in der Vorstellung, sondern sind selbst sinnlich erfahrbar, ähnlich wie das Spiegelbild sinnlich erfahrbar ist, das wir im Spiegel sehen, wie wenn es wirklich wäre. Aber das Spiegelbild gehört zum Scheinbaren. Ihm entspricht ein wirklicher Gegenstand, während diese Referenzen zur Realität bei der virtuellen Computerwelt nur indirekt existieren (Vorbild für die E-Mail war der Brief) oder auch gänzlich fehlen können.

Versuchen wir nun, diesen Bedeutungsbestand zu ordnen. Was sich durch alle Bedeutungen hindurchzieht, ist ein Verhältnis von Möglichkeit zur Wirklichkeit, während die Virtualität einer Sache jeweils auf die Seite der Möglichkeit (Potenzialität) weist. Etwas ist virtuell, wenn es nicht wirklich, sondern möglich ist. Aber das Verhältnis von Möglichkeit zu Wirklichkeit ist, wie Nicolai Hartmann in seiner grundlegenden Abhandlung über das Möglichkeits-Wirklichkeits-Verhältnis gezeigt hat, vieldeutig (vgl. [8]). Aus der obigen Auslegeordnung von Wortbedeutungen ergibt sich der in der Tabelle 20.1 gezeigte Bedeutungsfächer.

Tab. 20.1: Wortbedeutungen von „virtuell".

„Virtuell" bedeutet in einer der folgenden Hinsichten möglich oder potenziell:		
Bedeutung 1	vorgestellt	wie etwas erscheint
Bedeutung 2	scheinbar	
Bedeutung 3	anlagemäßig	wie etwas ist
Bedeutung 4	wesentlich	
Bedeutung 5	simuliert	

Diese Kategorien bezeichnen verschiedene Typen von Möglichkeits-Wirklichkeits-Verhältnissen. Die ersten beiden beziehen sich auf die Form des Erscheinens oder Wahrgenommenwerdens einer Sache, während die letzten drei in der ontologischen Dimension liegen, also etwas darüber aussagen, wie eine Sache in der Welt ist. Wenn die genetische Information eines Menschen (eine menschliche Genomsequenz usw.) im Bezug auf den Menschen mit dem Begriff „virtuell" charakterisiert werden soll, so lassen sich mit dieser Ausdifferenzierung des Virtualitätsbegriffs mehrere Fragen stellen.

20.4 Deklination von Virtualitätsverhältnissen

Es gibt für die Verwendung des Virtualitätsbegriffs in der Genetik eine offensichtliche Berechtigung, die einfach daher rührt, dass sich die genetische Information in einer Art Parallelwelt auf Computerbildschirmen (oder auf Papier) abbilden lässt und dass sich mit Hilfe von genetischen Daten in Kombination mit anderen Daten über die Ausstattung des menschlichen Körpers und über die spezifische Ausgangslage eines Individuums mit enormem Rechenaufwand dynamische Modelle von bestimmten Aspekten der Entwicklung und des Verhaltens, von Gesundheit und Krankheit des Körpers von Personen erstellen lassen [9–12]. Die Genomik spielt eine Schlüsselrolle bei der Erstellung von virtuellen Modellen von Patienten. „Virtualität" meint dabei zunächst einfach die Simulationsbeziehung zwischen computergeneriertem Modell und der gelebten Wirklichkeit des Patientenkörpers (Bedeutung 5, vgl. Tab. 20.1). Wesentlich interessantere Fragen entstehen, wenn die anderen Bedeutungen von Virtualitätsverhältnissen (Bedeutungen 1 bis 4, vgl. Tab. 20.1) systematisch und aufeinander bezogen ins Spiel gebracht werden. Ich gehe diese im nächsten Schritt je einzeln durch und versuche die Fragen, die sich mit ihnen an virtuelle Modelle des Menschen stellen lassen, explizit zu formulieren.

20.4.1 „Virtuell" als vorgestellt

Genetische Informationen und auch die anderen Elemente eines virtuellen Modells werden nicht nur auf Bildschirmen dargestellt oder auf Papier ausgedruckt, sondern diese Darstellungen werden von Menschen gelesen, betrachtet, wahrgenommen und gelangen so in die Welt der Imagination. Dort, in der Vorstellung, ist sogar der wesentliche Ort jedes Modells. Denn darauf kommt es an: wir wollen Erkenntnisse erhalten, brauchbare Erkenntnisse. Wir bedienen uns der Darstellungen auf Bildschirmen und auf Papieren, um zu besseren Vorstellungen über den betreffenden Menschen zu kommen und über sie etwas kennenzulernen. Modelle haben deshalb immer mit Imagination zu tun. Sie sind Disziplinierungen der Phantasie – anders gesagt: wissenschaftlich informierte Imagination.

Modellvorstellungen haben einen medialen Charakter und zwar in einem doppelten Sinn. Sie sind ein Medium, in dem sich Erkenntnisse ergeben, die das Denken und die körperliche Welt miteinander verbinden. Und sie haben – dies ist der zweite Sinn ihrer Medialität – sowohl Subjekt- als auch Objektcharakter. Sie sind etwas sowohl Aktives als auch etwas Passives, bzw. etwas Mittleres, das Momente von Aktivität und Passivität in sich vereinigt. Aktiv sind die Modellvorstellungen, indem sie sich auf ein Objekt richten und dieses darstellen, analysieren und bestimmte Aspekte von ihm erklären. Passiv sind die Modellvorstellungen, indem sich der Intellekt auf die Modellvorstellungen richtet und sie benützt.

Wenn wir die Logik dieser Vorstellungen genauer betrachten, die mittels der Computermodelle von Menschen entstehen, zeigen sich darin soziale Beziehungen. Eine Vorstellung ist immer jemandes Vorstellung und sie richtet sich auf jemanden. Jede Frage und jede Aussage, die sich aus der Welt der Modellvorstellungen ergeben, bezieht sich auf jemanden, selbst dann, wenn es sich um allgemeine Aussagen über „Menschen überhaupt" handelt. Es kommt dann darauf an, zwischen wem und mit wem sich diese Beziehung einstellt und wie diese charakterisiert ist. Es ist z. B. etwas anderes, wenn ich Vorstellungen von meiner eigenen Konstitution hege, als wenn sich diese Vorstellungen auf eine andere Person beziehen. Und dann kommt es weiter darauf an, in welchem Verhältnis ich zu dieser anderen Person stehe, von deren Konstitution ich mit Hilfe der Modelle eine Vorstellung habe. Ist es z. B. „meine Patientin", „meine Lebenspartnerin", „mein Kind" oder eine mir fremde Person, mit der ich in irgendeinem konkreten Zusammenhang (in welchem?) zu tun habe? Die Vorstellungen (und deren Inhalte) schreiben sich auf diese Weise in diese Beziehungen ein, die ich zu mir selbst oder zu diesen anderen Personen habe. Die Implikationen für die Beziehungsverhältnisse werden davon abhängen, was diese Vorstellungen beinhalten. Wenn es z. B. eine starke Suszeptibilität für Krebs ist, haben die Inhalte lebensbedrohliche Konsequenzen für das betreffende Individuum und die Vorstellung von diesen zukünftigen Möglichkeiten kann ein Beziehungsverhältnis vor neue Voraussetzungen stellen. Dies gilt auch dann, wenn es sich um die Beziehung zu mir selbst handelt. Die Modellbildung fügt sich dann in bestimmter Weise ein in den eigenen Bilderhaushalt, in das innere Selbstgespräch, das uns als reflektierende und handlungsfähige Wesen auszeichnet [13]. Insbesondere prägt es die Vorstellungen der Zukunft, sei es die unmittelbare oder die fernere Zukunft und verbindet diese mit gegenwärtigen Handlungsplänen und Entscheidungen. Diese Vorstellungen machen bestimmte Handlungen und Entscheidungen zu „erforderlichen" Handlungen und Entscheidungen „in dieser Situation", die von den Vorstellungsinhalten und den entsprechenden Beziehungsimplikationen geprägt ist. Den antizipativen Vorstellungen wohnt eine praxisleitende Bedeutung für die Gegenwart inne.

Es handelt sich also auf dieser ersten Bedeutungsebene des Virtuellen als das Vorgestellte um eine ganze Reihe von Fragen, die sich immer dann stellen, wenn wir die Bedeutung von virtuellen Modellen für die betroffenen Menschen verstehen wollen:

- In wessen Bewusstsein befindet sich die Vorstellung?
- Auf wen bezieht sie sich?
- Was beinhaltet sie?
- Welche Implikationen ergeben sich aus diesen Vorstellungsinhalten in den entsprechenden Beziehungsverhältnissen?
- Welche Erwartungen, Befürchtungen oder Kalkulationen ergeben sich im Bezug auf die jeweilige vorgestellte, erwartete Zukunft?
- Welche Implikationen haben diese Vorstellungen für Handlungen und Entscheidungen und wie beeinflussen sie die Situationsauslegung?
- Wie entsteht die praxisleitende Kraft von Prognosen und wie ist sie begründet?

20.4.2 „Virtuell" als scheinbar

Ein virtuelles Bild, ein virtuelles Modell hat den Charakter des Scheinbaren, wie wir es vom Spiegelbild her kennen. Es scheint Wirklichkeit zu sein und könnte zu Verwechslungen Anlass geben. Allerdings ist diese Verwechslungsgefahr im Fall von genomischen Modellen nicht direkt vorhanden. Niemand hält das Computerbild für einen wirklichen Menschen. Aber im indirekten Sinn ist eine Gefahr der Verwechslung von Schein und Wirklichkeit nicht von der Hand zu weisen. Es kann schon sein, dass man einen Befund für wirklich hält, nur weil er sich im Modell zeigt, obwohl es sich dabei tatsächlich um ein Artefakt handelt. Es ist nicht trivial, in komplexen Modellen die Artefakte als Artefakte zu erkennen. Mit Artefakten muss man aber bei jedem Abbildungsvorgang rechnen. Es gibt z. B. bei jedem „Test" falsch positive und falsch negative Testbefunde.

Das Spiegelbild ist aber auch beim besten Spiegel nicht genau identisch mit dem Gegenstand. Jede Spiegelschicht hat mikroskopische Unebenheiten. Deutlicher unterscheidet sich das virtuelle Bild im Spiegel von der direkten Wahrnehmung eines Gegenstandes, wo es sich beim Spiegel um einen farbigen Spiegel, einen deutlich unebenen Spiegel oder um einen Zerrspiegel handelt. Entsprechend hat ein Modell auch eine verzerrende Wirkung auf die Wahrnehmung, weil jedes Modell auf gewissen Annahmen beruht, weil ihm bestimmte und nicht andere Fragestellungen zugrunde liegen usw. Die Wahrnehmungsmöglichkeiten des Spiegelbildes sind zudem eingeschränkt. Man kann z. B. das Spiegelbild von einem Menschen zwar ansehen, aber nicht berühren. Versucht man es, stößt man nicht auf warme Haut, sondern auf das harte, kühle Glas des Spiegels und erkennt, dass es sich bei dem Menschen, den man sieht, um ein Spiegelbild und nicht um den wirklichen Menschen handelt. Der Körper, den man im Spiegelbild anschaut, ist der Spiegel selbst, also das Glas mit der Spiegelschicht, nicht der abgebildete Gegenstand. Zum wirklichen Gegenstand gehört, dass man ihn auch berühren kann, während zum Spiegelbild nur gehört, dass man es sehen kann. Die Bandbreite von Wahrnehmungsmöglicheiten in einem Modell ist eingeschränkt, auch wenn sich im Modell Dinge aufzeigen lassen, die sich in der direkten Wahrnehmung nicht zeigen. Die kritische epistemologische Frage gehört zu einer sorgfältigen Analyse der Modellfunktion jedes virtuellen Modells: Was kann es zeigen, was verdeckt es?

Die Modellfunktion ist immer auch reduktiv und unvollständig. Wir werden nie ein vollständiges Modell eines Menschen in allen Details haben. Man muss entsprechend fragen, wie sich diese Unvollständigkeit und der Reduktionismus, der im Modell gleichsam „eingebaut" ist, auf die Aussagekraft des Modells für die betroffenen Menschen auswirken. Wenn das Modell einen Schein von Wirklichkeit erzeugt, ist es wichtig im Bewusstsein zu behalten, dass das Modell selbst in das Reich des Scheins gehört, d. h. zur Unwirklichkeit, während der Mensch, von dem das Modell ein Modell sein will, die Wirklichkeit ist. Wir haben folgende Fragen gefunden, um diese Modellfunktion aufzuklären:

- Gibt es eine Gefahr der Verwechslung von Modell und Wirklichkeit?
- Welche Annahmen liegen dem Modell zugrunde, welche Fragestellungen?
- Wie verzerren diese Annahmen bzw. diese Auswahl von Fragestellungen das Bild der Wirklichkeit?
- Wenn das Modell eine Erweiterung der Erkenntnismöglichkeiten schafft, ist zu fragen, welche Einschränkung der Wahrnehmung mit dem Modell verbunden ist?
- Wie wirkt sich die Unvollständigkeit des Modells auf die Wahrnehmung aus, die mit Hilfe des Modells erweitert werden soll?

20.4.3 „Virtuell" als anlagemäßig

Der Begriff der „Erbanlage" ist mehrdeutig, davon zeugen die alten Streite um „nature or nurture", um den „genetischen Determinismus", den „genetischen Essenzialismus" oder um die Bedeutung von „Umweltfaktoren". Wenn etwas eine Erbanlage ist, hat es aber immer bedeutungsvolle Implikationen für die Beziehungen zu den Personen und für diese Personen selbst, auf die sich das Modell bezieht. Man erwartet dann nämlich, dass etwas, das sich im Modell zeigt, eine natürliche Tendenz zur Entwicklung einer bestimmten Eigenschaft darstellt. Dieser Anlage kann man sich fügen, man kann sich auf sie einstellen oder man kann etwas unternehmen, um ihr entgegenzuwirken. Immer ist sie aber da, als Teil der unserer Existenz als handelnde Wesen vorgegebenen „Natur".

Ich sehe vier unterschiedliche Fragen, die sich auf dieser Ebene an virtuelle Modelle stellen und mit den Fragen der anderen Ebenen verknüpfen lassen, vor allem denen auf der Ebene 1 von Virtualität als Vorstellung, wo die Beziehungen zwischen den Subjekten der Vorstellungen und den von ihnen betroffenen Personen differenziert werden:

- Wie verändern sich die Einstellungen zur Gegenwart und Zukunft der Betroffenen durch die Erkenntnis, Annahme oder Unterstellung bestimmter Entwicklungsanlagen?

- Wie stellt man sich diese Anlagen und ihr Verhältnis zu anderen, kontextuellen Faktoren vor, wenn es sich um genetische Eigenschaften, d. h. um Mutationen und Besonderheiten des Genoms der betreffenden Personen handelt?
- Werden andere Elemente des Modells, die als solche nicht „genetisch" sind, durch die Assoziation mit genomischer Information, die eine wesentliche Komponente der Modelle darstellt, genetisiert, also in das Interpretationsmuster der Genetik einbezogen?
- Welche Implikationen haben Anlagen, seien dies genetische oder epigenetische, für die Identität, für die Wahrnehmung durch Andere und für das Selbstverständnis der Betroffenen?

20.4.4 „Virtuell" als wesentlich

Es ist wichtig zu unterscheiden zwischen kausalen Erklärungen und Ontologie. Die Genetik hatte beiderlei Implikationen. Sie wurden aber oft miteinander vermischt, was zu Unklarheiten geführt hat. Wenn jemand den genetischen Determinismus kritisiert und für die Bedeutung von Umweltfaktoren betont, die im Zusammenspiel mit den genetischen Faktoren erst zu Erklärungen bestimmter Entwicklungsschritte führen, muss sie/er nicht unbedingt auch den genetischen Essenzialismus ablehnen (dazu mehr in [14], Kap. 4 und 6). Der Essenzialismus besagt, dass etwas (also z. B. das Genom) so etwas darstellt wie das Wesen, das Eigentliche, die fundamentale Seinsstruktur. Das Genom ist im 20. Jahrhundert sehr stark mit dem Wesentlichen identifiziert worden. Davon zeugt eine wissenschaftliche und populäre Metaphorik der DNA, wie z. B. das Buch des Lebens, der Entwicklungsplan, der Bauplan, oder das genetische Programm, oder, wie es US-Präsident Bill Clinton (alle anderen übertreffend) anlässlich des Abschlusses des Human Genome Project in der Medienkonferenz im Weißen Haus am 26. Juni 2000 formuliert hat, „the language in which God created life" [15].

Man muss davon ausgehen, dass virtuelle Modelle des Menschen in irgendeiner Weise Einzug halten in die Auslegung der grundlegenden Seinsverhältnisse. Genauso wie es (wie oben beschrieben) zu Zuschreibungen von kausaler Bedeutung von genetischen und epigenetischen Faktoren im Verhältnis von Umweltfaktoren kommt und zu einer Genetisierung von nichtgenetischen Elementen der Modelle, werden die Modelle auch in der Auslegung der Gründe des Daseins der Menschen als Einzelne und Gattungswesen verwendet. Menschen sind nicht immer nur strenge Naturwissenschaftler, die metaphysische Fragen wie diese ausklammern. Innerhalb der naturwissenschaftlichen Methodologie braucht man sich um die Ontologie nicht kümmern. Aber auch Naturwissenschaftler sind Menschen, die ihre Modelle in ein „Weltbild" einordnen. Und die Betroffenen sind nicht alles Naturwissenschaftler. Die ontologische Verwendung der Modelle gilt es deshalb bewusst zu machen, aufzuklären und mit Kritik zu begleiten. Man kann dies mit folgenden Fragen angehen:

– Welche Metaphern, Bilder und Interpretationsmuster werden verwendet, um die Bedeutung des Modells für das Selbstverständnis des Menschen zu erklären?
– Wie wirkt sich eine bestimmte ontologische Interpretation für die Interpretation konkreter Prognosen aus, die aus dem Modell abgeleitet werden?
– Welche alternativen ontologischen Interpretationsmodelle stehen zur Verfügung?
– Wie nimmt die Auslegung der „Wesentlichkeit" des Virtuellen Bezug auf die in der Geschichte der Ideen vorherrschenden Traditionen, z. B. auf den Platonismus, Aristotelismus oder Kantianismus?

Dieser Katalog von Fragen kann in einer bioethischen Analyse der Praxis der Virtualisierung in der genetischen Medizin verwendet werden. Zu ihrer Erforschung bedarf es einer sorgfältig und umfassend eingerichteten interdisziplinären Begleitforschung mit starkem Einbezug der Philosophie und der Sozialwissenschaften. Die Rolle und Aufgabe von „ELSI"-Forschung reicht freilich weit über die hier behandelte Epistemologie des Virtuellen hinaus [vgl. 16].

Diese beim Durchdeklinieren des Virtualitätsbegriffs gewonnenen Fragen reichen wesentlich weiter als die Fragen, die das International Cancer Genome Consortium (ICGC) für die Sammlung und die retrospektive Verwendung von Patientendaten in solchen virtuellen Modellen kürzlich zusammengestellt hat [11]. Das „bioethische Framework" des ICGC ist zweifelsohne wichtig, aber es betrifft nur das Datensammeln von Patienten, also die Erstellung – nicht aber die Verwendung, d. h. die Auslegung und Anwendung der virtuellen Modelle in der Praxis der Medizin und der Prävention.

Die im Zusammenhang mit dem Virtualitätsverhältnis gestellten Fragen lassen sich nicht damit außer Kraft setzen, dass zwischen dem Modell der DNA und der Wirklichkeit der DNA eine einfache Korrespondenzbeziehung besteht, die sich sogar „digitalisieren" lässt und zu keinen weiteren philosophischen oder gar ethischen Fragen Anlass zu geben scheint. Die Buchstabensequenz gibt zwar eine Abfolge von Molekülbausteinen wieder, die in den Zellkernen eines physisch lebendigen Körpers in Form von Nukleotiden möglicherweise vorhanden ist. Es gibt deshalb korrekt gelesene Sequenzen und es gibt Sequenzierungsfehler, die man zu vermeiden sucht. Insofern scheint die Wahrheit einer Sequenz auf der Hand zu liegen, als ein einfacher Fall, der sich dem Korrespondenzmodell der Wahrheit fügt: Eine dargestellte Sequenz ist genau dann akkurat, wenn sie als Nukleotidsequenz tatsächlich so existiert. Die Wirklichkeit wird in der Genomik in der gleichen Form vorgestellt wie sie das Modell aufweist, nämlich als eine Abfolge von Bausteinen. Darin findet sich Erwin Schrödingers berühmte Hypothese wieder, dass das Erbmaterial in Form eines „aperiodischen Kristalls" aufgebaut ist. Diese Idee stand am Beginn der modernen Molekularbiologie [17]. Im Modell sind es vier Buchstaben, in der Wirklichkeit vier Nukleotide. Jedem Buchstaben entspricht eines der vier verschiedenen, biochemisch unterschiedlich aufgebauten Moleküle. Die Wirklichkeit des Genoms hat innerhalb der Vorstellungswelt der Molekularbiologie dieselbe primäre Struktur wie ihr Modell, nämlich Sequenz. Die Virtualität der Buchstabensequenz steht zur Wirklichkeit der Nukleotidsequenz – wenn man von Fehlern, Abkürzungen etc. absieht – in einer eindeutigen Beziehung, etwa wie das Spiegelbild zum wirklichen Gegenstand.

Aber die Nukleotidsequenz ist noch nicht der Mensch. Die offensichtlich bestehende Abbildungsbeziehung zwischen Buchstaben- und Nukleotidfolge erschließt die Bedeutung des genetischen Modells des Menschen für „den Menschen" nicht. Die Genetik ist mit wesentlich weiter reichenden Bedeutungen verbunden, die sich zudem im Verlauf der neueren Geschichte der Genetik gewandelt haben [18, 19].

20.5 Wie deuten genomische Modelle den menschlichen Körper?

Dieser Wandel lässt sich mit Hilfe von zwei Begriffen skizzieren: genetisches Programm und genetisches System. Bis zur Entstehung der genetischen Entwicklungsbiologie der 1980er Jahre hat man sich in der Biologie das Genom als Informationsträger für die Entwicklung des Organismus vorgestellt, das in Form von seriell ins Cytoplasma entlassenen Instruktionen die Entwicklung steuert.

Historische Autoren dieser Vorstellung sind die Molekularbiologie-Pioniere Jacques Monod und François Jacob und der Evolutionsbiologe Ernst Mayr, die um 1960 den Begriff des „genetischen Programms" geprägt haben [20]. Im weiteren Verlauf der Forschungen sind aber immer mehr Phänomene entdeckt worden, die mit dieser Idee einer im Zellkern vorgegebenen Entwicklungsinformation inkohärent sind und die Kontextabhängigkeit der Funktion von Genen innerhalb des zellulären und multizellulären Entwicklungssystems beweisen: alternatives Spleißen, RNA-editing, ortsspezifische Mulitifunktionalität von RNA und Proteinen etc. Die seit mehreren Jahren aufgekommene „Systembiologie" kultiviert diese Erkenntnis und hat die Erforschung der Interaktionen zwischen DNA und anderen Faktoren, Prozessen und Bestandteilen zum Forschungsprogramm erhoben [21].

Es ist daher naheliegend, dass dem Human Genome Project und der Entwicklung der personalisierten Genomik, also der Möglichkeit, das Genom von Individuen zu erschwinglichen Preisen komplett zu sequenzieren, in der Zukunft integrative, auf dem Forschungsansatz der Systembiologie beruhende Projekte folgen, die zum Ziel haben, alle verfügbaren Informationen, nicht nur die Genomsequenz, zu möglichst genauen Modellen eines einzelnen Menschen zu verbinden. Das Genom allein enthält zu wenig Voraussagekraft, weil sich, wie schon länger klar geworden ist, aus der Genomsequenz die Interaktionen mit außergenomischen Faktoren nicht erschließen lassen.

Diese integrativen Modelle des Menschen als genetisch informiertes Entwicklungssystem könnten eine viel stärkere Voraussagekraft entfalten. Sie beruhen auf der Modellannahme, dass das Leben eine Art Rechenprozess ist, in dem genomische Informationen mit anderen Informationen verknüpft werden. Die Evolution hat nicht nur die Genomsequenzen modifiziert, sondern das gesamte interaktive Entwicklungssystem mit allen seinen Rechenprozessen, die es dem verwendeten Modell gemäß ausmachen [9].

Dieser Übergang von einer Programm-Genomik zu einer System-Genomik hat erhebliche philosophische und ethische Implikationen, wie ich an anderer Stelle ausgeführt habe [22–25]. Sie wirken sich direkt auf die genombasierten virtuellen Modelle des Menschen aus. Das Genom kann heute nicht mehr gedacht werden als eine lange Liste von Instruktionen, deren Ausführung das Wachstum und die Entwicklung des Organismus von der Zeugung bis zum Tod darstellt. Die Idee des Systems besteht vielmehr darin, dass genetische Information in komplexen Interaktionen zwischen DNA und anderen zellulären Komponenten, Strukturen, Prozessen sowie Umwelteinflüssen entsteht. Die entwicklungsrelevante Information ist nicht im Genom vorgegeben, sondern selbst ein Produkt der Interaktionen [26], hier also der „Rechenoperationen", welche die Entwicklung ausmachen. Das Genom enthält entsprechend kein Bild des Menschen. Erst wenn man den Informationsbegriff selbst prozessualisiert, ist man in der Lage zu verstehen, wie die Systembiologie die Entwicklung eines Organismus erklärt.

Die neue Deutung der Genetik im Kontext der Systembiologie hat für die Anwendung von virtuellen Modellen des Menschen in der Medizin ethisch relevante Konsequenzen. In der Diagnostik und Prognostik verändert sich die Bedeutung individueller genetischer Risiken. Wenn die entwicklungsrelevante Information interaktiv entsteht (oder situativ errechnet wird), können Risiken entsprechend nicht als „Prädispositionen" gedeutet werden, sondern zeigen sich als „Suszeptibilitäten", also als Wahrscheinlichkeiten, die sich nicht aus der vorliegenden Genomsequenz allein, sondern aus möglichen zukünftigen Ereigniskonstellationen ergeben. Wenn sich die Auslegung des Verhältnisses zwischen dem Genom und dem „Selbst" des Menschen verändert, ändert sich in der medizinischen und philosophischen Anthropologie das Bild und die Wahrnehmung des Körpers.

Bei der Aufklärung der Virtualitätsverhältnisse im zweiten Jahrhundert der Genetik (das erste war das 20., vgl. [27]) geht es darum neu zu verstehen, wie sich das Mögliche zum Wirklichen verhält, d. h. wie das Mögliche mit dem wahrgenommenen Wirklichen verbunden ist und es verändert. Darin liegt die Bedeutung virtueller Modelle des Menschen: die Wirklichkeit verändert sich, wenn man die zugeordneten Möglichkeiten anders formuliert. Wir haben erst begonnen, dies zu verstehen.

20.6 Zusammenfassung

Dieser Beitrag diskutiert die philosophischen, gesellschaftlichen und ethischen Implikationen von individualisierten, bioinformatisch-genomischen Modellen des Körpers von Patienten („virtueller Patient"). Der Begriff des „Virtuellen" bezeichnet allgemein ein Verhältnis von Möglichkeit zur Wirklichkeit. Es kann genauer bedeuten: das Vorgestellte, das Scheinbare, das Anlagemäßige, das Wesentliche oder die

Simulation. Diese Bedeutungsaspekte werden benutzt, um Fragen für die bioethische Analyse der Virtualisierung zu gewinnen.

Speziell untersucht wird das Verhältnis zwischen Genomdaten und dem wirklichen Körper. Die Genomik steht an einem Übergang von einer Programm-Genomik zu einer systemischen Interpretation des Genoms. Dieser Übergang hat Implikationen für die Interpretation von virtuellen Modellen.

Schlüsselwörter: virtueller Patient, Körpermodelle, Genomik, Philosophie der Genomik, Bioethik.

20.7 Literatur

[1] Das Bild findet sich auf der Website des US National Human Genetics Research Institute: http://www.genome.gov/pressDisplay.cfm?photoID=52 (06.01.2012).
[2] Gerthsen C, Kneser HO, Vogel H: Physik. Ein Lehrbuch zum Gebrauch neben Vorlesungen. Springer Verlag, Berlin 1977, 336.
[3] dtv-Lexikon. Ein Konversationslexikon in 20 Bänden. Deutscher Taschenbuch Verlag, München 1966.
[4] http://www.thefreedictionary.com/virtuality (10.01.2012).
[5] Webster's Third New International Dictionary of the English Language. Merriam Webster, Springfield/Mass 1961.
[6] Gkitsi A: Tes mains (unveröffentlichtes Gedicht, Ausschnitt).
[7] The Hutchinson Concise Dictionary of Science. Helicon, Oxford 1995.
[8] Hartmann N: Möglichkeit und Wirklichkeit. De Gruyter, Berlin 1966.
[9] Kühn A, Lehrach H: Der virtuelle Patient – Systembiologie als Chance für eine individualisierte Medizin. In: Niederlag W, Lemke HU, Lehrach H, Peitgen HO (Hrsg.): Der virtuelle Mensch – Zukünftige Basis für Diagnose und Therapie? Health Academy, Band 16, Dresden 2012, 65–90.
[10] Website des Projekts The IT Future of Medicine: http://www.itfom.eu (13.02.2012).
[11] The International Cancer Genome Consortium: International Network of Cancer Genome Projects. Nature 464 (2010), 993–998. doi:10.1038/nature08987.
[12] Dahl A, Mertes F, Timmermann B, Lehrach H: The application of massively parallel sequencing technologies in diagnostics. F1000 Biology Reports 2 (1910), 59. doi: 10.3410/B2-59.
[13] Archer M: Being Human. The Problem of Agency. Cambridge University Press, Cambridge 2000.
[14] Rehmann-Sutter C: Zwischen den Molekülen. Beiträge zur Philosophie der Genetik. Francke-Verlag, Tübingen 2005.
[15] Rehmann-Sutter C: Genes – Cells – Interpretations. What Hermeneutics Can Add to Genetics and to Bioethics. In: Pfleiderer G, Brahier G, Lindpaintner K (eds.): GenEthics and Religion. Karger-Verlag, Basel 2010, 12–27.
[16] Rehmann-Sutter C: Gesellschaftliche, rechtliche und ethische Implikationen der Biomedizin. Zu der Rolle und den Aufgaben von ELSI-Begleitforschung. In: Dickel S, Franzen M, Kehl C (Hrsg.): Herausforderung Biomedizin. Gesellschaftliche Deutung und soziale Praxis. Transcript-Verlag, Bielefeld 2011, 49–66.
[17] Schrödinger E: Was ist Leben? Francke-Verlag, Bern 1951.
[18] Fox Keller E: Refiguring Life: Metaphors of Twentieth-Century Biology. Columbia University Press, New York 1995.

[19] Neumann-Held E, Rehmann-Sutter C. (eds.): Genes in Development. Re-Reading the Molecular Paradigm. Duke University Press, Durham 2006.
[20] Kay LE: Who Wrote the Book of Life? A History of the Genetic Code. Stanford University Press, Stanford 2000.
[21] Kaneko K: Life: An Introduction to Complex Systems Biology. Springer Verlag, Berlin 2006.
[22] Rehmann-Sutter C: Genetics, Embodiment and Identity. In: Grunwald A, Gutmann M, Neumann-Held EM (eds.): On Human Nature. Anthropological, Biological, and Philosophical Foundations. Springer Verlag, Berlin-Heidelberg-New York 2002, 23–50.
[23] Rehmann-Sutter C: Instruierte Reproduktion. François Jacobs Konzeptionen des genetischen Programms 1961 bis 1997. Figurationen: Gender Literatur Kultur 4 (2003), 29–48.
[24] Rehmann-Sutter C: Genes in Labs. Concepts of Development and the Standard Environment. Philosophia Naturalis 43 (2006), 49–73.
[25] Rehmann-Sutter C: Altered Nuclear Transfer, Genom-Metaphysik und das Argument der Potentialität. Die ethische Schutzwürdigkeit menschlicher Embryonen in vitro. Jahrbuch für Wissenschaft und Ethik 11 (2006), 351–374.
[26] Oyama S: The Ontogeny of Information. Developmental Systems and Evolution. 2nd ed., Duke University Press, Durham 2000.
[27] Fox Keller E: The Century of the Gene. Harvard University Press, Cambridge/Mass. 2000.

Teil VI: **Im Gespräch**

21 Der modellierte Patient – Ein kritischer Dialog

Teilnehmer:
Prof. Dr. rer. nat. Hans Lehrach (Berlin)
Prof. Dr. med. Dr. phil. Urban Wiesing (Tübingen)

Moderation:
Dr. phil. Carsten Könneker (Heidelberg)

Das Gespräch fand auf Initiative der Spektrum der Wissenschaften Verlagsgesellschaft mbH im Dezember 2010 in den Räumen des Max-Planck- Instituts für Molekulare Genetik in Berlin statt. Der Erstabdruck erfolgte in der Januar-Ausgabe 2011 der Zeitschrift Spektrum der Wissenschaften [1, 2].

Die Herausgeber danken der Spektrum der Wissenschaften Verlagsgesellschaft mbH für die Abdruckerlaubnis.

Zeichnungen: Marcel Teske (Berlin)

Carsten Könneker: Wirkung, Nebenwirkung, keine Wirkung – verschiedene Menschen reagieren höchst unterschiedlich auf ein und dasselbe Medikament. Auf der Suche nach der optimalen Therapie für den Einzelnen wollen Forscher künftig alle zur Verfügung stehenden Präparate vorab per Computersimulation testen. Basis der virtuellen Extrabehandlung ist die Genomsequenz des jeweiligen Patienten. Doch lassen sich die Versprechungen einhalten? Und vor welche ethischen Herausforderungen stellt uns die individualisierte Medizin? In einem kritischen Dialog mit dem Genetiker Hans Lehrach und dem Philosophen Urban Wiesing wollen wir diesen Fragen nachgehen. Herr Professor Lehrach, Sie leisten Grundlagenforschung auf dem Weg zu einer individualisierten Medizin. Woran arbeiten Sie konkret?

Hans Lehrach: Wir sequenzieren die Genome und Transkriptome von 1.000 Krebspatienten, um daraus ein Computermodell zu gewinnen, auf dessen Basis Onkologen ihre Patienten besser behandeln können. Wenn das Modell steht, können wir es individuell auf jeden Patienten und seinen Tumor anpassen. An diesem virtuellen Patienten simulieren wir daraufhin alle in der Realität zur Verfügung stehenden Behandlungen bzw. ihre Kombinationen. Auf diese Weise lässt sich für jeden Betroffenen die optimale Therapie ermitteln.

Carsten Könneker: Das wäre dann das Ende der Standardtherapie?

Hans Lehrach: Hoffentlich. Die Erfolgsraten der meisten heutigen Krebsmedikamente sind miserabel. Im Schnitt erhöhen sie die Lebenszeit eines Patienten nur um ein bis zwei Monate. Und diese Verlängerung geht häufig mit einer drastischen Verschlechterung der Lebensqualität durch Nebenwirkungen einher. Wir verwenden den Menschen hier noch immer als sein eigenes Versuchskaninchen: Ein Patient erhält Standardmedikament A, und wenn dieses nicht wirkt, folgt Standardmedikament B. Dabei könnten wir schon längst wissen, dass A auf Grund der Änderungen im Genom des Tumors bei diesem Patienten gar nicht helfen kann – und B womöglich auch nicht.

Carsten Könneker: Wie muss man sich das genau vorstellen: Wie simulieren Sie die Wirkung einzelner Medikamente?

Hans Lehrach: Wir versuchen, die biologischen Netzwerke im Tumor und im Patienten möglichst genau im Computermodell nachzubilden – vergleichbar mit der Wettervorhersage, die ja auf einem Modell des Wetters beruht. Der Unterschied besteht darin, dass das Wettermodell uns nur helfen kann, das Wetter richtig vorherzusagen. Im Computermodell des Tumors können wir testen, wie der Tumor auf bestimmte Behandlungen reagieren würde.

Carsten Könneker: Herr Professor Wiesing, bei der Genomsequenzierung im großen Stil werden ja enorme Datenberge angehäuft. Was werden wir mit diesen Daten alles anfangen?

Urban Wiesing: Wir wissen momentan noch nicht, wie wir diese Daten zu interpretieren haben oder was sie für die praktische Medizin bedeuten. Ebenso ist unklar, ob aus ihrer Interpretation Therapien folgen werden – und ob diese besser wären als die bisherigen. Ich zweifle nicht daran, dass wir grundlegende neue Erkenntnisse gewinnen werden. Aber was zuweilen im Rahmen genetischer Grundlagenforschung versprochen wird, scheint mir nicht realistisch.

Carsten Könneker: Sie teilen Herrn Lehrachs positiven Blick in die Zukunft einer individualisierten Medizin also nicht?

Urban Wiesing: Was Herr Lehrach prophezeit, hat Rudolf Virchow vor weit mehr als 100 Jahren schon in Aussicht gestellt: Wären die biologischen Grundlagen erforscht, kämen die Therapien quasi von selbst. Bisher ist das nicht eingetreten. Bei vielen Erkrankungen wissen wir inzwischen ja recht genau, was auf molekularer Ebene geschieht und wo man dort eingreifen könnte – aber die neuen Therapien wirken keineswegs immer besser.

Carsten Könneker: Können Sie ein Beispiel geben?

21 Der modellierte Patient – Ein kritischer Dialog

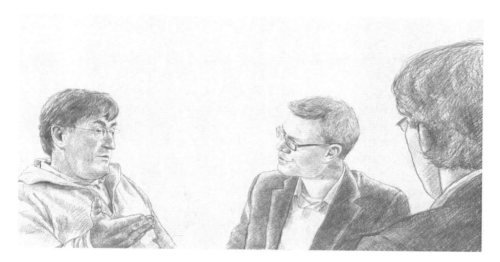

Hans Lehrach, Carsten Könneker und Urban Wiesing (v. l. n. r.): „Vor welche ethischen Herausforderungen stellt uns die individualisierte Medizin?", Graphitzeichnung von Marcel Teske.

Urban Wiesing: Nehmen Sie Typ-2-Diabetes. Heute ist sehr genau bekannt, was hier auf molekularer Ebene passiert, und wir können Insulin von außen zuführen. Aber die Behandlung von Diabetes beschränkt sich nicht darauf! Es ist sogar so: Die beste Wirkung stellt sich dann ein, wenn sich die Betroffenen bewegen und anders ernähren. Damit keine Missverständnisse aufkommen – ich halte die Genomforschung für wichtig. Ich glaube aber, dass die Wissenschaft einen Fehler macht, wenn sie dort einseitig einen Schwerpunkt setzt und andere Aspekte vergisst. In der praktischen Medizin zählen auch psychologische und soziale Faktoren, etwa eine gute Arzt-Patienten-Beziehung.

Hans Lehrach: Sie missverstehen, was wir machen. Ich will ein Modell des Patienten im Computer haben und an diesem 50.000 verschiedene Medikamentenkombinationen testen. Wir entwickeln Simulationen, die die gesamte Komplexität eines Tumors und der verschiedenen Körpergewebe des Patienten erfassen. Dabei stellen wir fest, welche Behandlungen helfen können und welche den Zustand des Betroffenen unnötig verschlechtern. Um das zu machen, müssen wir den Patienten auf molekularer Ebene untersuchen. Ich glaube nicht, dass diese Informationen durch ein Gespräch mit dem Patienten gewonnen werden können. Gut möglich, dass wir bei Diabetes mit Verhaltensänderungen viel erreichen. Ein wirklich aussagekräftiges Modell für Diabetes gibt es ja noch nicht. Wenn es einmal eines gibt, würde es auch den Effekt von Verhaltensänderungen voraussagen.

Urban Wiesing: Sie stellen in Aussicht, dass wir dank rationaler Modelle auf klinische Versuche verzichten können. Dass wir quasi im Voraus berechnen, wie ein Patient reagieren wird. So etwas ist in der Geschichte der Medizin schon mehrfach versprochen, aber noch nie erfüllt worden. Im Gegenteil: Die moderne evidenzbasierte Medizin ist ja gerade eine Gegenbewegung dazu. Sie versucht, eine in der Theorie entwickelte Therapie durch klinische Forschung zu evaluieren, weil sich Berechnungen der Wirksamkeit als trügerisch erwiesen haben. Ärzte sollen dann nur dem folgen, was sich empirisch als zielführend erwiesen hat.

Hans Lehrach: Dass frühere biologische Ansätze ins Leere gelaufen sind, hat einen einfachen Grund. Man ging vom Organismus als einer Art Maschine aus. Doch darüber sind wir hinweg. Die Zündkerze eines Autos hat genau eine Funktion: das Treibstoffgemisch zu zünden. Ist sie kaputt, tauschen wir sie aus. Aber der Organismus besteht aus zahlreichen Komponenten, die allesamt mehrere Funktionen haben und millionenfach miteinander interagieren. Das hat man früher so nicht gewusst. Durch Modellierung können wir heute die Komplexität des Organismus erfassen und dann zum Beispiel herausfinden, bei welchen Patienten eine bestimmte Behandlung nicht funktionieren wird.

Carsten Könneker: Sparen Sie durch Vermeidung von unnötigen Therapien die notwendigen Kosten ein? Die Sequenzierung von Patientengenomen wird es ja nicht zum Nulltarif geben.

Hans Lehrach: Bei vielen Medikamenten sieht die Lage derzeit so aus: Eine Anwendung kostet vielleicht 30.000 Euro, aber nur bei rund einem Viertel stellt sich eine Besserung ein. Alle anderen zeigen ausschließlich Nebenwirkungen. Die können wir ihnen ersparen.

Urban Wiesing: Herr Lehrach, was Sie auf Grund Ihrer Computersimulationen vermuten, muss man aber doch letzten Endes wieder in klinischen Studien testen. Wir können mit Modellen nur die Anzahl und die Richtung der klinischen Versuche beeinflussen; ersetzen können wir sie nicht. Das heißt aber, dass wir eben doch nicht mittels der Modelle vorhersagen können, ob ein Patient geheilt wird oder nicht.

Hans Lehrach: Ich sage nicht, dass wir auf klinische Versuche verzichten können. Aber statt sie mit tausenden Patienten durchzuführen – von denen die meisten nicht auf das verwendete Medikament ansprechen –, brauchen wir womöglich nur wenige, vielleicht 20 Patienten zu behandeln. Und zwar solche, bei denen wir auf Grund der Modellierung ziemlich sicher sind, dass das Medikament wirken wird. Unter Umständen sind wir sogar langfristig in der Lage, Modelle als solche klinisch zu testen. Wenn man etwa zeigen könnte, dass von 100 Krebspatienten, die gemäß der Aussage eines Modells behandelt wurden, 90 % nach fünf Jahren noch leben, wäre das Modell als solches validiert.

Carsten Könneker: Herr Lehrach, Sie sagten, dass Sie mit Hilfe der Gensequenz vorhersagen könnten, dass ein bestimmtes Medikament bei einem bestimmten Patienten nicht wirken wird. Wenn das stimmt, ersparen Sie dem Betroffenen dadurch unnötige Nebenwirkungen. Aber bessere Heilungschancen hat er dadurch noch nicht.

Hans Lehrach: Das ist nicht wahr. Denn einerseits können wir in Computermodellen wesentlich mehr Medikamente durchprobieren, als wir je an einem Patienten testen könnten, dazu noch in beliebig vielen Kombinationen. Andererseits gibt es zahlreiche Medikamente, die nur in einem anderen Bereich der Medizin zugelassen sind oder sogar vollständig in klinischen Studien scheiterten, weil sich zufällig unter den Probanden zu viele befinden, die nicht auf das Medikament ansprechen. All diese in der Praxis nicht berücksichtigten Präparate könnten unter Umständen bestimmten, auf Grund ihres Tumorgenoms und Transkriptoms charakterisierten Patienten helfen. Im Modell können wir das austesten.

Urban Wiesing: Aber mal Hand aufs Herz: Wie viele neue Medikamente haben Sie auf diese Weise schon entwickelt?

21 Der modellierte Patient – Ein kritischer Dialog

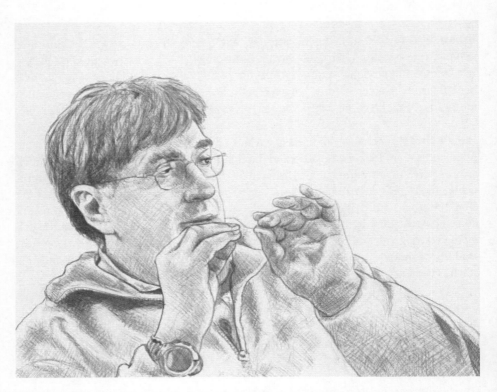

Hans Lehrach: „Durch Modellierung können wir heute die Komplexität des Organismus erfassen.", Graphitzeichnung von Marcel Teske.

Hans Lehrach: Bislang noch keines.

Urban Wiesing: Sehen Sie. Und wie wollen Sie von der molekularen Ebene zum Beispiel auf die Ebene von verbreiteten Nebenwirkungen wie Kopfschmerz, Schwindel, Übelkeit schließen? Das geht nicht!

Hans Lehrach: Manches geht schon: Wenn Sie zum Beispiel in einem Tumor einen bestimmten Signalweg lahmlegen, dann schalten Sie ihn in allen Zellen aus. Dass das unter Umständen Kopfschmerzen oder Darmprobleme auslöst, überrascht niemanden. Aber natürlich können wir nicht alle Nebenwirkungen aller Medikamente voraussagen.

Carsten Könneker: Bei welchen weiteren Erkrankungen außer Krebs könnte sich eine genetisch maßgeschneiderte Behandlung als segensreich erweisen: Herz-Kreislauf? Rheuma? Depression?

Hans Lehrach: Individualisierung ist immer dann sinnvoll, wenn die gängigen Medikamente nur einem Teil der Patienten nützen. Soweit ich weiß, ist das bei Depression zum Beispiel der Fall.

Urban Wiesing: Aber Herz-Kreislauf-Erkrankungen sind ein Gegenbeispiel. Vermutlich können wir anhand der Genomanalyse bald herausfinden, dass ein bestimmter Mensch eine leicht erhöhte Wahrscheinlichkeit gegenüber der Durchschnittsbevölkerung hat, im Lauf der nächsten 20 Jahre einen Herzinfarkt zu erleiden. Doch ich brauche ja jemanden nur anzusehen, zu wiegen, seinen Blutdruck zu messen und ihn zu fragen, ob er raucht – und schon weiß ich viel mehr! 80 bis 90 Prozent der Herzinfarkte ließen sich durch konventionelle Prävention vermeiden. Auch hier sehe ich die Gefahr, dass wir uns demnächst auf die Genomanalyse konzentrieren und darüber alle anderen Perspektiven vernachlässigen.

Hans Lehrach: Das ist jetzt in gewisser Weise ein Argument gegen jeden Fortschritt. Wenn wir die Wahl haben, ob wir Patienten mit teuren Medikamenten behandeln, die sie kränker machen, oder mit Medikamenten, die für sie optimal geeignet sind, dann sollten wir Letzteres machen – unabhängig davon, ob sie ihr Leid durch jahrelanges Rauchen womöglich selbst verschuldet haben.

Urban Wiesing: Ich argumentiere auf keinen Fall gegen den Fortschritt, ich differenziere: Sie müssen unterscheiden zwischen dem Fortschritt in der Biologie einerseits und in der praktischen Medizin andererseits. Letzteren müssen wir klinisch-empirisch nachweisen, und bislang hat sich zumeist eine multiperspektivische Sichtweise in der Therapie als erfolgreich erwiesen, die nicht nur genetische Aspekte berücksichtigt.

Carsten Könneker: In den letzten Jahren hat die Epigenetik unser Bild von der Bedeutung der Gene präzisiert, vielleicht auch relativiert. Arbeiten Sie eigentlich noch an dem wirklich spannenden Projekt, Herr Lehrach, oder müssten Sie nicht viel weiter gehen?

Hans Lehrach: Die Epigenetik befasst sich mit den Informationen, die nicht im DNA-Kode selbst stecken, aber trotzdem von Zelle zu Zelle, manchmal auch von Organismus zu Organismus vererbt werden. Oft sind das Modifikationen der DNA, die im Lauf des Lebens entstehen und Gene aktivieren oder stilllegen. Auf diese Weise haben Umweltfaktoren einen gewissen Einfluss auf epigenetische Veränderungen, aber ein Großteil dieser Prozesse unterliegt dennoch der Kontrolle durch die Gene. In erster Linie wirken epigenetische Einflüsse auf der Ebene der Transkription. Wenn wir also das Transkriptom zusammen mit dem Genom analysieren, können wir die Epigenetik bei unserer Arbeit mitberücksichtigen und zwar viel besser, als wenn wir uns nur die epigenetische Modifikation anschauen. Denn dann lernen wir nichts über ihre Auswirkungen. Wenn wir allerdings nur die DNA haben und das Transkriptom nicht bestimmen können, ist die epigenetische Modifikation ein guter Marker.

Carsten Könneker: Gibt es technische Grenzen, die Sie derzeit noch daran hindern, die epigenetischen Veränderungen gleich mitzubestimmen, also zum Beispiel die Methylierung der DNA?

Hans Lehrach: Technisch stellt das gar kein Problem dar. Es ist lediglich eine Kostenfrage, weil es zusätzlichen Aufwand bedeutet. Hier stehen wir vor dem Problem, dass man für die Entwicklung und Validierung eines neuen Konzepts meist erst dann Geld bekommt, wenn man es bereits entwickelt und validiert hat.

Carsten Könneker: Herr Wiesing, was sind die größten ethischen Herausforderungen, wenn immer mehr Genome, vielleicht auch Transkriptome sequenziert werden: Sind es Zufallsbefunde, ist es die Datensicherheit?

Urban Wiesing: Ich glaube nicht, dass wir unsere ethischen Grundüberzeugungen ändern müssen. Doch was ihre Umsetzung betrifft, stehen wir vor zahlreichen Herausforderungen. Das geht los mit der Überschussinformation: Die allermeisten Daten aus der Sequenzierung können wir ja noch gar nicht interpretieren. Dennoch müssen wir entscheiden, wie wir mit ihnen umgehen: Man kann sie sofort nutzen, man kann sie verwerfen, oder man speichert die Daten, um sie bei späterer Gelegenheit mit dem Patienten zu besprechen. Ein ganz anderes Problem besteht darin, dass wir bisher zwar wissen, dass wir sterben, aber nicht wann und genau dies wollen wir ändern.

Carsten Könneker: Wie meinen Sie das?

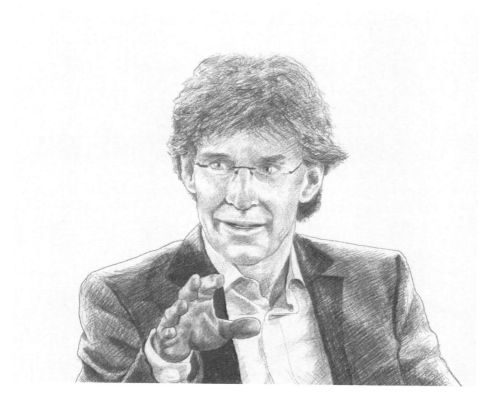

Urban Wiesing: „Wir stehen hier vor einer großen anthropologischen, ethischen und sozialen Herausforderung.", Graphitzeichnung von Marcel Teske.

Urban Wiesing: Die Zukunft des Einzelnen wird durch die prädiktive Genetik weniger ungewiss. Ich denke, dass das für das Lebensgefühl eines Menschen höchst bedeutsam ist. Er muss lernen, damit umzugehen: Will ich meine Zukunft eher offenlassen, oder will ich alles wissen, um vielleicht entsprechende Entscheidungen zu fällen? Eine weitere Schwierigkeit besteht darin, dass nicht nur der Bürger ein Interesse an seinen Daten hat, sondern auch andere, beispielsweise Versicherungen und Arbeitgeber. Hier stehen wir unweigerlich vor der Frage: Können wir eine solidarische Gesellschaft bleiben, wenn die Zukunft des Einzelnen so viel vorhersagbarer wird? Das Gendiagnostikgesetz hat diese Frage für weite Bereiche geregelt, aber wie das Problem sich in Zukunft entwickelt, ist ungewiss.

Hans Lehrach: Es muss stets das Recht des Einzelnen bleiben, zu entscheiden, was mit seinen Daten geschieht. Natürlich liegt es im Interesse des Patienten, die Daten aufzubewahren, wenn das Genom einmal sequenziert worden ist, und immer wieder neu mit dem voranschreitenden Wissen abzugleichen. Denn die nicht behandelbaren Krankheiten von heute sind die behandelbaren von morgen. Und solange es um tödliche Erkrankungen geht, fällt die Arbeitgeberproblematik aus meiner Sicht eher wenig ins Gewicht. Wenn ich die Gefahr einer Kündigung um ein Prozent erhöhe, jedoch gleichzeitig mein Risiko halbiere, an Krebs zu erkranken, dann würde ich persönlich jedenfalls das sehr vage Arbeitnehmerrisiko in Kauf nehmen.

Carsten Könneker: Wenn Sie die Daten eines Krebspatienten nach erfolgreicher Behandlung speichern und sich später einmal daran ablesen ließe, dass der Betreffende mit großer Wahrscheinlichkeit an Alzheimer erkranken wird, würden Sie es ihm sagen?

Hans Lehrach: Ich würde es dem Patienten freistellen, ob er nur Informationen zu behandelbaren Krankheiten will, alle Informationen oder überhaupt keine. Denn für mich ist die Autonomie jedes einzelnen Menschen sehr wichtig.

Urban Wiesing: In diesem Punkt stimme ich Ihnen zu, möchte aber eines hinzufügen: Die Ärzte sollen gut beraten. Das ist eine komplexe Aufgabe. Die Patienten brauchen zusammengefasstes, verständliches Expertenwissen, um mit ihren Daten vernünftig umgehen zu können. Derlei Beratung kostet und muss finanziert werden.

Carsten Könneker: Womit wir bei der Frage nach Verteilungsgerechtigkeit angekommen sind.

Urban Wiesing: Wir müssen davon ausgehen, dass all das, worüber wir hier sprechen, Hightechmedizin ist, die derzeit allenfalls 10 % der Weltbevölkerung zugutekommt. Daher sollten wir uns bei dieser Diskussion auch vor Augen führen, dass der Großteil der Menschheit ganz andere medizinische Probleme hat.

Hans Lehrach: Ich glaube, die Methoden werden viel weiter verbreitet sein. An China oder Indien etwa wird die Entwicklung, über die wir hier sprechen, nicht vorbeigehen. Wir sollten versuchen, jedem alle Möglichkeiten zur Verfügung zu stellen, anstatt sie im Namen der Gerechtigkeit zu beschränken.

Carsten Könneker: Sie blicken sehr optimistisch in die Zukunft, Herr Lehrach. Sehen Sie gar keine Probleme?

Hans Lehrach: Im Hinblick auf die individualisierte Medizin sehe ich durchaus viele Probleme, doch sie sind nicht direkt an die Grundlagenforschung geknüpft. So müssen wir klären, wie bestimmte Leistungen abgerechnet werden sollen – und ob die Ärzte überhaupt etwas machen wollen, was viel Mühe bereitet und ihnen relativ wenig Geld einbringt. Womöglich müsste sich das Verfahren ändern, wie wir Medikamente zulassen. Auch ist die rechtliche Situation solcher Ärzte zu klären, die nicht einfach das unangreifbare Standardmedikament A verabreichen – auch wenn sie wissen, dass es nichts nützen wird –, sondern das, was ihnen die Modellierung rät.

Carsten Könneker: Kritiker der Genforschung haben auch in Bezug auf Genpatente rechtliche Bedenken. Wenn wir richtig informiert sind, halten Sie selbst Patente an Genen, Herr Lehrach. Was sind das für Gene, und wie äußert es sich rein praktisch, ein Gen patentiert zu haben?

Hans Lehrach: Möglicherweise steht tatsächlich auf einigen wenigen Genpatenten mein Name, etwa beim Huntington-Gen, an dessen Entdeckung ich beteiligt war. Aber ich wüsste nicht, dass das irgendjemandem geschadet hätte. In gewisser Weise ist es auch sinnvoll, für bestimmte Anwendungen Gene zu patentieren, etwa für Medikamente. Ich bin aber entschieden dagegen, Gene zu patentieren, wenn dies zum Beispiel die medizinische Diagnose erschwert. Grundsätzlich ist die Zeit, in der man Gene patentieren konnte, lange vorbei. Das waren die 1990er Jahre.

Urban Wiesing: Das Thema „Genpatente" ist sehr strittig. Ich bezweifle grundsätzlich, dass man etwas, was man in der Natur vorfindet, patentieren kann. Was man freilich schützen lassen kann, ist der Weg dahin, die Methode. Darüber hinaus muss man fragen, ob die Patentgesetzgebung dazu anregt, Forschung zu betreiben, oder ob sie diese eher verhindert.

Carsten Könneker: Derzeit explodiert die medizinische Fachliteratur zum Thema Enhancement. Es geht um die Verbesserung körperlicher und geistiger Eigenschaften gesunder Menschen. So etwas könnte auf Grundlage einer individuellen Genomsequenzierung womöglich besser funktionieren. Herr Wiesing, wie sehen Sie diese Möglichkeit?

Urban Wiesing: Wir stehen hier vor einer großen anthropologischen, ethischen und sozialen Herausforderung. Alle bisherigen Medikamente, die Leistungen des Menschen nachweislich verbessern können, haben langfristig fürchterliche Nebenwirkungen, was sie inakzeptabel macht. Ob es jemals welche geben kann, die den Einzelnen ohne negative Folgen in bestimmten kognitiven, vielleicht auch emotionalen Eigenschaften verbessern, ist ungewiss. Das müsste man klinisch erproben. Aber ich denke, die Wissenschaft sollte sich nicht auf Medikamente für Gesunde konzentrieren. Wir haben drängendere Probleme.

Carsten Könneker: Inzwischen kann jeder Interessierte sein Genom für deutlich unter 20.000 Euro entziffern lassen. Warum sollte das jemand ohne konkreten Hinweis auf eine Krankheit machen?

Urban Wiesing: Das Motiv kann reine Neugierde sein. Vielleicht auch die Aussicht, anhand der Ergebnisse mögliche Risiken durch entsprechenden Lebenswandel zu verringern oder biografische Entscheidungen zu fällen, die beispielsweise die Fortpflanzung betreffen. Das ist Privatangelegenheit jedes Einzelnen, aber die beteiligten Mediziner müssen natürlich für die Qualität der Untersuchungen bürgen. Die Direct-to-Consumer-Kits, die Sie heute im Internet bestellen können, erfüllen nicht die nötigen Qualitätsanforderungen. Bei dieser Methode schicken Sie eine Speichelprobe an ein Labor und erhalten äußerst fragwürdige Aussagen über Erkrankungsrisiken. Zudem ist keine ausreichende Beratung sichergestellt.

Hans Lehrach: Was die Direct-to-Consumer-Kits angeht, stimme ich absolut zu: Es ist billiger und möglicherweise vom Ergebnis her nicht so verschieden, stattdessen ein Horoskop zu lesen.

Carsten Könneker: Sollte am Ende jeder sein Genom sequenzieren lassen, um sein Leben besser planen zu können?

Urban Wiesing: Nein, das ist die individuelle Entscheidung eines jeden Einzelnen.

Hans Lehrach: Richtig. Ich sehe das jedoch als das Recht des Einzelnen auf das Streben nach Glück, als einen nächsten Schritt in Richtung der Befreiung des Menschen. Denn je mehr Informationen uns zur Verfügung stehen, desto mehr befreien wir uns aus der Leibeigenschaft.

Carsten Könneker: Aber ergibt sich hier nicht eine neue Leibeigenschaft – indem uns das Wissen über die eigenen Gene zu Lebensentscheidungen zwingt?

Urban Wiesing: Wahrscheinlich. Zwar können wir durch die neuen Technologien über mehr verfügen – zum Beispiel über unsere Lebensgestaltung, vielleicht auch

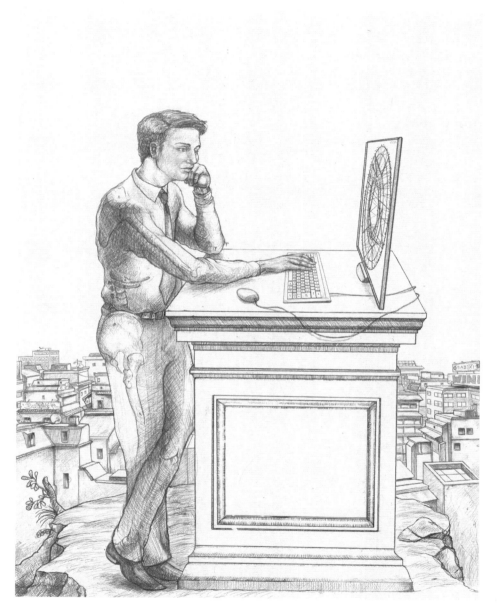

„Das Virtuelle und das Reale" (Hommage an Andreas Vesalius), Graphitzeichnung von Marcel Teske.

über behandelbare Erkrankungen und Prävention. Gleichzeitig wird aber auch über uns verfügt. Wir sind abhängig von neuen Experten und stehen vor neuen Herausforderungen, auf die wir reagieren müssen. Das Leben unter diesen hochtechnisierten Bedingungen hat gewiss Vorteile. Aber wir dürfen nicht glauben, dass wir dafür keinen Preis zu zahlen hätten.

Carsten Könneker: Nehmen wir das als Schlusspunkt. Herr Lehrach, Herr Wiesing, ich bedanke mich für das Gespräch.

Anmerkungen

[1] Lehrach H, Wiesing U, Könneker C: Der modellierte Patient. Spektrum der Wissenschaften, Januar 2011, 60–65.
[2] Audio-Version des Streitgespräches unter: http://www.spektrum.de/alias/streitgespraech/der-modellierte-patient/1055520 (28.02.2012).

Teil VII: **Contra Punctus**

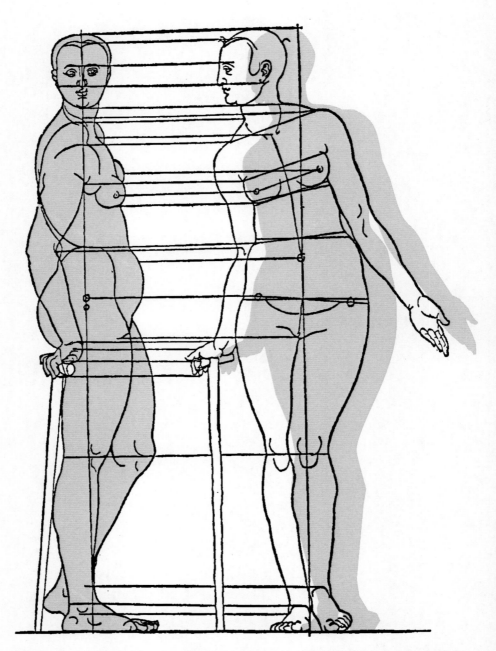

Holzschnitt von Albrecht Dürer aus seinem 1528 erschienenen Werk „Vier Bücher von menschlicher Proportion" (©SLUB Dresden, Deutsche Fotothek, Aufnahme: Dresdner Digitalisierungszentrum, SLUB LI 27501 H666). Abbildung modifiziert für das Thema „Der virtuelle Patient" (©ArtConText, Christine Knauber).

K. Giese

22 Von der Vermessung des Menschen in der Renaissance – Dürers Suche nach einer maßgerechten Proportion

22.1 Einführung

Als der vierundzwanzig Jahre alte Dürer 1495 seine erste Reise nach Italien antrat, war das nicht allein ein Aufbruch in ein anderes Land, sondern in eine neue Zeit. Von seiner Reise in die Renaissance brachte er jene neuen Perspektiven und Impulse mit, die ihn zu einem der gefeiertsten Künstler in ganz Europa machten. „Dürers erste Italienreise", schreibt Erwin Panowsky, „darf, so kurz sie war, als Beginn der Renaissance in den nördlichen Ländern bezeichnet werden." [1]. Mit dem Übertritt der Alpen ließ der junge Künstler den „Herbst des Mittelalters" hinter sich zurück – eine Epoche, deren überkommenes scholastisches Weltbild immer noch übermächtig und erst zögerlich durch den aufkommenden, von Italien ausstrahlenden Humanismus abgelöst wurde [2]. Diese auf antiker Grundlage fußende Philosophie, die sich seit etwa einem Jahrhundert in den Zentren Italiens entwickelte und vor allem in Florenz um 1500 gerade ihren Höhepunkt erreichte, führte zu einer Revolution des alten christlich-abendländischen Weltbildes. Als Wiedergeburt der Antike – vor allem aber als *rinascita* der Kunst im Sinne einer Erneuerung – formierte sie sich zu einer übergreifenden Bewegung der „Kultur der Renaissance in Italien" [3] und erfasste zu Beginn des 16. Jahrhunderts ganz Europa. Sie markiert nicht weniger als einen der größten weltgeschichtlichen Umbrüche: den Übergang vom Mittelalter zur Neuzeit.

Das Ideal des Humanismus, als geistiger Überbau der Renaissance, war der *uomo universale*: der umfassend gebildete Mensch. Herausragende Künstlerpersönlichkeiten wie beispielsweise Leonardo da Vinci (1452–1519) oder Michelangelo Buonarroti (1475–1564) und nicht zuletzt Albrecht Dürer (1471–1528) verkörperten diesen nach Gesetzmäßigkeiten in der Natur forschenden und Wahrheit suchenden Menschentypus. Als Wegbereiter in ein neues Goldenes Zeitalter war er berufen, die Ideale der Antike zu erreichen oder sie gar zu übertreffen. In ihrer Vollendung lag das erklärte Ziel der Verwirklichung eines vollkommenen Menschentums. Im Fokus des nunmehr anthropozentrischen Weltbildes stehend, sollte der Mensch über die Selbsterkenntnis zur Wahrheit gelangen, wie es in einem der zentralen Lehrsätze des Humanismus formuliert war: „Erkenne dich selbst." Dieser Weg der Erkenntnis führte über die studia humanitas. Von Gott mit Vernunft begabt und in das irdische Dasein gesetzt, wurde der Mensch in seiner geistigen und physischen Qualität zum Norm gebenden Faktor in dieser Welt. Der „Mensch als Maß aller Dinge" – ein weiterer entscheidender Lehrsatz des Humanismus – konnte die Welt aus sich selbst heraus erkennen und bestimmen.

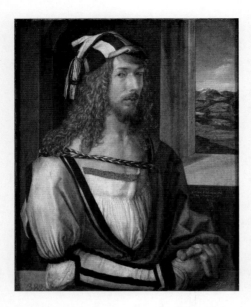

Abb. 22.1: Albrecht Dürer: Selbstbildnis mit Landschaft. Öl auf Holz, 1498. Museo Nacional del Prado (Madrid). © Frei nach Wikipedia.

Dabei spielte die Kunst als ästhetisches Mittel der Wahrheitsfindung eine wesentliche Rolle, indem sie selbst zu einem wichtigen Katalysator für die theoretischen Grundlagen der modernen Naturwissenschaften wurde. Die Zentralperspektive als originäre und bahnbrechende Leistung der Renaissance ist nur ein Beispiel für die wechselseitige und fruchtbare Durchdringung von Wissenschaft und Kunst, mit der sich die Welt auf theoretischer Grundlage neu ordnen ließ. Als bildgebendes Verfahren erreichte sie zum ersten Mal, Objekte auf mathematisch nachprüfbare Weise exakt im Raum zu verorten [4].

Während im Mittelalter der Fokus noch ganz auf das göttliche Jenseits gerichtet war, dem der Mensch als Werkzeug Gottes untergeordnet wurde, galt in der Renaissance die Konzentration nunmehr dem Diesseits mit all seinen Erscheinungen, die man wissenschaftlich zu erforschen suchte. Im Mittelpunkt des Interesses stand dabei das Individuum. In der Wiedergabe seiner unverwechselbaren Gestalt im Portrait, einem der neuen Sujets der Kunst der frühen Neuzeit, findet sich die Entdeckung des Ichs und das damit einhergehende neue Selbstbewusstsein am reinsten artikuliert. Dürers Selbstbildnis aus dem Jahr 1498, das kurz nach seinem Italienaufenthalt entstand, ist ein Beispiel dafür (Abb. 22.1). Es gilt als das erste eigenständige Selbstporträt der deutschen Kunst, in dem sich die neue subjektive Wahrnehmung des eigenen Wertes voll entfaltet [5].

Im Gegensatz zu Italien, wo die Philosophie der Renaissance sich in den allgegenwärtigen Monumenten der Antike als Spiegel geistiger Ideen zu objektivieren schien und sich eine normative Kraft und Regelhaftigkeit für Kunst und Wissenschaft entfalten konnten, verblieb das humanistische Studium der Antike in Dürers Heimat zunächst auf literarisch-rhetorischer Ebene stehen. Dem philologischabstrakten Zugang deutscher Humanisten mangelte es hier an konkreten anschaulichen und sinnlich erfahrbaren Vorbildern für die Kunst, um der neuen Geisteshaltung adäquaten Ausdruck zu verleihen [6]. Zwar hatte sich nördlich der Alpen die alte, zäh behauptende, aber immer noch vitale Kunst der Gotik durch die Entdeckung des Alltags mittels Naturbeobachtung neue Wege eröffnet – vor allem in den Niederlanden kündigte sich in der Malerei ein hier noch nie da gewesener Realismus an –, doch waren die Bestrebungen einer handwerklich organisierten Künstlerschaft, die noch in eine jahrhundertealte Tradition eingebunden war, von rein empirischer Natur [7]. In Ermangelung innovativer Impulse, wie sie die antike Kunst bot, konnte sie sich nicht grundlegend erneuern.

22.2 Die vitruvianische Verheißung

Aus diesem geistigen Klima zwischen neuen humanistischen Ideen und althergebrachter Überlieferung kommend, brach Dürer auf. Was der junge Maler und Graphiker suchte, waren neue Ausdrucksmöglichkeiten – jene Ausdrucksmöglichkeiten, die nur die erneuerte Kunst Italiens verhieß. Dabei ging es ihm weniger um eine Kunst im Sinne eines von der Antike angeregten neuen Stils, als vielmehr um die in dessen Form eingebundene Norm – also um eine Darstellungsweise, die auf methodische Verfahren und feste nachprüfbare Prinzipien gegründet war, aus denen sich systematisch allgemeinverbindliche Gesetze ableiten ließen. Nicht nur das Wie, sondern vor allem das Warum war in diesem Kontext von Bedeutung. Die Kunst als „Brauch", wie Dürer die handwerkliche Praxis bezeichnete und als solche erlernt hatte, genügten ihm nicht mehr [9]. Er wollte sie als Wissenschaft, wie sie in Italien begriffen wurde, durchdringen und beherrschen. Anders formuliert: Dürer suchte nach den Grundlagen ästhetischer Theorie, die das wahre Wesen der Dinge freilegen konnte. Denn die Aufgabe der Kunst lag – im Verständnis der Zeit – in der Aufdeckung der absoluten Schönheit. In ihr offenbarte sich die universelle Wahrheit, die ihrerseits im Kern der Dinge verborgen war.

Ein Schlüssel auf diesem Weg war die mathematisch fundierte Perspektive, ein anderer die regelgerechte Proportion. Beide stellten zwei Seiten ein und desselben Problems dar, die Welt und ihre Dinge wahrhaft abzubilden. Dies war der zentrale Komplex, um den die Kunst der Renaissance kreiste und um deren Lösung die größten Protagonisten – in der Personalunion von Künstler und Wissenschaftler – mit Eifer rangen (Abb. 22.2). Während die Perspektive als optisches Phänomen der Wahrnehmung von Objekten im dreidimensionalen Raum ins Auge gefasst wurde und schon Mitte des 15. Jahrhunderts weitgehend gelöst war, blieb die Suche nach der regelhaften Proportion als Dauerthema bestehen [10]. Sie lag nach antiker Überlieferung in der physischen Gestalt des Menschen selbst verborgen. Diese Spekulation konnte sich im Glauben vom Menschen als Ebenbild Gottes zur Gewissheit entfalten. Darüber hinaus wurde die Annahme von der kosmologischen Analogie des Menschen als Mik-

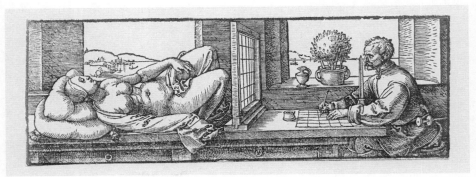

Abb. 22.2: Albrecht Dürer: Der Zeichner der Perspektive (Zeichner eines Frauenaktes). Holzschnitt, 1525, Illustration aus Dürers Werk „Underweysung der messung/ mit dem zirckel un richtscheyt/ in Linien ebnen unnd gantzen corporen " [8]. © SLUB Dresden, Deutsche Fotothek, Foto: Hans Loos.

rokosmos, der den Makrokosmos abbildete, befördert. Als Welt im Kleinen wurde der Mensch zum Modell. Aus den Größenverhältnissen seiner Glieder ließ sich nach antiker Überlieferung ein Proportionskanon gewinnen. Dieser war in der vitruvianischen Proportionsfigur als sein Konzentrat einbeschrieben und veranschaulicht. In der Interpretation von Leonardo da Vinci (Abb. 22.3), die exemplarisch für viele ähnliche Darstellungen steht, wurde der „homo ad circulum" und „ad quadratum" weltberühmt [11]. Der philosophische Lehrsatz vom „Mensch als Maß aller Dinge" fand in ihr und ihren Äquivalenten seine konkrete Gestalt. Als Bezugspunkt wahrhafter Proportion präfigurierte sie alle weiteren Auseinandersetzungen zum Thema (Abb. 22.4). Doch war sie im Ursprung, wie bereits angedeutet, keine Erfindung der Renaissance. Ihre Konzeption geht auf den antiken Schriftsteller Vitruv zurück, der sie in seinem Werk „Zehn Bücher über Architektur" als beispielhaften Proportionskanon demonstrierte [12].

Als bedeutende antike Quelle zur Kunst bildeten die Schriften Vitruvs die Grundlage für die Architekturtraktate in der frühen Neuzeit. Dürer sollte später, nachdem er intensiv die vitruvianischen Schriften studiert hatte, über den Theoretiker und Architekten schreiben: „Vitrufius der alt Baumeister, den die Römer zu großem Gbäu braucht haben, spricht: wer do bauen woll, der soll sich verrichten auf der Geschicklichkeit des Menschen, wann aus ihm würd funden gar verborgne Heimlichkeit der Moß." Dieses Verhältnis berechenbarer Größen beruhte auf einem Modulsystem menschlicher Glieder, das Dürer nach dem Passus von Vitruv wie folgt paraphrasiert: „... der menschlich Leib also sei: Daß das Angesicht von Kinn bis aufhin, do das Hoor anfächt, sei der 10 Teil des Menschen. Und ein ausgestreckte Hand s(e)i och so lang. Aber der Kopf des Menschen sein ein Achtteil, ein 6 Teil von der Höhe der Brust bis hinauf, do das Hoor anfächt, und vom Haar bis zum Kinn in 3 Teil geteilt, im obersten die Stirn, im anderen die Nas, im dritten der Mund mit dem Kinn. Auch ein Fuß sei ein 6 Teil eins Menschen, ein Ellbogen ein 4 Teil, die Brust ein 4 Teil." [13]

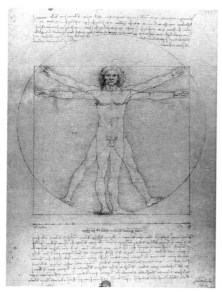
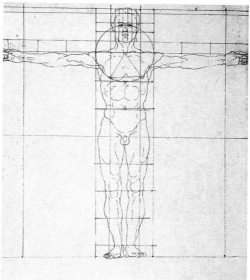

Abb. 22.3: Leonardo da Vinci: Der vitruvianische Mensch. Proportionsschema der menschlichen Gestalt nach Vitruv (Ausschnitt). Zeichnung, 1485/90. Galleria dell'Accademia (Venedig). © Frei nach Wikipedia.

Abb. 22.4: Albrecht Dürer: Männliche Proportionsfigur im Netz. Zeichnung aus dem „Dresdner Skizzenbuch", 1507–1528. © SLUB Dresden, Deutsche Fotothek, Foto: Gundula Körner.

Die Faszination, die von diesem Proportionskanon ausging und der die ganze kunstästhetische Diskussion der Frühen Neuzeit inspirierte, liegt im vitruvianischen Prinzip der Symmetrie des Ebenmaßes begründet. Als eine der wichtigsten Kategorien von venustas, also einer angestrebten absoluten Schönheit, bildete die Symmetrie eine wesentliche Grundlage für jegliches künstlerisches Werk. Die ihr innewohnende Gesetzmäßigkeit besagte, das sich die Einzelteile eines Kunstwerkes untereinander wie auch zum Ganzen so verhalten sollten, dass sich alles „vergleichlich reimen" könne [14]. Ihren reinsten Ausdruck fand sie in den vollkommenen geometrischen Figuren von Kreis und Quadrat, die ihrerseits auf den Menschen zurückgeführt werden konnten (Abb. 22.5). Denn, so fasst Dürer zusammen: „Solich Gledmoß teilt er [Vitruv] alle in die Gebäu und spricht; Wenn man ein Mensch auf die Erd ausgebreitet mit Händen und Füßen [n]iederlegt und ein Zirkel in den Nabel setzt, so rührt der Umschweif Händ und Füß. Domit bedeutet er zu finden ein runden Bau aus der menschlichen Gliedmaß." [15]. In ähnlicher Weise ließ sich nach Vitruv ein Quadrat konstruieren, in dem die Strecke der rechtwinklig zur Körperachse ausgebreiteten Arme der gesamten Höhe des Menschen entsprach und somit ein Viereck bestimmte. „Und also hat er zammenbrocht die Glieder der Menschen in vollkummne Zahl des Gebäus in solicher bewährlicher Ordnung, dass sie weder die Alten noch die Neuen nit verwerfen

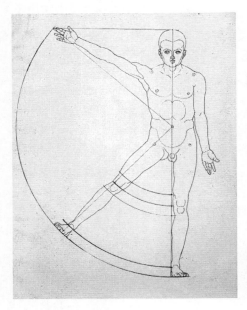

Abb. 22.5: Albrecht Dürer: Mann mit Zirkelschlag. Zeichnung aus dem „Dresdner Skizzenbuch", 1507–1528. © SLUB Dresden, Deutsche Fotothek, Foto: Hermann Großmann.

künnen. Un wer do will, der les ihn, wie er die besten Ursach des Gebäus anzeicht." [16] In einer anhaltenden kritischen Auseinandersetzung, die zu differierenden Interpretationen führte, dauerte die Rezeption Vitruvs bis in das 18. Jahrhundert an und wirkt bis in die Gegenwart substanziell nach [17].

22.3 Dürers Suche nach Antworten in Italien

Doch bevor Dürer Vitruv im Original lesen konnte, war es noch ein langer Weg. Im Jahr 1497 wandte er sich schließlich nach Italien, um die Kunst der beginnenden Hochrenaissance kennenzulernen. Hier erhoffte er sich, das Geheimnis des Proportionskanons vor Ort zu entdecken. Rückblickend schreibt er in einem Entwurf zur Widmung seiner später erscheinenden Proportionslehre an den berühmten Humanisten Willibald Pirckheimer (1470–1530) über seine intensive Suche nach theoretischen Grundlagen. Das Dokument belegt nicht nur den fruchtbaren Austausch über die Kunst mit seinem lebenslangen und besten Philosophenfreund, dem er so viele Anregungen und Kontakte zu verdanken hatte, sondern gibt auch den entscheidenden Hinweis über erste konkrete Berührungspunkte mit dem Proportionskanon durch den venezianischen Maler Jacopo de' Barbari (1475–1516). Dürer schreibt: „Noch dem sich zwischen uns zw mer moln hat begeben, das zw red wörden sind van allerlei künsten, und under anderen jch frogte, ob auch pücher forhanden weren, dy do fan der gestalt der menschen lerten machen, fernam ich von ewch, sy weren gewest, aber pey uns nit entgen. Dorawff jch noch mals für mich selbst süchte, wy man solches machen künt. [...] Jdoch so ich kenen find, der etwas beschriben hett dan einen mam, hies Jacobus, was ein lieblicher maler, van Venedig geporn, der wis mir man und weib, dy er aws der mas gemacht hett, und wy woll Ich zw sinn am dy menvng, wy man sölch ding zw wegen pringen möchte, doch kunt ich nit von im erlangen seinen grund, wy er sein kunst prawchett." [18].

Die Enttäuschung, die in diesen Zeilen mitschwingt, muss groß gewesen sein. Barbaris Erläuterungen zum Maß von Mann und Frau ließen Dürer unbefriedigt zurück. Gleichzeitig trieben sie den wissbegierigen Künstler an und gaben den Anstoß zu eigenen Überlegungen und Forschungen, wie er selbst bezeugt. Ob Dürer mit Barbari schon auf seiner ersten Italienreise in Venedig zusammentraf oder erst 1500 kennenlernte, als dieser in Nürnberg für Kaiser Maximilian I. in den Dienst trat, ist nicht bekannt. Zumindest entstehen in diesen Jahren Dürers erste Proportionsstudien. Noch ohne eigentliche theoretische Grundlage schritt er langsam tastend voran.

22.4 Erste Annäherungen

Albrecht Dürers frühes Interesse am nackten Körper des Menschen belegen schon ein „Mädchenakt" aus dem Jahr 1493, das er noch aus rein empirischer Anschauung heraus entwickelte, sowie die Federzeichnung des „Frauenbades" und das als Holzschnitt ausgeführte „Männerbad" (beide um 1496), auf denen nackte Menschen in verschiedenen Ansichten, Haltungen und Bewegungen dargestellt sind (Abb. 22.6).

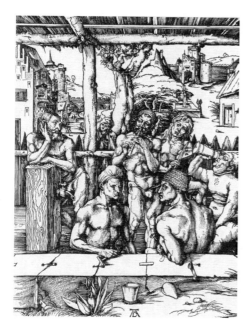

Abb. 22.6: Albrecht Dürer: Das Männerbad. Holzschnitt (Ausschnitt), um 1496. Wallraf-Richartz-Museum – Fondation Corboud, Graphische Sammlung 1920/82.
© Frei nach Wikipedia.

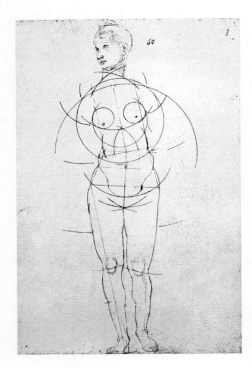

Abb. 22.7: Albrecht Dürer: Frau mit Zirkelschlag. Zeichnung aus dem „Dresdner Skizzenbuch", 1507–1528. © SLUB Dresden, Deutsche Fotothek, Foto: Hermann Großmann.

Die beiden zuletzt genannten Werke gehören zu einer ganzen Reihe graphischer Blätter, die im letzten Jahrzehnt des 14. Jahrhunderts entstanden und die exemplarisch die Neugier Dürers am menschlichen Körper widerspiegeln.

Die erste Stufe systematischer Auseinandersetzung mit der menschlichen Proportion belegen mehrere Studien zu Bewegungsfiguren (um 1500), die Dürer mit Hilfe von Zirkel und Richtscheit auf rein geometrischer Grundlage zu konstruieren versuchte (Abb. 22.7). Dieses Verfahren, das auf der Anwendung von geometrischen Formen wie Quadrat, Kreis und Trapez basierte und das die Figur aus der Fläche heraus entwickelte, war allerdings noch ganz von der mittelalterlichen Werkstattpraxis bestimmt [19]. Die zweite Stufe veranschaulicht den komplexen Annäherungsprozess, dessen entscheidende Phase der theoretischen Reflexion noch bevor stand. Zu ihr gehört die Darstellung von „Adam und Eva", mit der sich Dürer in zwei Varianten unterschiedlicher Technik lange Zeit beschäftigte (Abb. 22.8 und 22.9): Während die Haltung von Adam und Eva im Kupferstich von 1504 noch statuarisch erstarrt scheint und die Kenntnis antiker Skulpturen verrät (Dürer gestaltete den Adam nach dem Vorbild des Apoll vom Belvedere), erreichte er in der Darstellung des Menschenpaares auf den Gemäldetafeln von 1507 eine naturgetreue Wiedergabe, welche den Figuren einen deutlich lebendigeren, menschlich gegenwärtigeren Ausdruck verlieh. Die Diskrepanz, die im Vergleich beider Versionen liegt, ist nicht weiter verwunderlich: Zwischen den beiden Darstellungen lag Dürers zweite Italienreise (1505–1507), die ihn

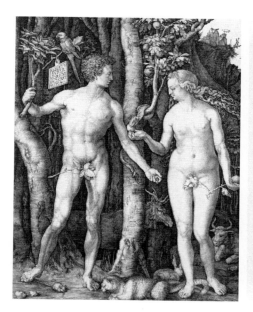
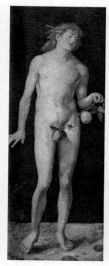
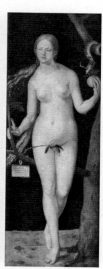

Abb. 22.8: Albrecht Dürer: Adam und Eva. Kupferstich, 1504. © Frei nach Wikipedia.

Abb. 22.9: Albrecht Dürer: Adam und Eva. Öl auf Holz, 1507, Museo del Prado. © Frei nach Wikipedia.

nach Oberitalien und abermals nach Venedig führte. Hier sollte er nicht nur weitere entscheidende Impulse für seine Kunst im Allgemeinen erhalten, sondern auch sein Verlangen nach theoretischen Grundlagen wurde fürs Erste gestillt.

In seinem letzten Brief aus Venedig – kurz vor der Heimreise nach Nürnberg – schreibt er an Pirckheimer, dass er nach Bologna reiten wolle und zwar wegen „… der kunst heimlicher Perspectiva, die mich einer lehren will" [20]. Die erwartungsvolle Spannung, die hier anklingt, sollte zufrieden gestellt werden. Wir wissen weder, wen er traf, noch was er im Einzelnen als Erkenntnis mitnahm. Denn unter dem Begriff der Perspektive fasste Dürer die Gesamtheit der kunsttheoretischen Lehre zusammen. Sowohl die Zentralperspektive als auch die Proportion verstand er als Einheit. Spätestens zu jenem Zeitpunkt war Dürer im Besitz des Vitruv-Textes, der ihm von Pirckheimer vermittelt worden war. Die Zeichnungen im berühmten „Dresdner Skizzenbuch", die kurz nach seiner Reise um 1507 einsetzten, belegen aber, dass er nicht nur mit Vitruv, sondern auch mit Leonardos Proportionsstudien in Berührung gekommen sein muss [21]. Damit hatte er endlich gefunden, was er seit Langem suchte. Ausgehend von diesen lehrreichen und „vorbildlichen" Grundlagen begann nun die eigentliche intensive kunsttheoretische Auseinandersetzung und Reflexion, die ihn bis zu seinem Tod nicht mehr loslassen sollte. In dieser Zeit muss in Dürer der Wunsch gereift sein, eine eigene Proportionslehre zu verfassen. 1512 lagen bereits die ersten schriftlichen Entwürfe zu den „Vier Büchern von menschlicher Proportion" vor [22]. In

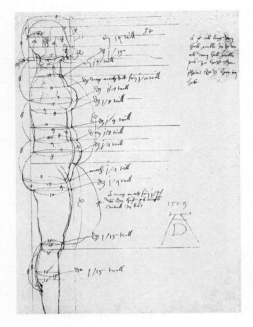

Abb. 22.10: Albrecht Dürer: Weibliche Proportionsstudie von der Seite. Zeichnung aus dem „Dresdner Skizzenbuch", 1507–1528. © SLUB Dresden, Deutsche Fotothek, Foto: Hermann Großmann.

einem langwierigen Prozess unzähliger Studien wuchs der Stoff an Erkenntnissen in den Folgejahren stetig an. Die Entwicklung, die sich anhand der überlieferten Manuskripte aus den Jahren 1507 bis 1528 (und vor allem des „Dresdner Skizzenbuches") ablesen lässt, weist dabei erstaunliche Parallelen zu Leonardos Proportionsstudien auf (Abb. 22.10).

22.5 Die fieberhafte Vermessung des Menschen

Beide Künstler – Leonardo da Vinci wie Albrecht Dürer – waren hinsichtlich des vitruvianischen Kanons der menschlichen Glieder auf ein zentrales Problem gestoßen. Denn schnell wurde klar, dass die von Vitruv kodifizierten absoluten Maße nicht dem tatsächlichen Menschen in der Vielgestaltigkeit seiner proportionalen Erscheinung entsprachen [23]. Das von Vitruv gesetzte Ideal deckte sich nicht mit der Natur. Die Glaubwürdigkeit der antiken Überlieferung war erschüttert. Die als vorbildlich angesehene Theorie musste in der Natur ihr Korrektiv finden. Dürer formulierte es wie folgt: „Dann wahrhaftig steckt die Kunst in der Natur, wer sie heraus kann reißen, der hat sie. [...] Und durch die Geometria magst du deins Wercks viel beweisen. [...] Aber je genäuer dein Werk dem Leben gemäß ist in seiner Gestalt, je besser dein Werk erscheint." [24]. Dieser Konflikt wurde zum Motor der Erkenntnis. Idee und Realität in Übereinstimmung zu bringen, war ein wichtiges Anliegen in der Entwicklung einer neuen verbesserten ästhetischen Theorie. Angetrieben von Vitruvs Theoremen und

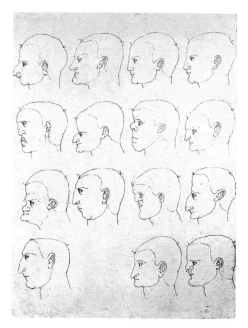

Abb. 22.11: Albrecht Dürer: Kopfstudien (nach Leonardo da Vinci). Zeichnung aus dem „Dresdner Skizzenbuch", 1507–1528. © SLUB Dresden, Deutsche Fotothek, Foto: Waltraud Rabich.

in kritischer Auseinandersetzung mit ihnen, begann die fieberhafte Vermessung des Menschen. An ihr beteiligten sich die bedeutendsten Theoretiker und Künstler der italienischen Renaissance, zu deren Vertreter neben dem Universalgenie Leonardo auch der Baumeister und Architekturtheoretiker Leon Batista Alberti (1404–1472) und Michelangelo gehörten [25]. Dürer stand dagegen jenseits Italiens mit seinen Bemühungen noch völlig isoliert. In einem interdisziplinären Prozess zwischen künstlerischer Theorie und naturwissenschaftlicher Feldforschung vermaßen, verglichen und zeichneten sie den Menschen. Am lebenden Modell seines Körpers gewannen sie immer neue Maßverhältnisse, und im Fall von Leonardo und Michelangelo sezierten sie ihn sogar als Leichnam – ein Sakrileg, das sich in Italien unter größter Vorsicht und in aller Heimlichkeit vollzog. Nördlich der Alpen und damit für Dürer war jedoch dieser Zugang noch völlig undenkbar.

Während Alberti in enger Anlehnung zu Vitruv aus wenigen, als schön empfundenen Menschen ein ideales Maßsystem konstruierte, ging es Leonardo um ein harmonisches Maß absoluter Schönheit. Als dessen Messreihen jedoch nicht das gewünschte Ergebnis brachten, verlegte er sich auf die Bestimmung organischer Analogien, die er mit dem tiefen Eindringen in den Körper durch Sektion von Leichen gewinnen wollte [26]. Doch auch hier scheiterte er, und zu einer geplanten Theorie kam es nicht. Die Suche nach absoluter Schönheit ließ er fallen. Lapidar und relativierend stellte er fest: „An verschiedenen Körpern finde ich verschiedene Schönheit, aber gleich an Reiz." [27]. Statt nach Gemeinsamkeiten zu suchen, galt sein Interesse nunmehr der Betonung von Unterschieden. Seine Zeichenstudien zu körperlichen

Besonderheiten, die sich in Darstellungen über die Abstufungen von normalen bis zu abnormen Physiognomien steigerten, trifteten ins Groteske ab (Abb. 22.11). Der Mensch drohte zur Karikatur zu werden.

Dürer dagegen gab nicht auf. Seine vergleichenden Messungen, in deren Verlauf er 300 Personen untersuchte, potenzierten sich. Prinzipiell auf gleichem Weg wie Leonardo, kam er zwar zunächst zu einer ähnlichen Einschätzung, zog aber in letzter Konsequenz einen anderen Schluss. Auch er formulierte zunächst ganz ähnlich wie Leonardo: „Dj schönheit, waz daz ist, daz weis ich nit, wij woll siy vil dingen anhangt." [28]. Einer absoluten Schönheit – eingegossen in den Proportionskanon einer einzigen allgemeingültigen Figur – erteilte also auch er eine Absage. Die Schönheit als Ideal war relativ. Der Mensch in seiner Bandbreite individueller Erscheinungen konnte auf unterschiedliche Weise, aber in gleichem Ergebnis Schönheit reflektieren. Doch war das für ihn kein Grund zur Resignation. Sein Ausweg aus dem Dilemma lag in der Vielfalt und – so paradox es auch klingt – in einer eingeschränkten Vielfalt. Von ihr ausgehend klassifizierte er die variierenden menschlichen Erscheinungsbilder zu einem Kanon proportionaler Typen (Abbildung S. 288 und Abb. 22.12 [29]). Das erste Buch seiner Proportionslehre enthält bereits fünf Typenpaare. Jeweils eine männ-

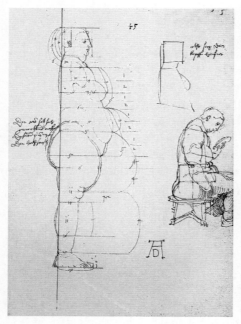

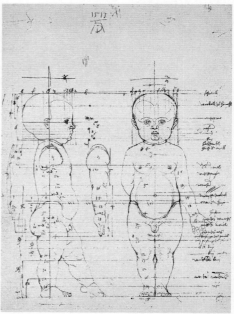

Abb. 22.12: Albrecht Dürer: Weibliche Proportionsstudie von der Seite (dicke Frau). Zeichnung aus dem „Dresdner Skizzenbuch", 1507–1528. © SLUB Dresden, Deutsche Fotothek, Foto: Hermann Großmann.

Abb. 22.13: Albrecht Dürer: Umrisszeichnung von zwei Kindern (nach rechts schreitend, von vorn). Zeichnung aus dem „Dresdner Skizzenbuch", 1513. © SLUB Dresden, Deutsche Fotothek, Foto: Waltraud Rabich.

liche und weibliche Figur illustrieren hier in Vorder-, Seiten- und Rückansicht die exakten Maßtabellen ihrer proportionalen Verhältnisse. Darüber hinaus führt Dürer als Novum ein kleines Kind mit seinen anatomischen Besonderheiten ein (Abb. 22.13). Es folgen die exemplarischen Angaben zu einem weiblichen wie männlichen Kopf, einer Hand und einem Fuß. In seinem zweiten Buch ergänzt er die Möglichkeiten um acht Paare weiterer Typen. Somit erreichte er eine verfeinerte, abgestufte Bandbreite von einer schlanken bis hin zu einer korpulenten Gestalt, die sich den möglichen Erscheinungsbildern tatsächlicher Menschen noch stärker annäherte. Die von ihm bis dahin offenbar immer noch angenommene Einschränkung des Kanons versuchte er schließlich im dritten Buch zu überwinden. Durch ein System stufenloser Veränderung führt er vor, wie die gefundenen Typen variiert werden können, um sie individuellen Gegebenheiten anzupassen. Das vierte Buch widmet sich schlussendlich der Darstellung des Menschen in seiner Bewegung im Raum, ohne dass dabei die als gesetzt erkannten Maßverhältnisse verletzt werden. Dürer spürte schnell, dass seine hier propagierten Variationsmöglichkeiten sich in allzu großer Beliebigkeit verlieren konnten. Deswegen warnte er in seinem „Ästhetischen Excurs" jeden Künstler vor Übertreibungen ins Monströse. Andererseits vertraute Dürer auf die Urteilskraft des Künstlers, der sich in seinen Augen zwingend mit dem Hässlichen vertraut machen sollte, um das Schöne erkennen zu können. Denn das Schöne lag als wahrhaftes Mittelmaß im Spektrum zwischen den Extremen [30].

22.6 „zu nutz allen denen, so zu diser kunst lieb tragen"

Im Gegensatz zu seinen italienischen Vorbildern hatte Dürer es geschafft, die Suche nach einer absoluten Schönheit durch die Erkenntnis und Akzeptanz einer relativen Schönheit zu überwinden. Denn er gelangte zur Ansicht, dass die Schönheit nicht in einem bestimmten Körper wohnte, sondern sich in vielen unterschiedlichen Gestalten enthüllen konnte.

Damit befand sich Dürer, ohne es beabsichtigt zu haben, auf dem Weg von der ästhetischen zu einer wissenschaftlich differenzierten Wahrnehmung des Menschen. Indem er ihn nunmehr in seiner individuellen Erscheinung mit all seinen komplexen und unverwechselbaren Facetten wertschätzte, gab er jedem Einzelnen einen eigenen Wert.

Während Leonardo und Michelangelo die Grundlage zur Anatomie legten, die in Form eines systematischen medizinischen Lehrbuchs erst 1543 durch Andreas Vesalius (1514–1564) veröffentlicht werden sollte, schuf Dürer die Basis der wissenschaftlichen Anthropometrie [31]. Als er sie entwickelte, konnte er noch nicht ahnen, dass sie später so unsäglich und auf perfide Weise missbraucht werden sollte. Seine Absichten lagen genau in entgegengesetzter Richtung. Seine Suche, wie die der italienischen Künstler und Theoretiker, nach naturgegebenen Gesetzmäßigkeiten führte zu Erkenntnissen, die für die Wissenschaften wie auch für die Künste gleichermaßen bahnbrechend und wegweisend waren. Sie verhalfen dazu, den Menschen als Individuum zu begreifen und ihm einen zentralen Platz in der Neuzeit einzuräumen.

Mit der Fassung des Manuskripts von 1523 war Dürers Proportionslehre weitgehend vollendet. Das erste Buch hatte er vor Drucklegung noch selbst durchgesehen. Die Bücher II–IV, die in Reinschrift überliefert sind, kamen unkorrigiert in den Druck. Dieser erfolgte erst 1528, kurze Zeit nach Dürers Tod [32]. Obwohl die Proportionslehre von italienischen Künstlern wie Michelangelo – nicht ganz ohne Grund – als nichtig und überflüssig erachtet wurde, erfuhr sie eine weite Verbreitung. Neben einer lateinischen Übersetzung, die von Joachim Camerarius (einem Freund Dürers) schon 1532–1534 vorgenommen wurde, folgten viele weitere in andere europäische Sprachen [33]. Der lange Titel der deutschen Ausgabe lautet: „Hjerinn sind begriffen vier bücher von menschlicher Proportion/ durch Albrechten Dürer von Nürenberg erfunden und be/ schriben/ zu nutz allen denen/ so zu diser kunst lieb tragen". Das Versprechen, das diesem Titel innezuwohnen scheint, sollte aber nicht darüber hinwegtäuschen, dass Dürers künstlerische „Theorie" im wissenschaftlichen Sinne, wie jede andere der Renaissance, keine eigentliche ist.

22.7 Literatur und Anmerkungen

[1] Panowsky E: Das Leben und die Kunst Albrecht Dürers. Hamburg 1995, 11. Verweise auf dieses Buch werden folgend mit „Panowsky 1995" kenntlich gemacht.

[2] Huizinga J: Herbst des Mittelalters. Studien über Lebens- und Geistesformen des 14. und 15. Jahrhundert in Frankreich und den Niederlanden. Stuttgart 1969.

[3] Jahn J, Lieb S: Wörterbuch der Kunst. Stuttgart 2008, 695. Jakob Burkhardt hat in seinem Werk „Die Kultur der Renaissance in Italien" (1860) als Erster die Renaissance als Zeitalter begriffen, das die Neuzeit einleitet.

[4] Jahn J, Lieb S: Wörterbuch der Kunst. Stuttgart 2008, 639–641 (zur Bedeutung und Genese der Perspektive).

[5] Panowsky 1995, 56.

[6] Ebenda, 10.

[7] Ullmann E (Hrsg.): Albrecht Dürer – Schriften und Briefe. Leipzig 1978. 6/12. Verweise auf dieses Buch werden folgend mit „Ullmann 1978" kenntlich gemacht.

[8] Underweysung der messung/ mit dem zirckel un richtscheyt/ in Linien ebnen und gantzen corporen/ durch Albrecht Dürer zusamen getzoge/ und zu nutz alle kunstlieb habenden mit zu gehörigen figuren/ in truck gebracht im jar. M. D. X. X. V. Erschienen bei Hieronymus Andreae, Nürnberg 1525. Die „Underweysung der Messung" gilt als eines der ersten deutschen Mathematikbücher. Es enthält für die damalige Zeit bedeutende neue Erkenntnisse. Das Manuskript mit der eigenhändigen Überarbeitung Dürers befindet sich in der Bayrischen Nationalbibliothek in München.

[9] Panowsky 1995, 323.

[10] Ullmann 1978, 25–26.

[11] Zur vitruvianischen Figur siehe hier beispielsweise die Varianten des Architekturtraktatisten Cesare Cesarianos. In: Bernd E (Hrsg.): Architekturtheorie von der Renaissance bis zur Gegenwart, Köln 2006, 28/30.

[12] Kruft HW: Geschichte der Architekturtheorie. München 1985, 20–30. Die älteste bekannte Abschrift des Vitruv-Werkes stammt aus dem 9. Jahrhundert.
[13] Zitiert nach Ullmann 1978, 147.
[14] Panowsky 1995, 347 sowie Ullmann 1978, 38.
[15] Zitiert nach Ullmann 1978, 147–148.
[16] Ebenda.
[17] Schütte U: Ordnung und Verzierung. Untersuchungen zur deutschsprachigen Architekturtheorie des 18. Jahrhunderts. Braunschweig 1986.
[18] Zitiert nach Ullmann 1978, 22.
[19] Ullmann 1978, 21–25.
[20] Zitiert nach Ullmann 1978, 118.
[21] Ullmann 1978, 22–25. Dürers sogenanntes „Dresdner Skizzenbuch" entstand in den Jahren zwischen 1507 und 1528. Es befindet sich heute in der Handschriftensammlung der Sächsischen Landesbibliothek (Staats- und Universitätsbibliothek) in Dresden. Viele der darin enthaltenen Originalzeichnungen dienten als Vorstufe bzw. Vorlage für die in Holzschnitt ausgeführten Illustrationen in seinem 1528 erschienenen Werk „Vier Bücher von menschlicher Proportion".
[22] Panowsky 1995, 353–354.
[23] Panowsky 1995, 350–353 sowie Ullmann 1978, 38.
[24] Zitiert nach Ullmann 1978, 40.
[25] Panowsky 1995, 351.
[26] Ullmann 1978, 24.
[27] Zitiert nach Ullmann 1978, 24.
[28] Zitiert nach Ullmann 1978, 38–39.
[29] Ullmann 1978, 39.
[30] Panowsky 1995, 356–357.
[31] Zu Vesalius siehe auch Lemke HU, Linden DEJ: Andreas Vesalius and 500 years imaging of the brain. In: Niederlag W, Lemke HU: Advances in Medical Imaging. Health Academy, Bd. 2/2002, 75–86. Sowie auch Panowsky 1995, 359.
[32] Ullmann 1978, 41. Siehe auch die neu bearbeitete, ins Hochdeutsche übertragene und kommentierte Ausgabe von Hinz B (Hrsg.): Albrecht Dürer. Vier Bücher von menschlicher Proportion. Mit einem Katalog der Holzschnitte, Berlin 2011. Das originale Manuskript von Dürers Proportionslehre befindet sich in der Handschriftensammlung der Sächsischen Landesbibliothek (Staats- und Universitätsbibliothek) in Dresden.
[33] Panowsky 1995, 359.

Teil VIII: **Anhang**

23 Autorenverzeichnis

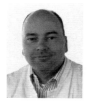

Prof. Dr. med. Andreas Schmeling, M.A.

Jahrgang 1968, ist stellvertretender Direktor des Instituts für Rechtsmedizin des Universitätsklinikums Münster.
Medizin- und Skandinavistikstudium in Berlin und Oslo/Norwegen. 1997 Promotion an der Medizinischen Fakultät (Charité) der Humboldt-Universität zu Berlin und M. A. an der Freien Universität Berlin. 2003 Facharzt für Rechtsmedizin. 2004 Habilitation für das Fach Rechtsmedizin und Erteilung der Lehrbefugnis an der Medizinischen Fakultät der Charité – Universitätsmedizin Berlin. 2004 Konrad-Händel-Stiftungspreis, verliehen während der Jahrestagung der Deutschen Gesellschaft für Rechtsmedizin e.V. 2007 Umhabilitation an die Medizinische Fakultät der Westfälischen Wilhelms-Universität Münster. Seit 2008 stellvertretender Direktor des Instituts für Rechtsmedizin des Universitätsklinikums Münster. 2010 Verleihung der Bezeichnung außerplanmäßiger Professor. Forschungsschwerpunkt: Forensische Altersdiagnostik bei lebenden Jugendlichen und jungen Erwachsenen.

Universitätsklinikum Münster, Institut für Rechtsmedizin
Röntgenstraße 23, 48149 Münster
Tel.: +49 (0)251/835 51 56
E-Mail: andreas.schmeling@ukmuenster.de
http://klinikum.uni-muenster.de/index.php?id=rechtsmedizin

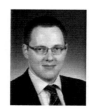

Dr.-Ing. Mark-Patrick Mühlhausen

Jahrgang 1983, ist Entwicklungsingenieur im CoC Strömungs- und Strukturmechanik bei der Bosch Rexroth AG.
2003–2009 Studium des Maschinenbaus an der Universität Karlsruhe (TH). 2012 Promotion im Bereich der numerischen Modellierung der Fluid-Struktur-Interaktion des Herzens und der Herzklappen am Karlsruher Institut für Technologie (KIT), 2009–2012 Wissenschaftlicher Mitarbeiter am Institut für Strömungslehre des KIT. Seit 2012 Entwicklungsingenieur bei der Bosch Rexroth AG.

Würzburger Straße 22, 63739 Aschaffenburg
Tel.: +49 (0)721/60 84 23 68
E-Mail: mark-patrick.muehlhausen@kit.edu
www.isl.kit.edu

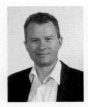

Prof. Dr. phil., dipl. biol. Christoph Rehmann-Sutter

Jahrgang 1959, ist Professor für Theorie und Ethik der Biowissenschaften an der Universität zu Lübeck.
1978–1984 Studium der Molekularbiologie am Biozentrum der Universität Basel/ Schweiz. 1983–1988 Zweitstudium der Philosophie und Soziologie in Basel und Freiburg i. Br., Promotion 1995 an der Technischen Universität Darmstadt. Forschungs- und Lehrtätigkeit an der Universität Basel. 1997–1998 Research Fellow an der University of California in Berkeley/USA. 1992–2000 gefördert durch die Sondermaßnahmen des Bundes zur Förderung des akademischen Nachwuchses. Habilitation für Philosophie an der Universität Basel (2000) und Assistenzprofessor für Bioethik. 2001–2009 Präsident der Schweizerischen Nationalen Ethikkommission im Bereich Humanmedizin. Ab 2007 Titularprofessor für Philosophie an der Universität Basel. Seit 2008 Visiting Professor an der London School of Economics and Political Science. Gegenwärtige Forschungsschwerpunkte: Philosophie und Ethik der Genomik, end-of-life decision making, Gewebespende von Kindern an Geschwister, Grundlagen einer hermeneutischen und phänomenologischen Ethik.

Universität zu Lübeck, Institut für Medizingeschichte und Wissenschaftsforschung
Königstraße 42, 23552 Lübeck
Tel.: +49 (0)451/70 79 98 15
E-Mai:rehmann@imgwf.uni-luebeck.de
www.imgwf.uni-luebeck.de

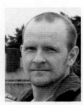

Dipl.-Ing. Heiko Ramm

Jahrgang 1979, ist Wissenschaftlicher Mitarbeiter der Arbeitsgruppe Medizinische Planung am Zuse-Institut Berlin (ZIB).
1999–2006 Studium der Computervisualistik mit Anwendungsfach Medizin an der Otto-von-Guericke Universität Magdeburg. 2004–2005 Werksstudent bei der IVS-Solutions AG, Chemnitz, im Bereich medizinische Bildverarbeitung. 2005 Diplom an der Otto-von-Guericke Universität Magdeburg mit der Arbeit „Model-Based Segmentation of Neck Lymph Nodes in Clinical CT-Data". Seit 2006 Wissenschaftlicher Mitarbeiter am Zuse-Institut Berlin (ZIB) und Promotionsstudent an der Otto-von-Guericke Universität Magdeburg im Bereich der bildbasierten Therapieplanung für die orthopädische Chirurgie.

Zuse-Institut Berlin (ZIB)
Abteilung Visualisierung und Datenanalyse
Arbeitsgruppe Medizinische Planung
Takustraße 7, 14195 Berlin
Tel.: +49 (0)30/84 18 52 59
E-Mail: ramm@zib.de
www.zib.de/medical

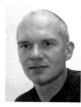

Dr.-Ing. Stefan Zachow

Jahrgang 1965, ist Leiter der Arbeitsgruppe Medizinische Planung der Abteilung Visualisierung und Datenanalyse am Zuse-Institut Berlin (ZIB).
1987–1991 Studium der Technischen Informatik an der Technischen Fachhochschule Berlin, 1988–1989 Praxissemester bei Siemens Medical Systems, Princeton/USA. 1991–1999 Technischer Angestellter an der Technischen Fachhochschule Berlin (TFH), Labor für Prozessdatenverarbeitung. 1991–1999 Studium der Informatik an der Technischen Universität Berlin, Diplomarbeit (Dipl.-Inform.) in Kooperation mit dem Surgical Robotics Lab an der Charité Berlin. 2000–2002 postgraduales Studium der Medizin-Physik an der Freien Universität Berlin und der Humboldt-Universität zu Berlin, 2005 Promotion zum Dr.-Ing. an der Technischen Universität Berlin. Seit 1999 Wissenschaftlicher Angestellter am Zuse-Institut Berlin (ZIB), seit 2005 Leiter der Arbeitsgruppe Medizinische Planung am ZIB. Mitglied in IEEE Computer Society, ACM Siggraph, Int. Society for Computer Aided Surgery (ISCAS), Gesellschaft für computer- und roboterassistierte Chirurgie (CURAC) und GI-Fachgruppe Visual Computing in der Medizin.

Zuse-Institut Berlin (ZIB)
Abteilung Wissenschaftliche Visualisierung und Datenanalyse
Arbeitsgruppe Medizinische Planung
Takustraße 7, 14195 Berlin
Tel.: +49 (0)30/84 18 52 75
E-Mail: zachow@zib.de
www.zib.de/zachow, www.zib.de/visual/medical

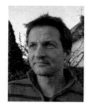

Dr. rer. nat. Martin Daumer

Jahrgang 1964, ist Wissenschaftlicher Direktor des Sylvia Lawry Centre for Multiple Sclerosis Research (SLCMSR) und Geschäftsführer der Firma Trium Analysis Online GmbH.
1984–1990 Studium der Physik sowie 1991–1995 Studium der Mathematik an der Ludwig-Maximilians-Universität München, 1995 Promotion in Mathematik zum Thema „Streutheorie aus der Sicht Bohmscher Mechanik". 1996–2001 Wissenschaftlicher Mitarbeiter am Institut für Medizinische Statistik und Epidemiologie der TU München, seit 2001 Geschäftsführer der Trium Analysis Online GmbH, seit 2004 Wissenschaftlicher Direktor des SLCMSR. Gastdozent der Technischen Universtität München für Telemedizin und Clinical Applications of Computational Medicine.

Sylvia Lawry Centre for Multiple Sclerosis Research
Hohenlindener Straße 1, 81677 München
Tel.: +49 (0)89/206 02 69 50
E-Mail: daumer@slcmsr.net
www.slcmsr.net/

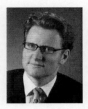

Dr. med. Sören Huwendiek, MME

Jahrgang 1974, ist Leiter des Zentrums für Virtuelle Patienten am Universitätsklinikum Heidelberg.

1994–2001 Studium der Medizin an der Universität Heidelberg, dem Karolinska Institut in Stockholm/Schweden, der Universität Maastricht/Niederlande und der Havard Medical School Boston/USA. Seit 2002 Arzt am Zentrum für Kinder und Jugendmedizin Heidelberg. 2005 Promotion an der Medizinischen Fakultät Heidelberg in Kooperation mit dem Karolinska Institut Schweden und dem Deutschen Krebsforschungszentrum. 2005–2006 Prostgraduiertenstudiengang „Master of Medical Education" an der Universität Bern/Schweiz. Seit 2007 Distanz PhD-Studium an der School of Health Professions Education in Maastricht/Niederlande. 2002–2004 Koordinator des im Rahmen des BMBF-Projekts „Neue Medien in der Bildung" („CASEPORT") geförderten Projekts „CAMPUS-Pädiatrie". Seit 2007 stellvertretender Sprecher der e-Learning-Kommission der Medizinischen Fakultät Heidelberg (dort seit 2011 e-Learning-Beauftragter). Seit 2007 Leiter des Zentrums für Virtuelle Patienten der Med. Fakultät Heidelberg. 2007–2010 Leiter des EU-Projekts „Electronic Virtual Patients" (eVIP) für Heidelberg. Seit 2007 Leiter der HeiCuMed Lehr-Koordination Block IV. Seit 2010 Lehrbeauftragter des Zentrums für Kinder- und Jugendmedizin und Facharzt für Kinder- und Jugendmedizin. Mitherausgeber der Zeitschrift „GMS Zeitschrift für Medizinische Ausbildung".

Universitätsklinikum Heidelberg, Zentrum für Kinder- und Jugendmedizin
Im Neuenheimer Feld 153, 69120 Heidelberg
Tel.: +49 (0)6221/563 83 68
E-Mail: soeren.huwendiek@med.uni-heidelberg.de
www.virtuellepatienten.de

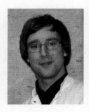

Dr. med. Andreas Rieger

Jahrgang 1980, ist wissenschaftlicher Assistent in der Chirurgischen Klinik und Poliklinik am Klinikum rechts der Isar der Technischen Universität München.
2001–2009 Studium der Humanmedizin an der Technischen Universität München, 2011 Promotion. Seit 2010 Wissenschaftlicher Mitarbeiter in der Chirurgischen Klinik des Klinikums rechts der Isar der Technischen Universität.

Technische Universität München, Klinikum rechts der Isar,
Chirurgische Klinik und Poliklinik
Ismaninger Straße 27, 81675 München
Tel.: +49 (0)89/41 40 50 93
E-Mail: martignoni@tum.de
www.chir.med.tu-muenchen.de

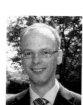

Prof. Dr. sc. hum. Martin Haag

Jahrgang 1969, ist Dekan der Fakultät für Informatik der Hochschule Heilbronn.
Studium der Medizinischen Informatik 1990–1995 an der Universität Heidelberg und der Hochschule Heilbronn. Von 1995–1998 Promotion an der Universität Heidelberg. Anschließende Beratertätigkeit im Bereich Softwareentwicklung und Systemintegration. Seit 2003 Professor für Softwareentwicklung und Digitale Medien an der Hochschule Heilbronn. Seit 2007 Leiter des Zentrums für Virtuelle Patienten der Medizinischen Fakultät Heidelberg in enger Kooperation mit Dr. Huwendiek, zuständig insbesondere für die Softwareentwicklung. Seit 2010 Dekan der Fakultät für Informatik der Hochschule Heilbronn. Seit 2011 Leiter des CeLTech-Labs „e-Learning in Medicine" an der Hochschule Heilbronn (http://www.medicine.celtech.de/). Forschungsschwerpunkte: Entwicklung Virtueller Patienten, summatives und formatives Prüfen in der Medizin mit Virtuellen Patienten.

Hochschule Heilbronn, Medizinische Informatik
Max-Planck-Straße 39, 74081 Heilbronn
Tel.: +49 (0)7131/50 44 97
E-Mail: martin.haag@hs-heilbronn.de
www.mi.hs-heilbronn.de

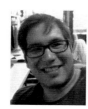

Dr. rer. nat. Alexander Kühn

Jahrgang 1978, ist Leiter der Abteilung Systembiologie/Bioinformatik bei der Alacris Theranostics GmbH.
1997–1998 Studium der Informatik an der Freien Universität Berlin, 1998–1999 Zivildienst am Deutschen Herzzentrum Berlin, 1999–2005 Studium der Biochemie an der Freien Universität Berlin, 2003–2007 Studium der Betriebswirtschaftslehre an der Fernuniversität Hagen, 2005–2009 Promotion am Max-Planck-Institut für molekulare Genetik in Berlin und 2009–2012 Wissenschaftlicher Mitarbeiter ebendort. Seit 2012 Leitung der Abteilung Systembiologie/Bioinformatik bei der Alacris Theranostics GmbH. 2010 Annemarie Poustka Poster Award for Medical Genome Research durch das Nationale Genomforschungsnetz (NGFN), 2011 erster Preis beim Essay-Wettbewerb des Bundesministeriums für Bildung und Forschung für seine Präsentation der Vision von ITFoM und seine Implikationen für das zukünftige Gesundheitssystem. Seit 2011 Mitglied in der European Society of Pharmacogenomics and Theranostics (ESPT).

Alacris Theranostics GmbH, Abteilung Systembiologie/Bioinformatik
Fabeckstraße 60–62, 14195 Berlin
Tel.: +49 (0)30/84 13 12 38
E-Mail: a.kuehn@alacris.de
www.alacris.de

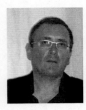

Prof. Dr. phil. Stefan Rieger

Jahrgang 1963, ist Professor für Mediengeschichte und Kommunikationstheorie an der Ruhr-Universität Bochum.
1984–1988 Studium der Germanistik und Philosophie in Freiburg im Breisgau und Stipendiat im Graduiertenkolleg Theorie der Literatur (Konstanz), im Anschluss daran Mitarbeiter im Sonderforschungsbereich Literatur und Anthropologie. 1995 Promotion über barocke Datenverarbeitung und Mnemotechnik. 2000 Habilitationsschrift zum Verhältnis von Medien und Anthropologie („Die Individualität der Medien. Eine Geschichte der Wissenschaften vom Menschen", Frankfurt/M. 2001). Heisenberg-Stipendiat der Deutschen Forschungsgemeinschaft (DFG). Aktuelle Arbeits- und Publikationsschwerpunkte: Wissenschaftsgeschichte, Medientheorie und Kulturtechniken. Jüngste Buchveröffentlichungen: „Schall und Rauch. Eine Mediengeschichte der Kurve", Frankfurt/M. 2009. Zusammen mit Benjamin Bühler „Vom Übertier. Ein Bestiarium des Wissens", Frankfurt/M. 2006 sowie „Das Wuchern der Pflanzen. Ein Florilegium des Wissens", Frankfurt/M. 2009. Seit 2007 Professur für Mediengeschichte und Kommunikationstheorie an der Ruhr-Universität Bochum.

Ruhr-Universität Bochum, Institut für Medienwissenschaft
Universitätsstraße 150, 44780 Bochum
Tel.: +49 (0)234/322 47 64
E-Mail: stefan.rieger@rub.de
www.ruhr-uni-bochum.de/ifm/

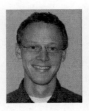

Dr.-Ing. Gunnar Seemann

Jahrgang 1973, ist Leiter der Arbeitsgruppe Herzmodellierung am Institut für Biomedizinische Technik des Karlsruher Instituts für Technologie (KIT).
1994–2000 Studium der Elektrotechnik und Informationstechnik an der Universität Karlsruhe (TH) mit dem Fokus Biomedizinische Technik. 2000–2005 Wissenschaftlicher Mitarbeiter am Institut für Biomedizinische Technik (IBT) der Universität Karlsruhe. 2005 Promotion zum Thema „Modellierung der Elektrophysiologie und Kraftentwicklung im menschlichen Herzen". Seit 2005 Forschungsgruppenleiter, derzeit Leiter der Arbeitsgruppe Herzmodellierung am Institut für Biomedizinische Technik des Karlsruher Instituts für Technologie (KIT). 2001 Siemens Technologie Preis, 2006 DGBMT-Preis der Stiftung Familie Klee.

Karlsruher Institut für Technologie, Institut für Biomedizinische Technik
Kaiserstraße 12, 76131 Karlsruhe
Tel.: +49 (0)721/60 84 27 90
E-Mail: gunnar.seemann@kit.edu
www.ibt.kit.edu

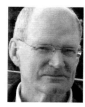

Dipl.-Kfm. Karl A. Stroetmann, Ph.D. FRSM

Jahrgang 1944, ist Senior Research Fellow für eHealth bei der empirica Gesellschaft für Kommunikations- und Technologieforschung mbH in Bonn.
1963–1968 Studium der Betriebs- und Volkswirtschaftslehre an den Universitäten Münster, Köln sowie der Technischen und Freien Universität in Berlin. Abschluss als Diplom-Kaufmann an der Freien Universität Berlin. 1969–1974 Postgraduiertenstudium an der University of British Columbia in Vancouver/Kanada. 1974 Promotion in International Finance ebenda. 1974–1976 Wissenschaftlicher Mitarbeiter am Fraunhofer-Institut für Systemtechnik und Innovationsforschung (ISI) in Karlsruhe. 1978–1980 Prokurist und Partner, Abt. Associates der Gesellschaft für Wirtschafts- und Sozialforschung mbH, Heidelberg/Bonn. 1980–1989 Geschäftsführer des Informationszentrums Sozialwissenschaften, Bonn. 1986–1989 Sprecher des Vorstandes und Geschäftsführer der Gesellschaft Sozialwissenschaftlicher Infrastruktureinrichtungen (GESIS) mit Instituten in Bonn, Köln und Mannheim. 1990–1993 Senior Research Fellow (Informationsmanagement, -politik und -märkte) am Forschungsinstitut für Informationswirtschaft, Gesellschaft für Mathematik und Datenverarbeitung (GMD) St. Augustin und Köln. Seit 1993 Senior Research Fellow bei der empirica GmbH.

empirica Gesellschaft für Kommunikations- und Technologieforschung mbH
Oxfordstraße 2, 53111 Bonn
Tel.: +49 (0)228/98 53 00
E-Mail: karl.stroetmann@empirica.com
www.empirica.com

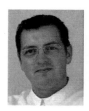

Priv.-Doz. Dr. med. Marc E. Martignoni

Jahrgang 1969, ist Privatdozent für Chirurgie und Oberarzt der Chirurgischen Klinik und Poliklinik am Klinikum rechts der Isar der Technischen Universität München.
1990–1996 Studium der Humanmedizin an der Ludwig-Maximilians Universität München, 1997 Promotion. 1997–2001 Assistenzarzt am Inselspital Bern/Schweiz. 2001–2007 Assistenzarzt Universitätsklinikum Heidelberg. Seit 2007 Oberarzt am Klinikum rechts der Isar der Technischen Universität München.

Technische Universität München, Klinikum rechts der Isar
Chirurgische Klinik und Poliklinik
Ismaninger Straße 27, 81675 München
Tel.: +49 (0)89/41 40 50 93
E-Mail: martignoni@tum.de
www.chir.med.tu-muenchen.de

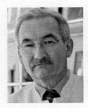

Prof. Dr. med. Georg Ertl

Jahrgang 1950, ist Direktor der Medizinischen Klinik und Poliklinik I der Universität Würzburg.
1968–1974 Studium der Humanmedizin an den Universitäten in Mainz und Graz/Österreich. 1975 Promotion an der Universitätsklinik in Mainz und Approbation als Arzt, 1977–1979 Wissenschaftlicher Assistent am Physiologischen Institut der Universität Düsseldorf. 1979–1980 Forschungsstipendium an der Harvard Universität, Boston/USA. 1981–1990 Assistent und Oberarzt an der Medizinischen Klinik der Universität Würzburg. 1986 Habilitation. 1991–1994 Professur für Innere Medizin und Leitender Oberarzt, 1995–1999 Direktor der II. Medizinischen Universitätsklinik Mannheim/Heidelberg. Seit 1999 Lehrstuhl für Innere Medizin und Direktor der Medizinischen Klinik der Universität Würzburg. 2000–2004 Sprecher des SFB 355 „Pathophysiologie der Herzinsuffizienz". 2004 Dekan der Medizinischen Fakultät der Universität Würzburg. 2008 Präsident der Deutschen Gesellschaft für Innere Medizin. 2008–2012 Sprecher des Fachkollegiums Medizin der Deutschen Forschungsgemeinschaft. 2011–2013 Präsident der Deutschen Gesellschaft für Kardiologie – Herz-Kreislaufforschung. Zahlreiche wissenschaftliche Publikationen und Patente. Mitglied diverser nationaler und internationaler wissenschaftlicher Fachgesellschaften, teilweise im Vorstand. Mitglied der Deutschen Akademie der Naturforscher Leopoldina.

Universitätsklinikum Würzburg, Medizinische Klinik und Poliklinik I
Oberdürrbacher Straße 6, 97080 Würzburg
Tel.: +49 (0)931/20 13 90 00
E-Mail: ertl_g@klinik.uni-wuerzburg.de
www.medizin1.uk-wuerzburg.de

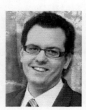

Prof. Dr. rer. nat. Simon Nestler

Jahrgang 1983, ist Professor für praktische Informatik an der Hochschule Hamm-Lippstadt.
2002–2006 Studium der Informatik an der Technischen Universität München, 2006–2011 Wissenschaftlicher Mitarbeiter, 2007–2008 Projektmitarbeiter im BMW-Forschungsprojekt ISPA, 2009 Auslandsaufenthalt am Technion in Haifa/Israel, 2009–2011 Projektkoordination im BMBF-Forschungsprojekt Speed Up, 2010 Promotion, 2011 User Experience Engineer bei der IntraWorlds GmbH, seit 2011 Professor an der Hochschule Hamm-Lippstadt.

Hochschule Hamm-Lippstadt, Department Lippstadt
Marker Allee 76–78, 59063 Hamm
Tel.: +49 (0)2381/878 98 22
E-Mail: simon.nestler@hshl.de
www.hshl.de

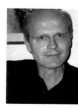

Prof. Dr. med. Wolfram Voelker

Jahrgang 1957, ist stellvertretender Direktor der Medizinischen Klinik und Poliklinik I der Universität Würzburg.

1976–1982 Studium der Humanmedizin an der Rheinisch-Westfälischen Technischen Hochschule Aachen (RWTH), 1983 Promotion an der Rheinisch-Westfälischen Technischen Hochschule Aachen und Approbation als Arzt. 1983–1995 Wissenschaftlicher Assistent an der Medizinischen Klinik III der Universität Tübingen. 1994 Habilitation. 1995–1998 Oberarzt an der Medizinischen Klinik II des Universitätsklinikums Mannheim. 1999 Leitender Oberarzt an der Medizinischen Universitätsklinik Würzburg. 2002–2008 C3-Professur für Kardiale Bildgebung. Seit 2006 Leiter des Interdisziplinären Trainings- und Simulationszentrums (Intus) am Universitätsklinikum Würzburg. Nukleus-Mitglied der Arbeitsgruppe Interventionelle Kardiologie der Deutschen Gesellschaft für Kardiologie, Mitglied der Studienkommission der Medizinischen Fakultät Würzburg, Mitglied der Arbeitsgruppe Fort- und Weiterbildung der Deutschen Gesellschaft für Kardiologie. Zahlreiche wissenschaftliche Publikationen und Patente.

Universitätsklinikum Würzburg,
Medizinische Klinik und Poliklinik I
Oberdürrbacher Straße 6, 97080 Würzburg
Tel.: +49 (0)931/20 13 90 10
E-Mail: voelker_w@medizin.uni-wuerzburg.de
www.medizin1.uk-wuerzburg.de

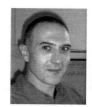

Dr. rer. nat. Christian Lederer

Jahrgang 1964, ist Senior Statistiker am Sylvia Lawry Centre for Multiple Sclerosis Research (SLCMSR).

1984–1993 Studium der Mathematik an der Ludwig-Maximilians-Universität München, 2001 Promotion in Mathematik zum Thema „Konjugation stochastischer und zufälliger stationärer Differentialgleichungen und eine Version des lokalen Satzes von Hartman-Grobman für stochastische Differentialgleichungen" an der Mathematisch-Naturwissenschaftlichen Fakultät der Humboldt-Universität Berlin. Seit 2001 Senior Statistiker am Sylvia Lawry Centre for Multiple Sclerosis Research in München.

Sylvia Lawry Centre for Multiple Sclerosis Research
Hohenlindener Straße 1, 81677 München
Tel.: +49 (0)89/206 02 69 50
E-Mail: lederer@slcmsr.net
www.slcmsr.net/

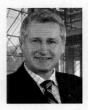

Prof. Dr.-Ing. Wolfgang Müller-Wittig

Jahrgang 1959, ist Direktor des Fraunhofer Project Centre for Interactive Digital Media und Adjunct Professor of Computer Engineering an der Nanyang Technological University Singapore.
Studium der Informatik und Promotion an der Technischen Universität Darmstadt. Danach Leitung der Projektgruppe „Visualisierung" in der Forschungsabteilung „Virtuelle und Erweiterte Realität" am Fraunhofer-Institut für Graphische Datenverarbeitung in Darmstadt. Seit 2001 Direktor des Fraunhofer Project Centre for Interactive Digital Media und Adjunct Professor of Computer Engineering an der Nanyang Technological University Singapore. Arbeitsgebiete: Computergraphik, Modellierung, Interaktion und Simulation, Visual Computing für Wissenschaft und Technik und Virtual Reality an Augmented Reality Technologies. Zahlreiche Publikationen. Mitglied diverser nationaler und internationaler Gesellschaften, u. a. der Singaporean-German Chamber of Industry and Commerce in Singapore. Mitglied in verschiedenen Beratungsgremien von Forschungsinstituten sowie Regierungsbehörden.

Fraunhofer IDM@NTU, School of Computer Engineering (SCE),
Nanyang Technological University (NTU)
Nanyang Avenue, Singapore 639798, Singapore
Tel.: +65 (0)6790/69 88
E-Mail: wolfgang.mueller-wittig@fraunhofer.sg
www.fraunhofer.sg

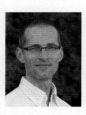

Dipl.-Ing. Heiko Tümmler, M.Sc.

Jahrgang 1969, ist Leiter des Fachbereiches Klinische Strahlenphysik am Krankenhaus Dresden- Friedrichstadt.
1988–1993 Studium der Elektrotechnik und Biomedizinischen Kybernetik an der Technischen Universität Ilmenau, 1993–1995 Masterstudium Medizinische Physik an der Aberdeen University in Schottland/UK, 1995–2000 Medizinphysiker in der Strahlentherapie der Martin-Luther-Universität Halle. Seit 2000 Medizinphysiker in der Strahlentherapie am Krankenhaus Dresden-Friedrichstadt. Seit 2012 Leiter des Fachbereiches Klinische Strahlenphysik am Krankenhaus Dresden-Friedrichstadt.

Krankenhaus Dresden-Friedrichstadt
Abteilung Zentraler Klinikservice, Fachbereich Klinische Strahlenphysik
Friedrichstraße 41, 01067 Dresden
Tel.: +49 (0)351/480 43 63
E-Mail: tuemmler-he@khdf.de
www.khdf.de

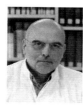

Prof. Dr. med. Norbert M. Graf

Jahrgang 1956, ist Leiter der Klinik für Pädiatrische Onkologie und Hämatologie am Universitätsklinikum der Universität des Saarlandes.
1974–1980 Studium der Humanmedizin an der Universität des Saarlandes, 1981 Promotion, 1986 Facharzt für Pädiatrie, 1991 Habilitation, 1998 Professur für Pädiatrie an der Medizinischen Fakultät der Universität des Saarlandes. 1986–2003 Leiter der Abteilung für Pädiatrische Onkologie und Hämatologie, seit 2003 Direktor der Klinik für Pädiatrische Onkologie und Hämatologie am Universitätsklinikum der Universität des Saarlandes. Mitglied diverser nationaler und internationaler Fachgesellschaften und Chairman diverser multinationaler klinischer Studien. Diverse Europäische Forschungsprojekte des 6. und 7. Rahmenprogramms, seit 2011 Koordinator des Large Integrated Project „p-medicine".

Universitätskliniken für Kinder- und Jugendmedizin
Klinik für Pädiatrische Onkologie und Hämatologie
Gebäude 9, 66421 Homburg/Saar
Tel.: +49 (0)6841/162 83 97
E-Mail: norbert.graf@uniklinikum-saarland.de
www.uniklinikum-saarland.de

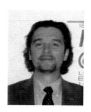

Ruslan David, MD

Jahrgang 1975, ist Arzt in der Klinik für Pädiatrische Onkologie und Hämatologie am Universitätsklinikum der Universität des Saarlandes und Mitarbeiter am EU-Forschungsprojekt „p-medicine".
Studium der Humanmedizin und Masterstudium in Medical Management. 2004–2005 Förderung durch EU und DAAD als Gastwissenschaftler. 2005–2007 Wissenschaftlicher Mitarbeiter der Arbeitsgruppe Telemedizin und elektronische Patientenakte des Instituts für Medizinische Informatik (IMEI) am GSF Forschungszentrum für Umwelt und Gesundheit GmbH, 2007–2008 Wissenschaftlicher Mitarbeiter am Institute for Formal Ontology and Medical Information Science (IFOMIS) der Universität des Saarlandes. Beteiligung an mehreren Europäischen Forschungsprojekten, seit 2011 Mitarbeiter am p-medicine-Projekt.

Universitätskliniken für Kinder- und Jugendmedizin
Klinik für Pädiatrische Onkologie und Hämatologie
Gebäude 9, 66421 Homburg/Saar
Tel.: +49 (0)6841/ 162 80 88
E-Mail: ruslan.david@uniklinikum-saarland.de
www.uniklinikum-saarland.de

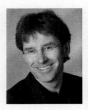

Prof. Dr. med. Dr. phil. Urban Wiesing

Jahrgang 1958, ist Direktor des Instituts für Ethik und Geschichte der Medizin der Eberhard Karls Universität Tübingen.
1977–1984 Studium der Medizin an der Universität Münster. 1986–1988 klinische Tätigkeit in den Bereichen Innere Medizin und Anästhesiologie. Studium der Philosophie, Soziologie und Geschichte der Medizin. 1988–1998 Assistent am Institut für Geschichte und Theorie der Medizin der Universität Münster. 1992 Habilitation in Medizin und 1994 Promotion in Philosophie. Seit 1998 Lehrstuhlinhaber für Ethik in der Medizin und seit 2002 Direktor des Instituts für Ethik und Geschichte der Medizin an der Universität Tübingen. 1996 Stehr-Boldt-Preis der Universität Zürich/Schweiz. Seit 2004 Vorsitzender der Zentralen Ethikkommission bei der Bundesärztekammer, seit 2009 Mitglied des Medical Ethics Committee des Weltärztebundes. Seit 2011 Mitglied der Nationalen Akademie der Wissenschaften Leopoldina.

Universität Tübingen, Institut für Ethik und Geschichte der Medizin
Gartenstraße 47, 72074 Tübingen
Tel.: +49 (0)7071/297 80 16
E-Mail: urban.wiesing@uni-tuebingen.de
www.iegm.uni-tuebingen.de

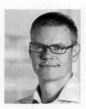

Dr. phil. Carsten Könneker

Jahrgang 1972, ist Chefredakteur bei der Spektrum der Wissenschaften Verlagsgesellschaft mbH.
Studium der Physik (Diplom 1998) sowie der Literaturwissenschaften, Philosophie und Kunstgeschichte (Master of Arts 1997) an der RWTH Aachen, der Universität zu Köln, der Université Blaise-Pascal, Clermont-Ferrand und der Washington University in St. Louis/USA. 2000 Promotion an der Universität zu Köln. Seit 2000 in der Spektrum der Wissenschaft Verlagsgesellschaft tätig. 2002 maßgeblich beteiligt an der Entwicklung des Psychologiemagazins „Gehirn und Geist", seit 2004 Chefredakteur. 2007 Gründer des Blogportals SciLog, 2011 Entwicklung der Reihe „Spektrum neo". Seit 2010 Chefredakteur der Zeitschrift Spektrum der Wissenschaft sowie des Webportals Spektrum.de. Vorsitzender des Kuratoriums des Max-Planck-Instituts für Kognitions- und Neurowissenschaften Leipzig, Mitglied des Kuratoriums des Max-Planck-Instituts für Kernphysik Heidelberg sowie Mitglied der Jury des Georg von Holtzbrinck-Preises für Wissenschaftsjournalismus. Zahlreiche Publikationen.

Spektrum der Wissenschaften Verlagsgesellschaft mbH
Slevogtstraße 3–5, 69126 Heidelberg
Tel.: +49(0)6221/912 67 11
E-Mail: koenneker@spektrum.com
www.spektrumverlag.de

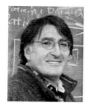

Prof. Dr. rer. nat. Hans Lehrach

Jahrgang 1946, ist Direktor des Max-Planck-Instituts für Molekulare Genetik in Berlin.

1965–1973 Studium der Chemie an der Universität Wien/Österreich. 1974 Promotion an den Max-Planck-Instituten für Experimentelle Medizin und biophysikalische Chemie in Göttingen. 1974–1978 Forschungstätigkeit an der Harvard-Universität in Boston/USA. 1978–1987 Arbeitsgruppenleiter am European Molecular Biology Laboratory (EMBL) in Heidelberg. 1987–1994 Leiter der Abteilung „Genomanalyse" am Imperial Cancer Research Fund (ICRF) in London/GB. Seit 1994 Direktor am Max-Planck-Institut für Molekulare Genetik in Berlin, wo er die Abteilung Analyse des Vertebratengenoms leitet. 1998 Honorarprofessur im Fachgebiet Biochemie der Freien Universität Berlin. 1997–2001 Sprecher des Deutschen Humangenomprojektes. Mitglied im Führungskomitee des internationalen 1000-Genom-Projektes. Entdeckung der für Morbus Huntington verantwortlichen Genmutation, Beteiligung an der Entzifferung von Chromosom 21. Maßgeblich beteiligt an der Entwicklung von Hochdurchsatztechnologien für die Genomforschung. Fachgutachter der Deutschen Forschungsgemeinschaft. Mitherausgeber diverser internationaler Fachzeitschriften.

Max-Planck-Institut für Molekulare Genetik
Ihnestraße 63–73, 14195 Berlin
Tel.: +49 (0)30/84 13 12 20
E-Mail: lehrach@molgen.mpg.de
www.molgen.mpg.de

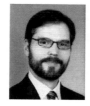

Priv.-Doz. Dr.-Ing. Torsten Schenkel

Jahrgang 1971, ist Senior Scientist und Leiter des Bereiches Strömungsmechanik sowie Vice President Student Affairs am Busan Campus der Friedrich-Alexander-Universität (FAU) Erlangen-Nürnberg.

1991–1998 Studium des Maschinenbaus an der Universität Karlsruhe (TH, seit 2010 Karlsruher Institut für Technologie KIT), 2002 Promotion. 2010 Habilitation, 1998–2002 Wissenschaftlicher Mitarbeiter am Institut für Strömungslehre der Universität Karlsruhe, 2002–2010 Leiter des Labors und Softwarelabors ebenda, 2010–2011 kommissarische Institutsleitung. 2011–2012 Senior Researcher am FAU Campus Busan, der koreanischen Außenstelle der FAU Erlangen-Nürnberg. Ab Januar 2013 Senior Lecturer für Aerospace Engineering an der Sheffield Hallam University/UK.

Sheffield Hallam University, Department of Engineering and Mathematics
City Campus Howard Street, Sheffield S1 1WB, UK
Tel.: +82 (0)10/899 80 00
E-Mail: torsten.schenkel@t-cubed.eu
www.fau-busan.ac.kr; www.lstm.fau.de

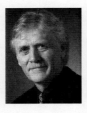

Prof. Dr. rer. nat. Heinz-Otto Peitgen

Jahrgang 1945, ist Professor für Mathematik an der Universität Bremen und Leiter des Fraunhofer-Instituts für Bildgestützte Medizin MEVIS.
1965–1971 Studium der Mathematik, Physik und Ökonomie an der Universität Bonn, 1973 Promotion zum Dr. rer. nat. für Mathematik und 1977 Habilitation am Institut für Angewandte Mathematik der Universität Bonn. 1977–2012 Professur für Mathematik an der Universität Bremen, Gründung und Aufbau eines Instituts für Dynamische Systeme. 1982 Einrichtung eines Computergraphiklabors für mathematische Experimente. 1985–1991 Professor für Mathematik an der University of California, Santa Cruz/USA. 1991–2012 Professur für Mathematik und Biomedizinische Wissenschaften an der Florida Atlantic University in Boca Raton, Florida/USA. Seit 1992 Direktor des Centrums für Complexe Systeme und Visualisierung (CeVis) an der Universität Bremen, 1995 Gründung und Geschäftsführung der gemeinnützigen MeVis Research GmbH, Center for Medical Image Computing, die 2009 unter dem Namen Fraunhofer MEVIS in die Fraunhofer Gesellschaft aufgenommen wurde. 1997 Gründung des Unternehmens MeVis Technology GmbH, seit 2009 MeVis Medical Solutions AG. Gastprofessuren an den Universitäten in Belgien, Brasilien, Canada, USA, Mexiko und Italien. Diverse Ehrungen, so mit dem Bundesverdienstkreuz erster Klasse, dem Karl-Heinz-Beckurts-Preis für Forschung und Innovation und der Werner-Körte-Medaille in Gold der Deutschen Gesellschaft für Chirurgie. Zahlreiche Buchpublikationen, Filme, Forschungsartikel und Patente.

Fraunhofer-Institut für Bildgestützte Medizin MEVIS
Universitätsallee 29, 28359 Bremen
Tel.: +49 (0)421/218 35 52
E-Mail: peitgen@mevis.fraunhofer.de
www.mevis.fraunhofer.de

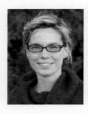

Dipl.-Phys. Stephanie Pensold

Jahrgang 1983, ist Medizinphysikerin in der Abteilung Strahlentherapie am Krankenhaus Dresden-Friedrichstadt.
2004–2010 Studium der medizinischen Physik an der Martin-Luther-Universität Halle-Wittenberg. Seit 2012 Tätigkeit als Medizinphysikerin in der Strahlentherapie am Krankenhaus Dresden-Friedrichstadt.

Krankenhaus Dresden-Friedrichstadt
Abteilung Zentraler Klinikservice, Fachbereich Klinische Strahlenphysik
Friedrichstraße 41, 01067 Dresden
Tel.: +49 (0)351/480 43 64
E-Mail: pensold-St@khdf.de
www.khdf.de

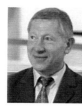

Prof. Dr.-Ing. Heinz U. Lemke

Jahrgang 1941, ist Research Professor für Radiologie an der USC in Los Angeles/USA und Gastprofessor für Computerassistierte Chirurgie an der Universität Leipzig.
1966–1970 Studium der Computer Science an den Universitäten London und Cambridge/UK, 1970 Promotion. 1974–2006 Professur für Informatik (Computer Graphics and Computer Assisted Medicine) an der Technischen Universität Berlin. Mitgründer und Vorstandsmitglied der „International Society of Computer-aided Surgery" (ISCAS), der „World Academy of Biomedical Technology" (WABT) und der „Deutschen Gesellschaft für Computer- und Roboter-Assistierte Chirurgie" (CU-RAC). Mitherausgeber bzw. im Wissenschaftlichen Beirat folgender Fachzeitschriften: Journal of Digital Imaging, Diagnostic Imaging Europe, IEEE Transactions on Information Technology in Biomedicine, Academic Radiology, International Journal of CARS. Mitherausgeber der Buchserie „Health Academy". Gastprofessuren in den USA, Japan, China, Ägypten und der Schweiz. Ehrenmitgliedschaft verschiedener internationaler Gesellschaften, u. a. des British Institute of Radiology. Gründer und Organisator der Kongress-Serie Computer Assisted Radiology and Surgery (CARS). Seit 2006 Research Professor of Radiology an der University of Southern California, Los Angeles/USA. 2009 Gründung der Stiftung International Foundation for Computer Assisted Radiology and Surgery (IFCARS).

University of Southern California Los Angeles (USA) and IFCARS Office
Im Gut 15, 79790 Küssaberg
Tel.: +49 (0)7742/914 40
E-Mail: hulemke@cars-int.org
www.cars-int.de / www.iccas.de

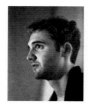

Marcel Teske

Jahrgang 1986, ist freier Künstler in Berlin.
2003 Praktikum am Staatstheater Nürnberg, 2004–2008 Ausbildung zum Bühnenmaler am Staatstheater Nürnberg. 2008–2011 Bühnentechnik-Leitung auf Tournee-Theater für das Eurostudio Landgraf Neustadt Titisee. Seit 2009 Studium an der Universität der Künste in Berlin bei Prof. Hartmut Meyer im Studiengang Bühnenbild. Ausstellungen in Berlin, Bayreuth und Barcelona/Spanien sowie zahlreiche Auftragsarbeiten im Bereich Malerei, Illustra-tion und Bühnenbild.

Atelier Langenbein & Teske
Charlottenstraße 95, 10969 Berlin
Tel.: +49 (0)0176/66 69 70 50
E-Mail: marcel-teske@udk-berlin.de
www.gro-teske.com

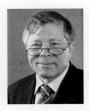

Prof. Dr. rer. nat. Wolfgang Niederlag

Jahrgang 1945, ist Abteilungsleiter im Krankenhaus Dresden-Friedrichstadt.
1964–1969 Studium der Physik an der Technischen Universität Dresden (TUD), 1969–1972 Forschungsstudium, 1973 Promotion, 1972–1976 Wissenschaftlicher Mitarbeiter am 2. Institut für Experimentalphysik der Technischen Universität Dresden. 1984 Fachphysiker für Medizin. Seit 1976 im Krankenhaus Dresden-Friedrichstadt tätig, 1976–1979 Klinikphysiker, 1979–1990 Leiter der Forschungsgruppe Biosignalgewinnung, seit 1990 Aufbau und Leitung der Abteilung Zentraler Klinikservice. Lehraufträge an der TUD, der Hochschule Mittweida, der Dresden International University und der BA Bautzen. 2010 Honorarprofessur an der Hochschule Mittweida. Gründung und Sprecher der Fachausschüsse Telemedizin sowie Medizintechnik und Gesellschaft der Deutschen Gesellschaft für Biomedizinische Technik (DGBMT). Seit 1997 organisatorische und wissenschaftliche Leitung der Dresdner Palais-Gespräche. Herausgeber der Buchserie Health Academy. Zahlreiche wissenschaftliche Publikationen und Patente. Seit 2010 im Vorstand der DGBMT. Mitglied im Expertenrat „Ambient Assisted Living" (AAL) beim Bundesministerium für Bildung und Forschung (BMBF). Mitherausgeber bzw. im Editorial Board mehrerer wissenschaftlicher Fachzeitschriften.

Krankenhaus Dresden-Friedrichstadt
Friedrichstraße 41, 01067 Dresden
Tel.: +49 (0)351/480 43 00
E-Mail: wolfgang.niederlag@khdf.de
www.health-academy.org

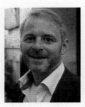

Kai Giese, M. A.

Jahrgang 1966, ist freier Kunsthistoriker, Mitgesellschafter der ArtConText GbR (Berlin) und freier Mitarbeiter des Landesamtes für Denkmalpflege Berlin.
1988–1995 Studium der Kunstgeschichte und der Europäischen Ethnologie sowie Malerei und Grafik an der Philipps-Universität Marburg. 1995 Wechsel an die Freie Universität Berlin und Humboldt-Universität Berlin. 1998 Hochschulabschluss als Kunsthistoriker (Magister Artium). Spezialisierung auf Architekturtheorie und Architekturgeschichte. 1999–2003 sowie seit 2007 Wissenschaftlicher Mitarbeiter im Landesamt für Denkmalpflege Berlin. 2001 Mitbegründer der ArtConText GbR. Seit 2005 Doktorand am Institut für Kunstgeschichte an der Philipps-Universität Marburg. Seit 2007 Mitarbeiter und Co-Kurator der Galerie 30 LINKS in Berlin.

Urbanstraße 175, 10967 Berlin
Tel.: +49 (0)30/69 50 80 52
E-Mail: kai_giese@web.de

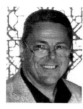

Prof. Dipl.-Ing. Dr. techn. Norbert Leitgeb

Jahrgang 1949, ist Professor für Krankenhaustechnik, Vorstand des Instituts für Health Care Engineering und Leiter der Europaprüfstelle für Medizinprodukte an der Technischen Universität Graz.

1968–1974 Studium der Elektrotechnik an der Technischen Universität Graz, 1978 Promotion, 1982 Habilitation über bildgebende Diagnoseverfahren, 1989 Professor für Krankenhaustechnik. 1974–1989 Universitätsassistent am Institut für Elektro- und Biomedizinische Technik der Technischen Universität Graz, 1989–2004 Leiter der Abteilung für Krankenhaustechnik. Seit 2004 Vorstand des Instituts für Health Care Engineering und Leiter der Europaprüfstelle für Medizinprodukte an der Technischen Universität Graz.

Zahlreiche leitende Funktionen in europäischen Forschungsnetzwerken und Mitglied von nationalen und internationalen Fachgremien. Derzeit u.a. Mitglied der europäischen SCENIHR (Scientific Commission on Emerging and Newly Identified Health Risks), Vorsitzender des Ausschusses „Nichtionisierende Strahlung" und Mitglied der Deutschen Strahlenschutzkommission, Vorsitzender des Normungskomitees „Medizintechnik" des Austrian Standards Institutes.

Verfasser von 8 Fachbüchern, 12 Buchkapitel und über 290 Fachartikeln.

Technische Universität Graz
Institut für Health Care Engineering mit Europaprüfstelle für Medizinprodukte
Kopernikusgasse 24, 8010 Graz, Österreich
Tel.: +43 (0)316/873 7397
E-Mail: norbert.leitgeb@tugraz.at
www.hce.tugraz.at

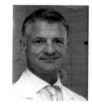

Dr. med. Andreas Nowak

Jahrgang 1964, ist Chefarzt der Klinik für Anästhesiologie und Intensivmedizin, Notfallmedizin und Schmerztherapie im Städtischen Klinikum Dresden-Friedrichstadt.

1986–1992 Studium der Humanmedizin an der Ernst-Moritz-Arndt-Universität Greifswald, 1992 Promotion. 1992–1997 Assistenzarzt in Dresden und Tübingen, 1997 Facharzt für Anästhesiologie, 1999 Oberarzt Dresden-Friedrichstadt. 2003 Aufbau und Leitung des Friedrichstädter Medizin-Simulations-Zentrums. Seit 2003 Leitender Hubschrauberarzt Luftrettungszentrum Bautzen „Christoph 62". 2004 Leitender Oberarzt Klinikum Dresden-Friedrichstadt. Seit 2008 Leitung OP-Management Klinikum Dresden-Friedrichstadt. Seit 2010 Chefarzt Klinikum Dresden-Friedrichstadt. Seit 2011 Gastdozent Hochschule für Technik und Wirtschaft in Dresden.

Krankenhaus Dresden-Friedrichstadt
Friedrichstrasse 41
01067 Dresden
Tel.: +49 (0)351/480 1170
E-Mail: nowak-an@khdf.de
www.khdf.de

Weitere Autoren

Berliner, L., New York Methodist Hospital, Department of Radiology
506 Sixth Street Brooklyn, New York 11215, USA

Braun, Y., Universitätsklinikum des Saarlandes, Klinik für Pädiatrische Onkologie und Hämatologie,
Gebäude 9, 66421 Homburg/Saar

Cypko, M., Freie Universität Berlin
Kaiserswerther Straße 16/18, 14195 Berlin

Friess, H., Technische Universität München, Klinikum rechts der Isar
Chirurgische Klinik und Poliklinik
Ismaninger Straße 22, 81675 München

Krueger, M., Karlsruher Institut für Technologie, Institut für Biomedizinische Technik
Kaiserstraße 12, 76131 Karlsruhe

Pfeiffer, H., Universitätsklinikum Münster, Institut für Rechtsmedizin
Röntgenstraße 23, 48149 Münster

Schulz, A., CompuGroup Medical Deutschland AG, Geschäftsbereich telemed
Maria Trost 21, 56070 Koblenz

Schulz, R., Universitätsklinikum Münster, Institut für Rechtsmedizin
Röntgenstraße 23, 48149 Münster

Stenzhorn, H., Universitätsklinikum des Saarlandes, Klinik für Pädiatrische Onkologie
und Hämatologie, Gebäude 9, 66421 Homburg/Saar

Wilhelms, M., Karlsruher Institut für Technologie, Institut für Biomedizinische Technik
Kaiserstraße 12, 76131 Karlsruhe

24 Reminiszenzen zum 18. Dresdner Palais-Gespräch

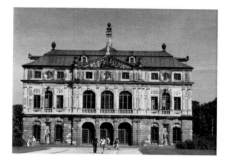

Palais im Großen Garten zu Dresden.

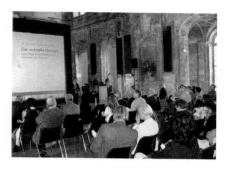

Begrüßung durch Prof. Niederlag.

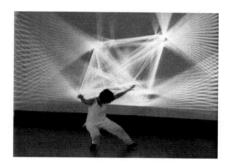

Der Mensch zwischen Virtualität und Realität – Tanzperformance der Trans-Media-Akademie Hellerau.

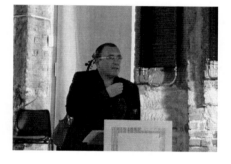

Menschenentwürfe – Einführungsvortrag von Prof. Rieger.

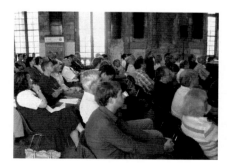

Blick in den Tagungssaal.

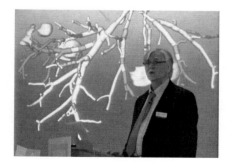

Vortrag: Prof. Peitgen.

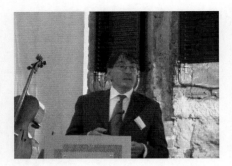
Vortrag: Prof. Lehrach.

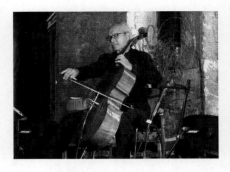
Der Cellist Sonny Thet.

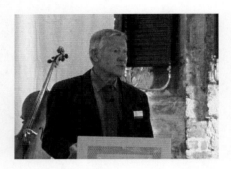
Vortrag: Prof. Lemke.

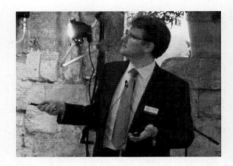
Vortrag: Dr. Huwendiek.

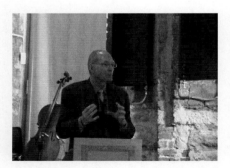
Vortrag: Dr. Stroetmann.

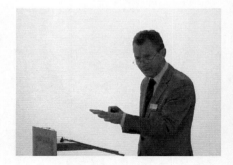
Vortrag: Prof. Rehmann-Sutter.

24 Reminiszenzen zum 18. Dresdner Palais-Gespräch

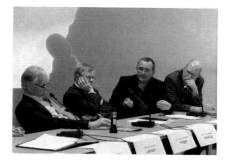

Podiumsdiskussion: Prof. Peitgen, Prof. Niederlag, Prof. Rieger und Dr. Stroetmann (v. l. n. r.).

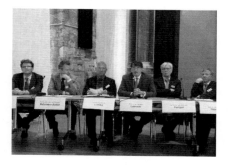

Podiumsdiskussion: Dr. Huwendiek, Prof. Rehmann-Sutter, Prof. Lemke, Prof. Lehrach, Prof. Peitgen, Prof. Niederlag (v. l. n. r.).

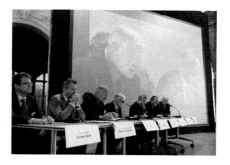

Podiumsdiskussion: Dr. Huwendiek, Prof. Rehmann-Sutter, Prof. Lemke, Prof. Peitgen, Prof. Niederlag, Prof. Rieger und Dr. Stroetmann (v. l. n. r.).

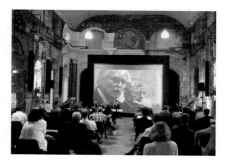

Podiumsdiskussion: Prof. Peitgen und Prof. Niederlag.

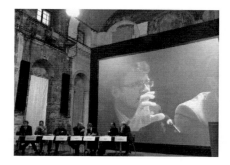

Podiumsdiskussion: Dr. Huwendiek, Prof. Rehmann-Sutter, Prof. Lemke, Prof. Lehrach, Prof. Peitgen, Prof. Niederlag, Prof. Rieger und Dr. Stroetmann (v. l. n. r.).

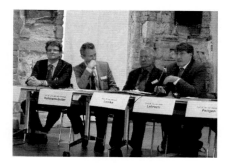

Podiumsdiskussion: Dr. Huwendiek, Prof. Rehmann-Sutter, Prof. Lemke und Prof. Lehrach (v. l. n. r.).

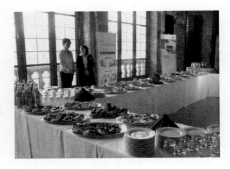
Pausenbuffet.

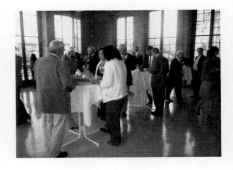
Gespräche in der Pause.

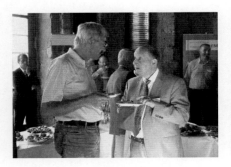
Prof. Demant und Prof. Meißner im Gespräch.

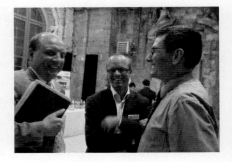
Gespräche in der Pause.

Fotos: R. Figula, S. Hunger, Dr. B. Theilig

25 Schriftenreihe Health Academy

In der Schriftenreihe Health Academy sind bisher folgende Publikationen erschienen:

HA 1/2001: Verbesserung der radiologischen und kardiologischen Bildgebung durch digitale großflächige Flachbild-Detektoren
Herausgeber: W. Niederlag (Dresden), H. U. Lemke (Berlin), 64 Seiten, Broschüre.

HA 2/2001: Digital Imaging and Image Communication between Hospitals in the Free State of Saxony, Germany (SaxTeleMed Reference Model Program)
Editors: W. Niederlag (Dresden), H. U. Lemke (Berlin), 64 Seiten, Broschüre.

HA 1/2002: Telemonitoring & Tele Home Care – Methodische Grundlagen, technische Voraussetzungen, organisatorische Konzepte, praktische Erfahrungen, medizintechnische Produkte
Herausgeber: W. Niederlag (Dresden), A. Bolz (Karlsruhe), H. U. Lemke (Berlin), 160 Seiten, Broschüre.

HA 2/2002: Advances in Medical Imaging (I)
Editors: W. Niederlag (Dresden), H. U. Lemke (Berlin), 90 Seiten, Broschüre.

HA 1/2003: Telemedizin & Ökonomie – Ökonomische Effekte, Abrechnungsmodalitäten, Geschäftsmodelle
Herausgeber: W. Niederlag (Dresden), H. Burchert (Bielefeld), H. U. Lemke (Berlin), 160 Seiten, Broschüre.

HA 2/2003: Ethik und Informationstechnik am Beispiel der Telemedizin
Herausgeber: W. Niederlag (Dresden), H. U. Lemke (Berlin), A. Bondolfi (Lausanne/Schweiz), O. Rienhoff (Göttingen), 240 Seiten, Hardcover.

HA 1/2004: Telekardiologie – Methodische Grundlagen, technische Lösungen, praktische Erfahrungen, integrierte Versorgungskonzepte
Herausgeber: W. Niederlag (Dresden), B. Lüderitz (Bonn), A. Hempel (Dresden), H. U. Lemke (Berlin), 400 Seiten, Hardcover.

HA 2/2004: Smart Cards in telemedizinischen Netzwerken
Herausgeber: W. Niederlag (Dresden), O. Rienhoff (Göttingen), H. U. Lemke (Berlin), 304 Seiten, Hardcover.

HA 1/2005: Hochtechnologiemedizin im Spannungsfeld zwischen Ökonomie, Politik, Recht und Ethik
Herausgeber: W. Niederlag (Dresden), H. U. Lemke (Berlin), L. A. Nefiodow (St. Augustin), D. H. W. Grönemeyer (Bochum), 240 Seiten, Hardcover.

HA 1/2006: Molecular Imaging – Innovationen und Visionen in der medizinischen Bildgebung
Herausgeber: W. Niederlag (Dresden), H. U. Lemke (Berlin), W. Semmler (Heidelberg), C. Bremer (Münster), 312 Seiten, Hardcover.

HA 2/2006: Rechtliche Aspekte der Telemedizin
Herausgeber: W. Niederlag (Dresden), C. Dierks (Berlin), O. Rienhoff (Göttingen),
H. U. Lemke (Berlin), 328 Seiten, Hardcover.

HA 12: Gesundheitswesen 2025 – Implikationen, Konzepte, Visionen
Herausgeber: W. Niederlag (Dresden), H. U. Lemke (Berlin), E. Nagel (Augsburg, Bayreuth),
O. Dössel (Karlsruhe), 2008, 376 Seiten, Hardcover.

HA 13: Modellgestützte Therapie – Technische Möglichkeiten, potenzielle Anwendungen, gesellschaftliche Auswirkungen
Herausgeber: W. Niederlag (Dresden), H. U. Lemke (Berlin), J. Meixensberger (Leipzig),
M. Baumann (Dresden),2008, 376 Seiten, Hardcover.

HA 14: Personalisierte Medizin – Sind wir auf dem Weg zu einer individualisierten Gesundheitsversorgung?
Herausgeber: W. Niederlag (Dresden), H. U. Lemke (Berlin), O. Golubnitschaja (Bonn),
O. Rienhoff (Göttingen), 2010, 464 Seiten, Hardcover.

HA 15: Personalisierte Medizin & Informationstechnologie – Innovative Konzepte, realisierte Anwendungen, gesellschaftliche Aspekte
Herausgeber: W. Niederlag (Dresden), H. U. Lemke (Berlin, Los Angeles),
O. Rienhoff (Göttingen), 2010, 336 Seiten, Hardcover.

HA 16: Der virtuelle Patient – Zukünftige Basis für Diagnose und Therapie?
Herausgeber: W. Niederlag (Dresden), H. U. Lemke (Berlin), H. Lehrach (Berlin),
H.-O. Peitgen (Bremen), 2012, 368 Seiten, Hardcover.

HA 17: Der digitale Operationssaal – Methoden, Werkzeuge, Systeme, Applikationen und gesellschaftliche Aspekte
Herausgeber: W. Niederlag (Dresden), H. U. Lemke (Berlin), G. Strauß (Leipzig),
H. Feußner (München), 2012, 288 Seiten, Hardcover.

Die Ausgaben HA 1–HA 17 sind über folgende Stellen zu beziehen: Geschäftsstelle der DGBMT im VDE, www.vde.com/dgbmt, Homepage der Buchreihe Health Academy, www.health-academy.org.

Fortsetzung der Reihe im Verlag De Gruyter
Health Academy – HAC
Reihenherausgeber: Wolfgang Niederlag und Heinz U. Lemke

Band 1: Der virtuelle Patient
Wolfgang Niederlag, Heinz U. Lemke, Hans Lehrach, Heinz-Otto Peitgen (Hrsg.)
2., erweiterte Auflage, Verlag de Gruyter, 2014
ISBN: 978-3-11-033429-6, e-ISBN: 978-3-11-033566-8

Band 2: Der digitale Operationssaal
Wolfgang Niederlag, Heinz U. Lemke, Gero Strauß, Hubertus Feußner (Hrsg.)
2., erweiterte Auflage, Verlag de Gruyter, 2014
ISBN: 978-3-11-033430-229-6, e-ISBN: 978-3-11-033562-0

26 Farbanhang

Kapitel 2: Modellbildung in der bildbasierten Medizin: Radiologie jenseits des Auges, H.-O. Peitgen, S. 16–32

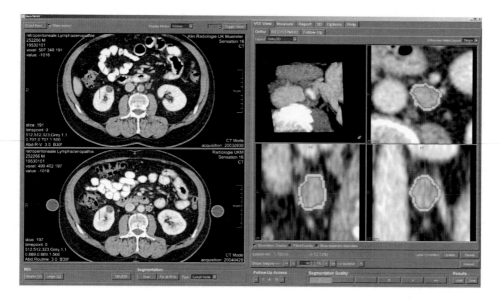

Abb. 2.4a: Computergestützte Verlaufskontrolle mit OncoTREAT: In dieser Abbildung sieht der Benutzer die Voraufnahme mit den markierten Läsionen, im unteren Bilabschnitt wird synchron die neue Verlaufsaufnahme dargestellt. Auf der rechten Seite sieht man die gerade ausgewählte Läsion in orthogonalen Ansichten und zusätzlich in einer 3D-Ansicht. Die automatisch berechnete Abgrenzung zum umgebenden Gewebe ist farblich hervorgehoben.

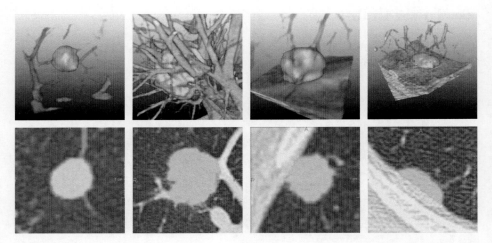

Abb. 2.4b: In dieser Abbildung sieht man Lungenherde, die von links nach rechts wachsende Herausforderungen an eine korrekte Segmentierung stellen. Die Serie unten zeigt das Ergebnis einer automatischen Segmentierung in einer Schicht, und die Serie oben zeigt die Visualisierung der Segmentierungsergebnisse in 3D.

Kapitel 3: Visual Computing in der Medizin, *W. Müller-Wittig*, S. 33–46

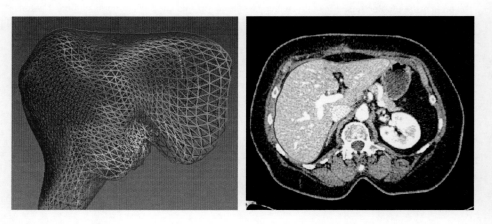

Abb. 3.5: Modellbasierte semi-automatische Segmentierung von Organen [18].

Kapitel 4: Der virtuelle Patient – Systembiologie als Chance für eine individualisierte Medizin, *M. Kühn, H. Lehrach*, S. 49–69

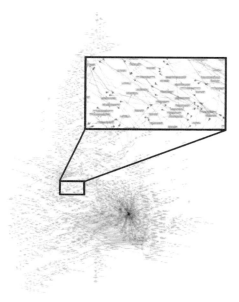

Abb. 4.2: Interaktionsnetzwerk: Ausschnitt aus dem Interaktionsnetzwerk des am Max-Planck-Institut für molekulare Genetik (MPIMG) mittels PyBioS entwickelten Krebsmodells. Es umfasst mehr als 3.000 verschiedene Komponenten (Kästen), die durch über 4.500 Reaktionen (Kreise) miteinander verbunden sind.

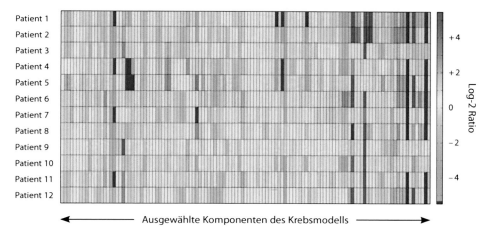

Abb. 4.3: Jeder Tumor ist einzigartig: Darstellung von Tumoren verschiedener Prostatakrebs-Patienten mit Hilfe des am MPIMG entwickelten Krebsmodells. Gezeigt sind die vom Computermodell auf Basis RNAseq-basierten Expressionsprofilen vorhergesagten relativen Proteinkonzentrationen von ausgewählten Markerproteinen.

Kapitel 6: Elektrophysiologische Modellierung und Virtualisierung für die Kardiologie – Methoden und potenzielle Anwendungen, *G. Seemann, M. Krueger, M. Wilhelms*, S. 77–93

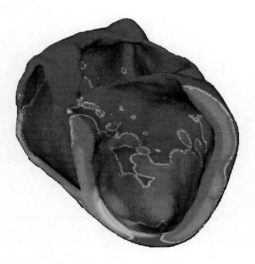

Abb. 6.1: Transmembranspannungsverteilung in einem patienten-spezifischen ventrikulären Modell nach Erregung der Zellen durch das Erregungsleitungssystem.

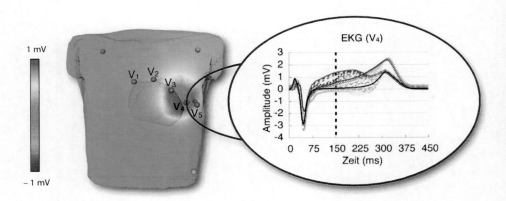

Abb. 6.3: Körperoberflächenpotenziale während des ST-Segments (t = 150 ms) bei einer transmuralen Ischämie 10 min nach Beginn des Gefäßverschlusses. Zugehöriges EKG (schwarz, Strich-Punkte) und EKG ohne Ischämie (schwarz, durchgezogen). EKGs verschiedener Ischämieregionen (hell–dunkel: subendokardial–transmural) und -phasen (kurze Striche: 5 min, lange Striche: 10 min, gepunktet: 20–30 min).

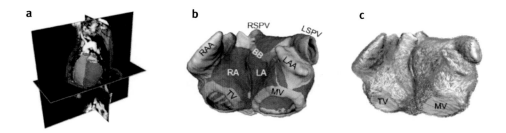

Abb. 6.4: Automatische Segmentierung der Herzkammern aus MRT-Daten (a). Patientenspezifisches Vorhofmodell mit Gewebelabels (b). Regelbasierte Faserorientierung im Patientenmodell (Richtung ist farbkodiert) [2] (c). R/LA: rechtes/linkes Atrium, R/LAA: rechtes/linkes Herzohr, BB: Bachmann Bündel, R/LSPV: rechte/linke obere Pulmonalvene, T/MV: Trikuspidal-/Mitralklappe.

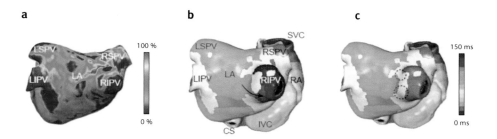

Abb. 6.5: LE-MRI Intensität auf der endokardialen Oberfläche des linken Atriums von einem Vorhofflimmerpatienten <24 h nach Radio-Frequenz-Ablationstherapie (a). Simulation der Erregungsausbreitung (Aktivierungszeiten) auf dem patientenspezifischen Modell. Die RIPV wird durch Lücken in den Ablationsnarben aktiviert (Pfeil) (b). Die Lücken wurden durch zusätzliche virtuelle Ablationsnarben geschlossen (Kreise), so dass die Pulmonalvene isoliert ist (c). R/LA: rechtes/linkes Atrium, R/LI/SPV: rechte/linke untere/obere Pulmonalvene, I/SVC: untere/obere Vena Cava, CS: Öffnung des Koronarsinus.

Kapitel 7: Modellierung der Hämodynamik und Fluid-Struktur-Interaktion im virtuellen menschlichen Herzen, *T. Schenkel, M.-P. Mühlhausen*, S. 94–109

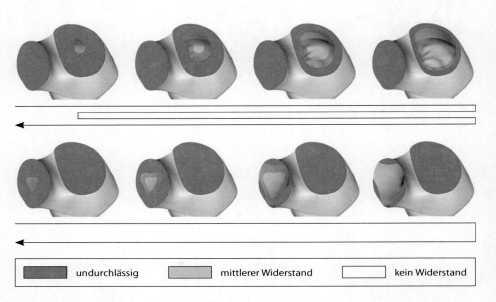

Abb. 7.4: Klappenöffnungs- und -schließvorgang.

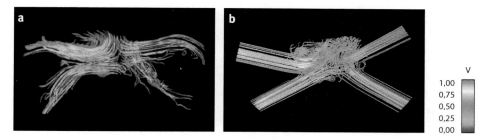

Abb. 7.6: MRT-Aufnahme [34] (a) und Simulation (b) der Vorhofströmung.

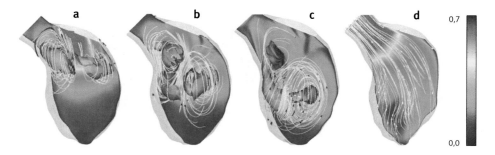

Abb. 7.7: Strömungsstruktur im linken Ventrikel. Isofläche der Wirbel ($\lambda 2 = -1.000$) und 3D-Stromlinien vor Geschwindigkeitsbetrag.

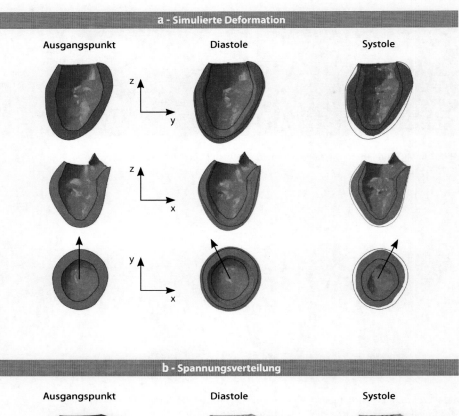
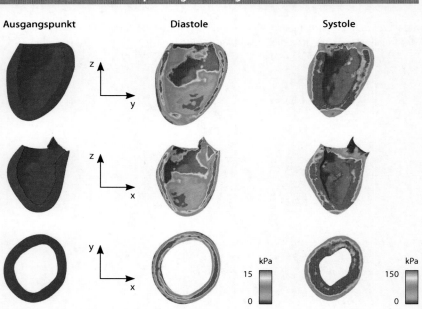

7.8: Simulierte Deformation (a) und Spannungsverteilung (b) im Myokard.

Kapitel 9: Modellgestützte Therapieplanung für die individuelle Implantatversorgung, *H. Ramm, S. Zachow*, S. 120–131

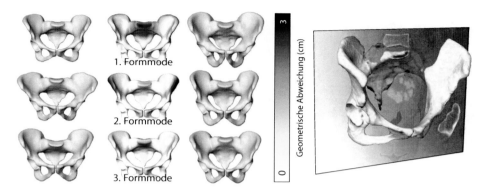

Abb. 9.2: SFM des Beckens. Die drei wichtigsten geometrischen Variationen (Formmoden) mit ihren jeweils stärksten Ausprägungen (linke und rechte Spalte) und der Stärke der geometrischen Abweichung farblich kodiert auf der mittleren Form (links). Rekonstruktionsergebnis eines Beckens aus einem CT-Datensatz (rechts).

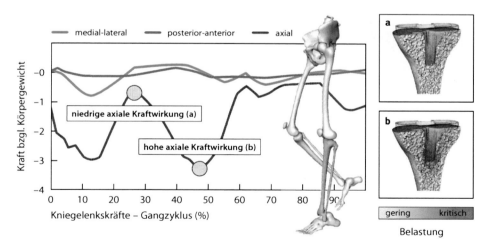

Abb. 9.6: Das Diagramm zeigt einen Belastungsverlauf, der auf den Unterschenkelknochen während des normalen Ganges wirkt (Diagramm). Solche Daten lassen sich in biomechanischen Simulationen auf individualisierte Simulationsmodelle übertragen. Rechts sind die Simulationsergebnisse für einen automatisch vergitterten Unterschenkel in unterschiedlichen Gangphasen zu sehen. Bei niedriger axialer Kraftwirkung ist auch der umgebende Knochen nur geringen Belastungen ausgesetzt (a), wobei hohe axiale Kraftwirkungen während des Ganges zu Belastungsspitzen an der Grenzfläche von Implantat und Knochen führen (Quelle: Universität Southampton/UK).

Kapitel 10: Virtuelle Patienten zur Beherrschung elektro-magnetischer Risiken in der Medizin, *N. Leitgeb*, S. 132–140

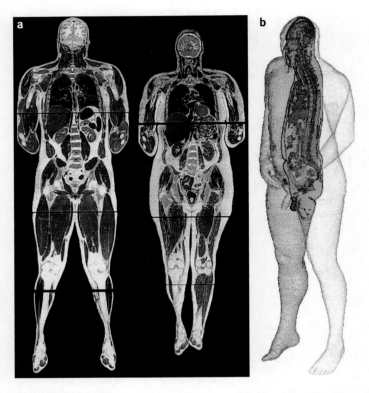

Abb. 10.2: Anatomische Längsschnitte durch Visible Man und Visible Human (a) und digitales Modell des Visible Man (b).

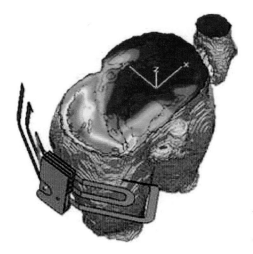

Abb. 10.4a: SAR-Verteilung im Querschnitt durch die Hüfte bei Diathermie mit einem induktiven Applikator.

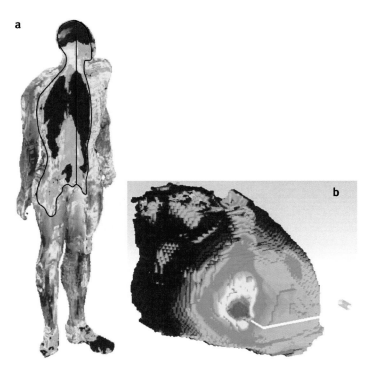

Abb. 10.5: Körpererwärmung an der Oberfläche und im Körperinneren bei Exposition gegenüber einem äußeren hochfrequenten elektromagnetischen Feld (a) und Stromdichteverteilung an der Herzmuskeloberfläche bei über Elektroden eingekoppelten elektrischen Strömen (b).

Kapitel 11: Robust Prognostic Matching – Lösen virtuelle Plazebogruppen das Plazeboproblem in der Multiple-Sklerose-Forschung? *M. Daumer, C. Lederer*, S. 143–151

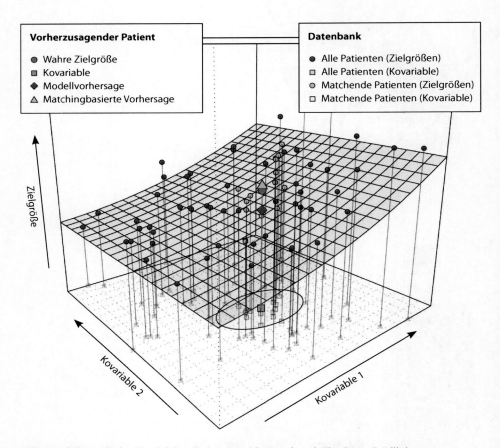

Abb. 11.1: Schematischer Vergleich zwischen matching- und modellbasierter Prädiktion.

Kapitel 13: Qualitätsverbesserung von Koronardiagnostik und Koronarinterventionen durch „Virtual Reality"-Simulation, *W. Voelker, G. Ertl*, S. 163–171

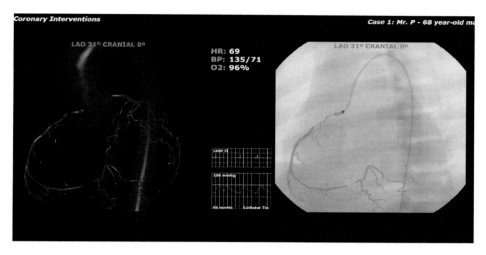

Abb. 13.4: Simuliertes Röntgenbild und 3D-Darstellung (CathLab VR, CAE).

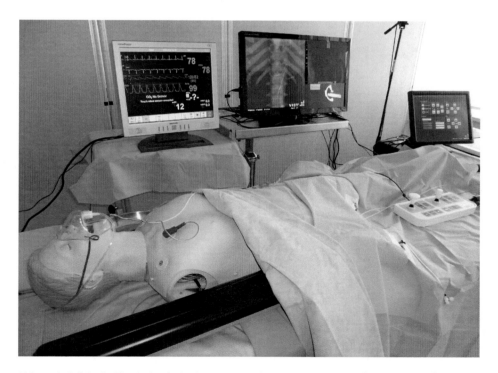

Abb. 13.6: Full-Scale-Simulation (VIST C, Mentice und Resusci Anne, Laerdal).

Kapitel 17: Der virtuelle Patient – Simulation in der Anästhesiologie, *A. Nowak*, S. 217–225

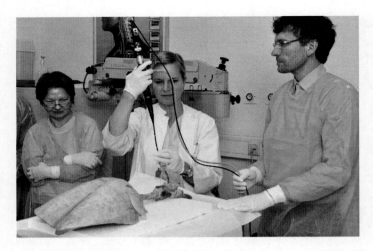

Abb. 17.1: Bio-Simulation einer flexiblen Bronchoskopie am Lungenpräparat (*Ex-vivo*-Präparat Schwein).

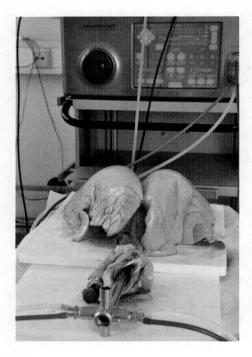

Abb. 17.2: Bio-Simulation zum Verhalten einer Lunge während Superponierter Hochfrequenz Jetventilation (*Ex-vivo*-Präparat Schwein).

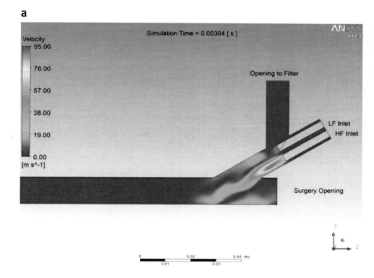

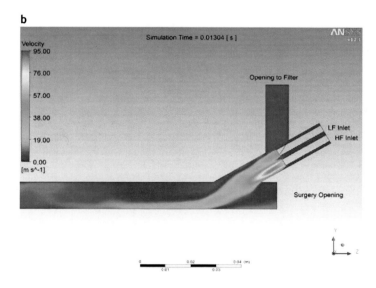

Abb. 17.3: Numerische Simulation der Strömungsgeschwindigkeiten im Tracheotomie-Endoskop zu verschiedenen Zeitpunkten (a, b).

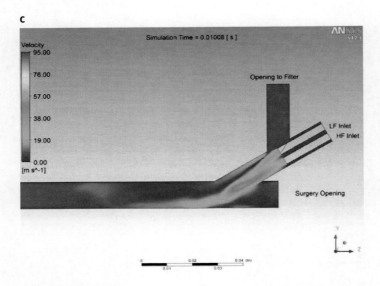

Abb. 17.3: Numerische Simulation der Strömungsgeschwindigkeiten im Tracheotomie-Endoskop zu verschiedenen Zeitpunkten (c).

Kapitel 18: Die virtuelle Leichenschau mit dem INMEDEA-Simulator, *A. Schmeling, R. Schulz, A. Schulz, H. Pfeiffer*, S. 226–236

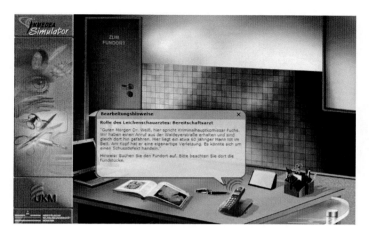

Abb. 18.1: Szene 1: „Arztzimmer". Der Leichenschauarzt sitzt an seinem Schreibtisch und erhält einen Anruf mit ersten Informationen zum Fall.

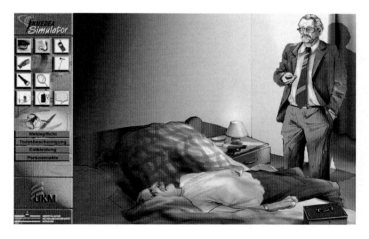

Abb. 18.2: Szene 2: „Leichenfundort". Als Auffindungszeuge anwesend ist der ermittelnde Polizeibeamte Kriminalhauptkommissar Fuchs.

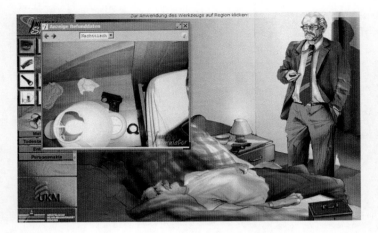

Abb. 18.3: Szene 2: „Leichenfundort". Mit dem Werkzeug „Auge" können Fundstücke anhand von Originalfotos betrachtet werden. So ist im vorliegenden Fall auf dem Nachttisch eine Schusswaffe zu erkennen.

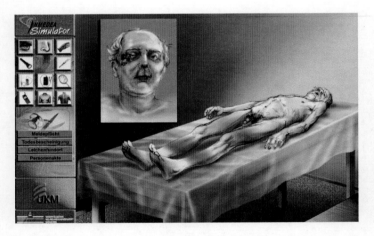

Abb. 18.4: Szene 3: „Untersuchung der entkleideten Leiche". Die entkleidete Leiche ist vor einem neutralen Hintergrund zeichnerisch dargestellt. Zusätzlich ist der Kopf als Detailansicht abgebildet.

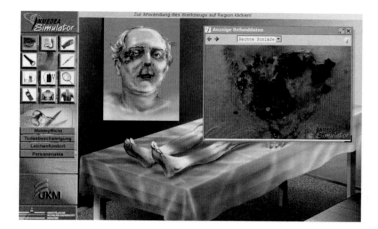

Abb. 18.5: Szene 3: „Untersuchung der entkleideten Leiche". Jede Körperregion lässt sich mit dem Werkzeug „Auge" inspizieren. Die Befunde werden durch Fotos und Beschreibungen veranschaulicht. Die Beschreibung des Befundes in der rechten Schläfenregion lautet: „Am Unterlid des rechten Auges mit Ausbreitung bis in die Schläfengegend und nach oben bis unter die Augenbraue, eine auffällige Läsion, die gekennzeichnet ist durch Hautdefekt und schwärzliche Verkrustungen."

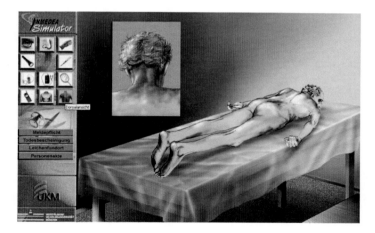

Abb. 18.6: Szene 3: „Untersuchung der entkleideten Leiche". Durch Klicken der Schaltfläche „Dorsalansicht" wurde die Leiche in Bauchlage verbracht, damit auch die rückwärtigen Körperpartien inspiziert werden können.